Dr. med. univ. Georg Weidinger

Das Wunder Immunsystem

Wie es funktioniert & was es stärkt

OGTCM Verlag

Dr. med. univ. Georg Weidinger

Das Wunder Immunsystem

Wie es funktioniert & was es stärkt

OGTCM Verlag

Erklärung:

Dieses Buch kann ärztlichen Rat nur ergänzen, nicht jedoch ersetzen. Haben Sie gesundheitliche Probleme oder den Verdacht auf diese, wenden Sie sich bitte immer an Ihren Arzt. Jede Anwendung der in diesem Buch angeführten Ratschläge geschieht nach alleinigem Gutdünken des Lesers. Autor, Verlag, Berater, Vertreiber, Händler und alle anderen Personen, die mit diesem Buch in Zusammenhang stehen, übernehmen keine Haftung für eventuelle Folgen, die direkt oder indirekt aus den in diesem Buch gegebenen Informationen resultieren oder resultieren sollen. Alle Angaben in diesem Buch erfolgen, trotz sorgfältiger Bearbeitung, ohne Gewähr. Eine Haftung des Verlags oder des Autors ist ausgeschlossen.

Impressum:

www.ogtcm.at

1. Auflage: Oktober 2021

ISBN 978-3-96966-853-5

Dr. med. univ. Georg Weidinger – Das Wunder Immunsystem

OGTCM Verlag, 7212 Forchtenstein, Österreich
Bestellung & Vertrieb: NOVA MD GmbH, 83377 Vachendorf, Deutschland
Satz: Georg Weidinger
Sämtliche Abbildungen und Fotos: Georg Weidinger
Umschlaggestaltung: Georg Weidinger
Lektorat: Mag. Gernot Koller
Druck und Bindung: Drusala, 73801 Frýdek-Místek, Tschechien

Gedruckt auf FSC-zertifiziertem Papier

für meine Elfe …

Inhaltsverzeichnis

Vorwort

Seit der Coronapandemie ist ein Zweig der Medizin deutlich in das Zentrum des allgemeinen Interesses gerückt, nämlich die **Virologie**, die Lehre von den Viren. Auf einmal gibt es einen weltweiten Angreifer – das SARS-CoV-2-Virus –, der dem Menschen nach dem Leben trachtet. Jeder wollte und will mehr über den neuen Feind der Menschheit wissen und vor allem erfahren, mit welchen Strategien diesem beizukommen sei. Bei den verschiedenen Fernsehstationen gab eine Zeit lang ein Virologe dem nächsten die Klinke in die Hand. Wie konnte es sein, dass ein Virus aus der Familie harmloser „Schnupfenviren" auf einmal so aggressiv wird?

Merkwürdigerweise ist ein zweiter Zweig der Medizin dabei gleichzeitig **nicht** vermehrt ins Zentrum des allgemeinen Interesses gerückt, nämlich die **Immunologie**, die Lehre über unser Immunsystem. Nach ein paar Monaten Pandemie lagen die Fakten auf der Hand: Mehr als 80 % der Corona-Patienten auf Intensivstationen waren übergewichtig, Diabetiker, schwer herzkrank oder über 80 Jahre alt. Die große Frage wäre daher: „Warum?", und: „Was haben diese 80 % mit den 20 % aller Altersgruppen und ohne Vorerkrankung gemeinsam?" Die Antwort lautet: **ein geschwächtes Immunsystem**.

Leider wird von der Politik zumeist die Virologie der Immunologie vorgezogen, der Feind „Virus" so dargestellt, dass man sich lieber vor ihm versteckt als gegen ihn kämpft, weil er ja so unendlich böse ist. Doch unser Immunsystem hat viel mehr Pfeile im Köcher als die medial präsenten Politiker es ihm zutrauen. Dabei wäre es allerdings notwendig, ein Schießtraining anzubieten sowie einen Kurs, wie man Pfeile baut. Damit meine ich, die Information, wie man sein Immunsystem so trainiert, dass Viren kein leichtes Spiel haben, in unseren Körper vorzudringen, müsste an die gesamte Bevölkerung weitergegeben werden ...

Als niedergelassener Arzt mit eigener Praxis ist es meine Aufgabe, Patientinnen und Patienten so zu beraten, dass sie im Falle einer Infektionskrankheit wie der Corona-Erkrankung optimal geschützt sind und die Erkrankung einen möglichst milden Verlauf nimmt. So stand und stehe ich laufend in regem Erfahrungsaustausch mit Kolleginnen und Kollegen weltweit und folge jedem noch so kleinen Hinweis, der uns einen Vorteil gegen die Infektion verschafft.

So wussten „wir Hausärzte" bereits kurz nach Ausbruch der Pandemie, dass mit einem einfachen cortisonhaltigen Asthmaspray die schwere Verlaufsform der Corona-Lungenentzündung zumeist zu vermeiden ist und dass man mit Medikamenten konsequent gegen Thrombosen vorgehen müsste – Wissen, das ein Jahr später als neueste Erkenntnis einer Studie gebracht wurde.

Um das Immunsystem optimal zu unterstützen, sind wir Hausärzte schon lange dran, den **Vitamin-D-Spiegel** im Blut auf 60 bis 80 ng/ml (Nanogramm pro Milliliter) zu erhöhen. Die Studienlage dazu zeigt eindeutig, dass Vitamin-D-Mangel ein erhöhtes Risiko für einen schweren Krankheitsverlauf und eine massiv erhöhte Sterblichkeit von Covid-19-Patienten darstellt. Noch dazu wissen wir seit Jahren, dass die Krebswahrscheinlichkeit bei bestimmten Krebsarten wie zum Beispiel Brustkrebs um bis zu 50 % gesenkt werden kann, wenn der Vitamin-D-Spiegel im Blut passt, und das erreicht man in unseren Breiten ausschließlich dann, wenn man supplementiert, wenn man also ein Vitamin-D-Präparat zu sich nimmt. **Vitamin D stärkt unser Immunsystem, ebenso wie Vitamin C, Zink und Selen**.

Da offizielle Stellen und Medien solche Informationen bisher nicht propagieren, boomt der Markt mit Nahrungsergänzungsmitteln sowie verschiedensten Präparaten und Methoden, die dazu dienen, das Immunsystem zu stärken. Da wir Hausärzte nicht einfach zusehen wollen, was mit Corona weltweit passiert und was Regierungen weltweit beschließen, sondern selbst aktiv werden wollen, ist das Stärken des Immunsystems ein äußerst wichtiger Ansatz sowie eine Hilfe zur Selbsthilfe.

Doch gibt es einen Beleg dafür, was wirklich das Immunsystem stärkt? Müssten da nicht irgendwelche Parameter messbar sein, so wie der Vitamin-D-Spiegel im Blut, um schwarz auf weiß zu belegen, dass unser Immunsystem wirklich stärker wird? Und kann man überhaupt vom Immunsystem so allgemein sprechen, wo es doch ein so komplexes System ist?

All diese Fragen möchte ich mit diesem Buch beantworten. „Wie kann ich mich selbst stärken?", ist die zentrale Frage, die mir in der Praxis regelmäßig, seit Beginn der Coronapandemie täglich, gestellt wird. Dazu dient dieses Buch. Dabei sehen wir uns alle Möglichkeiten der westlichen Medizin und auch der Traditionellen Chinesischen Medizin an, soweit es Studien oder einen nachvollziehbaren Beleg für die Wirksamkeit gibt. Alles, was beweisbar hilft, das Immunsystem zu stärken, ist willkommen und wird hier erwähnt. Sie werden sich wundern, was alles möglich ist, was Sie alles selbst tun können!

„Immunsystem" bedeutet, dass es da etwas in unserem Körper gibt, das Feinde, Unruhestifter, Störfaktoren und liegengebliebene Abfallprodukte, also Dreck, von außen und von innen beseitigt. Die Schlüsselfunktion des Immunsystems ist es, alles, was im Körper vorhanden ist, entweder als „eigen" zu erkennen oder als „fremd" zu demaskieren und wegzuräumen.

Dafür produziert der Körper täglich mehrere Milliarden weiße Blutkörperchen, **Leukozyten**, lässt sie im Blut patrouillieren und schickt sie an die entlegensten Orte in unserem Körper. Dafür produziert der Körper auch täglich $2x10^{11}$ **Erythrozyten**, rote Blutkörperchen, die Sauerstoff von der Lunge zu allen Zellen des Körpers, auch den Immunzellen, transportieren und die aus dem Stoffwechsel entstehenden Abfälle gleich mitnehmen. Dabei transportiert jeder einzelne Erythrozyt **Vitamin C**, um die gefährlichen Radikale überall im Körper zu entschärfen.

Es gibt ein großes Immunsystem, das aus mehreren Komponenten besteht und das mit all den **Mikroorganismen** in und auf uns zusammenarbeitet sowie das Überleben des **Makroorganismus Mensch** auf der von oftmals feindlich agierenden Mikro- und Makroorganismen überbevölkerten Erde sichert. Es ist dies das gleiche System, das Infekte abwehrt, Blutungen stoppt, Wunden verheilen lässt, Krebszellen wegräumt und die vorzeitige Alterung durch „Verschlackung" des Körpers verhindert.

Das, was wir als „schwaches Immunsystem" bezeichnen, dass man nämlich gehäuft grippale Infekte bekommt, ist nur ein marginaler Hinweis darauf, dass der Körper vielleicht ein bisschen Hilfe, Stärkung und regelmäßiges Training braucht. **Erkennt man die Zeichen und trainiert man das Immunsystem richtig, kann das schwere Erkrankungen wie chronische Entzündungen, Allergien, Autoimmunerkrankungen oder Krebs verhindern.** Falls diese bereits eingetreten sind, können die gleichen Maßnahmen zur Stärkung des Immunsystems den Verlauf der Erkrankungen positiv beeinflussen.

Die einzige Voraussetzung, die Sie für dieses Buch brauchen, ist die Bereitschaft, selbst aktiv zu werden und selbst das Ruder der Krankheitsvorsorge und der Heilung in die Hand zu nehmen. Das betrifft vor allem auch die Zustände und Beschwerden, die Sie nach einem Infekt vielleicht noch immer haben, wie chronische Müdigkeit, allgemeine Infektneigung, Niedergeschlagenheit und Antriebsminderung. Ein aktuelles Beispiel dafür ist das **Long-Covid-Syndrom**. Zumeist ist jene Therapie, die eine Infektion vermeidet, die gleiche Therapie, welche auch die Beschwerden nach dem Infekt behandelt ...

Ich wünsche Ihnen viel Freude beim Lesen, viele neue Erkenntnisse, viel Spaß beim Umsetzen derselben und vor allem Gesundheit!

Ihr

Dr. med. univ. Georg Weidinger

Teil I:
Wie es funktioniert ...

Das Immunsystem

Wir leben in einer potenziell feindlichen Welt. **Infektionen**, also Angreifer verschiedenster Größen, Formen, Zusammensetzungen und Nationalitäten versuchen ständig, in unseren Körper einzudringen, um unseren Organismus als Produktionsstätte der eigenen Gene zu missbrauchen. Doch unser Körper hat sehr effektive Mechanismen entwickelt, um genau das zu verhindern. Diese **Abwehrmechanismen** führen dazu, dass verschiedenste Angreifer keine Chance haben, uns zu erobern. Das bezeichnen wir als **Immunität** (lateinisch *immunitas* „Freiheit von ..."). Die Summe all unserer Abwehrmechanismen, inklusive jener, welche die körpereigenen Störenfriede in die Schranken weisen, nennt man **Immunsystem**. Bei diesem kann man zwischen drei Teilen unterscheiden: dem **unspezifischen (angeborenen) Teil**, dem **spezifischen (erworbenen) Teil** und dem **Mikrobiom** (oder der **Mikrobiota**).

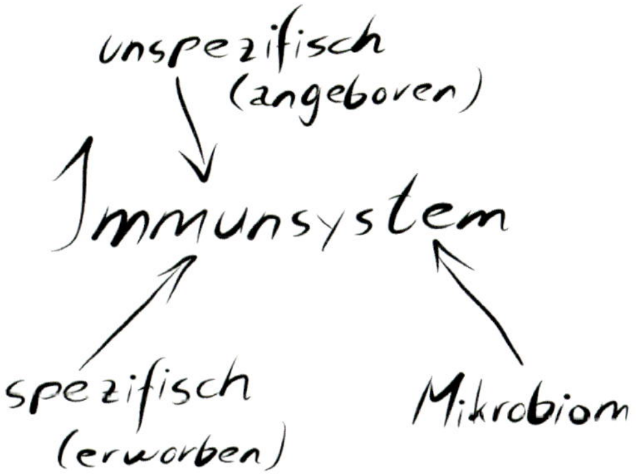

Das Wichtigste für das Immunsystem ist es, zu wissen, was zum normalen und gesunden Körper gehört, was also **eigen** ist, und was **fremd** ist oder kaputt und nicht mehr lebensfähig. Dazu hat jede Zelle im Körper ein Erkennungssignal an der Oberfläche, vergleichbar einem Barcode, der von den Zellen des Immunsystems gescannt wird. Wenn der Scanner grün leuchtet, dann gehört die Zelle zum „Team", ist körpereigen.

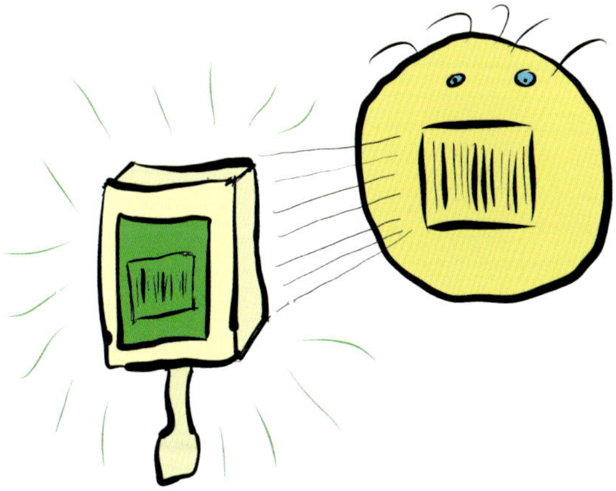

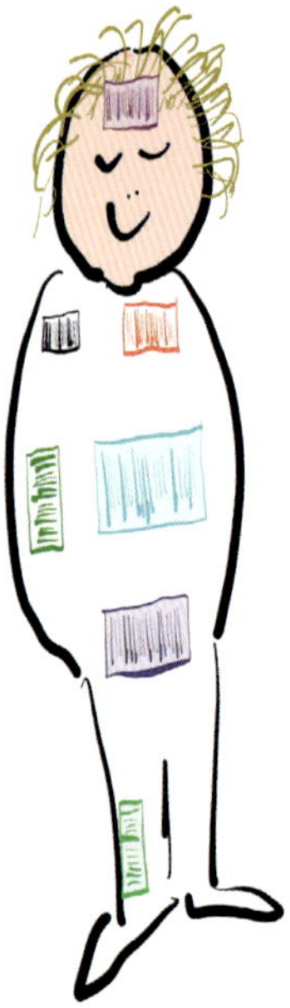

Diese Barcodes sind eigentlich Zuckerstrukturen, sogenannte **Kohlenhydratantigene**, von denen das bekannteste das **ABO-System** der Blutgruppen ist. Es gibt hunderte verschiedene erbliche Antigene, wie auch das **Rhesus-System**, die nicht nur auf den roten Blutkörperchen, sondern auf vielen anderen Körperzellen zu finden sind. Die Sicherheit geht im Körper vor. Daher gibt es gleich mehrere Identifikationsmerkmale, die für jeden einzelnen Menschen ganz spezifisch sind und Teil seiner **immunologischen Identität**.

Die Geburt ist das Startsignal. *Alles,* was bei der Geburt im Körper vorhanden ist, wird als *eigen* erkannt. Daher spricht man vom **angeborenen Immunsystem**. Sterben dann Zellen ab oder entstehen Krebszellen, erkennt bereits dieser Teil des Immunsystems, dass „das nicht normal ist", um gesund zu sein, und räumt die kaputten Zellen weg. Ebenso funktioniert das mit den Mikroorganismen, die von außen eindringen wollen. Bis zu einem gewissen Prozentsatz funktioniert das auch ganz gut ... Ist der Mensch einmal geboren und auf der Welt, lernt das Immunsystem ständig dazu. Dafür gibt es eigene Zellen, die Angreifer und Störenfriede speziell erkennen und sich das vor allem merken. Dies ist das **erworbene Immunsystem**, das wir uns zum Beispiel bei Impfungen zunutze machen.

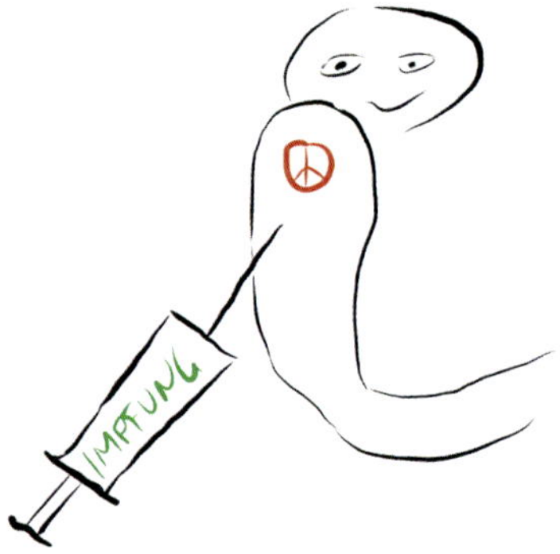

Der **angeborene (unspezifische) Teil** inkludiert jene Barrieren, die der Körper errichtet hat, um Angreifer – verschiedenste Mikroorganismen – *unspezifisch* (ohne wählerisch zu sein) am Eindringen in den Körper zu hindern. Hier sind die Barrieren der Haut, der Schleimhäute, der Salzsäure des Magens gemeint sowie vor allem jene Immunzellen, die alle Eindringlinge und kaputten eigenen Zellen fressen und zerstören. Diese Barrieren sind bei der Geburt bereits vorhanden und voll ausgebildet.

Der **erworbene (spezifische) Teil** wird erst nach der Geburt in den Organen Thymus, Milz und Knochenmark gebildet und greift gezielt jene als fremd erkannte Zellen und zelluläre Fragmente an, die spezifisch vom Immunsystem markiert wurden.

Das **Mikrobiom** oder die **Mikrobiota** ist die Summe aller Kleinstlebewesen, die auf und in uns leben. Ein durchschnittlicher Mensch hat etwa 30 Billionen Körperzellen und 300 Billionen Mikroorganismen, welche in Summe etwa zwei bis drei Kilogramm des Körpergewichts ausmachen. Wir sind also in uns die Minderheit ...! Es ist daher wenig verwunderlich, dass eine gute Zusammenarbeit zwischen unserem Körper und all den Mikroorganismen für unsere Gesundheit lebensnotwendig ist. Viele dieser Mikroorganismen übernehmen Abwehr- oder auch Verdauungsfunktionen im Körper, die wir ohne sie nicht schaffen würden.

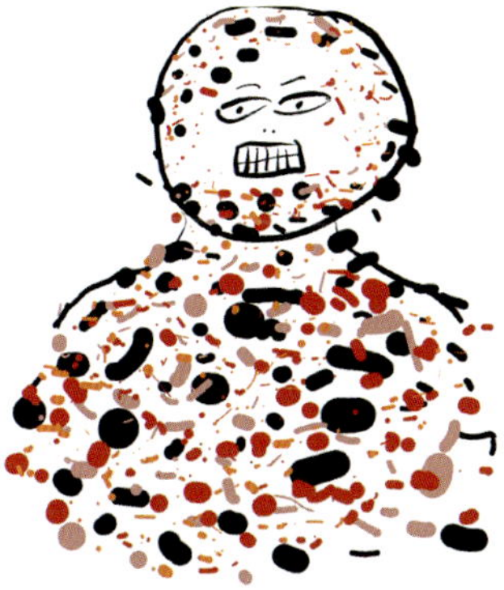

Das Immunsystem ist wie eine Schutzmauer um unseren Körper *plus* ein Heer an Kriegern *plus* eine funktionierende, ständig fahrende Müllabfuhr *plus* ein Rettungsdienst und auch gleich das Spital dazu.

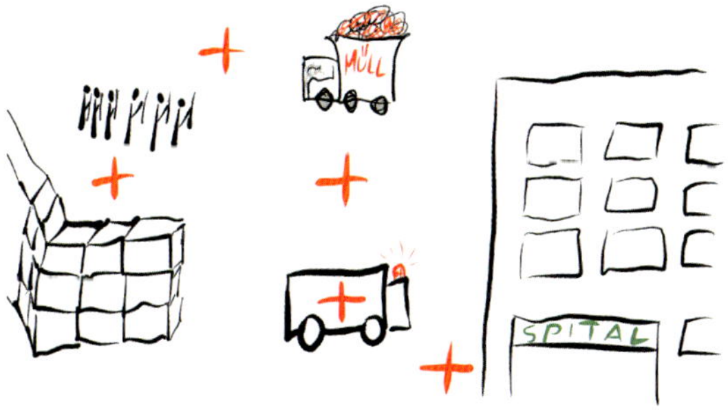

Ziel ist ein sicherer, geschützter, gut funktionierender, sauberer Körper. Alles, wogegen das Immunsystem vorgeht, nennt man ein **Antigen** (griechisch *anti* „dagegen“ und *gennaō* „gebäre“, „erzeuge“). Antigene sind also einerseits all die Mikroorganismen wie Bakterien, Viren, Pilze, verschiedenste Einzeller (Protozoen), größere Angreifer wie Parasiten, Insekten und Würmer, aber auch die ganzen Fremdkörper, die im Körper nichts verloren haben, wie ein Holzspan, Erde (in verunreinigten Wunden), Chemikalien und Gifte. Antigene sind aber auch alle körpereigenen Zellen und Strukturen, welche kaputt sind (wie abgestorbene Zellen), sich der allgemeinen Kontrolle entzogen haben (wie Krebszellen) oder veränderte körpereigene Moleküle (wie Eiweiße, die auf einmal ganz anders aussehen als normal, zum Beispiel bei Autoimmunerkrankungen).

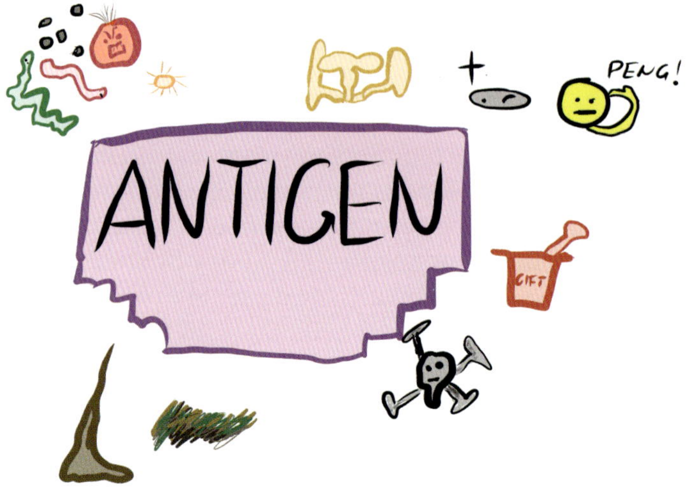

Beginnen wir einmal, uns die einzelnen Schichten der Abwehr *von außen nach innen* anzusehen.

Die Haut

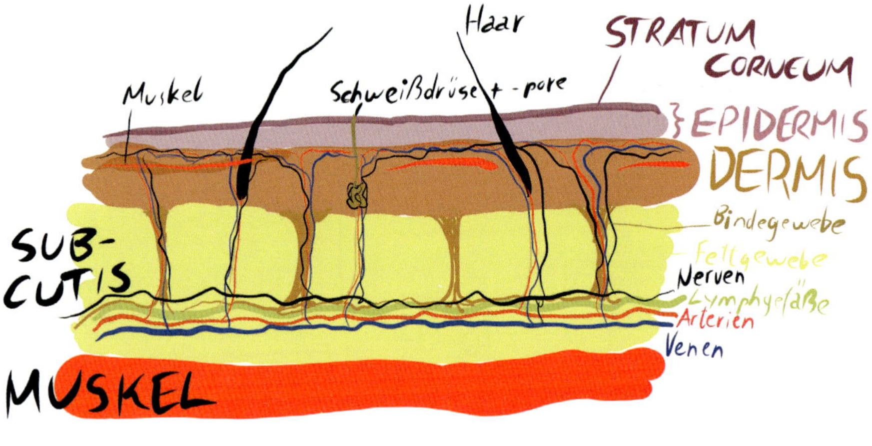

Die erste Barriere, der Angreifer von außen begegnen, ist unsere **Haut**. Mit bis zu zwei Quadratmetern Fläche bildet sie unser größtes Organ. Wie ein Schutzschild hüllt sie den Rest des Körpers ein. Sie verhindert, dass schädliche Fremdstoffe von außen eindringen können. Diese Schutzfunktion übernimmt die sogenannte **Hautbarriere**, ein Hornpanzer, welcher unsere oberste Hautschicht, die sogenannte **Epidermis** (griechisch *epi* „auf" und *derma* „Haut"), die Oberhaut, bildet. Die Epidermis selbst hat keine Blutgefäße, wird aber von der darunterliegenden **Dermis**, der Lederhaut, versorgt. Ganz außen befindet sich die Hornschicht, das **Stratum Corneum**, welches als mechanische Barriere aus abgestorbenen Hornzellen besteht. Diese Hornschicht wird ständig von innen mit Fetten, Lipiden, geschmiert, damit sie nicht austrocknet. Dabei funktioniert diese **Hydrolipidschicht** wie eine Art Kleister, um die **abgestorbenen Hornzellen** zusammenzuhalten und nach außen hin abzudichten. Die Bestandteile dieses Kleisters sind Ceramide, Cholesterin, Filaggrin und Transglutaminase. Die Epidermis produziert diese ihre Schutzschicht selbst. Dabei sondert sie auch verschiedene Eiweiße in den Kleister ab, um Krankheitserreger wie Bakterien, Viren oder Pilze direkt schädigen zu können.

Entscheidend für die Schutzfunktion der Haut gegen Angreifer von außen ist die intakte Hautbarriere. Nur wenn die Haut nicht ausgetrocknet ist, funktioniert ihr Immunschutz.

Die darunterliegende **Dermis**, die Lederhaut, besteht aus beweglichen und sehr belastbaren Fasern, den Kollagenfasern. In die Dermis sind Blut- und Lymphgefäße eingebettet, welche die Versorgung der Haut mit Nährstoffen und Flüssigkeit garantieren. Zusätzlich finden sich hier Haarfollikel, Talg- und Schweißdrüsen sowie zahlreiche Nervenfasern für die Tast- und Vibrationswahrnehmung. Der Talg sorgt für die Geschmeidigkeit der Haut und die Balastbarkeit der Fasern, und die Schweißdrüsen erschaffen einen **Säureschutzmantel** an der Oberfläche. Die Hydrolipidschicht soll einen optimalen pH-Wert von 4,8 bis 5,5 haben, um Hautbakterien, die an der Hautoberfläche leben, am Eindringen zu hindern. Andererseits fühlen sich bestimmte Bakterien, wie zum Beispiel Staphylococcus epidermidis, bei einem pH-Wert der Hautoberfläche von etwa 5 sehr wohl.

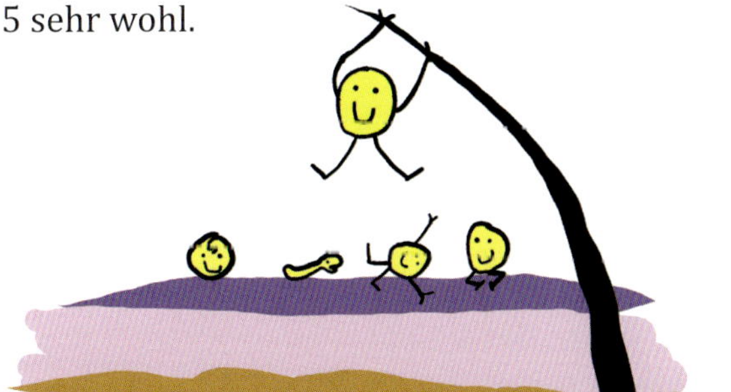

Tatsächlich leben etwa 10^{10} Keime in der Epidermis. Diese physiologische Keimbesiedelung der Haut nannte man früher **Hautflora**, als man die Mikroorganismen noch zum Pflanzenreich zählte. Heute sprechen wir vom **Hautmikrobiom** oder der **Hautmikrobiota**.

Ist die Hautbarriere intakt, die Haut nicht zu trocken, der pH-Wert der Oberfläche um 5 und funktionieren die ständige Abschilferung (Abschuppung) abgestorbener Hornzellen nach außen sowie der Nachschub neuer Zellen aus der Tiefe der Epidermis reibungsfrei, dann finden bestimmte Mikroorganismen genügend Nahrung in unserer Hornschicht der Haut sowie den Ausgängen von Talgdrüsen und Haarfollikeln.

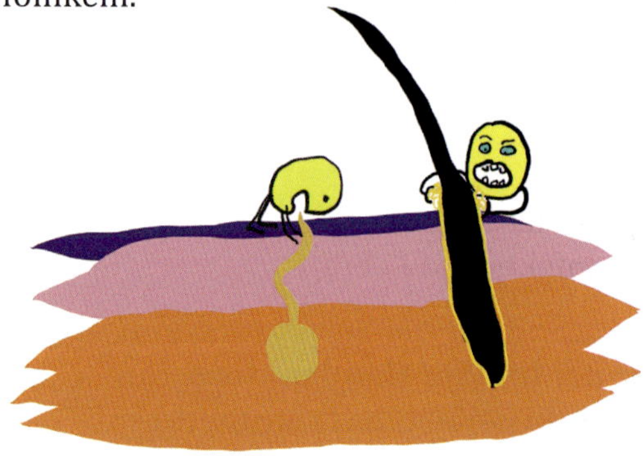

Eine gewollte, für unseren Körper gesunde und unser Immunsystem unerlässliche Zusammensetzung von „guten“ Keimen in der Haut ist folgende:

- Eine Kolonie aus **Staphylokokken** (S. epidermidis, S. saprophyticus, S. hominis, S. xylosus, S. warneri, S. haemolyticus, S. saccharolyticus, S. cohnii, S. auricularis), welche gerne in feuchten Arealen wie Hautfalten oder im Intimbereich leben;
- **Corynebakterien** (C. minutissimum, C. jeikeium, C. xerosis, C. pseudotuberculosis, C. goutcheri, C. pseudodiphteriticum, C. bovis), welche durch ihre eigenen Stoffwechselprodukte den sauren pH-Wert der Haut aufrechterhalten;
- **Brevibacterium** und **Dermabacter**, welche einen Anteil an der Entwicklung unseres individuellen Körpergeruchs haben;
- harmlose Varianten von **Mykobakterien, Propionibakterien, Enterokokken** und **Acinetobacter**;
- vor allem auf den Füßen eine bunte **Pilzflora** und am Körper Pilze der Gattung **Malassezia**;
- bevorzugt in verstopften Talgdrüsen der harmlose Hefepilz **Pityrosporum ovale**;
- die in den Haarfollikeln lebenden **Haarbalgmilben**, welche beim Menschen mitverantwortlich sind für eine intakte Haut.

Leben all diese und noch weitere gute Keime in unserer Haut, verhindern sie, dass sich krankheitsverursachende Keime in ebendieser einnisten können.

Ein gesundes Hautmikrobiom ist wichtig, damit sich keine krankmachenden Keime in unserer Haut breitmachen können.

Das Geheimnis einer gesunden Haut ist die richtige Balance zwischen „guten“ und „schlechten“ („bösen“, pathogenen, krankmachenden) Bakterien. Die **gu-**

ten Bakterien unterstützen das Schutzschild der Haut, halten den gesunden, leicht sauren pH-Wert der Haut aufrecht, produzieren Stoffe, welche die „bösen" Bakterien in Schach halten, und verbessern die Hautbarriere, indem sie dem „Hautkleister" Stoffe für eine optimale Verbindung zwischen den Hornhautzellen beifügen. Die **schlechten Bakterien** können verschiedene Formen von Hautinfektionen verursachen, welche man an Rötung, Trockenheit, Schuppung und Juckreiz erkennen kann. Dabei besteht jeweils die Gefahr, dass die Infektion auf den gesamten Körper übergreift und diesen schwächt. Eine **allgemeine Immunschwäche** kann die Folge sein.

Zum Beispiel ist **Händewaschen** notwendig, um Keime von den Händen zu vertreiben, die dort auf Dauer nichts verloren haben und die man durch Händeschütteln an andere Menschen weitergeben könnte, etwa nach dem WC-Besuch oder dem Naseputzen. Ständiges Händewaschen und anschließendes Desinfizieren kann jedoch die Hautbarriere so schädigen, dass es zu einer **Fremdbesiedelung** der Haut mit krankmachenden Keimen kommt und so Entzündungen entstehen.

Studien haben ergeben, dass heute **30–40 %** der Bevölkerung Österreichs, Deutschlands sowie der Schweiz unter Hautproblemen leidet, wobei Trockenheit, allgemeine Empfindlichkeit und Allergien im Vordergrund stehen.

Die **Ursachen** dafür sind vielfältig:

- zu häufiges Waschen und Desinfizieren der Haut;
- der vermehrte Gebrauch von Putzmitteln und Desinfektionsmitteln in unserer gewohnten Umgebung, sodass wir von keiner gesunden, natürlich vorkommenden Bakterienlandschaft umgeben sind;
- das Tragen von Gewand, welches verschiedenste Chemikalien enthält oder mit diversen Chemikalien gereinigt wurde;
- zu viel Stress und ungesunde Ernährung (dazu später) mit einer daraus resultierenden **Übersäuerung des Körpers**, welche direkt den Haut-pH-Wert und die Zusammensetzung des Hautmikrobioms verändert;
- zu wenig Bewegung, sodass uns leichter kalt ist und wir daher zu viel anziehen, was wiederum die Hauttrockenheit begünstigt;
- überhitzte und zu trockene Wohn- und Arbeitsräume, was die Hauttrockenheit ebenfalls fördert.

Dies ist unser Blick auf die Welt:

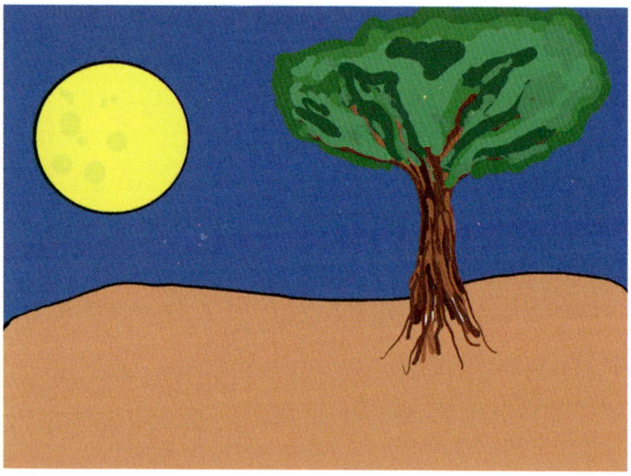

Und dies wäre der Blick auf die Welt, wenn wir all die Mikroorganismen um uns tatsächlich sehen würden:

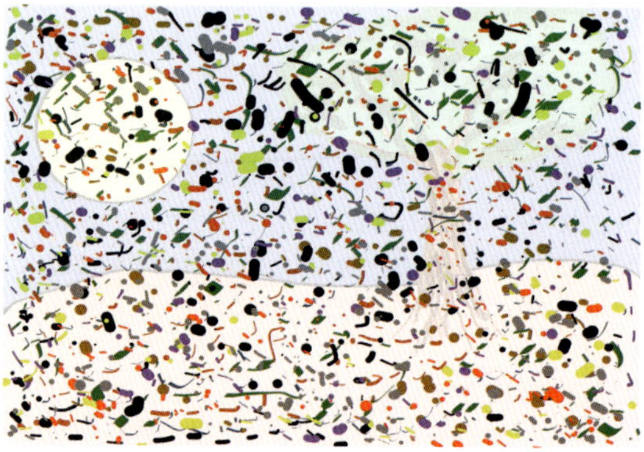

Die Gesamtheit aller mikroskopisch kleinen Lebewesen auf der Erde nennt man **globale Mikroflora**. Diese sind bis zu 0,2 mm groß. Den Hauptanteil machen die Bakterien und Pilze aus, wobei man heute davon ausgeht, dass ein Bakterium das **erste Lebewesen** auf unserer Welt war. Bakterien leben noch immer unter uns und ermöglichen es auch heute noch, dass die Erde lebt und bewohnbar ist. Man schätzt, dass es etwa drei Milliarden unterschiedlicher Arten von Mikroorganismen gibt, von denen die meisten noch nicht identifiziert sind.

Der Mensch ist Teil der Natur, und diese besteht neben den sichtbaren Pflanzen und Tieren auf jedem Zentimeter der Erde vor allem aus Milliarden von Mikroorganismen. Man überlebt in dieser Welt nicht, indem man all diese einfach umbringt, um in einem „keimfreien" Bereich leben zu können. Man überlebt in dieser Umgebung, indem man sich mit den guten Keimen arrangiert und sie sogar fördert, dann kümmern sich nämlich die guten Keime um die bösen, und wir müssen da gar nichts dazutun ... Das gilt für unsere Haut, für unseren Darm, für unser Wohnzimmer, das Kinderzimmer, das Klo und das Bad, die Küche, den Stall und den Garten, den Arbeitsplatz, das Wohnzimmer, das Fitnessstudio und auch das Auto.

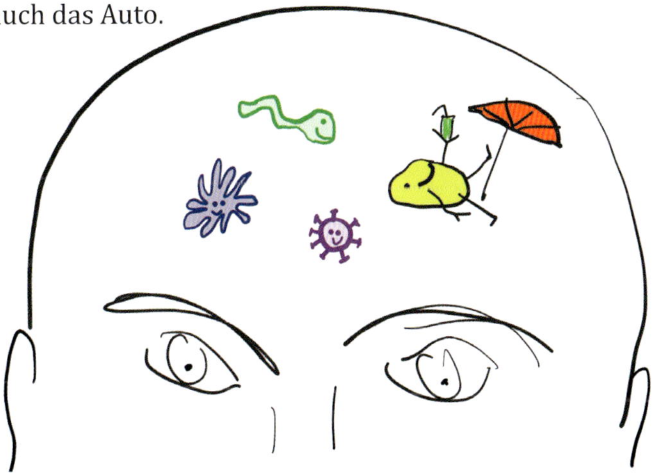

Ich denke, dass in der Hygiene und der Medizin in den nächsten Jahren ein deutliches Umdenken starten wird. Bisher war die Maxime unserer Medizin: Was uns stört, bringen wir um! Das gilt für krankmachende Bakterien, welche wir mit **Antibiotika** umbringen, krankmachende Viren, für diese gibt es die für sie tödlichen **Virostatika**, krankmachende Pilze, da haben wir die **Mykostatika**. Das gilt des Weiteren auch für Krebszellen, die wir mit Hilfe von Chemotherapeutika und Strahlentherapie umbringen und wobei wir das Töten gesunder Zellen und von Gewebe in Kauf nehmen (müssen). Aber so muss es nicht für immer sein.

Nicht die Feinde besiegen,

sondern die eigenen Mauern erhöhen!

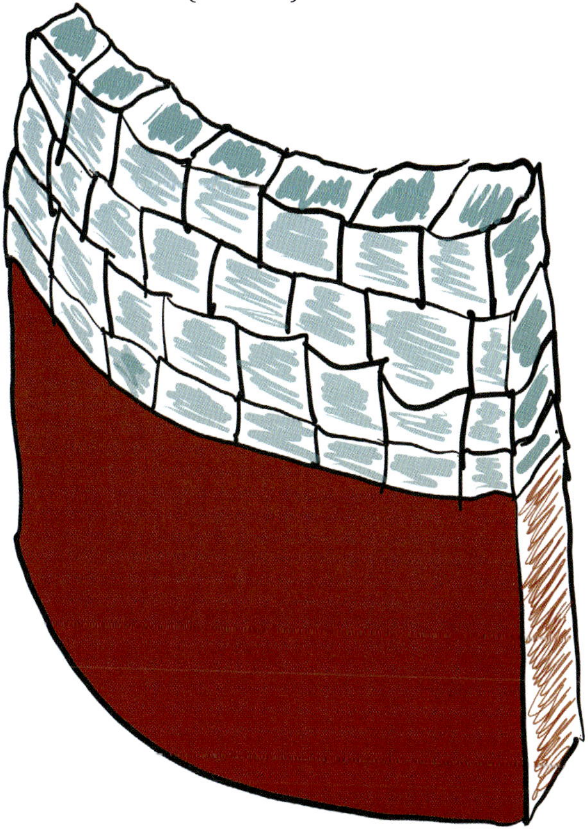

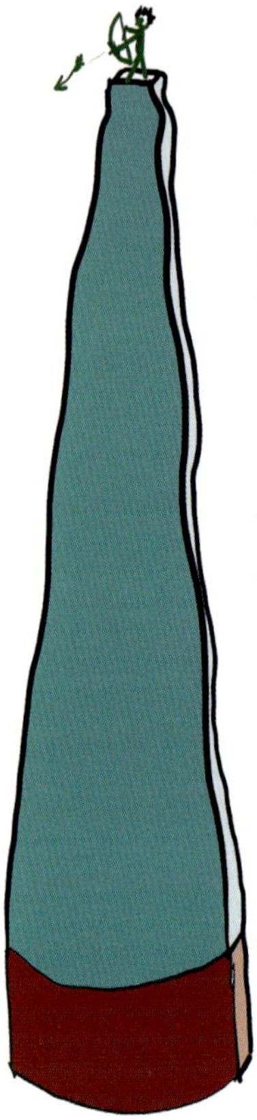

Sind die Mauern um eine Burg unendlich hoch, wird das 95 % aller Angreifer abschrecken und sie werden erst gar nicht probieren anzugreifen. Für die fünf Prozent, die es trotzdem tun und tatsächlich über die Mauer kommen, haben wir ja noch immer die gerade erwähnten medizinischen Waffen.

Beim Darm hat man das schon vor Jahren erkannt und festgestellt, dass eine normale Verdauung **nur** mit Hilfe einer gesunden Darmflora, des Darmmikrobioms, möglich ist. Bei der Haut und den inneren Organen müssen wir das wohl noch lernen ...

Wissen Sie, wie man reich wird? **Indem man nichts ausgibt.** Das gilt auch für unsere Haut. Wenn Sie Ihre gesamte Hautoberfläche täglich oder mehrmals täglich mit Seife und vielleicht noch mit Desinfektionsmitteln reinigen und dabei die Hydrolipidschicht abrubbeln, den pH-Wert verschieben und Ihr gesundes Hautmikrobiom vertreiben, müssen der gesamte Körper und das gesamte Immunsystem viel Arbeit leisten, um die intakte Hautbarriere wieder aufzubauen. Daher: Lieber erst *gar nicht die ganze Schutzschicht ausgeben*, sondern bewahren.

Ein guter Tipp aus dem Ayurveda ist es, die gesamte Hautoberfläche vor dem Duschen mit **Sesamöl** einzureiben, etwa zehn Minuten zu warten und erst dann zu duschen. Der Körper verliert dadurch viel weniger seiner wertvollen Fette, die Haut trocknet nicht aus und die verwendeten Seifen können den pH-Wert der Haut nicht durcheinanderbringen. Außerdem ersparen Sie sich das Eincremen nach dem Duschen ...

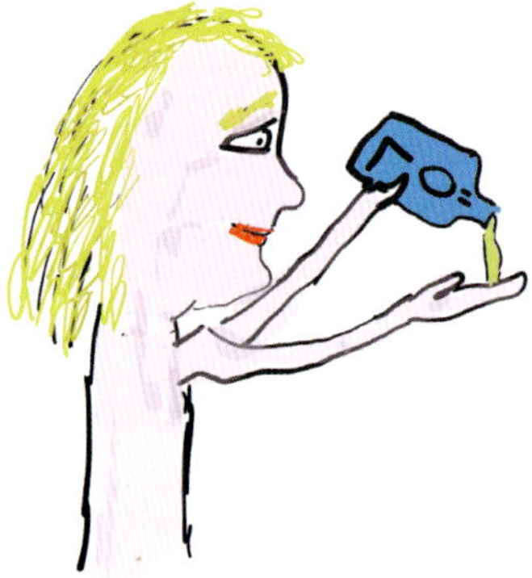

Auch sollten Sie, falls Sie täglich duschen, nur die geruchsintensiven Teile Ihres Körpers mit Seife reinigen und „beduften“ und den Rest nur mit reinem Wasser waschen.

Auch bei Akne hat es sich bewährt, die betroffenen Stellen nur mit Wasser zu waschen. Störungen der Haut wie Akne oder Neurodermitis lehren uns, dass sich Veränderungen, die **im Inneren des Körpers** stattfinden, häufig an der Oberfläche, der Haut, zeigen. So tritt zum Beispiel die Akne in der Pubertät deshalb auf, weil sich durch die Zunahme männlicher Sexualhormone nicht nur der Körper, sondern auch die Haut und das Hautmikrobiom verändern.

Neurodermitis, eine entzündliche Erkrankung der Haut, ist meist die oberflächliche Entsprechung einer inneren Schwäche, vor allem bei hellhäutigen Menschen, die mit Allergien, Asthma bronchiale und Bauchschmerzen einhergehen kann.

Denken Sie zum Beispiel an die Therapie eines Fußpilzes. Sie wissen nun, dass diverse Pilze bei jedem von uns physiologisch an den Füßen vorkommen. Welche Therapie wäre wohl die zielführendste gegen Fußpilz: eine Salbe, welche Pilze tötet oder ein Wässerchen, welches das natürliche Mikrobiom wieder auffüllt?

Bei Neurodermitis, Psoriasis (Schuppenflechte), Rosazea (entzündliche Rötung des Gesichts) und Akne kommt es im Rahmen der Erkrankung zu einem Überwiegen pathogener Hautkeime, vor allem von **Staphylococcus aureus**. Ein wichtiges Ziel in der Behandlung dieser Erkrankungen ist das Wiederherstellen eines normalen Hautmikrobioms.

Heute versucht man vor allem mit Hilfe von **Probiotika**, das Darmmikrobiom zu normalisieren und dadurch indirekt die Bakterien der Haut, der Mundhöhle, der Scheide, des unteren Harntraktes und damit allgemein das Immunsystem zu verbessern. Probiotika sind Medikamente, Nahrungsergänzungsmittel und Lebensmittel, die lebende „gute" Bakterien enthalten und oral eingenommen das Darmmikrobiom verändern sollen. Dass das nicht so leicht ist und nicht so einfach über den ganzen Körper schwappt, sehen wir uns beim Darm genauer an.

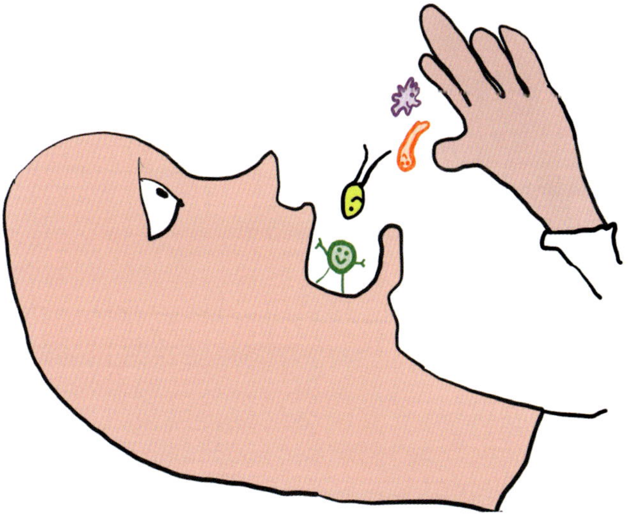

Effektive Mikroorganismen (EM)

Spannend ist die Entwicklung der sogenannten Effektiven Mikroorganismen. Anfang der 80er-Jahre des vorigen Jahrhunderts erfand der japanische Agrarforscher Professor **Teruo Higa** diese eher zufällig, als er Bakterien als Bodenhilfsstoffe testete.

Effektive Mikroorganismen sind verschiedenste Bakterien, Hefen und Pilze, welche überall in der Natur vorkommen, bei Pflanzen und Tieren Wachstum und Gesunderhaltung fördern und gleichzeitig Fäulnis, Schimmelbildung und Oxidation verhindern. Darüber hinaus produzieren sie aus organischem Material Nährstoffe, Vitamine und Enzyme. Die EM werden nach dem Prinzip der Fermentierung hergestellt, wie wir das bei der Herstellung von Sauerkraut kennen.

Denken Sie an die rasante Zunahme von **Allergien bei unseren Kindern**. Diese Entwicklung geht Hand in Hand mit der Entwicklung moderner Putz- und Desinfektionsmittel. Heute weiß man, dass eine gesunde Umgebung für Kinder viele Mikroorganismen enthält, damit der Körper zu seinen „guten" Keimen kommt und lernt, „böse" Keime abzuwehren. Als gesündeste Umgebung, in der unsere Kinder spielen sollten, gilt der Kuhstall ...

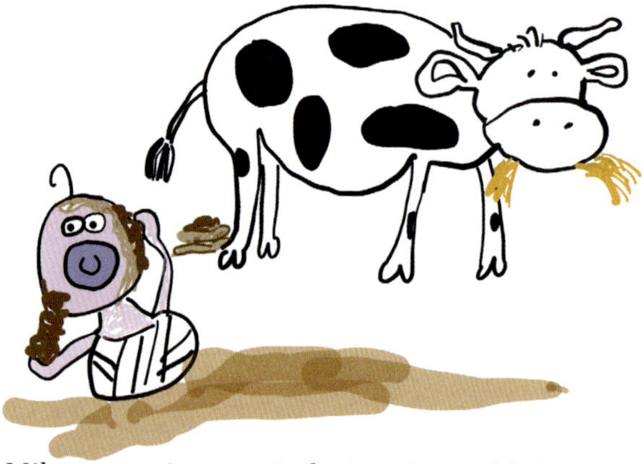

Die Effektiven Mikroorganismen sind eine Auswahl der „guten" Keime, die überall in unserer natürlichen Umgebung vorkommen sollten. All jene Keime, mit denen wir regelmäßig in Berührung kommen, werden dann nach und nach in unser Hautmikrobiom, in unser Darmmikrobiom und alle weiteren von Mikroorganismen besiedelte Partien aufgenommen. Die wichtigsten Bestandteile sind:

- **Photosynthesebakterien:** Sie nutzen Sonnenlicht und Bodenwärme, um Wurzeln, organische Materialien und schädliche Gase (Wasserstoffsulfid) zu verarbeiten, und produzieren dabei Aminosäuren, Nukleinsäuren und bioaktive Stoffe.

- **Milchsäurebakterien:** Diese kommen bei Menschen und Tieren vor. Sie besiedeln den Darm, Schleimhäute und die Haut. Sie heißen so, weil sie Kohlenhydrate und Zucker mit oder ohne Sauerstoff zu Milchsäure abbauen. Die moderne Hautmikrobiomforschung hat ergeben, dass sie wichtig sind, um eine gesunde Haut aufzubauen. Milchsäurebakterien werden seit vielen Jahrhunderten in der Lebensmittelverarbeitung eingesetzt, zum Beispiel bei der Herstellung von Wein, Bier, Sauerteig, Sauerkraut, Joghurt, Buttermilch oder Käse.
- **Hefepilze (Hefen):** Das sind einzellige Pilze. Die hier verwendeten Arten verarbeiten Aminosäuren und Zucker, unter anderem jene von den Photosynthesebakterien, um daraus antimikrobielle und nützliche Substanzen für Tier und Pflanze zu bilden. Auch entstehen Enzyme und Hormone, welche die Zellteilung und damit das Zellwachstum anregen können. Die in den EM verwendeten Hefen werden seit über 2000 Jahren im asiatischen Raum kultiviert und verwendet, um traditionelle fermentierte Speisen herzustellen.

Die **Mikroflora dieser Welt** besteht immer aus drei verschiedenen Arten von Mikroorganismen:

1. Krankmachende (pathogene) Mikroorganismen, die wir bisher als die „bösen“ bezeichnet haben; diese machen etwa 5 % aus.
2. Aufbauende, regenerative Mikroorganismen, die wir bisher als die „guten“ bezeichnet haben; auch sie machen etwa 5 % aus.
3. Neutrale („opportune“) Mikroorganismen: Diese sind weder gut noch böse, sondern schließen sich gerne der Mehrheit an. Sie machen die verbleibenden 90 % aus.

Die Effektiven Mikroorgansimen sind zu 100 % aus der zweiten Gruppe.

Nehmen wir als Beispiel ein Küchenbrett. Hier leben alle drei Arten von Mikroorganismen. Sind die guten und die bösen im Gleichgewicht, ist alles in Ordnung. Verschiebt sich jedoch das Gleichgewicht auch nur minimal, schlagen sich die opportunen Mikroorganismen auf die Seite der Mehrheit, und dies geht im schlimmsten Fall bis zu einem exponentiellen Wachstum bösartiger Keime. So entsteht zum Beispiel Fäulnis.

Die Anwendung Effektiver Mikroorganismen zielt darauf ab, das Gleichgewicht des Mikrobioms immer in Richtung der guten Keime zu verschieben. So finden Wachstum, Regeneration und Heilung statt, je nachdem, wo die EM angewendet werden: im Boden, um diesen zu regenerieren, im Wasser, um es zu beleben, in der Luft, um sie zu reinigen.

Begonnen hat alles in der Landwirtschaft, um den Boden fruchtbarer und gesünder zu machen, den Pflanzenwuchs nährstoff- und vitaminreicher zu gestalten sowie um das verwendete Wasser zu reinigen. Mittlerweile gibt es EM auch als Nahrungsergänzungsmittel, um das Darmmikrobiom auf gesunde Weise aufzubauen, in Salben und verschiedenen äußeren Anwendungen, um das Hautmikrobiom aufzubauen, sowie in Getränken und Nahrungsmitteln.

Da wir mehrere Hunde, Pferde und Hühner haben, pflegen wir die Stallungen schon länger mit EM, was vor allem bei den Hühnern sehr effektiv ist gegen Milben und diverse Schädlinge. Dann sind wir dazu übergegangen, **Wunden der Tiere** mit EM zu spülen, da man bei Fell- und Federtieren ohnehin nie eine hundertprozentige Desinfektion schafft. Die Wundheilung war dabei immer hervorragend. Der nächste Schritt war die äußerliche Anwendung bei Hauterkrankungen in unserer Arztpraxis: Betupfen und Einreiben der Haut mit **„EM-aktiv"**, der weitervermehrten Form der EM-Urlösung, um ein gesundes Hautmikrobiom aufzubauen. Siehe da, Neurodermitis, Psoriasis, Rosazea und diverse Ekzeme besserten sich innerhalb von zwei bis drei Wochen deutlich.

EM ist ein spannender und preisgünstiger Ansatz, um das gesunde Hautmikrobiom effektiv aufzubauen.

Ich bin mir sicher, dass die Idee Schule machen wird und in den nächsten Monaten eine Vielzahl von Produkten mit „Bakterien für die Haut" auf dem Markt erscheinen wird. Die Grundidee ist dabei immer, die guten Bakterien irgendwie auf die Haut zu bekommen, und das schaffen Sie auch mit EM oder einfach einer Joghurt- oder Sauerkraut-Packung auf der gereizten Haut, vorausgesetzt, in dem Produkt sind wirklich gesunde Mikroorganismen enthalten ...

Schleimhäute

Schleimhäute bilden eine Schutzschicht als Auskleidung innerer Hohlorgane. Im Gegensatz zur Haut haben Schleimhäute keine äußere Hornschicht und keine Haare. Dafür sind zahlreiche Drüsen in das Gewebe eingelagert, welche die Oberfläche der Schleimhaut ständig **feucht** halten.

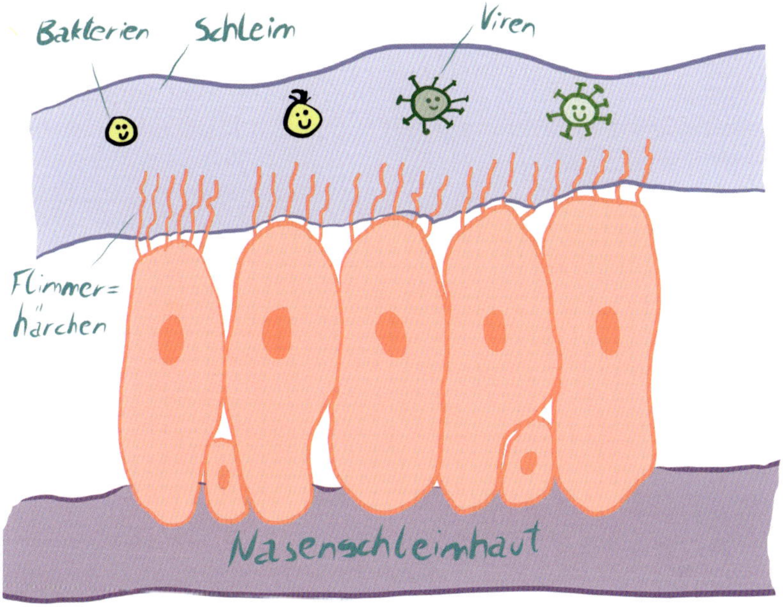

Schleimhäute sind die Bindehaut der Augen, die Auskleidung der Nasenhöhle, Mundhöhle und des gesamten Verdauungstraktes von der Speiseröhre über Magen, Dünndarm, Dickdarm bis zum After, die Auskleidung der Innenflächen des sogenannten Urogenitaltraktes (also Blase, Harnleiter, Scheide, Innenseite der Penisvorhaut, Deckschicht von Eichel und Klitoris) sowie die Innenauskleidung der Nase, der Nasennebenhöhlen, der Luftröhre und der Bronchien.

All diese Schleimhäute sorgen dafür, dass krankheitserregende Mikroorganismen wie Bakterien, Viren und Pilze nicht über den Atemtrakt, Verdauungstrakt oder den Trakt der Ausscheidung und Fortpflanzung in den Körper eindringen können. Entscheidend für die Abwehrfunktion der Schleimhäute ist die gute und ständige Befeuchtung mit **Mucus**, dem **Schleim**. Der **Schleim des Magens** hält zum Beispiel der Magensäure stand, obwohl diese Salzsäure die Stärke einer Batteriesäure hat (pH-Wert von 1).

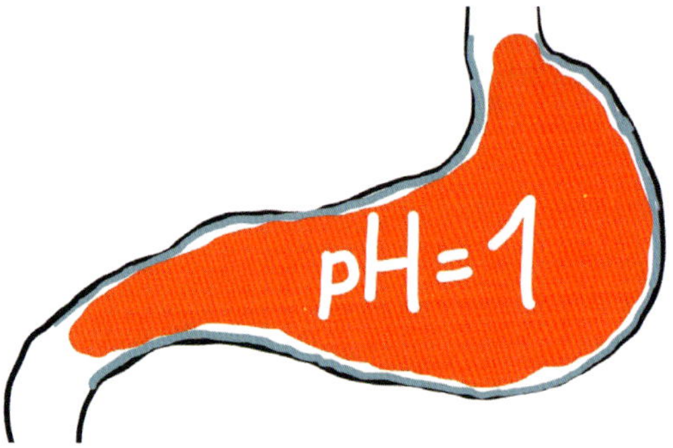

Der **Schleim der Bronchien** wird durch feine Härchen auf den oberflächlichen Zellen ständig in Richtung Mund in Bewegung gehalten, um die Keime weg von der Lunge zu bringen.

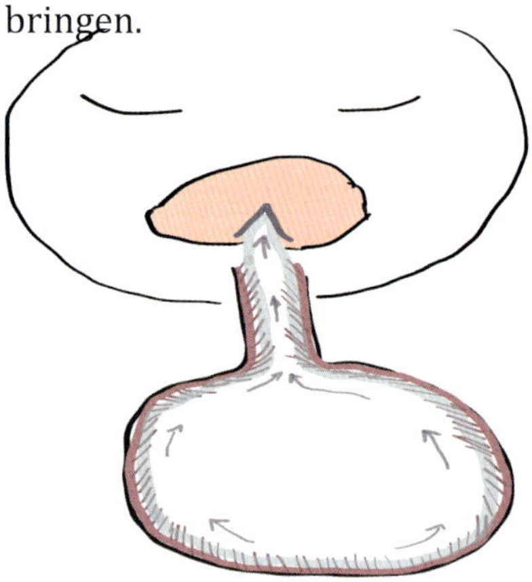

Unwillkürlich schlucken wir diesen Schleim regelmäßig hinunter und die darin befindlichen Keime müssen sich dann der Magensäure stellen ...

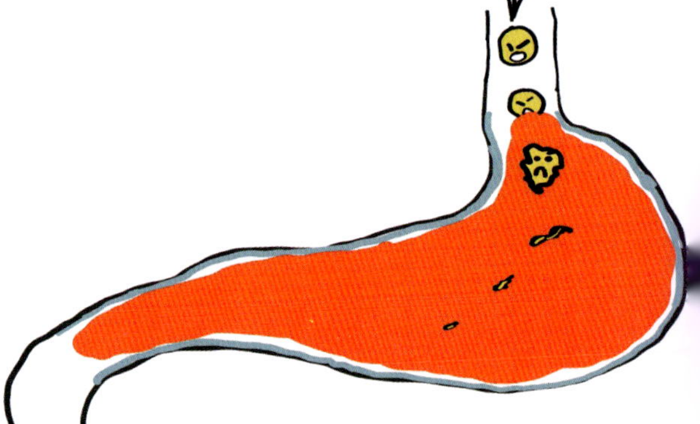

Zusätzlich werden noch **Immunglobuline (Ig)**, vor allem Immunglobulin A (**IgA**), laufend in den Schleim abgesondert. Immunglobuline sind **Antikörper, die gegen Antigene vorgehen**, **IgA** sind die speziellen Antikörper für die Schleimhäute. Sie unterstützen die unspezifischen mechanischen Barrieren der Schleimhäute und können Eindringlinge direkt identifizieren, markieren sowie für die Zerstörung freigeben. Dazu gleich mehr.

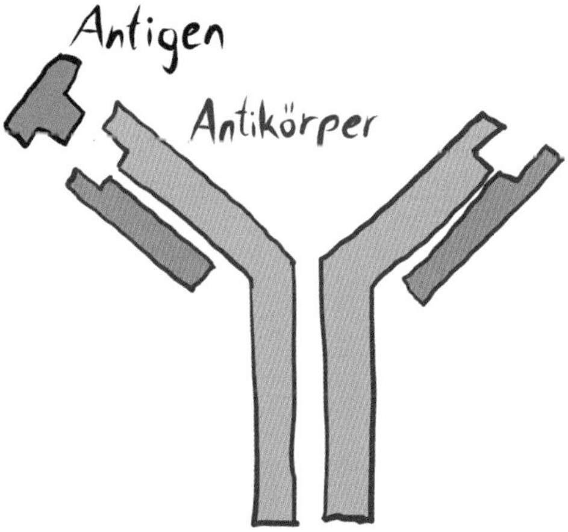

Fassen wir es noch einmal kurz zusammen: Verschiedenste krankmachende Mikroorganismen wollen in unseren Körper eindringen, um unsere Organe und körpereigenen Strukturen als Nahrung und zur eigenen Fortpflanzung zu nutzen. Um das zu verhindern, gibt es das Immunsystem. Dieses hat an der obersten Schicht eine Hornhaut, wenn es um die zwei Quadratmeter Haut geht, und Schleim, wenn es um die bis zu 300 Quadratmeter Schleimhäute unseres Körpers geht. Wichtig für beide ist, dass sie nicht austrocknen und dass sie ein gesundes Mikrobiom haben – die Haut ihr Hautmikrobiom, der Darm sein Darmmikrobiom sowie Scheide und Mundhöhle ihre Spezialmikrobiome.

Das Darmmikrobiom

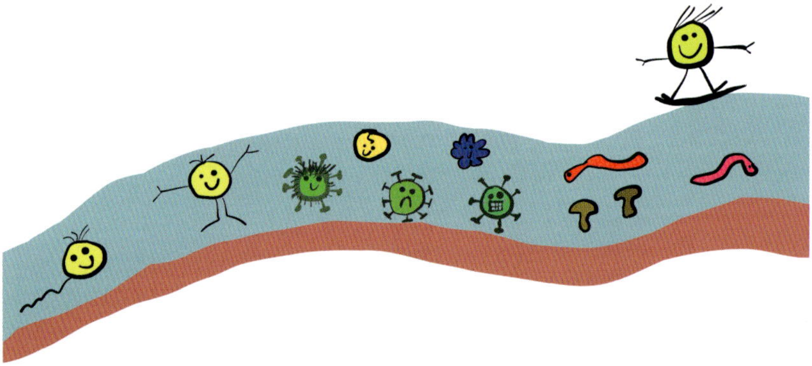

Bereits bei der Geburt – wenn wir das erste Mal Fruchtwasser mit den darin befindlichen Bakterien unserer Mutter in den Mund bekommen – übernehmen wir die guten Bakterien von unserer Mutter. Bei natürlich geborenen Babys erfolgt die Besiedelung des Darmes mit den Bakterien des Geburtskanals. Bei Babys, die durch Kaiserschnitt auf die Welt kommen, wird der Darm von allen Bakterien besiedelt, die aus der Umwelt und der Nahrung stammen, was offensichtlich nicht gleichwertig ist zu der bei der natürlichen Geburt erfolgten Besiedelung. Untersuchungen zeigen, dass Kaiserschnitt-Kinder häufiger eine Autoimmunerkrankung, darunter auch die **Zöliakie**, eine schwere Form der Glutenunverträglichkeit, ausbilden als natürlich geborene Kinder.

Professor Fasano, der Direktor des Zentrums für Zöliakieforschung am MassGeneral Hospital for Children (MGHfC) in Boston, Massachusetts (USA), machte eine Studie, in der 500 Kleinkinder mit genetischem Risiko für Zöliakie fünf Jahre lang beobachtet wurden. Der Schwerpunkt der Beobachtung lag auf Ernährungsveränderungen, der Gabe von Antibiotika sowie der Zusammensetzung des Mikrobioms. In dieser Pilotstudie konnte nachgewiesen werden, dass unmittelbar vor dem Auftreten der Erkrankung Zöliakie eine spezifische Bakteriengruppe – die **Laktobazillen** (**Milchsäurebakterien**) – plötzlich immer kleiner wurde (gemessen wurde der Metabolit, also das Zwischenprodukt dieser Bakterien, nämlich das Laktat, das Salz der Milchsäure). Bei einem Baby trat Diabetes mellitus Typ I auf und auch hier sank die Zahl der Laktobazillen vorher dramatisch ab. Laktobazillen produzieren die saure Milchsäure, welche ihnen hilft, sich gegen andere Keime zu behaupten. Diese Säure ist ein bisschen wie Magensäure und dürfte dafür zuständig sein, das richtige Milieu der Bakterien im Darm herzustellen. Nicht zufällig sind 50 % aller Bakterien im Geburtskanal, mit denen ein Kind bei der Geburt in Berührung kommt, Laktobazillen!

Eine weitere amerikanische Studie hat belegt, dass Kinder, die durch Kaiserschnitt auf die Welt gekommen sind, durch die Gabe bestimmter Laktobazillen ein deutlich geringeres Allergierisiko aufweisen als vergleichbare Kinder nach einem Kaiserschnitt ohne Gabe von Laktobazillen. Bei Säuglingen, die auf natürliche Weise zur Welt gekommen sind, verändert die Gabe der Laktobazillen nichts. Diese Säuglinge haben wohl schon die gesunden Bakterienstämme bei der Geburt erhalten. In Bezug auf Autoimmunkrankheiten, Zöliakie und vielleicht auch Allergien liegt hier eine Chance, in Zukunft nicht erst die Erkrankung zu behandeln, sondern diese vielleicht durch gezielte Gabe von Laktobazillen zu verhindern.

Das **Darmmikrobiom** ist die Gesamtheit aller Mikroorganismen in unserem Verdauungstrakt. Die Hauptmenge befindet sich im Dickdarm. Jedoch wissen wir heute, dass der gesamte Darmtrakt, von der Mundhöhle über die Speiseröhre, den Magen, den Dünndarm und den Dickdarm, von Mikroorganismen bevölkert ist. Wir stehen noch ganz am Anfang der Erforschung all dieser Lebewesen in unseren Gedärmen. Vor allem sind es Bakterien, Viren (wobei viele von diesen Viren wiederum in Bakterien leben), Hefen und Pilze. Es ist von entscheidender Bedeutung für unser Wohlbefinden und unsere Gesundheit, wie das Darmmikrobiom zusammengesetzt ist. In Fachkreisen wird es auch als eigenständiges Organ bezeichnet, zumal ein Überleben ohne diese Mikroorganismen nicht möglich ist.

Mit Hilfe der modernen **16S-rRNA-Gensequenzierung** konnten bisher mehr als 1000 verschiedene Bakterienstämme in unserem Darm identifiziert werden. Tatsächlich leben aber um ein Vielfaches mehr Arten in ihm. Alleine das Mundhöhlenmikrobiom hat mindestens 6000 verschiedene Keime. Und das ist erst der Anfang des Verdauungsapparats ...

Es bleiben jene Lebewesen im Darm, die von uns gut gefüttert werden.

Ihr Essen definiert die Zusammensetzung Ihres Mikrobioms. Unser Mikrobiom verändert sich ständig, je nachdem, wie wir leben, was wir essen, welche Medikamente und Antibiotika wir zu uns nehmen (müssen), welche Infektionskrankheiten wir durchmachen und welche Operationen wir haben. Die richtige Zusammensetzung unseres Mikrobioms ist essenziell für unsere Gesundheit. Unser Immunsystem ist ständig im Informationsaustausch mit den Darmbakterien. Der größte Störfaktor bei dieser Beziehung dürften **Antibiotika** sein. Wie oft habe ich in meiner Praxis gehört, dass mit einer Antibiotikagabe eine Erkrankung begonnen hat. Antibiotika sind unglaublich potente Heilmittel, wenn sie richtig eingesetzt werden. Zu häufig oder in der falschen Situation verabreicht, vernichten sie in kürzester Zeit einen Großteil der Bakterien im Darm, und es überleben nicht die guten Bakterien, die mit unserem Immunsystem gut kooperieren und uns durch ihren Stoffwechsel nähren, sondern die besten Krieger, und diese sind nicht wirklich die besten Anführer für friedliche Zeiten.

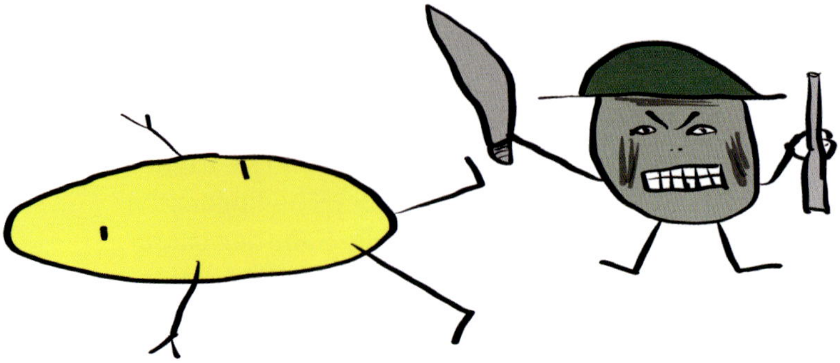

Auch entfacht gerade wieder eine Diskussion, ob man wirklich immer die Packung der Antibiotika fertig nehmen (wie fast alle Ärzte noch immer predigen) oder dann aufhören soll, wenn die Symptome verschwunden sind. Die Angst war und ist, dass die zu kurze Einnahme zu Resistenzen führt. Doch dafür gibt es keine Belege. Die Logik sagt, dass Resistenzen viel wahrscheinlicher durch die längere Einnahme der Antibiotika entstehen. Also, wenn Sie ein Antibiotikum nehmen, dann schauen Sie sehr genau, ob Sie es wirklich unbedingt brauchen (strenge Indikationsstellung des Arztes), und nehmen Sie es nur so lange, wie es unbedingt notwendig ist!

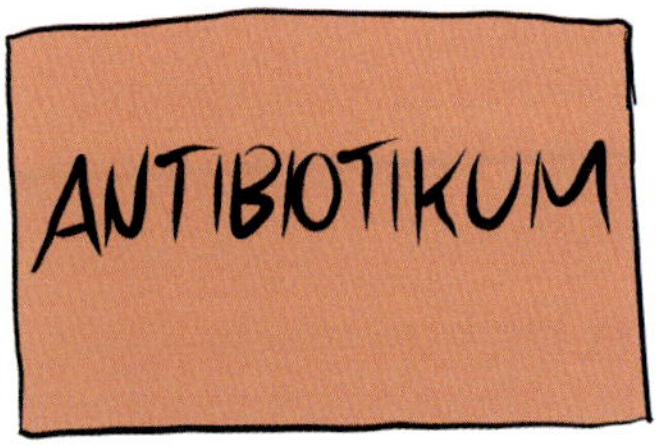

Zusätzlich enthält unser Essen bereits **Chemikalien**, die den Angriff von Bakterien verhindern, nämlich **Konservierungsmittel**. Konservieren bedeutet zu verhindern, dass Mikroorganismen Lebensmittel essen können. Und diese Mittel schlucken wir mit dem Essen gleich mit hinunter. Falls Magen und Dünndarm mit ihren Enzymen es nicht schaffen, die Lebensmittel zu zerlegen und dann aufzunehmen, kommen sie weiter bis in den Dickdarm und bieten den Darmbakterien eine „schwere Kost". Des Weiteren ist unsere Ernährungsweise alles andere als vielseitig. Im Vergleich zu Naturvölkern ist unsere Ernährung einseitig mit dem Effekt, dass unser Mikrobiom viel weniger verschiedene Bakterien hat. Fordert das Leben dann ganz bestimmte Spezialisten im Darm und sind diese bereits ausgewandert („ständig dieses fade Essen ..."), dann fehlt dem Immunsystem die Unterstützung, und eine Krankheit, wie die Zöliakie oder eine andere Autoimmunerkrankung, kann in jedem Alter entstehen.

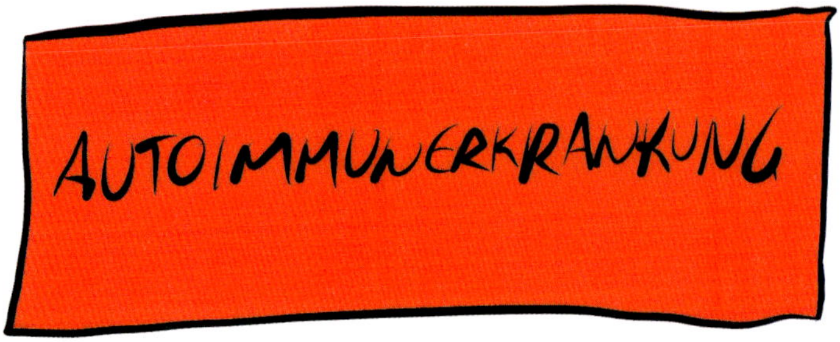

Die Darmmikrobiom-Forschung versucht, eine Verbindung verschiedenster Erkrankungen mit der Zusammensetzung des jeweiligen Mikrobioms herzustellen. So dürfte das Mikrobiom nicht nur bei verschiedenen Darmerkrankungen wie eben bei Zöliakie, Colitis ulcerosa, Morbus Crohn und dem Dickdarmkarzinom eine Rolle spielen, sondern auch bei Diabetes mellitus, Übergewicht, Gefäßverkalkungen (Atherosklerose), Allergien, Depressionen und Morbus Parkinson. Wenn es in der Zukunft gelingen sollte, das menschliche Mikrobiom hin zu den guten Bakterien zu verändern, könnten diese und wahrscheinlich noch viele andere Erkrankungen gebessert oder sogar geheilt werden.

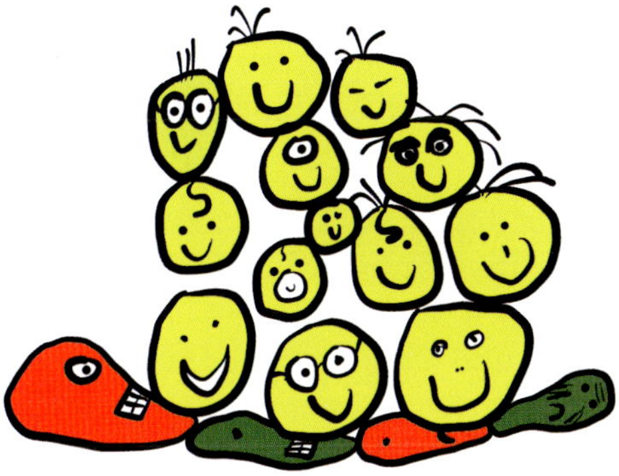

Die Stuhltransplantation

Hat man jemanden mit einer Erkrankung und einer miserablen Mikrobiomzusammensetzung sowie einen Gesunden mit einem vorbildlichen Mikrobiom, liegt es nahe, alles zu tun, damit der Erkrankte so ein schönes Mikrobiom bekommt wie der Gesunde.

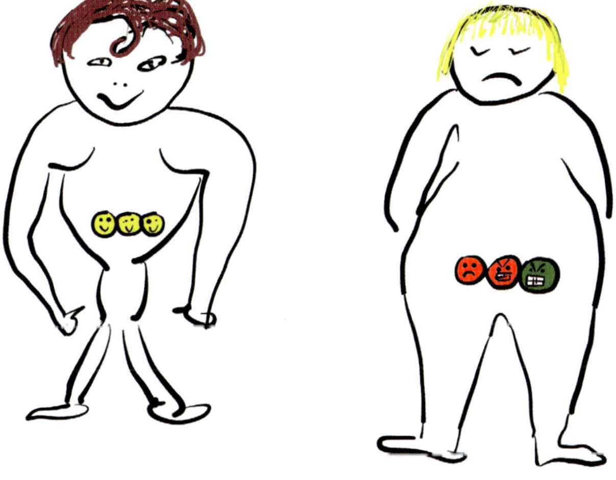

Tatsächlich können die richtige Ernährung und die richtige Lebensführung (zu beiden Themen später) dazu führen, dass sich das Mikrobiom erholt und die Erkrankung verschwindet. Ist jedoch der Patient bereits so erschöpft oder die Erkrankung so fortgeschritten, dass man schnell eine Veränderung im Körper herbeiführen muss, kann man dem Kranken auch den Stuhl des Gesunden zuführen.

Das, wovor uns ekelt, nämlich Fäkalien zu essen, ist in der Natur ganz normal. Hunde fressen instinktiv Kot anderer Hunde, aber auch anderer Tiere, um sich die darin enthaltenen Nahrungsreste und damit automatisch das Darmmikrobiom des jeweiligen Tieres zuzuführen. Die Natur verschwendet nichts und verwertet möglichst alles. Kommt kein Hund, der den Kot frisst, gehen die darin befindlichen Bakterien wieder in die globale Mikroflora unserer Erde über.

Die Aufnahme des Kotes eines anderen Menschen für medizinische Zwecke nennt man **Stuhltransplantation** oder genauer **Fäkalen Mikrobiota-Transfer (FTM)**. Wie wir an dem Beispiel der Hunde sehen, ist es keine Erfindung des Menschen und auch nicht der modernen Medizin. Der **chinesische Arzt Ge Hong** beschrieb in seinem Buch „Erste Hilfe in Traditioneller Chinesischer Medizin“ im vierten Jahrhundert n. Chr. die orale Aufnahme von menschlichem Stuhl nach schwerem Durchfall sowie bei Lebensmittelvergiftung. Viel später wurde diese Darreichungsform als „goldener Sirup“ oder „gelbe Suppe“ umschrieben.

Angeblich wurden deutsche Soldaten während des Afrikafeldzugs im zweiten Weltkrieg nach nomadischem Vorbild innerlich mit frischem Kameldung behandelt. Im Jahr 1958 wurde die Stuhltransplantation bereits erfolgreich bei Patienten mit schweren Darmentzündungen **(pseudomembranöse Enterocolitiden)** nach Antibiotikagabe angewandt und publiziert.

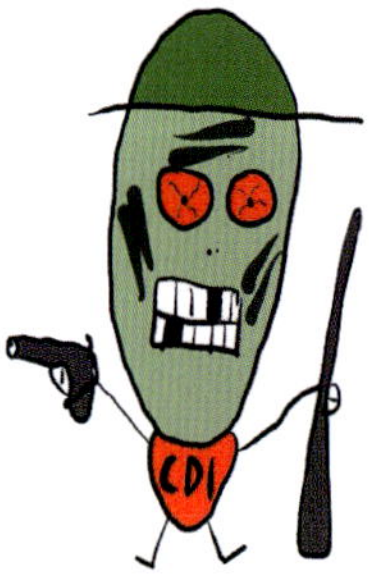

Der Hauptgrund, warum bei uns derzeit ein fäkaler Mikrobiota-Transfer durchgeführt wird, ist die Darmbesiedelung mit **Clostridium difficile (CDI)**, welche zu schweren Durchfallerkrankungen führt. Clostridium difficile ist einer jener Keime, die verschiedenste Antibiotikagaben überleben und sich dann im geschwächten Mikrobiom stark vermehren können.

Oft beendet bereits eine einmalige Gabe einer Stuhlimplantation den Durchfall. Die Zukunft wird weisen, ob FTM auch bei Darmentzündungen oder anderen Erkrankungen wie Diabetes mellitus, schwerer Fettleibigkeit, nicht-alkoholischer Fettleber oder beim metabolischen Syndrom erfolgreich ist.

Es gibt mehrere Wege, um Fremdstuhl in den eigenen Darm zu bekommen: als Darmeinlauf, über eine nasoduodenale Sonde – dafür wird ein Schlauch über die Nase bis in den Dünndarm vorgeschoben – oder oral als Kapseln. Die Wirkung ist bei allen Darreichungsformen in etwa gleich.

Was genau bei der Stuhltransplantation wirkt, ist noch nicht bekannt: Sind es die Bakterien selbst oder einzelne Stoffwechselprodukte derselben, sind es die Enzyme des gesunden Darmes, die mittransferiert werden oder sind es sogar Viren, die mit dem Stuhl mitübertragen werden? Dies ist noch Gegenstand intensiver Forschung.

Prä- und Probiotika

Man kann das Darmmikrobiom auch ein bisschen leichter unterstützen als mit einem Stuhltransfer. Am einfachsten geht es mit der Ernährung. Erinnern Sie sich: **Ein gesundes Mikrobiom ist ein vielfältiges, buntes Mikrobiom.**

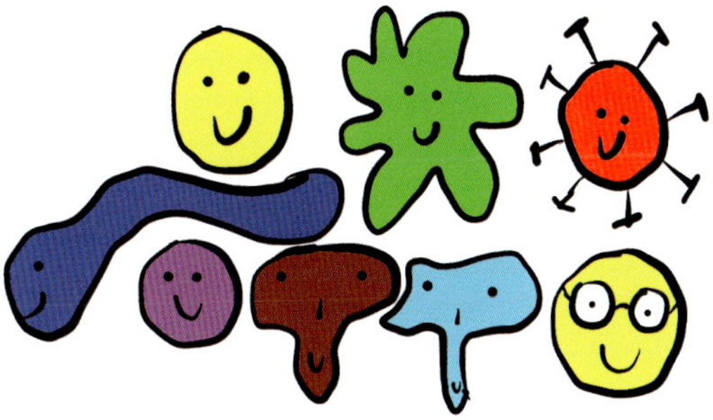

Je abwechslungsreicher wir uns ernähren, desto größer ist die Verschiedenheit unserer Darmbakterien. So wie man bei Gluten herausgefunden hat, dass es durch bestimmte Laktobazillen, die beim traditionellen Sauerteigbrot entstehen, so zerlegt wird, dass es uns nicht mehr schaden kann (und auch Zöliakiepatienten nicht!), so gesund ist generell das **traditionelle Fermentieren** von Lebensmitteln. Wichtig ist dabei, dass die Fermentation nicht, wie in den industriellen Produkten, mit einzelnen ausgewählten Bakterien aus dem Labor durchgeführt wird, sondern mit einer großen Zahl verschiedenster Bakterien, welche die Fermentation durchführen. Und diese vielen verschiedenen Bakterien sind dann auch in den Produkten der Fermentation enthalten und vergrößern die Vielseitigkeit unseres Darmmikrobioms. Diese Produkte sind zum Beispiel Sauerteigbrot, Miso-Suppe, Lassi, selbstgemachtes Joghurt, Sauerkraut, saures Gemüse und vieles mehr.

Präbiotika sind Nahrungsmittel, die unser Mikrobiom füttern und die guten Bakterien fördern. Wenn die Nahrung passt, passen die Darmbewohner. Dafür brauchen wir die so gesunden Ballaststoffe. Diese werden im Dünndarm nicht aufgenommen und gelangen weiter bis in den Dickdarm, wo sie den

Bakterien als Nahrung dienen. Essen Sie „echtes“ (das heißt nicht industriell vor- oder nachbehandeltes) Obst und „echtes“ Gemüse, am besten aus der eigenen Region, ohne lange Transportwege und am allerbesten auch noch „wirklich biologisch“ (da „Bio“ schon eine Marketingstrategie ist, muss man als Konsument gut aufpassen, was alles als „Bio“ angeboten wird ...). Auch sollten Sie Ihren Speiseplan regelmäßig variieren. Dann wächst und gedeiht Ihr Mikrobiom.

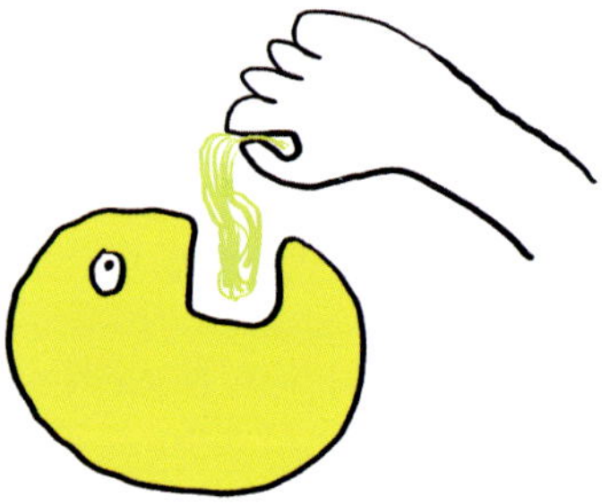

Probiotika sind Bakterienpräparate aus der Apotheke oder dem Reformhaus (oder dem Internet), oder es sind einfach Bakterien, die wir über unsere Nahrung zu uns nehmen. Da Sie, so nehme ich an, Ihr Essen nicht sterilisieren, wenn Sie einen Salat, Obst, Gemüse, Fleisch oder Fisch essen, essen Sie gleich unzählige Mikroorganismen mit. Durch die Zubereitung selektieren Sie bereits, welche in Ihren Magen dürfen. Die Salzsäure dort erledigt noch einen großen Teil. Die, die übrig bleiben und weiter in den Darm hinunter dürfen, gehören dann zu den guten, vorausgesetzt, Sie haben ein gutes Immunsystem und einen gesunden Darm!

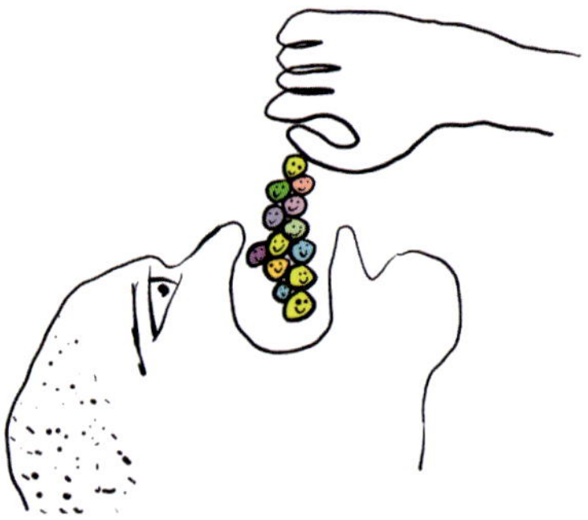

Der Probiotika-Markt explodiert derzeit richtiggehend. Laktobazillen verschiedenster Stämme sind gerade der Renner. Aber verlassen Sie sich nicht auf Hochglanz und schöne Worte, sondern auf Ihren Körper. Probieren Sie verschiedenste Präparate aus, um Ihren Darm und damit Ihr Immunsystem zu stärken. Falls Sie die Reichhaltigkeit eines Ureinwohners des afrikanischen Dschungels in Ihrer Nahrung im Alltag nicht schaffen, können diese Präparate Sie unterstützen. Diese sollen Sie aber nicht dazu verleiten, faul bei der Ernährung und träge beim Kochen zu werden. Probieren Sie aus, selbst Joghurt herzustellen, Gemüse einzulegen und Sauerteigbrot zu backen!

Das menschliche Virom

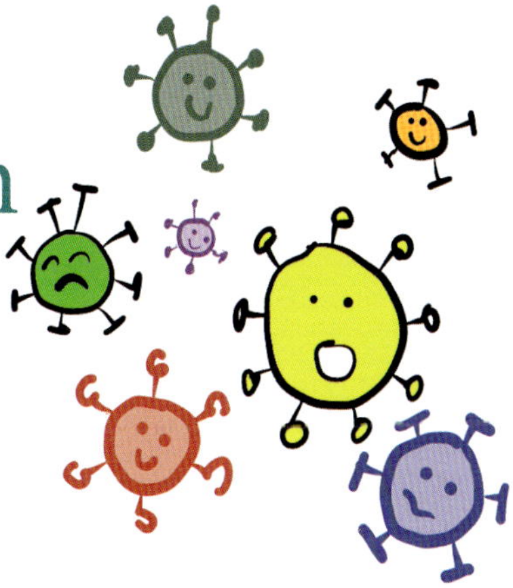

Tatsächlich gibt es etwa zehnmal so viele Viren im Körper wie Bakterien, und trotzdem sind diese in uns existierenden organischen Strukturen weitestgehend unbekannt. Viren sind, im Gegensatz zu Bakterien, alleine nicht lebensfähig. Sie brauchen einen Wirt, eine Zelle, um sich vermehren zu können. Dabei nutzen sie den Stoffwechsel des Wirtes, den sie dadurch verändern.

Heute sind sich Virologen einig, dass ein Virus kein Lebewesen ist. Es wird als „dem Leben nahestehend" betrachtet, zumal es seine eigene Fortpflanzung kontrolliert und sich weiterentwickelt. Fast alle lebenden Zellen dieser Erde können den Viren als Wirt dienen: Tiere, Pflanzen, Pilze, Bakterien und Algen.

Ob Viren noch vor den Bakterien entstanden sind oder erst viel später als „Abfall" genetischen Materials verschiedenster Lebewesen, ist nicht bekannt. Vielleicht sind sie auch eine Art „Sprache der Evolution", um alles, was auf dieser Erde lebt und entsteht, zu koordinieren und genetisch auszutauschen.

Heute vermutet man, dass viele Viren ohne Krankheitswert in uns leben und, wenn sie sich gut verstecken, nicht einmal eine Immunreaktion des Körpers auslösen.

Unter den krankmachenden Viren gibt es solche, die ein Leben lang im Körper existieren. So ist zum Beispiel bekannt, dass 90 % der deutschen Bevölkerung Träger eines Fieberblasenvirus **(Herpes-simplex-Virus)** sind, aber nur wenige haben auch tatsächlich Symptome wie Fieberblasen und Schleimhautaphten.

Viren wollen sich möglichst gut vermehren und verbreiten. Das gelingt ihnen am besten, wenn sie den Wirt, zum Beispiel den Menschen, nicht sehr krank machen. Viren wie etwa das **Ebola-Virus** gelten als „schlecht an den Wirt angepasst", weil die Erkrankung, die sie verursachen, den Wirt innerhalb kürzester Zeit tötet, ohne dass das Virus viel in der Welt herumgekommen wäre oder sich nachhaltig verbreitet hätte. Ein Zeichen, dass ein Virus sich **immer besser an seinen Wirt anpasst**, ist, dass es ansteckender wird (weil es sich dann mehr verbreitet, was im Sinne der viralen Familienplanung clever ist) und weniger gefährlich (sodass der Wirt sich nicht krank fühlt und noch wunderbare Reisen macht, bei denen er das Virus schön weit verbreitet).

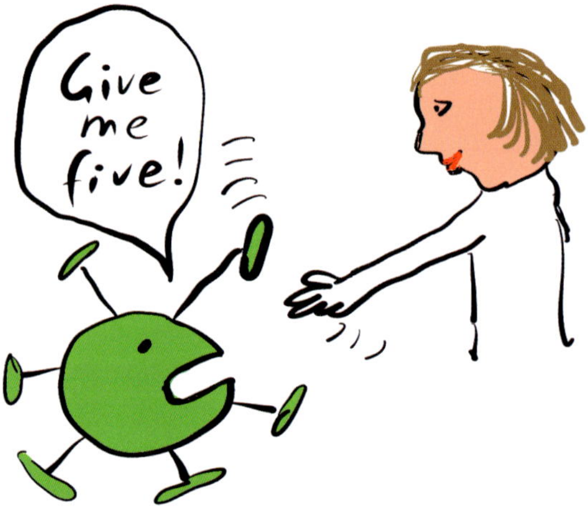

Die Erforschung des **intestinalen Viroms (Darmvirom)** ist noch ganz am Anfang. Was Viren im Darm machen, wie sie „leben“ und ob sie Anteile an diversen Erkrankungen haben, vielleicht auch als Virus eines Bakteriums, ist noch weitgehend unbekannt. Die Ursache unseres Nichtwissens liegt in der Nachweisbarkeit. Wir haben heute noch nicht die Technologie, um all die Viren darstellen zu können, um sagen zu können, welche die „guten“ und welche die „bösen“ Viren sind. Geforscht wird weltweit viel in dieser Richtung und wer weiß, vielleicht erlebt das Virom bald eine vergleichbare Popularität wie das Mikrobiom in den letzten zehn Jahren ...

Das Blut, ein flüssiges Organ

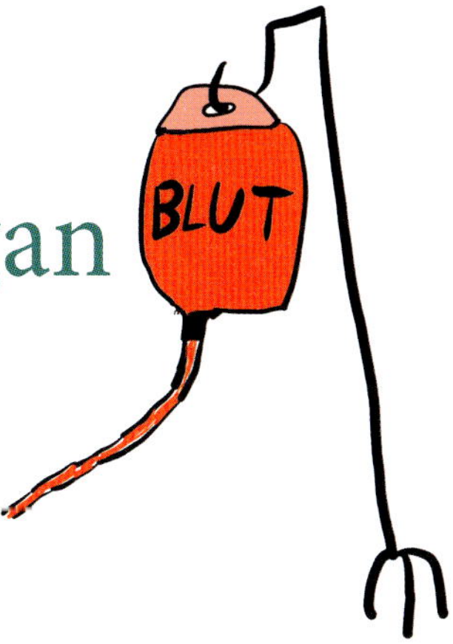

Von außen betrachtet hat es ein Mikroorganismus, der in uns eindringen möchte, zunächst mit der **Haut** und den **Schleimhäuten** zu tun. Diese bilden eine Barriere, die ständig von innen her erneuert und repariert wird. Das **Blut** liefert jede Sekunde unseres Lebens alles, was jede Region im Körper braucht, um zu funktionieren.

Im Durchschnitt hat eine Frau 3,6 Liter Blut, ein Mann 4,5 Liter.

Blut fließt in den **Blutgefäßen** und wird vom Herzen durch den Körper gepumpt. Gefäße, die vom Herzen wegführen, nennt man **Arterien** (die kleineren heißen **Arteriolen**), Gefäße, die zum Herzen zurückführen, **Venen** (die kleineren heißen **Venolen**). Dazwischen finden sich die kleinsten Blutgefäße, die **Kapillaren**. Über diese findet der gesamte Stoffaustausch für alle Zellen des Körpers statt.

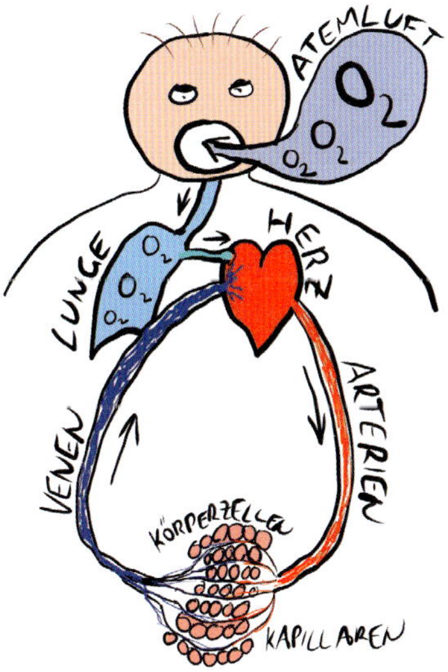

Zusätzlich zu den Blutgefäßen gibt es noch ein weiteres Röhrensystem im Körper, in dem überschüssige Flüssigkeit der verschiedenen Gewebe transportiert wird, nämlich die **Lymphgefäße**, in denen die **Lymphe** fließt. Das Herz pumpt also Blut über die Arterien zu den einzelnen Zellen. In den Kapillaren kann der Handel der Zellen mit dem Blut stattfinden. Und dann muss alles wieder zusammengeräumt, entsorgt und rezykliert werden. Dabei hilft das Lymphsystem. Es transportiert die Flüssigkeiten aus den Geweben zurück Richtung Herz und mündet kurz vor Erreichen des Herzens in das Venenblutsystem ein. Da dieses Lymphsystem praktisch alle venösen Blutgefäße des Körpers begleitet, hat es noch zwei weitere wichtige Funktionen: bei der Verdauung die Aufnahme der Fette aus dem Dünndarm sowie das Beherbergen von Immunzellen. Dabei fließen mehrere Lymphgefäße zu einem Knoten, dem **Lymphknoten**, zusammen. Dieser fungiert als Filter für alles, was in der Lymphe fließt, und als Kaserne für die Soldaten der Immunabwehr.

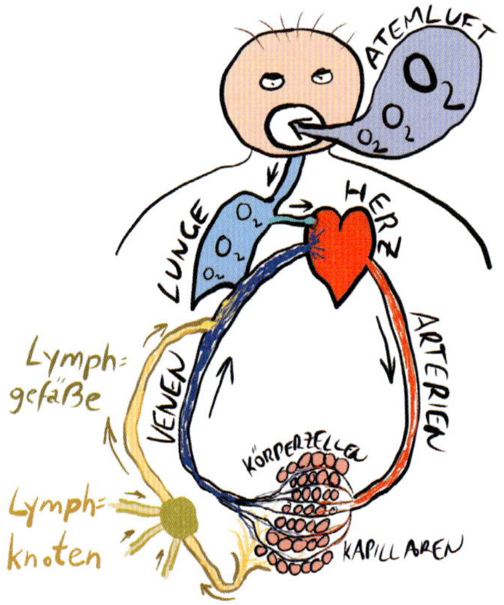

Blut ist wie eine Suppe, in der allerlei gelöst vorkommt. Vor allem schwimmen zweierlei Zellen im Blut herum. Zum einen sind das die **roten Blutkörperchen (Erythrozyten)**; diese nehmen das Hauptvolumen ein. In einem Liter Blut gibt es **10^{12}** Erythrozyten. Als „rot" werden sie bezeichnet, weil sie den roten Blutfarbstoff, das **Hämoglobin**, enthalten. Dieses sorgt für den Sauerstofftransport **(O_2)** im Blut. Wenn Sie sich geschnitten haben und Ihr eigenes Blut kosten, schmeckt es nach **Eisen (Fe)**. Hämoglobin nutzt Eisen, um Sauerstoff binden zu können. Daher braucht man viel Eisen, um ein „schönes rotes Blutbild", also genügend funktionierende rote Blutkörperchen, zu haben.

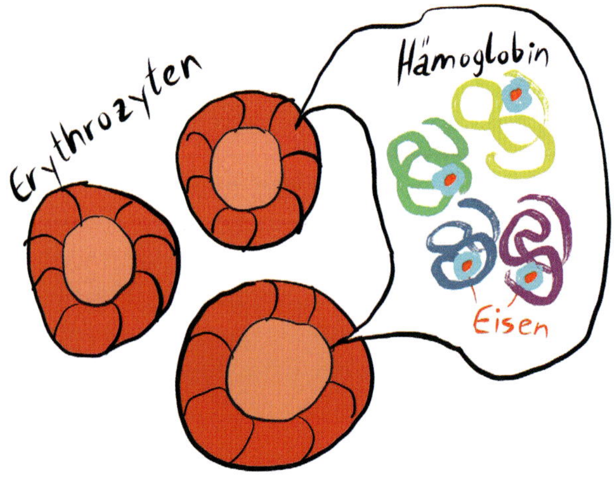

Erythrozyten haben weder einen Zellkern noch Mitochondrien (das sind die „Kraftwerke der Zelle“, die dazu dienen, Energie zu gewinnen). Im Knochenmark enthalten ihre Vorläuferzellen noch beides. Einmal in die Blutbahn entlassen, leben sie 110 bis 120 Tage, transportieren Sauerstoff und entsorgen ohne Unterlass das Abfallprodukt **Kohlendioxid (CO_2)**. Um dafür genügend Energie zu haben, bedienen sie sich einfach des Zuckers, der **Glukose**, die auch im Blut herumschwimmt.

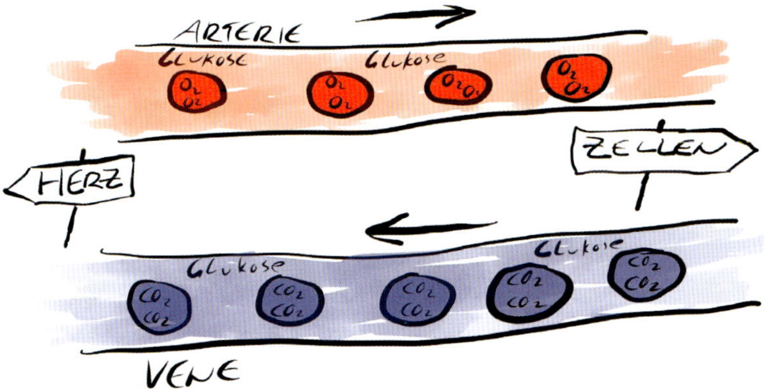

Wenn man sich die Form der roten Blutkörperchen ansieht, erinnert diese an eine Frisbeescheibe: Das ist die optimale Form, um sich durch die kleinsten Blutgefäße, die Kapillaren, durchschummeln zu können. Sie sind so elastisch, dass sie sich auch noch deformieren können, um ihren Sauerstoff wirklich auch in die kleinste Ritze zu liefern. Gleichzeitig haben sie die größtmögliche Oberfläche, um Sauerstoff aufzunehmen.

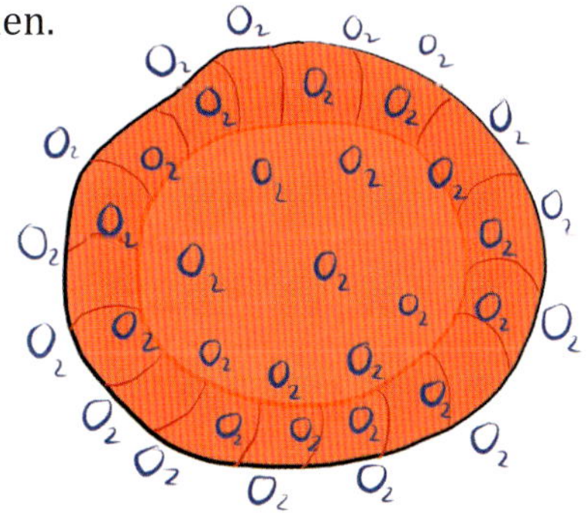

Die zweite große Gruppe der Blutkörperchen sind die **weißen Blutkörperchen**, die **Leukozyten**. Diese enthalten keinen roten Farbstoff und erscheinen daher unter dem Mikroskop weiß, daher die Bezeichnung *leukós*, griechisch für „weiß“. Ihre Zahl ist um den Faktor 1000 geringer als die der Erythrozyten (**10^9** in einem Liter Blut). Die weißen Blutkörperchen entsprechen den **Zellen des Immunsystems**. Auch sie werden wie die roten Blutkörperchen im Knochenmark gebildet. Bei den Leukozyten unterscheidet man zunächst zwei große Gruppen:

- Die eine Gruppe verbringt ihre Jugend und Ausbildung komplett im **Knochenmark**, welche als **myeloide Zellen** (von altgriechisch μύελος, *myelos*, „Mark“) bezeichnet werden. Sie haben, je nach Färbbarkeit (man färbt sie, damit man sie besser sieht und unterscheiden kann), Aussehen und Funktion verschiedene Namen: Monozyten (aus welchen im Gewebe die Makrophagen werden), eosinophile, neutrophile und basophile Granulozyten. Diese Zellen sind die Zellen des **angeborenen (unspezifischen) Immunsystems**.

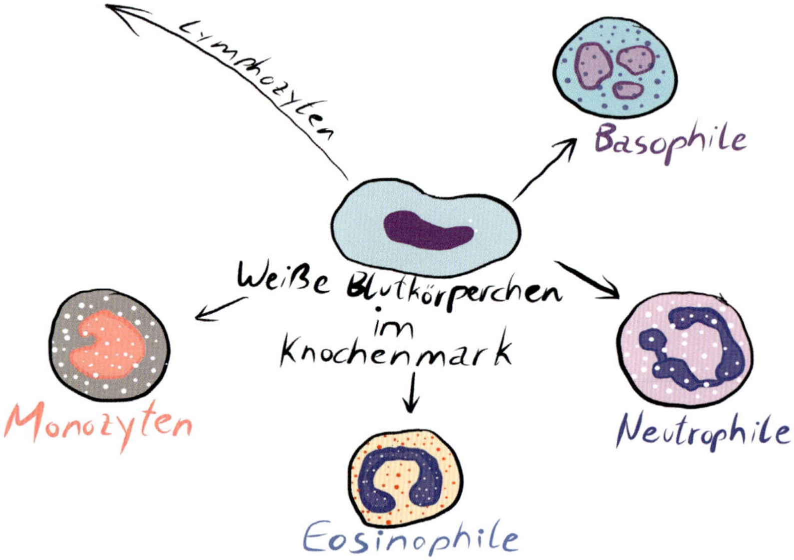

- Die zweite Gruppe muss ihre Heimat, das Knochenmark, bald verlassen, um in den Bootcamps **Thymus** (das lymphatische Organ, das sich hinter dem Brustbein befindet) zu **T-Lymphozyten** (kurz **T-Zellen**) sowie in den speziellen Bereichen des Knochenmarks, dem **lymphoiden Gewebe**, zu **B-Lymphozyten** (kurz **B-Zellen**) ausgebildet zu werden. Sie bilden die Zellen des **erworbenen (spezifischen) Immunsystems**.

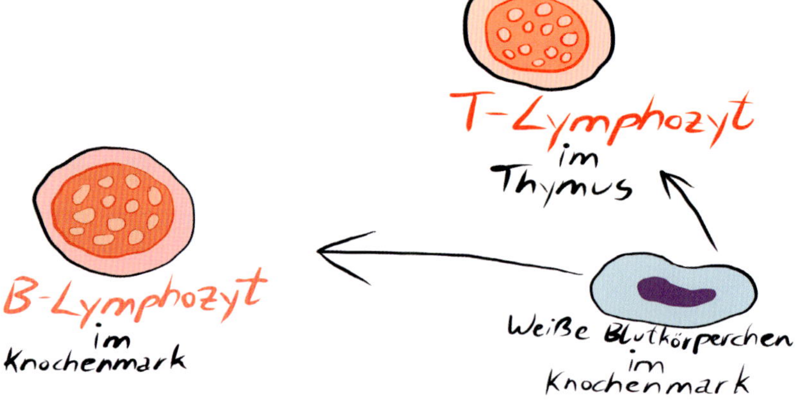

- Die dritte große Gruppe von Blutkörperchen sind die **Blutplättchen** alias **Thrombozyten**. Ihre Zahl liegt im Bereich von 10^9 pro Liter Blut. Sie entstehen ebenfalls im Knochenmark, aus den gleichen Vorläufern wie die myeloiden Zellen und zerfallen zu lauter einzelnen Plättchen, welche für die Blutstillung und die Reparatur von Gefäßen und Geweben verwendet werden.

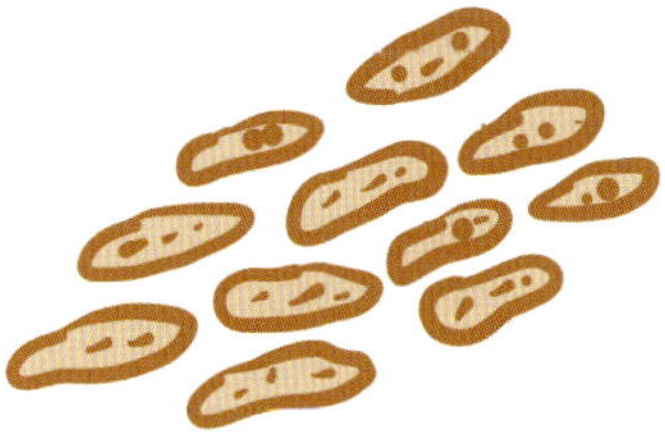

Von all den Zellen im Blut machen die roten Blutkörperchen 99 % aus. Füllt man Blut in ein Röhrchen und gibt den Zellen Zeit, abzusinken, trennen sich die Zellen von der Blutflüssigkeit, dem **Blutplasma** (kurz **Plasma**).

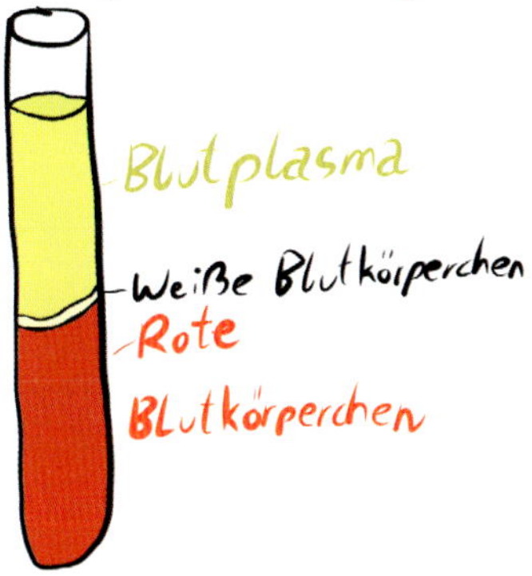

Die Relation Volumen der Blutzellen zu Gesamtblutvolumen nennt man **Hämatokrit**. Dieser wird in Prozent angegeben. Bei Männern ist ein Hämatokrit von 40 bis 54 % normal, bei Frauen 37 bis 47 %.

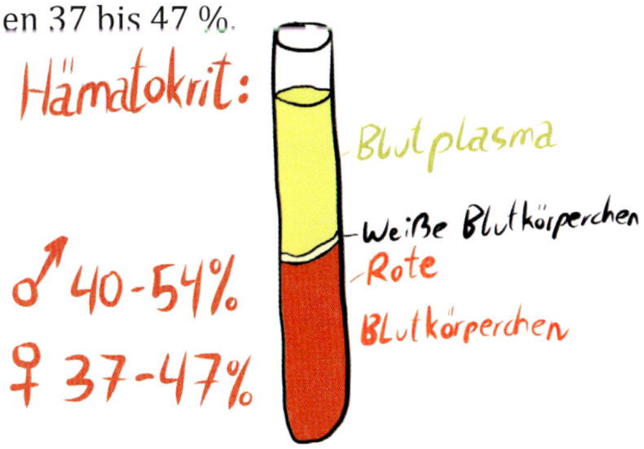

Je höher der Hämatokrit, desto schlechter die Fließeigenschaften des Blutes! Ist der Flüssigkeitsanteil im Blut gering, wird das Blut zähflüssiger und fließt langsamer.

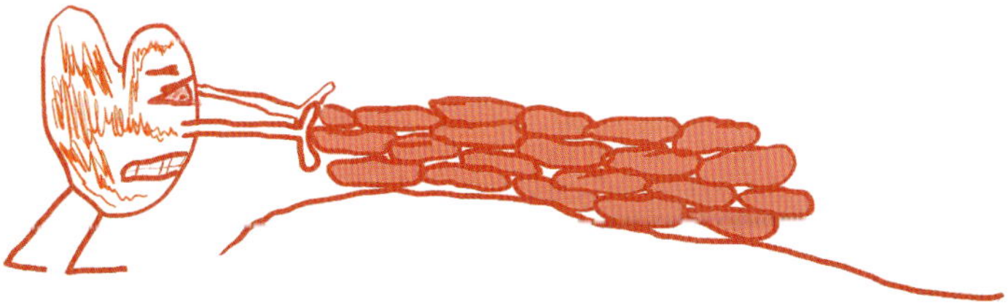

Im flüssigen Teil des Blutes, dem **Blutplasma**, sind Proteine (Eiweiße, vor allem Albumin), Elektrolyte, Nährstoffe, Stoffwechselprodukte, Vitamine und Gase gelöst.

Das Blut transportiert ständig **Nahrung in zerkleinerter Form** als Fette, Aminosäuren und Zucker, um in jeder einzelnen Sekunde unseres Lebens jede einzelne Zelle zu ernähren. Zusätzlich zu dem Essen, welches das Blut den Zellen, Organen und Geweben liefert, transportiert es **Sauerstoff** (in den roten Blutkörperchen) gleich mit. Dieser ist wie das Feuer, auf dem wir unser Essen zubereiten. Ohne Sauerstoff kann keine einzige Zelle unseres Körpers all die Nahrung, die sich vor ihrer Nase stapelt, verarbeiten. Ohne Sauerstoff verhungert die Zelle vor vollen Tellern ...

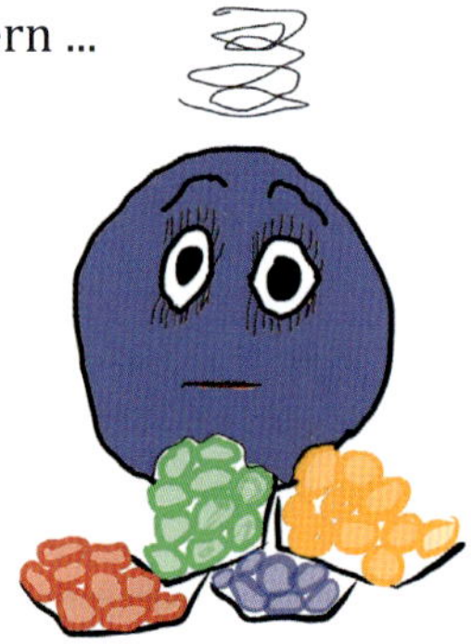

Nur mit vollem Bauch kann jede einzelne Zelle die ihr zugeteilte Arbeit erledigen. Nur mit vollem Bauch funktionieren auch unsere Organe, halten die verschiedenen Gewebe die Struktur des Körpers aufrecht und werden die Schutzbarrieren unserer Abwehr regelmäßig gewartet und instand gehalten. Nur wenn jede Zelle einen vollen Bauch hat, fällt auch regelmäßig etwas für unsere Mitbewohner, die Mikroorganismen auf Haut und Schleimhäuten, ab.

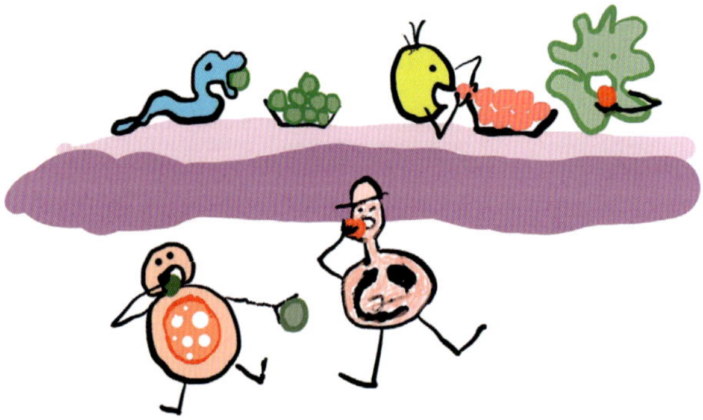

Nach dem Mahl der Zellen, Organe und Gewebe räumt das Blut gleich auf, weil es schon da ist, beseitigt die Unordnung, spült das Geschirr und nimmt die Überreste des Essens mit, um sie andernorts zu verarbeiten. Denn im Körper wird nichts verschwendet. Das Blut sorgt dafür, dass alles verwertet wird und an den Ort kommt, wo dieses Recycling passiert: CO_2 wird als Abfallprodukt der Zellatmung in die Lunge transportiert und dort abgeatmet;

die Reste des Essens, also überschüssiger Zucker, überschüssige Fette und Aminosäuren (die Baustoffe der Eiweiße), aber auch so Gesundes wie überschüssige Vitamine, Mineralstoffe und Spurenelemente gelangen zur Leber und Niere und werden über diese dann in Fettgewebe und Muskulatur zwischengelagert oder längerfristig in den Knochen verstaut.

Der ganze Abfall des zellulären Mahls wie Giftstoffe, Schwermetalle und merkwürdige, für den Körper nicht zuordenbare Moleküle (wie Chemikalien, Spritzmittel, Konservierungsstoffe) gelangen ebenfalls über das Blut zur Leber und Niere. Diese Organe haben dann die schwierige Aufgabe, diese Stoffe so gut wie möglich wieder loszuwerden oder so zu lagern, dass in nächster Zeit keine weiteren Probleme zu erwarten sind.

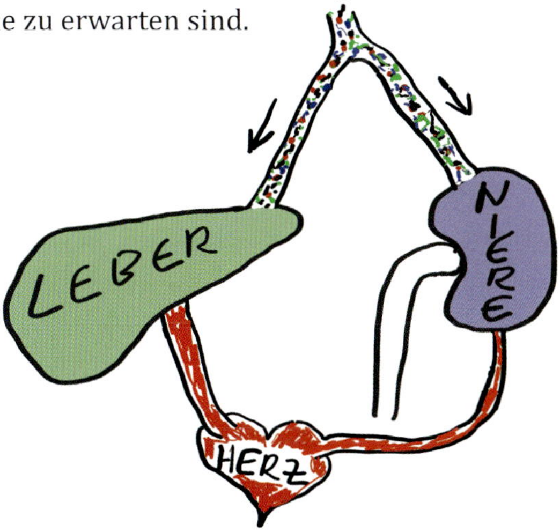

Doch damit sind die Aufgaben des Blutes noch lange nicht erledigt. Unser Blut ist tatsächlich wie eine alleinerziehende Mutter von zwanzig Kindern: Da schlafen legen, dort Nase putzen, hier Hausaufgaben machen, dazwischen schnell einkaufen gehen, die älteren Kinder einteilen, damit sie endlich einmal mithelfen, dann wieder putzen, putzen, putzen, etwas selbst reparieren, wenn es kaputt geworden ist usw.

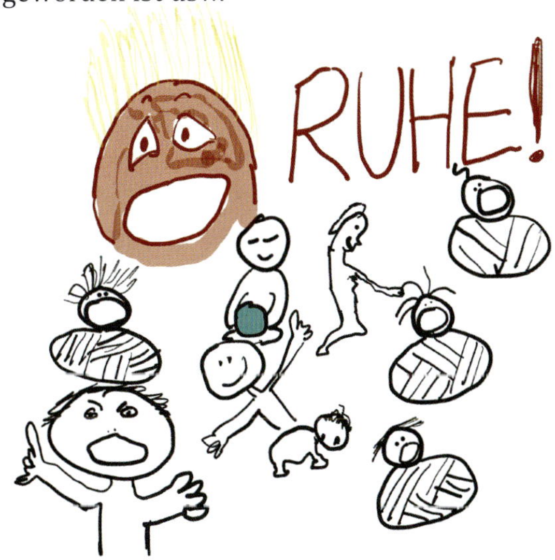

Das Blut koordiniert alles. So dient es auch als Sprachrohr für jede einzelne Zelle, jedes Gewebe und jedes Organ. Im Blut schwimmen Boten(stoffe) herum, Hormone und verschiedene chemische Substanzen, welche zum Beispiel alle Befehle des Gehirns an die jeweiligen Organe übermitteln und die Rückmeldungen der Organe dem Gehirn auch gleich wieder mitteilen. Ebenso kommunizieren die verschiedenen Gewebe und Organe untereinander durch das Blut, um ihre Arbeit aufeinander abzustimmen.

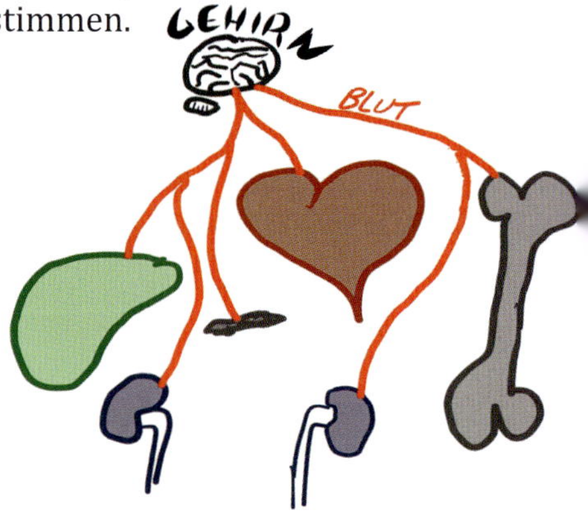

Das Blut ist auch ein riesiges Speicherorgan für Wasser, Fette, Zucker und Eiweiße. In Notzeiten koordiniert das Blut all die vorhandenen Reserven und Speicher aus Knochen, Knochenmark, Muskulatur, Organen, Fettgewebe und die eigenen.

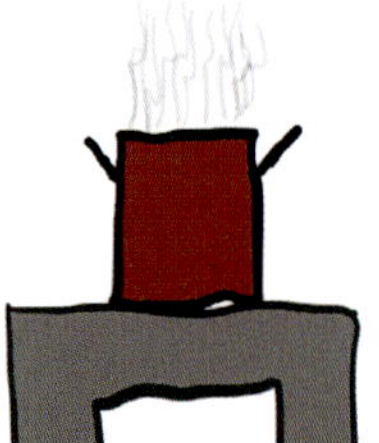

Ganz wichtig ist auch, dass Blut **Wärme** transportiert und als Wärmespeicher und Wärmeaustauscher dient. Wärme entsteht im Körper sozusagen als Nebenprodukt aus der Aufbereitung von Nahrungsstoffen in den Zellen, so wie es in der Küche warm wird, wenn man den Herd beheizt und darauf eine Suppe kocht.

Doch dieses Nebenprodukt ist im Laufe der Evolution bei den sogenannten **Warmblütern** ein wichtiger Bestandteil ihrer weiteren Entwicklung geworden. Mit Federn und Fellen haben sie gelernt, diese wertvolle Wärme im Körper zu halten, das, was wir Menschen mit unserem Gewand imitieren, um damit unabhängig von einer äußeren Wärmequelle, die meist der Sonne entspricht, zu werden. So ist auf einmal ein größerer Ortswechsel möglich, wie auch ein Leben unabhängig von Tag- und Nachtzeit sowie von den Wetterbedingungen. Über Jahrmillionen haben sich Organismen so umgebaut, dass sie überhaupt nur bei einer **konstanten Eigentemperatur** funktionieren, wobei jedes Tier so seine eigene Idealtemperatur tief innen in seinem Kern hat: Ein Pferd etwa je nach Lebenssituation 37–38,2 °C, ein Hund bis zu 39 °C, eine Maus 36,6 °C, eine Katze bis zu 38,9 °C und der Mensch etwa 37 °C. Nur bei diesen Temperaturen funktionieren all diese Körper normal. Unsere Verdauungsenzyme, welche von Leber und Bauchspeicheldrüse in den Dünndarm geleitet werden, um den aus dem Magen kommenden Speisebrei weiter zerlegen und aufspalten zu können, benötigen zum Beispiel genau 37 °C. Dieselbe Temperatur benötigen die Enzyme in unserem Magen, die Entgiftungsfunktion der Leber oder die Ausscheidungsfunktion der Niere.

Unsere alleinerziehende Mutter „Blut" muss aber noch viele weitere Funktionen erfüllen. Denken Sie zum Beispiel einmal nur daran, wenn Sie sich an irgendeiner Stelle Ihres äußerlichen Körpers, Ihrer Haut, mit einem Messer verletzen: Ist der Schnitt tief genug, bis in die Dermis der Haut oder sogar tiefer, wird die entstandene **Wunde** sofort bluten.

Das heißt, Mutter Blut ist sofort zur Stelle, um sich um die Verletzung zu kümmern.

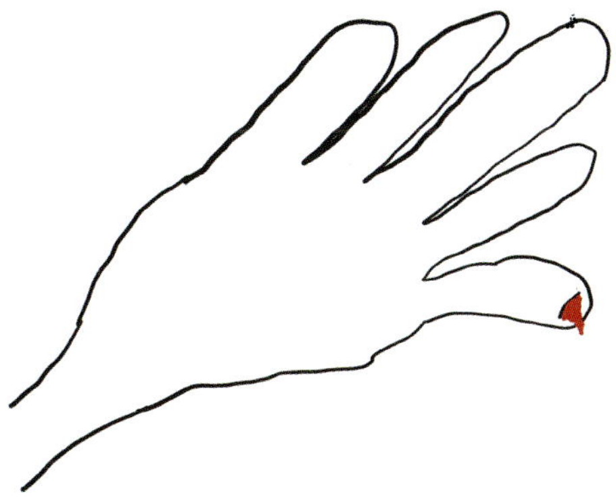

Je nach Größe der Wunde schafft es das Blut, die Öffnung der Haut mittels eines „provisorischen Pflasters" zu verschließen, das Mutter Blut immer bei sich führt, nämlich mit den **Blutplättchen (Thrombozyten)**. Die Blutplättchen erkennen dann die verletzten, freigelegten Strukturen von Gefäßwänden und heften sich an diese. Gleichzeitig schicken sie aber selbst Botenstoffe los, um mithilfe von Faktoren des Gerinnungssystems und allem, was so im Blut herumschwimmt, wie zum Beispiel Cholesterin und verschiedene Fette, die Öffnung nach außen vollständig abzudichten.

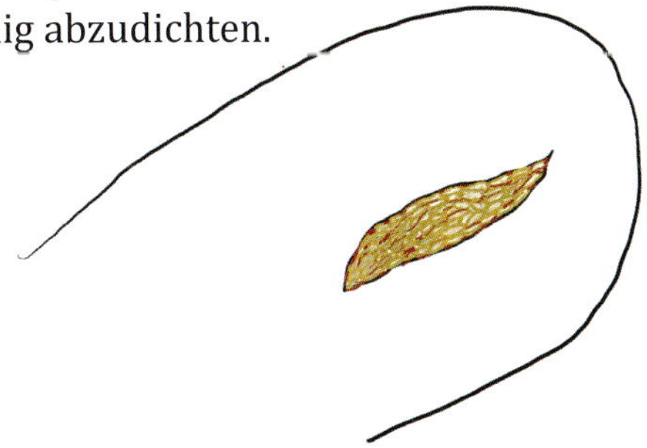

Das **Gerinnungssystem** ist noch so ein „Erste-Hilfe-Koffer", den das Blut mit sich herumträgt. Stellen Sie sich vor, was so an festen Materialien ständig im Blut herumschwimmt: all die Zellen sowie auch die zerlegten Nahrungsmittel, Botenstoffe, Pflaster und Transportmittel. Eigentlich müsste das Blut bei all dem, was in ihm herumschwimmt, ständig der Gefahr ausgesetzt sein, fest zu werden, zu verklumpen, wie ein Teig. Doch das Gerinnungssystem, das aus vielen Einzelkomponenten (sogenannte Gerinnungsfaktoren wie Fibrinogen) besteht, schafft es, das Blut flüssig zu halten und erst dann fest werden zu lassen, wenn ein Loch in einem Blutgefäß entsteht oder eben eine Verletzung an der Körperoberfläche. Dabei wird das noch flüssige Fibrinogen zu dem unlöslichen Eiweiß Fibrin umgewandelt, das sich wie ein Netz über die Wunde legt, an dem sich nun auch alle anderen Blutkörperchen festhalten können. Der Koordinator dieser komplexen Reaktion sind eben die Thrombozyten, die Blutplättchen.

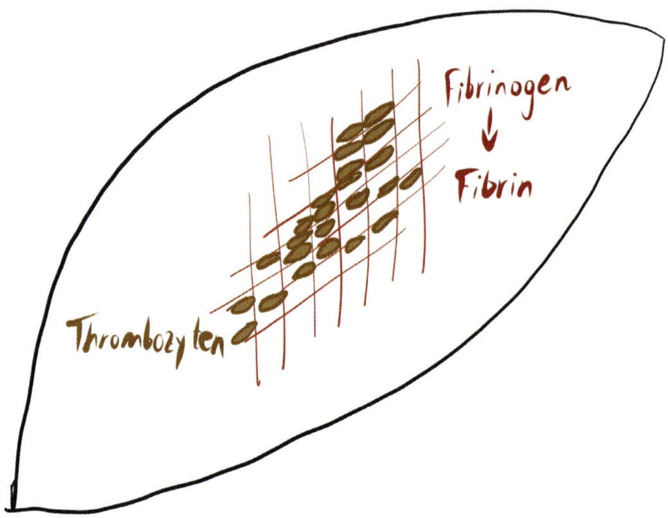

Nun ist die Wunde einmal grob versorgt mit dem Blutpflaster aus Thrombozyten. Doch so kann man das nicht lassen. Die Haut muss vollständig repariert werden, um wieder eine perfekte Barriere gegen alle Mikroorganismen, die in unseren Körper wollen, zu schaffen. Außerdem müssen alle Bakterien, Viren und Pilze, die es durch die Wunde bereits geschafft haben, einzudringen, unschädlich gemacht und beseitigt werden. Das geschieht mithilfe einer Entzündung.

Entzündung

Eine Entzündung wird definiert durch das Auftreten von **Rubor** (lateinisch für „Rötung", die Haut wird rot), **Calor** (lateinisch für „Wärme", die Haut wird wärmer), **Tumor** (lateinisch für „Schwellung", die Haut schwillt an) sowie **Dolor** (lateinisch für „Schmerz", es tut weh).

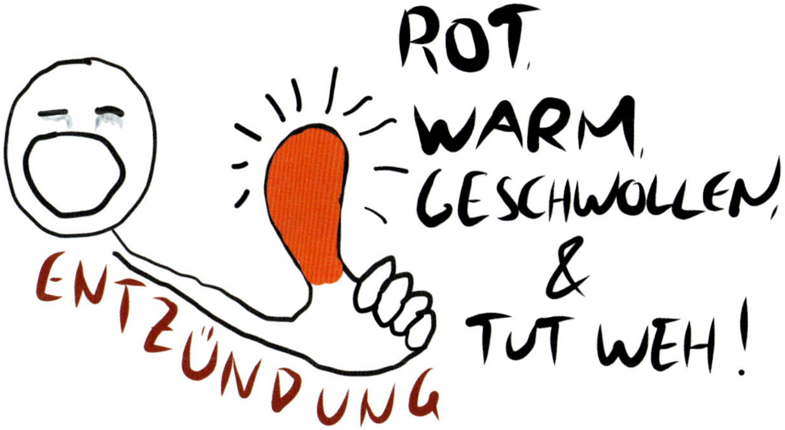

Es ist einmal wichtig, Entzündung nicht mit Infektion zu verwechseln. **Entzündung** ist jene körpereigene Reaktion auf eine Schädigung am oder im Körper, unabhängig davon, woher die Schädigung kommt. **Infektion** hingegen bedeutet ein Eindringen von Mikroorganismen in den Körper, auf die dieser normalerweise mit einer Entzündung reagiert.

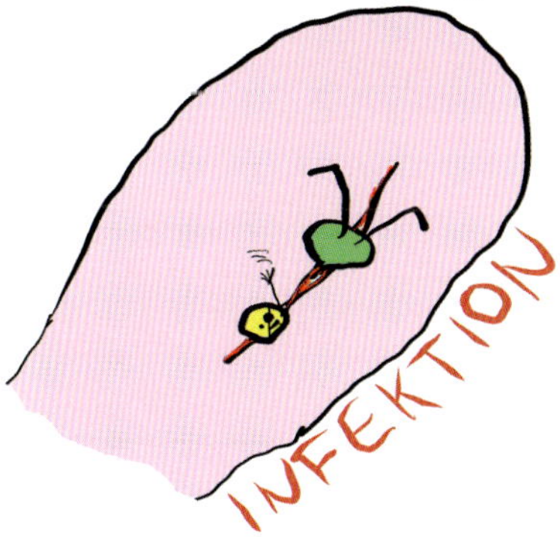

Wenn Sie zum Beispiel mit dem Fahrrad stürzen und sich das Knie aufschürfen, haben Sie eine offene Wunde am Knie. Die Mikroorganismen, welche auf dem Kies, auf den Sie gestürzt sind, vorhanden waren, versuchen nun über die Wunde in Ihren Körper einzudringen. Das ist die Infektion. Mutter Blut lässt das aber nicht zu, stopft die entstandenen Löcher der Haut provisorisch und macht eine Entzündung, um die Keime zu eliminieren und die Reparatur zu perfektionieren.

Wenn Sie sich zum Beispiel den Kopf anschlagen, weil Sie das Verkehrsschild auf dem Gehweg nicht gesehen haben, bekommen Sie eine Beule am Kopf, auch wenn es nicht blutet. Trotzdem ist die Stelle geschwollen, erwärmt, rot und schmerzhaft: eine Entzündung ohne Infektion.

Zurück zur Entzündung:

Unsere **Schnittwunde** sieht nun so aus:

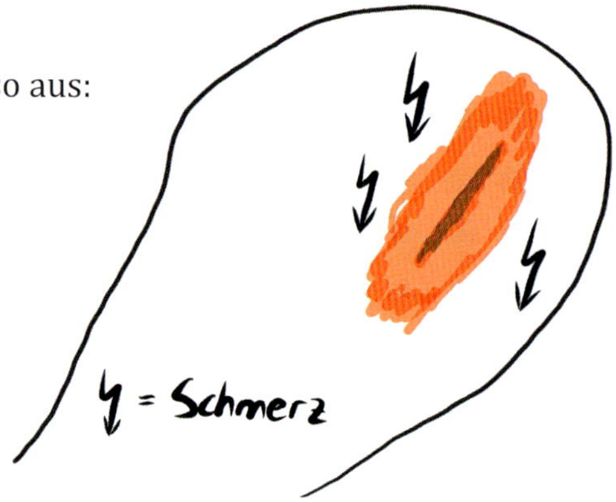

Der Schnitt ist mit einer Blutkruste abgedichtet, um den Schnitt herum ist es rot, geschwollen, warm und es tut weh. Diese komplexe Reaktion ist Teil Ihres **angeborenen (unspezifischen) Immunsystems**. Das bedeutet, dass diese Reaktion überall im Körper abläuft, ohne dass er es erst erlernen muss. Die Haut, all die Schleimhäute, alle Gewebe und alle Organe sind ständig mit diesem Notfallprogramm des Blutes versorgt und es wird auch ständig vom Blut gewartet. Diese **unspezifische Immunantwort** muss einfach immer funktionieren, egal, ob überhaupt ein Angreifer vorhanden ist (eine Infektion), und, falls es einen gibt, egal, welcher es ist.

Stellen Sie es sich vielleicht wie bei einer **Burg** vor: Die Hornschicht der Haut und die Schleimschicht der Schleimhäute sind der **Burggraben** um die Burg. Dieser schreckt schon einmal ganz viele Angreifer ab. Die unspezifische Immunantwort ist die **Burgmauer**, die auch ständig repariert und instand gehalten wird. Manche Angreifer schaffen es bis hierher. Doch je höher und dicker die Mauer, desto länger hält sie den Katapulten und den Kletterern stand.

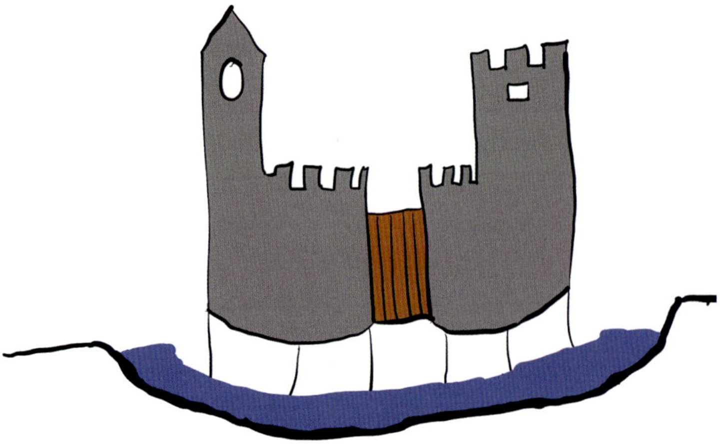

Burggraben und Burgmauer verschaffen den Bewohnern der Burg Zeit, um sich auf den bevorstehenden Angriff bestmöglich vorzubereiten. Zu den Burgbewohnern und damit zur spezifischen (erworbenen) Immunantwort kommen wir gleich.

Sehen wir uns die Burgmauer, die Entzündungsreaktion, genauer an:

- Es tut weh, damit man den Bereich der Verletzung schont und nicht bewegt, um die Wunde nicht ständig neu aufzureißen. Dabei spielen Entzündungsboten, „Mediatoren", wie Histamin, Bradykinin oder Prostaglandin E2 eine Rolle.
- Es ist warm und gerötet als Zeichen, dass der Bereich besser durchblutet wird, indem die Blutgefäße weiter werden, was als Vasodilatation bezeichnet wird. So gelangen mehr Abwehrzellen und Reparaturzellen zum Ort des Schadens.
- Es ist geschwollen als Zeichen dafür, dass die Blutgefäßwände undichter werden, um mehr Flüssigkeit in die Region fließen zu lassen. Dadurch entsteht einfach mehr Platz, um die Reparatur des Gewebes und die Abwehr eingedrungener Mikroorganismen oder auch Fremdkörper – wie ein Holzschiefer oder eine Verschmutzung auf dem Messer, mit dem Sie sich geschnitten haben – besser koordinieren zu können.

Außerdem fließt es an der geschwollenen Stelle deutlich langsamer, sodass weiße Blutkörperchen zu den Wundrändern schwimmen und ihre Arbeit erledigen können. Durch die Wunde werden **Fibroblasten**, **Bindegewebszellen**, angelockt, die die mit einer Blutkruste vorläufig geschlossene Wunde durch Einbau von Kollagenfasern endgültig verschließen wollen.

Die oberste Direktive der Wundreparatur heißt: so schnell wie möglich gut verschließen!

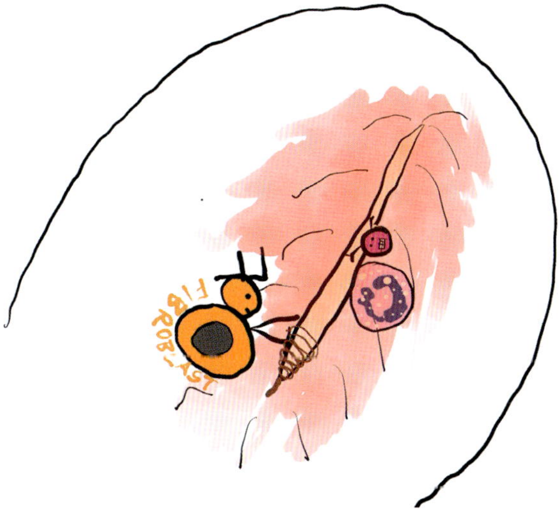

Dies gelingt optimal nur dann, wenn möglichst wenige Keime in der Wunde sind, diese nicht all zu groß und zu tief ist, nicht zu sehr auseinanderklafft und wenn die Verletzung nicht zu lange her ist. Je schlechter und weniger steril die Wundbedingungen, desto schlechter wird der Gewebsersatz. Die **Wundheilung** wird dann erfolgreich sein, wenn die Keiminvasion abgewehrt ist und all die Zelltrümmer entfernt (**phagozytiert**, also „gefressen") wurden. Dann bilden sich neue Blutgefäße, um das neuentstehende Gewebe gut mit Blut versorgen zu können.

Die **Narbe** ist ein minderwertiger Gewebsersatz, der in Kauf nimmt, dass nicht alle Funktionen der Haut wie Spüren, Schwitzen und In-der-Sonne-braun-werden-Können erhalten bleiben. Dafür ist die Oberfläche verschlossen, und das hat ja oberste Priorität!

In allen Geweben, so auch in unserer Wunde, sind schon Zellen des unspezifischen Immunsystems vorhanden. Diese kommen zuallererst zum Einsatz, genauer gesagt die **Makrophagen** (wörtlich übersetzt: „Großfresser") und die **dendritischen Zellen** (wörtlich übersetzt: „eine Zelle mit vielen Ausläufern").

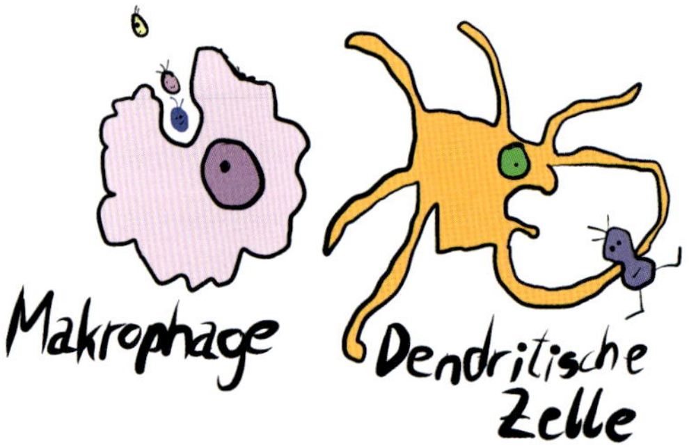

Diese Zellen erkennen Eindringlinge als „Feind", fressen sie und setzen Botenstoffe, **Zytokine**, frei, die einerseits direkt die Angreifer zerstören können, andererseits „Verstärkung holen". Die Zytokine locken andere Makrophagen und dendritische Zellen an und holen auch Verstärkung von weiter her, aus dem Blut, nämlich die **neutrophilen Granulozyten**, die etwa die Hälfte der weißen Blutkörperchen (Leukozyten) ausmachen. Manchmal sind sie sogar bereits in einer Kapillare vor Ort, bevor noch die anderen Fresszellen hinkommen.

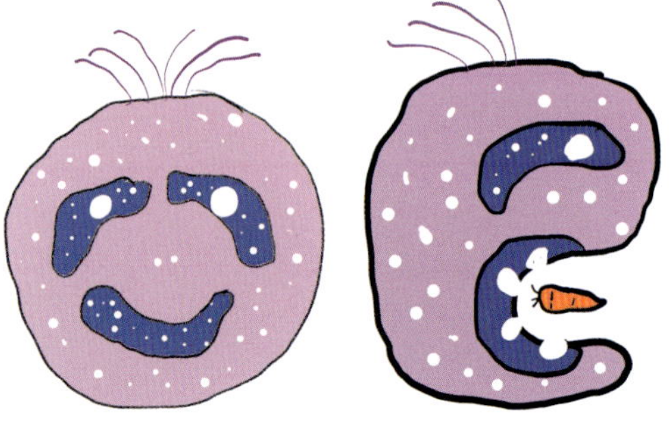

Die neutrophilen Granulozyten (auch vereinfacht als „Neutrophile" bezeichnet) sind besonders effektive und gnadenlose Fresszellen. Das angeborene Immunsystem ist nicht sehr wählerisch in seinem Kampf. Es räumt Angreifer wie Bakterien, aber auch beschädigte Zellen, weg, und es kann auch einmal passieren, dass gesunde Zellen gleich mit entsorgt werden. Im Rahmen einer Wundheilung ist das gar kein Problem. Wenn der Körper aber geschwächt ist, kann diese Entzündungsreaktion auf den ganzen Körper übergreifen und ihn schwächen. Um die Genauigkeit der Immunabwehr zu erhöhen, hat die Evolution sich später noch das **erworbene Immunsystem** ausgedacht, welches in den ersten Lebensjahren ausgebildet wird. Falls Makrophagen und Co. es nicht allein mit dem Feind aufnehmen können, ziehen sie dieses Immunsystem als Verstärkung heran. Die geniale Erfindung dieses Systems ist, dass es ein **Gedächtnis** hat. Aus diesem Grund können wir Windpocken nur einmal bekommen. Daher gibt es auch **Impfungen**, die uns vor schwersten Infektionskrankheiten schützen können. Wie Sie bereits gehört haben, besteht das erworbene Immunsystem aus zwei Teilen: den **B-Zellen (B-Lymphozyten)** und den **T-Zellen (T-Lymphozyten)**, je nach Ort ihrer Ausbildung. Die B-Zellen wurden im Spezialcamp des Knochenmarks ausgebildet, welches bei den Vögeln der „Bursa Fabricii" entspricht, einem sackförmigen lymphatischen Organ. Das „B" der B-Zellen stammt also von „Bursa". Die T-Lymphozyten erhielten ihr Training im **Thymus**, welcher bei Kindern noch gut ausgeprägt ist.

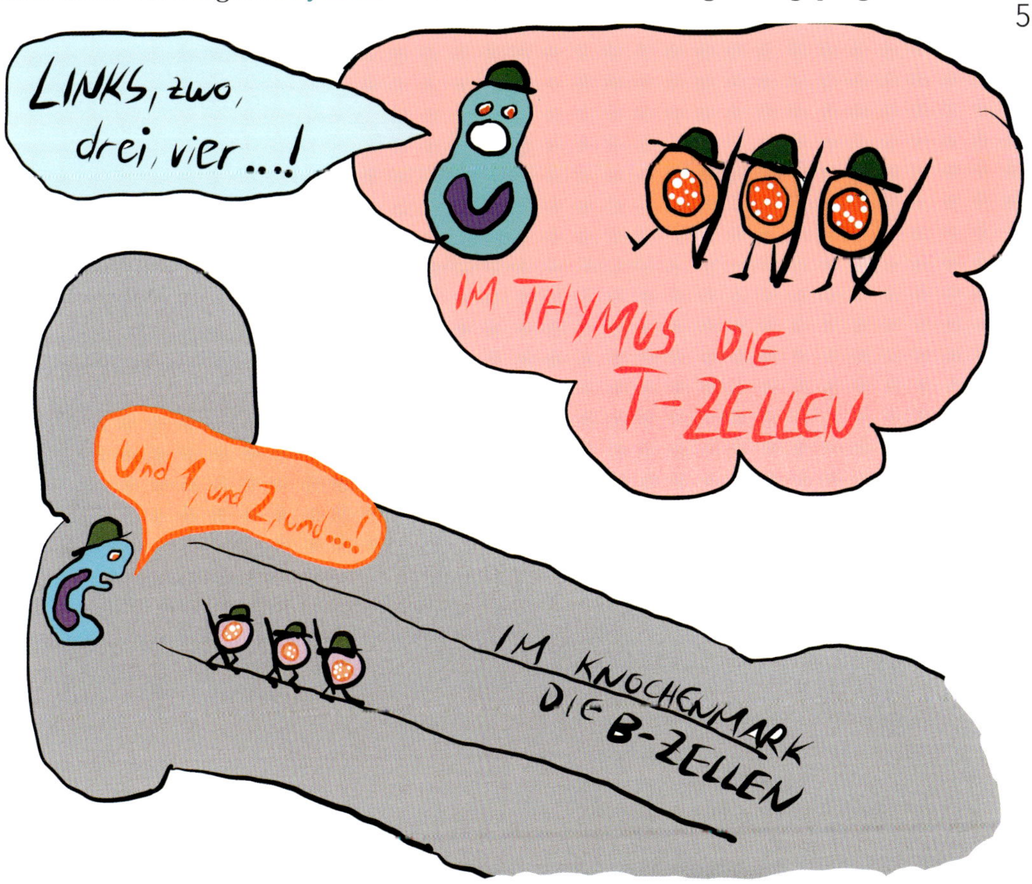

Im Erwachsenenalter gibt es dann Ausbildungscamps für beide, T- und B-Zellen, in **Milz** und **Lymphknoten**. Für unsere Wunde an der Oberfläche heißt das nun, dass B- und T-Zellen aus dem Blut herbeigelockt werden, um die Abwehr noch viel genauer zu machen. Bei unserer Burg sind das die Bogenschützen und die Schwertkämpfer, die nun ganz gezielt gegen die Eindringlinge vorgehen.

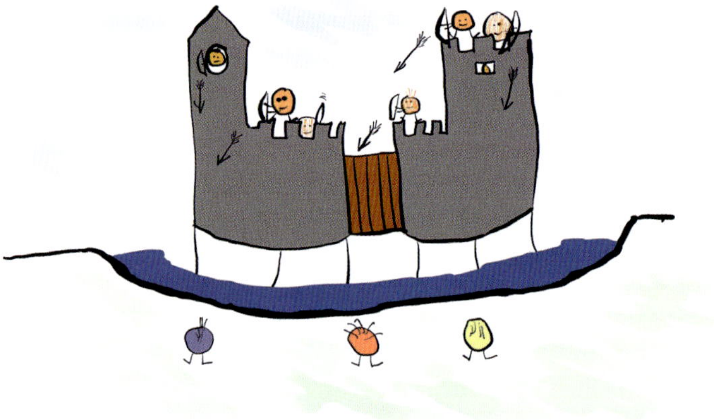

B-Zellen bilden **Antikörper (Ak)**, die in die „humores", die Flüssigkeiten, losgelassen werden und damit die **humorale Immunantwort** bilden. Jeder Antikörper ist wie ein Schlüssel zu einem bestimmten Schloss, und das Schloss ist ein **Antigen (Ag)**, ein Angreifer oder einzelne Strukturen an seiner Oberfläche, etwas, das der Körper als „fremd" erkannt hat.

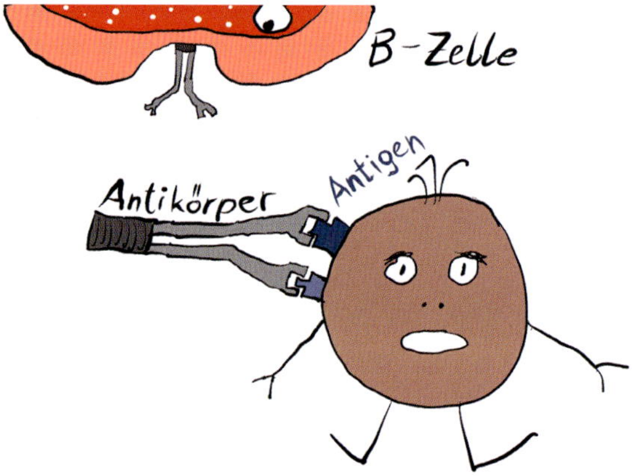

Auf dem Schlüssel des Antikörpers ist ein **Griff**, und wer diesen Griff fassen kann – also einen Rezeptor für den „Antikörper-Griff" hat –, kann sich an der Vernichtung der Antigene beteiligen. Diese „Hand" zum Greifen des Griffes haben einige Abwehrzellen, wie die Makrophagen, die sie fressen, und die **Mastzellen**, die ihre „Säckchen" (Granula) entleeren. Diese Säckchen enthalten verschiedenste Botenstoffe, vor allem **Histamin** und **Heparin**, die Teil der normalen Entzündungsreaktion sind. **Histamin**, zu viel auf einmal freigesetzt, löst eine **allergische Sofortreaktion** aus (dazu später).

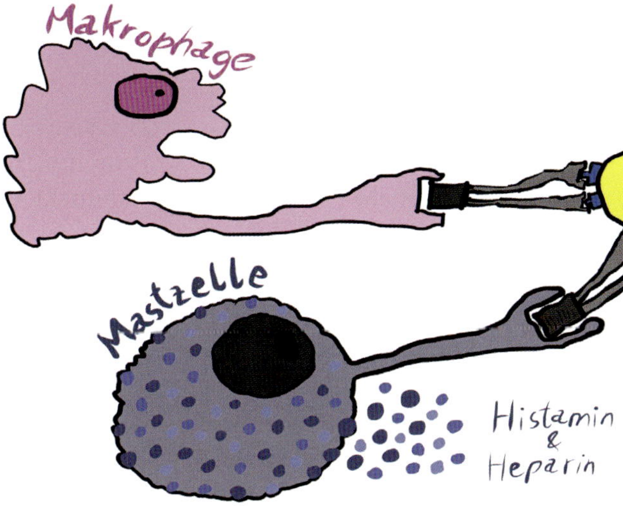

Sehen wir uns einmal an, was die **dendritische Zelle** macht, die bemerkt, dass sie mit ihrer „Hammermethode" nicht weiterkommt: Sie ruft mit ihren **Zytokinen** die B- und T-Zellen herbei und präsentiert ihnen das Antigen.

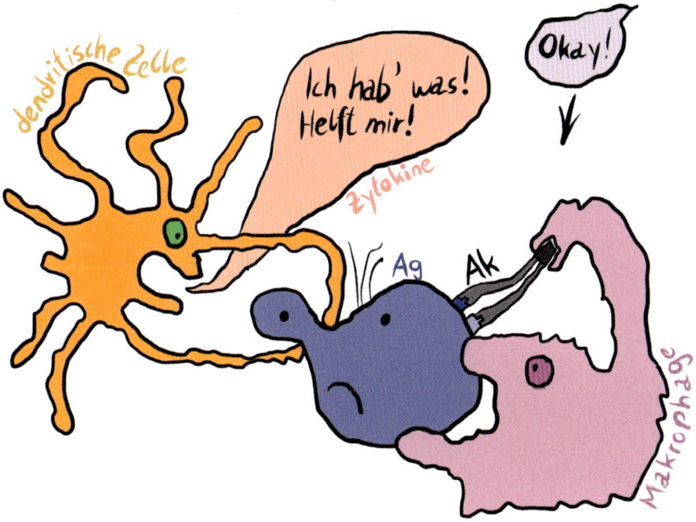

57

Zytokine, von griechisch *kýtos* „Gefäß" und *kínēsis* „Bewegung", sind Proteine, die das Wachstum, die Reifung und die Aktivierung von Zellen steuern. Zu ihnen gehören die **Interferone, Interleukine, koloniestimulierende Faktoren, Tumornekrosefaktoren (TNF)** und **Chemokine**.

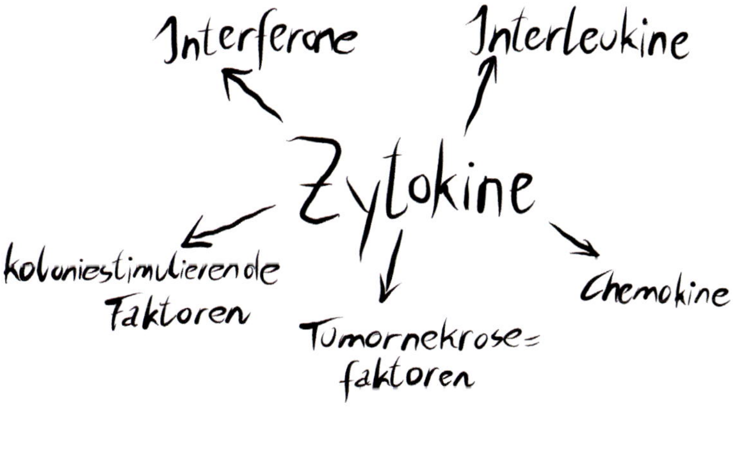

Das Ziel ist es, zu präsentieren und zu fressen. Präsentieren können die **dendritischen Zellen** gut, fressen können die **Fresszellen**, die sogenannten **Phagozyten**, also die bereits erwähnten **Makrophagen** und die **neutrophilen Granulozyten**.

Jene B-Zelle, die den Schlüssel für das Schloss „Antigen" hat, ruft sofort: „Ich hab's, ich hab's!" Dann eilt sofort eine **T-Helferzelle** zur Hilfe herbei. Sie schickt der aktivierten B-Zelle Zytokine, um sie zu stärken und zu motivieren. Die T-Helferzelle ist eine Art **Coach** der Immunreaktion. Die B-Zelle teilt sich daraufhin in **B-Gedächtniszellen**, die alle das passende Schloss auf der Oberfläche tragen und als sofort einsatzbereite B-Zelle jederzeit dieses eine Antigen angreifen können, sowie in **B-Plasmazellen**.

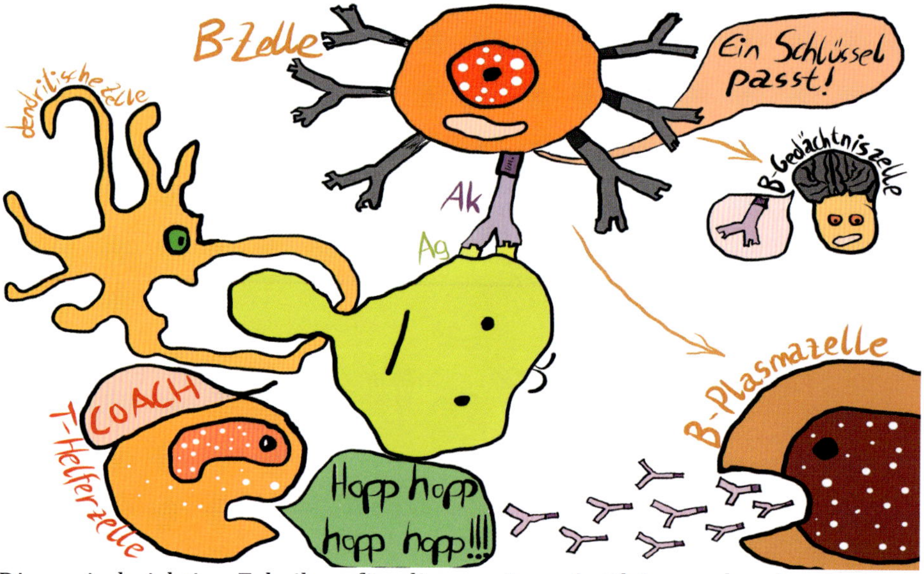

Diese sind richtige Fabriken für diesen einen Antikörper, der das Antigen, den „Feind", erkannt hat. Sie produzieren massenhaft Antikörper, die nun die Antigene direkt angreifen und vernichten können. Die Antigen-Leichen schwimmen dann herum und die **Makrophagen** fressen erleichtert die toten Feinde auf, zerlegen sie in ihrem Inneren und recyceln all ihre Bestandteile.

Spannend ist, dass Makrophagen für die Zerstörung und Auflösung von Antigenen Enzyme und vor allem **Sauerstoff** verwenden. Ein Teil des Sauerstoffs, der für die Zellatmung gedacht ist, wird abgezweigt und „radikalisiert". Die sogenannten **Sauerstoffradikale** (das Hyperoxid-Anion O_2-, das Hydroxyl-Radikal OH oder Wasserstoffperoxid H_2O_2) entstehen in jeder lebenden Zelle in den Mitochondrien, den Zellkraftwerken, als Nebenprodukt der Zellatmung und müssen regelmäßig „entschärft" und durch sogenannte **Radikalfänger** wie **Vitamin C** und **E**, **Selen** und **Zink** entgiftet werden. Hier nutzen Zellen der angeborenen Abwehr die Giftigkeit, um Antigene zu zerstören.

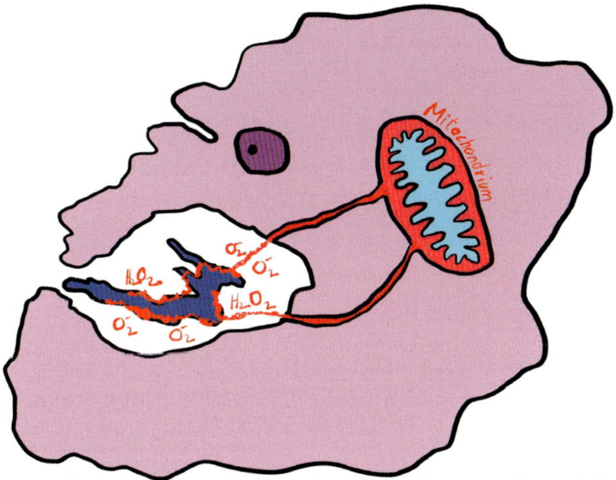

T-Zellen (T-Lymphozyten) werden im Knochenmark gebildet und noch unreif ins Blut abgegeben. Sie wandern dann zum Thymus und werden dort „fertig ausgebildet". Der Thymus schickt dann **zwei große Gruppen** auf die Reise: T-Zellen mit einem Rucksack aus dem Glykoprotein (Zuckereiweiß) **CD4** und T-Zellen mit dem Rucksack **CD8**. Beide haben nun die Möglichkeit, aus einer großen Zahl an „Jobs" im Körper zu wählen, den „Untergruppen". Das, was die B-Zellen mit ihren Antikörpern machen, vollbringt die T-Zelle mit ganzem Körpereinsatz und macht dabei die **zelluläre Immunantwort**, wobei sie viele Untergruppen hat:

- die **(T-)Helferzellen**, welche die B-Zellen in ihrer Aktivierung unterstützen,
- die **(T-)Gedächtniszellen**, welche sich die Antigene merken,
- die **zytotoxischen (T-)Zellen**, sogenannte **T-Killerzellen**, welche Zytokine freisetzen, um andere Zellen direkt zu töten,
- **regulatorische T-Zellen**, welche die Nachproduktion von Leukozyten kontrollieren und noch viele weitere Untergruppen, um so in die verschiedensten Handlungen des Immunsystems regulierend, kontrollierend und limitierend eingreifen zu können. Auch die T-Zellen haben ein Gedächtnis, nämlich die T-Gedächtniszellen.

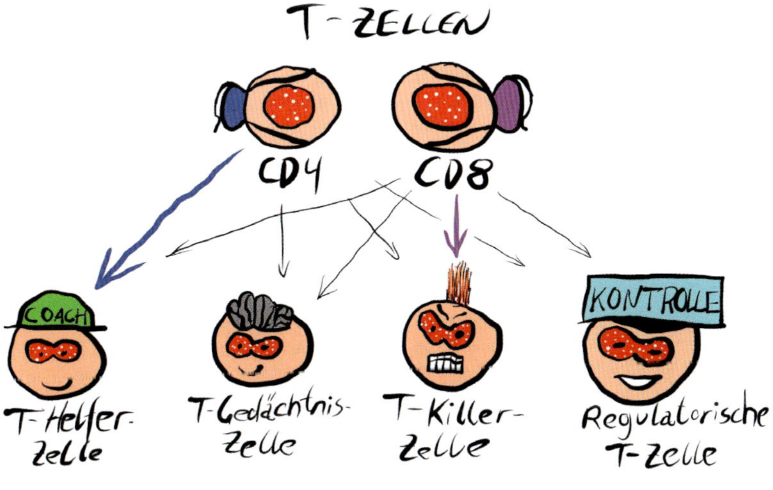

Das Immunsystem ist furchtbar nachtragend. **Alles, was einmal als feindlich erkannt wurde, bleibt Feind.** Das erworbene Immunsystem ist recht langsam, dafür aber sehr nachtragend. Beim Erstkontakt dauert dieser Prozess der Erkennung des Antigens und der Katalogisierung noch recht lange, das heißt Tage bis Wochen. Kommt das erfolgreich registrierte Antigen wieder, kann sofort mit dem Kampf begonnen werden.

Unterm Strich arbeiten nun alle Immunzellen zusammen. Die Zellen der unspezifischen Abwehr präsentieren, fressen, zerlegen und zerstören Antigene, also Mikroorganismen, Fremdkörper und als nicht mehr eigen erkannte eigene Zellen und Strukturen und tun sich viel leichter, wenn spezifische Antikörper die Antigene bereits markiert haben (also quasi: „Sieh her, da ist auch noch etwas zum Wegräumen!"). Sie kommunizieren mittels der Zytokine und setzen Abwehrstoffe frei, wie das **Lysozym**, das gleich einmal Löcher in Bakterien bohrt, sowie das **Komplementsystem**, das sind etwa 20 verschiedene Eiweiß-auflösende Enzyme, welche mit Antikörpern zusammenarbeiten, um Antigene aufzulösen.

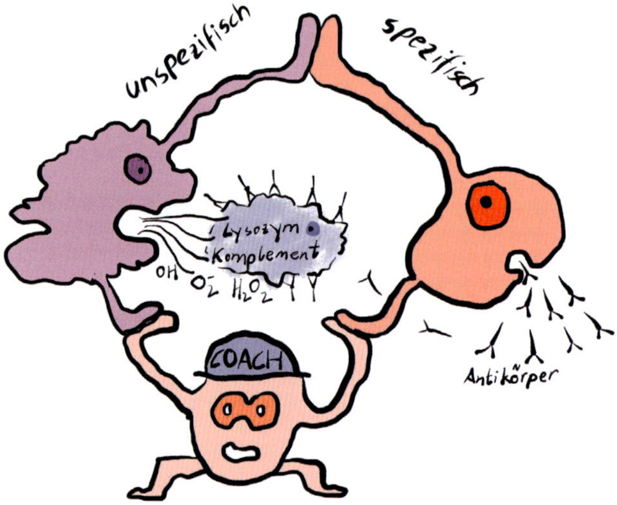

Einzelne Faktoren des Komplementsystems rufen aus dem Blut **eosinophile Granulozyten** und **Mastzellen** herbei – das macht der Faktor **C3a**; von diesen beiden Zellen werden Sie noch bei der Allergie so einiges erfahren –, welche dann die Entzündungsreaktion verstärken und das Vernichten der Antigene mit den folgenden Waffen unterstützen:

- **Histamin** (lässt das Gewebe anschwellen, löst einen Juckreiz aus);
- **Oxidantien** (Sauerstoff, welcher eine direkte Zellzerstörung hervorruft);
- **Interleukine** (modulieren die Immunantwort, je nachdem, was gerade gebraucht wird).

Auch kann der Faktor **C5a** vermehrt **neutrophile Granulozyten** herbeirufen, die zusammen mit **Monozyten** aus dem Blut kommen und als zusätzliche Fresszellen zum Ort der Entzündung gelangen. Diese setzen wiederum Faktoren wie **Interleukin-1 (IL-1)** und den **Tumornekrosefaktor (TNF)** frei, welche die Entzündung anheizen und weitere Zellen anlocken. **Das große Ziel ist ja: So schnell wie möglich das Loch stopfen und alle Antigene eliminieren!**

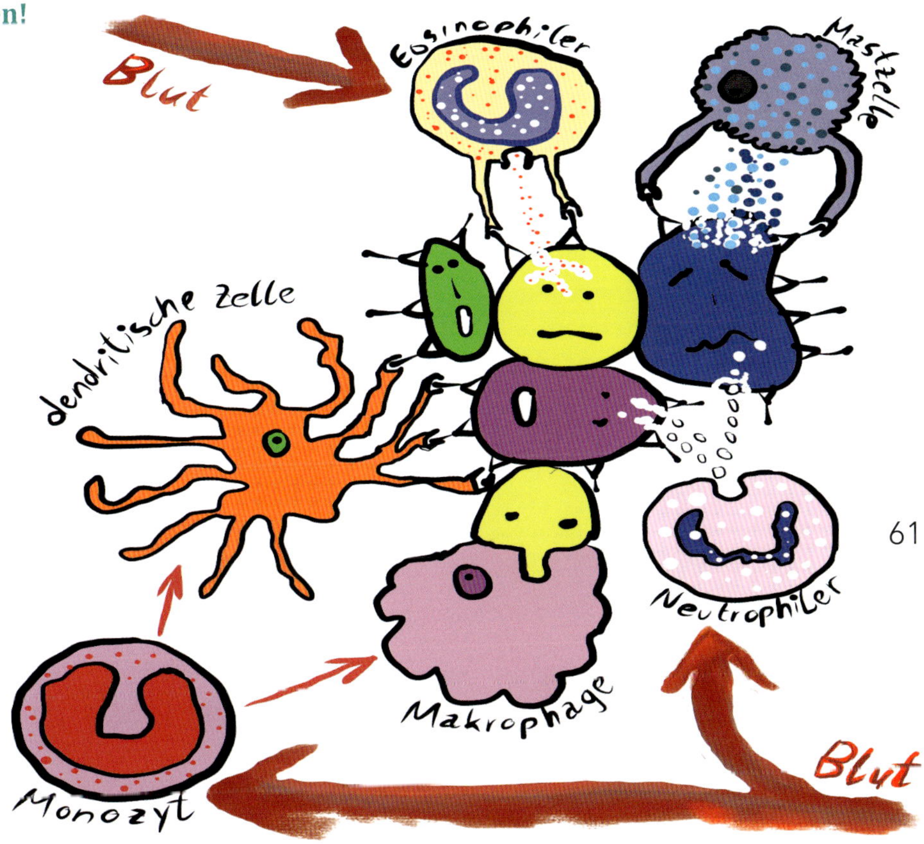

Wenn das **Immunsystem** gut funktioniert, die **Durchblutung** und das **Blut** passen, verheilt die Wunde, und die Zeichen der lokalen Entzündung wie Rötung, lokale Überwärmung, Schwellung und Schmerz gehen weg. Die Handwerker haben sozusagen ihren Job erledigt, packen ihr Werkzeug zusammen und verschwinden wieder.

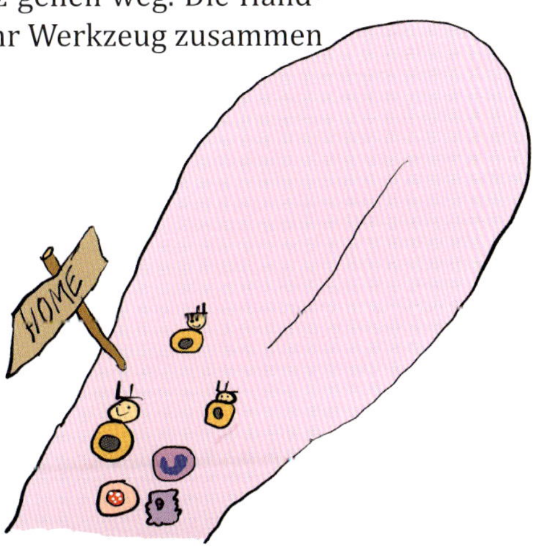

Die Soldaten schultern ihre Waffen, nehmen ihren Kontrollposten wieder an Ort und Stelle ein oder kehren in die Kaserne, den nächstgelegenen Lymphknoten, zurück.

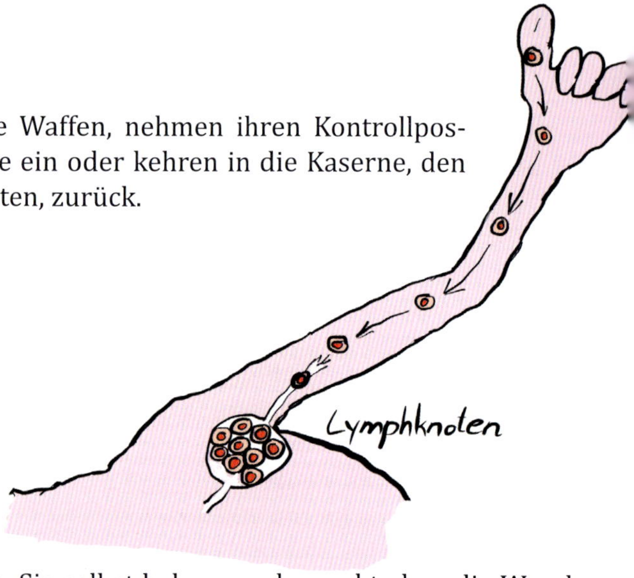

Das war es dann auch schon. Sie selbst haben nur bemerkt, dass die Wunde verheilt. Was Ihr großartiges Immunsystem da alles geleistet hat, um das Eindringen von Keimen zu verhindern und die komplexe Wundheilung zu organisieren, bleibt unserem Bewusstsein verborgen.

Systemische Entzündungsreaktion

Was passiert aber nun, wenn die lokale Eingrenzung der Infektion nicht funktioniert, wenn sich die Keime, von der Wunde ausgehend, immer weiter ausbreiten und es schaffen, sich im Körper zu vermehren? Dann schwimmen einzelne Erreger im Blut herum und all die verschiedenen Botenstoffe, wie Interferone, Interleukine, Histamin, der Tumornekrosefaktor (TNF) und noch eine ganze Reihe von anderen, teilweise noch nicht identifizierten Wirkstoffen gelangen ins Blut und damit überall hin. So entstehen **Fieber, Abgeschlagenheit und Müdigkeit**, mit dem Ziel, den betroffenen Menschen ins Bett zu zwingen, damit er sich ausruht. Denn so wird keine unnötige Energie an Denken, Arbeiten und Fortbewegen verschwendet, also wird das Gehirn „heruntergefahren". **Fieber** (über dieses später noch genauer) führt dazu, dass alle Gewebe besser durchblutet werden und das gesamte Immunsystem aktiviert wird. Außerdem kommt es zur Ausschwemmung von weiteren weißen Blutkörperchen, **Leukozyten**, aus dem Knochenmark ins Blut, um mehr Immunzellen für eine Entzündung und Infektion zur Verfügung zu haben, was man als **Leukozytose** bezeichnet. Dabei kann man an der Morphologie der weißen Blutkörperchen, vor allem der neutrophilen Granulozyten, erkennen, dass viel mehr unreife Zellen im Blut auftauchen, was wir als **Linksverschiebung** bezeichnen. Nun wird den Keimen, die es in die Blutbahn geschafft haben, der Kampf angesagt.

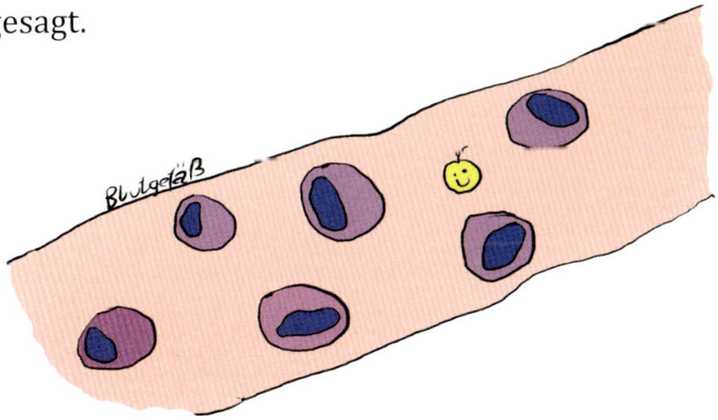

Die Leber produziert das **C-reaktive Protein (CRP)**, welches man dann im Blut als Zeichen einer vor allem bakteriellen Infektion nachweisen kann und selbst vermehrt Entzündungsreaktionen, zum Beispiel über das Komplementsystem, anheizt.

Der Körper schaltet dann generell auf **„Stress"** um. Es ist ein bisschen so, wie wenn man **vor einem Löwen steht**. Der Verdauungsapparat wird nun auch „heruntergefahren" und der **Appetit** verschwindet, weil es dann nicht der richtige Moment ist, zu essen. Die viele Energie, die nun benötigt wird, kommt aus den Reserven. Zunächst werden die Zuckerreserven mobilisiert. Diese sind das **Glykogen**, das vor allem in der Leber, den Muskelzellen und der Niere gespeichert wird. Unter dem Einfluss des Stresshormons **Adrenalin** wird Glykogen zu **Glukose**, **Traubenzucker**, zerlegt, damit vor allem das Blut für seine Erythrozyten und seine Abwehrzellen genügend Nahrung hat. Gerade dann braucht das Blut ganz viel Energie.

Ist das Glykogen nach Stunden bis wenigen Tagen aufgebraucht, wird das Fettgewebe und später auch das Muskelgewebe herangezogen, um daraus Energie zu produzieren.

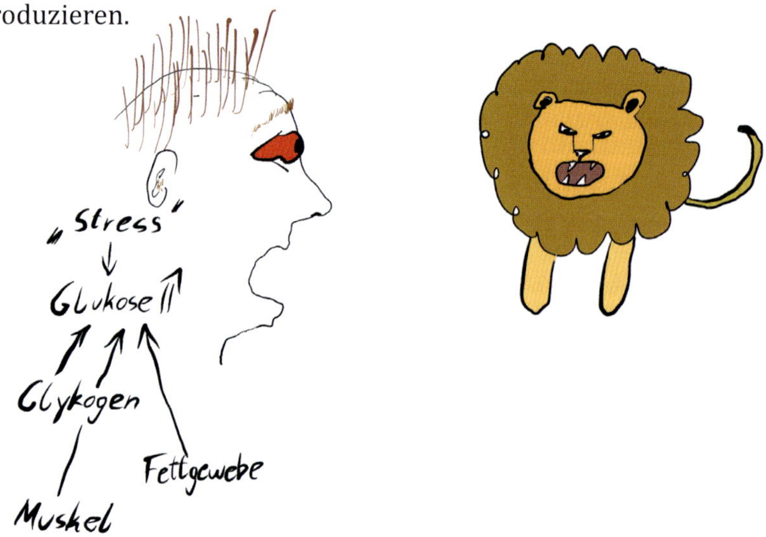

Das **Herz** schlägt schneller und kräftiger, was Sie am **schnellen Puls** erkennen, um das Blut schneller und vermehrt durch den Kreislauf zu pumpen und alle Gewebe und Organe anzutreiben, schneller und intensiver zu arbeiten, was durch das Fieber zusätzlich angeheizt wird. Die **Atmung** wird verstärkt, um mehr Sauerstoff in den Körper zu bekommen, damit alle Zellen, vor allem die Immunzellen, mit genügend Brennstoff für die Energiegewinnung versorgt sind. Außerdem benötigen die Zellen der unspezifischen Immunantwort nun viel Sauerstoff als direkte Waffe gegen die Eindringlinge, die **Oxidantien**. Auch muss die Atmung das vermehrt anfallende CO_2 aus der intensivierten Zellatmung abatmen. Im Körper gilt das Motto: **Volle Konzentration auf die Eindringlinge!**

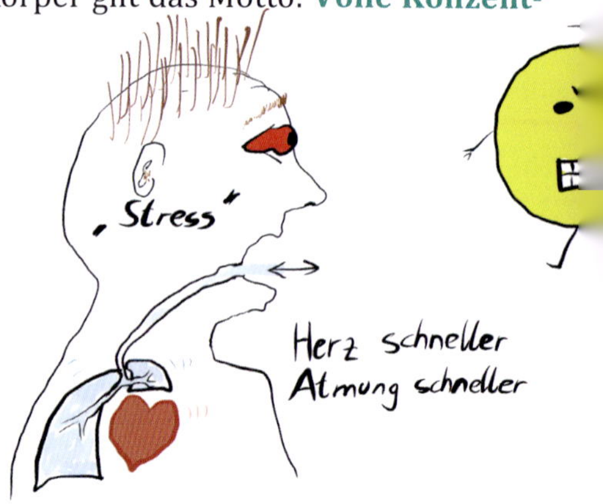

Sie wissen, wie sich das anfühlt? Die meisten von uns kennen das von **grippalen Infekten**. Ein Virus gelangt über die Atmung in unseren Körper. Ist Ihr Immunsystem kräftig und jederzeit darauf vorbereitet, werden Sie rein lokale Beschwerden bei Ihrer Nase oder Ihrem Rachen haben:

- Bei der **verstopften, rinnenden Nase** haben Sie eine Entzündungsreaktion lokal in den Nasenschleimhäuten. Durch die bessere Durchblutung gelangen mehr Abwehrzellen aus dem Blut in die Schleimhaut, über den erhöhten Stoffwechsel der Schleimhautzellen wird mehr „Schleim", mehr Nasensekret, gebildet. Das Ziel ist wiederum, die Entzündung und die Infektion **lokal** zu halten. Gelingt das, haben Sie einen Schnupfen, und das war es auch schon. Ihre unspezifische Abwehr mit Unterstützung der bereits lokal vorhandenen Antikörper der Schleimhäute, den **IgA**, und ihren Produzenten, den B-Zellen, hat den Angriff dann allein abgewehrt.

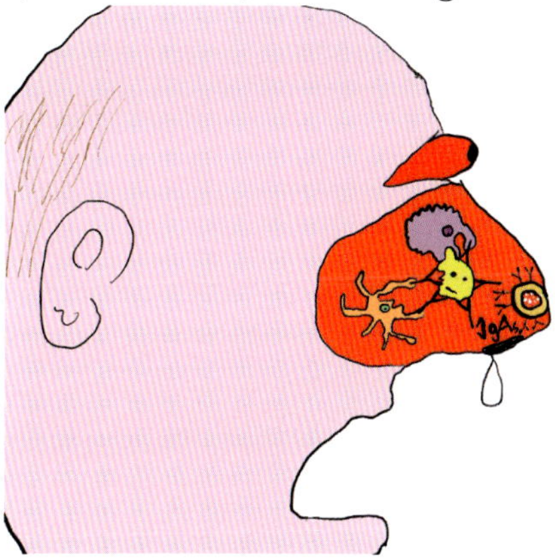

- Dringen die Viren ein bisschen tiefer in den Atmungstrakt ein und schaffen sie es bis in Rachen und Hals, ist hier bei einem guten Immunsystem Schluss. Die Lymphknoten des Halses sind stark geschwollen, was zeigt, dass der Infekt lokal eingegrenzt ist und die spezifische Immunantwort mit B- und T-Zellen aktiviert wurde. Als Zeichen der Entzündung ist der Hals rot, geschwollen und tut weh, Sie haben also **Halsschmerzen**. Fühlt man sich ansonsten gut und nicht krank, ist der Infekt hier gestoppt.

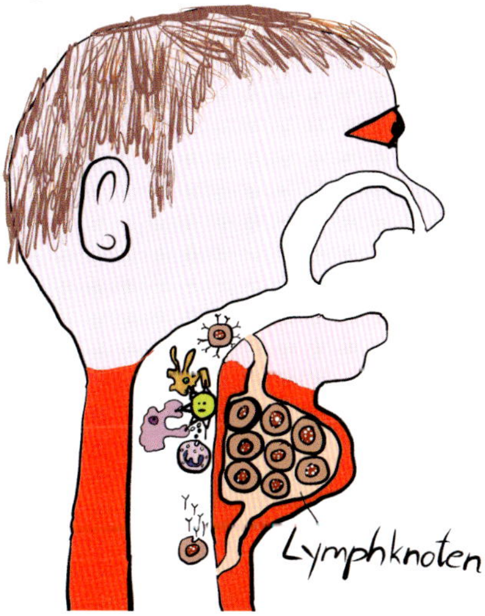

Schafft es das Virus, bis in die Bronchien zu gelangen, kommt zu den obigen Beschwerden noch ein **Husten** dazu. In diesem Fall findet die Entzündungsreaktion mit Tumor, Calor, Rubor, Dolor in den Bronchien statt. Husten selbst ist einerseits ein Zeichen für die Reizung der tiefen Schleimhäute, andererseits auch der Versuch des Körpers, den eingedrungenen Fremdkörper durch Abhusten loszuwerden und die Funktion der Zilien, der Flimmerhärchen der Bronchialschleimhautzellen, zu unterstützen.

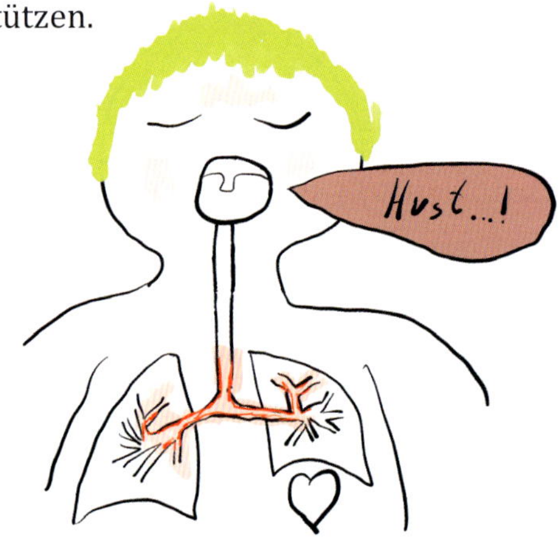

Wenn Sie sich beim Essen verschlucken, funktioniert das Abhusten meist problemlos. Einen Keim bekommt man so alleine leider nicht mehr aus dem Körper ...

Der Ausgang jeder Infektion wird durch zwei Faktoren bestimmt:

Wie stark ist der Angreifer?

Wie stark ist die Verteidigung?

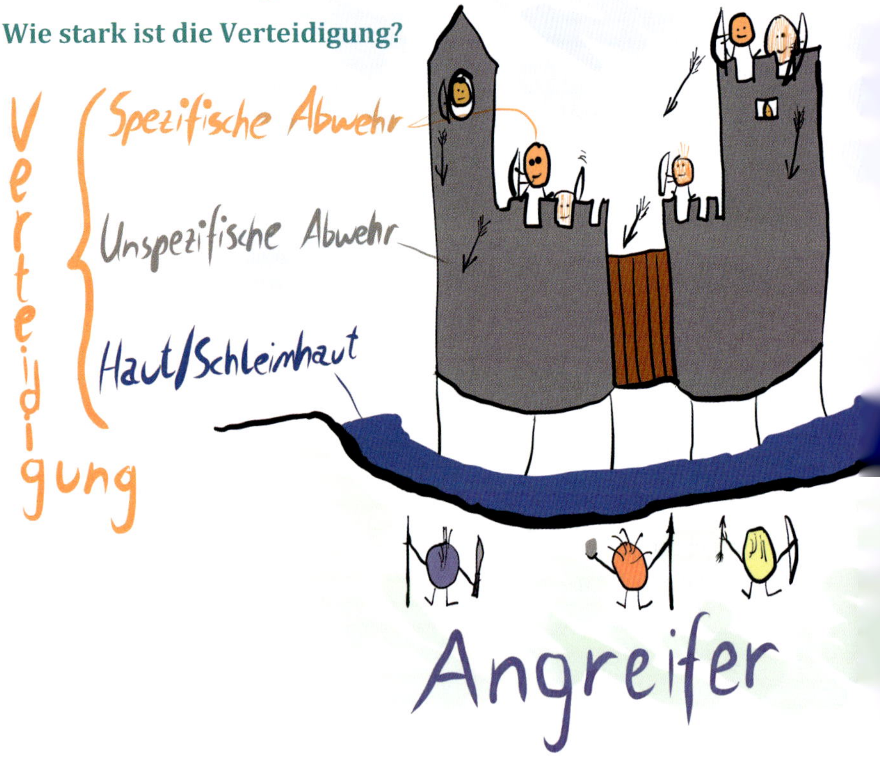

Das Maß der Stärke des Angreifers ist seine **Virulenz**. Diese entspricht seiner Ansteckungsfähigkeit und seiner schädlichen Aktivität. Ist ein Keim, der den Körper betreten möchte, **nicht sehr virulent**, zum Beispiel ein einfacher Virus eines grippalen Infekts, wie ein Rhinovirus oder auch die meisten Coronaviren, schafft es praktisch jedes gesunde Immunsystem, diese ohne schwere Erkrankung abzuwehren, und ein **starkes Immunsystem** wird gar keine Symptome produzieren. So haben verschiedene Menschen durch ein und dasselbe Virus vollkommen unterschiedliche Beschwerden. Der Erste bekommt gar nichts, der Zweite nur einen Schnupfen, der Dritte Halsweh, der Vierte Husten und der Fünfte landet mit einer Lungenentzündung oder einer Sepsis (einer generalisierten Infektion) im Spital.

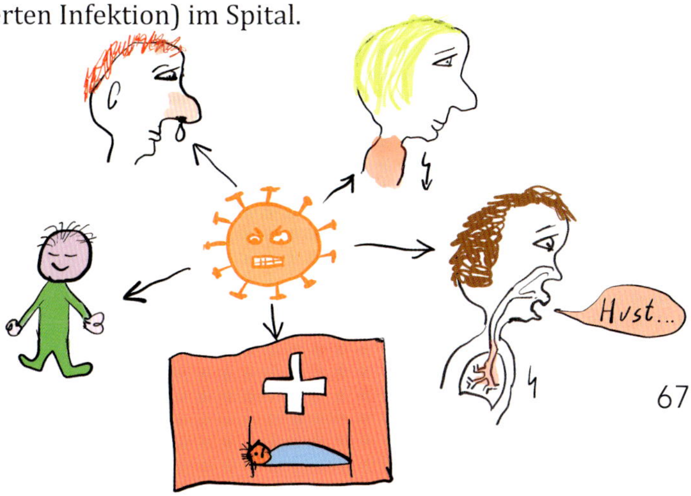

Das, was diese fünf Personen unterscheidet, ist also nicht der Angreifer, sondern **die Verteidigung, die Immunabwehr.** Wie Sie schon wissen, gibt es sehr viele Faktoren, die bestimmen, wie stark unser **Immunsystem**, wie gut unser Immunstatus ist:

- der Zustand unserer Haut und Schleimhäute
- der Zustand unseres gesamten Mikrobioms
- der Zustand unseres Blutes
- der Zustand unseres Kreislaufes und des Herzens
- die Qualität unserer Atmung und der Sauerstoffversorgung unseres Körpers
- der Trainingszustand unserer Immunzellen
- die allgemeine Versorgung des Körpers mit Nährstoffen
- die vorhandenen Reserven des Körpers mit Nahrung (**Makronährstoffe**), Vitaminen, Spurenelementen und Mineralien (**Mikronährstoffe**).

Dazu kommt noch der Zustand der Temperaturregulation (ob man genug Kraft für Fieber hat, ob man die Hitze dann auch wieder schnell aus dem Körper hinausbekommt), das Alter, Gefühle und die psychische Verfassung, die positive oder negative Lebenseinstellung, der tägliche Stresspegel, die Art der Ernährung und ihre Anpassung an den Biorhythmus, tägliche körperliche Betätigung, die Hygiene des Lebensumfelds und der Kontakt mit dem globalen Mikrobiom durch Erde und Tiere. Ganz schön viel, worauf unser Immunsystem reagiert, oder?

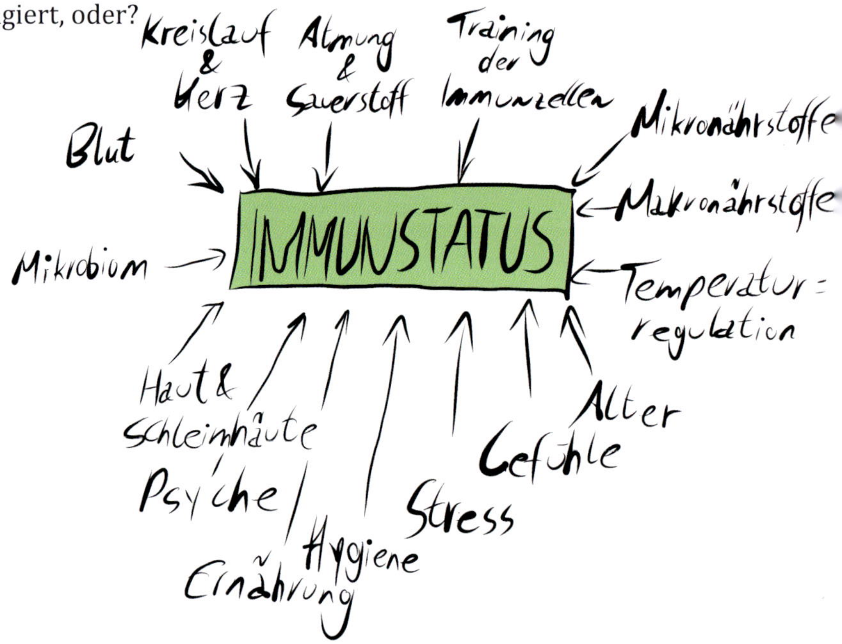

Ein entscheidender Faktor für das **Gleichgewicht der Mächte**, also Angreifer und Verteidiger, ist noch, **wie sehr Sie selbst Ihren Körper täglich einem Angreifer, einer Belastung, aussetzen**. Die Raucherin oder der Raucher schwächt und trocknet die Schleimhäute der Lunge durch das Rauchen täglich, sodass auch das beste Immunsystem ständig ge- und überfordert ist, was sich auf die Immunsituation nicht nur der Lunge, sondern des gesamten Körpers auswirkt. Jemand mit Sodbrennen, also Aufsteigen von Magensäure in die Speiseröhre, überlastet täglich die Immunabwehr und die Wundreparationsmechanismen in der Speiseröhre, wenn er oder sie nicht konsequent auf das Symptom hört und die Ernährung radikal ändert. Jemand, der ganz schlechte Venen in den Beinen hat, welche sich anlagebedingt schwertun, Blut und Flüssigkeit aus dem Gewebe abzutransportieren, und nicht täglich seine Stützstrümpfe anlegt oder täglich genug Bewegung macht, überlastet das Reparatursystem der Beine, und auch das beste Immunsystem kann irgendwann eine offene Stelle am Bein nicht verhindern. Jemand, der täglich viel Stress ausgesetzt ist und eine miserable Work-Life-Balance hat, sich also nicht ausreichend bewegt und sich auch sonst nicht darum kümmert, den

Stress irgendwie wieder aus dem Körper zu bekommen, überlastet ständig sein Immunsystem sowie seine Reparaturmechanismen in den arteriellen Blutgefäßen, die vermehrtem Druck und – durch die starke Strömung – gehäuften Verletzungen ausgesetzt sind. Da ist es leider oft auch nur eine Frage der Zeit, bis der Körper sagt: „Bis hierher und nicht weiter!"

Hier sind wir alle selbst gefordert, täglich unsere Hausaufgaben zu machen, damit wir ein gutes und kräftiges Immunsystem haben und seine Kapazität nicht leichtfertig überstrapazieren, nur weil wir weiter rauchen, uns schlecht ernähren, nicht ausreichend bewegen oder generell nicht auf unsere Gesundheit achten. Wie Sie sehen, haben wir da noch so einiges zu besprechen …

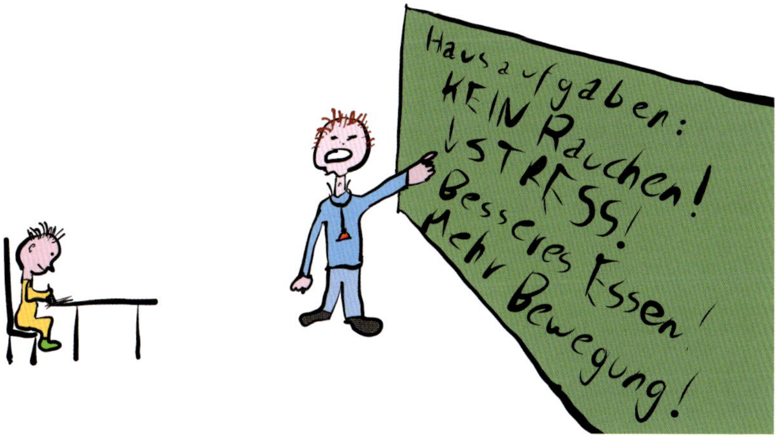

Ist ein Keim, der den Körper betreten möchte, **sehr virulent**, braucht es ein sehr gutes, sehr schnelles Immunsystem, um eine schnelle Ausbreitung im Körper zu verhindern. Als Beispiel für den Verlauf einer typischen Virusinfektion beim Menschen möchte ich die Coronapandemie heranziehen, zumal das ursächliche Virus die ganze Welt nun schon seit zwei Jahren in Atem hält.

Die Coronavirus-Erkrankung

Die Infektion mit dem **SARS-CoV-2-Virus** ist recht virulent, weil der Marsch des Virus von der Nasenschleimhaut in die Lunge sehr rasch erfolgen kann. Trotzdem ist es noch immer das Virus eines grippalen Infekts und von den meisten Immunsystemen schnell zu meistern.

Die Behandlung eines Virusinfektes ist heute bei uns rein **symptomatisch**: Man selbst oder der Arzt behandelt all die Symptome, die während der Viruserkrankung auftreten.

Das effektivste Mittel, das wir heute gegen die meisten Viren haben, ist ein gesundes, starkes Immunsystem.

Dieses kann man in Ruhe **vor** einer Infektion aufbauen. Ist die Virusinfektion da, kann man dem Immunsystem viel Ruhe und Zeit verschaffen, bis der spezifische Teil des Immunsystems, also die T- und B-Zellen, alle Viren im Körper erfasst, markiert und der Vernichtung preisgegeben hat.

Das Problem mit virulenten Viren ist generell, dass ihre Abwehr schon so viele Ressourcen des Immunsystems verbraucht, andere Keime wie Bakterien oder Pilze dann ihre Chance wittern und über eine noch offene Tür der Immunbarriere in den Körper eindringen. Das nennen wir eine **bakterielle Superinfektion**. Diese macht dann meist den Einsatz eines **Antibiotikums** unabwendbar. **Antibiotika** (Einzahl Antibiotikum, Mehrzahl Antibiotika, von griechisch *anti-* „gegen“ und *bios* „Leben“) sind Medikamente, die gezielt ausschließlich **Bakterien** töten.

Die größte Angst, die wir bei einer schweren Infektion eines Menschen haben, ist, dass Viren oder andere Keime **alle Tore der Immunabwehr** aufreißen und ganz viele Keime nun auf einmal über den Körper herfallen. Die große Angst dabei ist, dass das Immunsystem keine Schutzfunktion mehr bietet und verschiedene Organsysteme, wie die Lunge mit der Atmung, das Herz mit dem Kreislauf und damit die Blutversorgung, das Gerinnungssystem, die Niere und die Ausscheidung von Stoffwechselendprodukten, versagen. Auf der **Intensivstation** versuchen wir das möglichst früh zu verhindern. Mit Sauerstoffgabe und eventuell mit Beatmung werden die Atemfunktion und die Sauerstoffversorgung im Körper garantiert, mit Flüssigkeitsgabe über die Vene wird der Kreislauf aufrechterhalten, mit Medikamenten wird der Blutdruck stabilisiert, die Nierenfunktion unterstützt, das Gerinnungssystem normalisiert und der pH-Wert des Blutes im Normbereich gehalten. Wenn beatmet werden muss, kann man das nur bei einem bewusstlosen Patienten. Der Vorteil, wenn der Patient in **künstlichem Tiefschlaf** gehalten wird, ist auch, dass der Energieverbrauch des Gehirns deutlich gesenkt wird, was es dem Körper leichter macht, mit den vorhandenen Kalorien alle notwendigen Reparaturen zu erledigen. Auch wird dadurch viel besser Ruhe im Körper geschaffen und der körperliche Stress auf ein Mindestmaß reduziert. Dann braucht es einfach **Zeit**, bis das Immunsystem alles wieder in Ordnung gebracht hat, und Ruhe, um das Immunsystem nicht abzulenken, ihm nicht Ressourcen durch gerade nicht Notwendiges zu entziehen.

Die **Coronakrise** hat uns viel gelehrt. Wenn man mit einer Gruppe wandern geht, richtet sich das Tempo nach dem langsamsten und schwächsten Teilnehmer der Gruppe. Das ist Demokratie. Jeder Einzelne zählt. Erst, wenn alle das Ziel erreicht haben, ist das Ziel der Wanderung geschafft. Der Bergführer empfindet das so, die einzelnen Mitwanderer hingegen oft nicht. Aber das muss im Sinne der ganzen Gruppe hintangestellt werden.

Wir können aus der Coronakrise lernen, wie wichtig zwei Dinge sind:

ERSTENS: Die Impfung: Diese ist eine vorbeugende Maßnahme gegen eine Infektionskrankheit. Dabei wird ein Impfstoff (meist über eine Spritze in den Muskel) verabreicht. Dieser ist entweder ein **Lebendimpfstoff,** der einen noch lebenden, vermehrungsfähigen, aber abgeschwächten Erreger enthält, oder ein **Totimpfstoff**, der einen abgetöteten Erreger oder auch nur Teile von diesem enthält. Im Blut kommt das Immunsystem in Kontakt mit dem Impfstoff, dem **Vakzin** (lateinisch *vacca* „Kuh", was an die ursprüngliche Impfung mit Kuhpockenmaterial gegen die Pocken erinnert), T- und B-Lymphozyten werden genau auf die im Vakzin enthaltenen Antigene geprägt und als **Gedächtniszellen** gespeichert. Versucht der Erreger, gegen den geimpft wurde, später in den Körper einzudringen, erkennen die Gedächtniszellen den Eindringling **sofort** und wandeln sich in **Plasmazellen** um. Diese bilden nun viele Antikörper, um den Eindringling sofort zu markieren und damit für alle Teile des Immunsystems, unspezifisch und spezifisch, als **fremd** sichtbar zu machen. So wird der Eindringling **sehr schnell** vernichtet, ohne dass der Wirt, also der infizierte Mensch, etwas davon bemerkt. Das, was durch die Impfung erreicht werden soll, ist eine **Immunität**.

Impfungen gehören zu den großartigsten Erfindungen der Medizin. Sie haben Millionen von Menschen das Leben gerettet. So konnten schwere Krankheiten wie Poliomyelitis (Kinderlähmung) oder Pocken ausgerottet werden. Die Schwäche einer Impfung liegt darin, dass sie sich ja nur um einen Erreger kümmert. Wenn dieser sich allerdings verändert, „mutiert", was jährlich mit den Erregern grippaler Infekte und der Grippe passiert, passt irgendwann die Vorlage des Vakzins nicht mehr zu dem neuen Erreger und damit passen die Antikörper nicht mehr auf die mutierten Antigene. Die Impfung muss dann laufend an den sich verändernden Erreger angepasst werden.

Die Impfung ist vor allem bei **sehr virulenten Erregern einer gefährlichen oder lebensbedrohlichen Erkrankung** eine notwendige medizinische Vorsorge, da in diesem Fall selbst das stärkste Immunsystem die lebensgefährliche Erkrankung nicht abwenden oder vermeiden kann. Ein Beispiel dafür ist die Schutzimpfung gegen das **Ebolafieber,** die nach dem gleichnamigen Fluss der Demokratischen Republik Kongo benannt ist. Ebola ist eine Infektionskrankheit, ausgelöst durch Viren der Gattung Ebolavirus, welche in 25 bis 90 % der Fälle, je nach Virusart, tödlich verläuft.

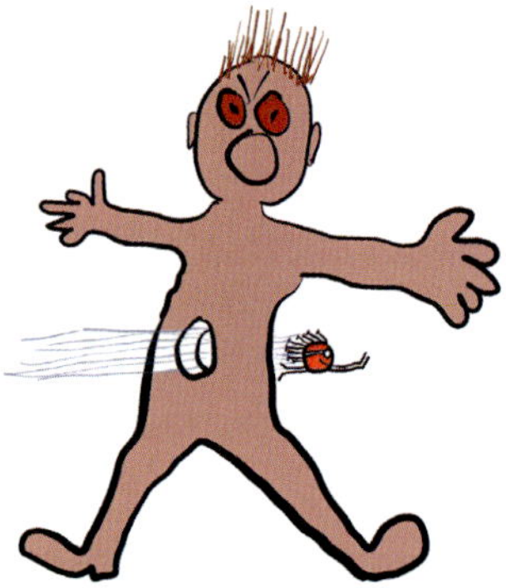

Theoretisch kann gegen jedes Antigen ein Impfstoff hergestellt werden. Theoretisch. Doch es gibt Antigene, die clevere Mechanismen gegen Antikörper und das Immunsystem entwickelt haben, Krebszellen zum Beispiel. Sie bekleben sich mit körpereigenen Gerinnungsfaktoren, um für die Immunabwehr unsichtbar zu sein. Oder sie produzieren eine Reihe von chemischen Stoffen, die das Wachstum und die Funktion von T-Lymphozyten hemmen. Oder die Krebszellen verbrauchen die ganze Glukose, den Traubenzucker, im Blut, sodass die T-Zellen fast verhungern, weil sie selbst viel Zucker brauchen, um gegen Krebszellen aktiv werden zu können.

Das Ziel der Zukunft ist es, für jeden Menschen Impfungen gegen die ihn persönlich schädigenden Antigene herstellen zu können, egal, ob es sich um einen Erreger, Krebs, eine Autoimmunkrankheit oder eine schwere Allergie handelt.

ZWEITENS: Der Zustand unseres Immunsystems: Bleiben wir bei der Coronapandemie. Nach einer Studie aus dem Frühjahr 2021 landeten 1,68 % der in Österreich positiv auf SARS-CoV-2 getesteten Personen auf einer Intensivstation, was einer Verdopplung der Zahl zwischen März und November 2020 bedeutete. Von diesen waren 45 % **über 65 Jahre alt**. Dabei erhöhte deutliches Übergewicht, auch als **Fettleibigkeit (Adipositas)** benannt, die Wahrscheinlichkeit von Corona-Infizierten, auf einer Intensivstation zu landen, um 74 %. Fettleibigkeit wird definiert durch den **Body-Mass-Index (BMI)**. Dabei wird das Körpergewicht in Kilogramm durch das Quadrat der Körpergröße (in Metern) geteilt.

$$\text{Body-Mass-Index (BMI)} = \frac{\text{kg Körpergewicht}}{\text{m}^2 \text{ Körpergröße}}$$

Liegt dieser über 25, spricht man von Übergewicht. Ab 30 spricht man von Fettleibigkeit. Adipositas dürfte der Hauptfaktor dafür sein, dass Corona sich so massiv und verheerend in den USA ausgebreitet hat. Knapp 40 % der Bevölkerung sind dort fettleibig.

Zusätzliche Faktoren für die Aufnahme in einer Intensivstation bei SARS-CoV-2-Infektion sind generell **chronische Krankheiten**, vor allem **Herz-Kreislauf-Erkrankungen** und **Lungenerkrankungen** wie **COPD** (die chronisch verengende Lungenerkrankung, früher als chronische Bronchitis bezeichnet). All diesen Faktoren gemeinsam (Alter über 65, Body-Mass-Index über 30, Herz-Kreislauf- sowie Lungenerkrankungen) ist ein **geschwächtes Immunsystem**:

- **Im Alter** nimmt die Kraft unserer Immunabwehr deutlich ab. Das erkennt man zum Beispiel daran, dass Allergiesymptome im Alter weniger werden oder verschwinden: Die Allergie ist ja auch im Alter noch vorhanden, jedoch wird die Reaktion des Immunsystems darauf schwächer. Auch nehmen Entzündungen, Wundkomplikationen und Krebserkrankungen mit dem Alter zu. Etwa nach dem vierzigsten Lebensjahr wird die Haut trockener, was zeigt, dass die Blutversorgung der Haut schlechter ist. Dadurch patrouillieren weniger Abwehrzellen in den verschiedenen Hautschichten. Über die Haut gelangen weniger Nahrungsstoffe an die Oberfläche, sodass sich auch das Hautmikrobiom deutlich ändert. Infektionen mit verschiedenen Viren (wie die sogenannten Alterswarzen), Bakterien (gehäuft Entzündungen und oberflächliche Geschwüre) und Hautpilzen sind die Folge.

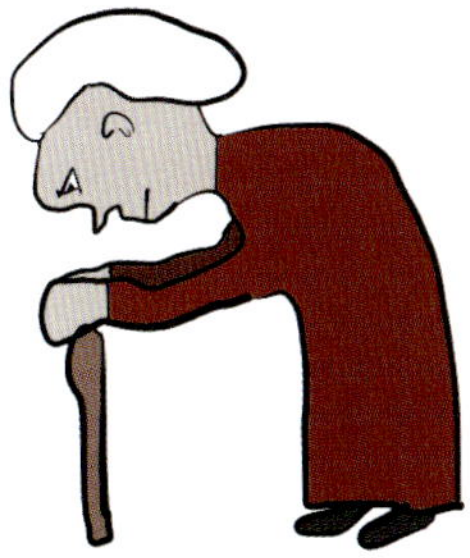

- Bei der **Fettleibigkeit** ist der ganze Körper in einem permanenten Ausnahme- und Spannungszustand. Das zeigt sich an erhöhten Entzündungswerten im Blut und erhöhten Hormonspiegeln, wie etwa des Stresshormons Adrenalin und des Cortisols (das körpereigene Cortison; dieses versucht, Entzündungen zu unterdrücken), außerdem an einem vorhandenen Diabetes mellitus oder einer Insulinresistenz. Bei einer Insulinresistenz reagiert das Gewebe fast gar nicht mehr auf Insulin, weil die Zellen ohnehin mit Zucker überladen sind. Dadurch steigt der Blutzuckerspiegel und alles im Körper „verzuckert". Das Immunsystem muss das nun ständig wegräumen, um die Funktionsfähigkeit der einzelnen Organe und Gewebe aufrechtzuerhalten.

Fettleibige (BMI über 30) Menschen haben ein hohes Risiko für eine **Vitamin-D-Unterversorgung**, da das Körperfett Vitamin D anreichert und nicht mehr hergibt. Dies dürfte einer der Gründe sein, warum fettleibige Menschen mit Corona deutlich häufiger auf Intensivstationen landen als normgewichtige (BMI unter 25).

Auch ist der Körper viel zu gut isoliert und hält die Wärme, die ständig durch den Stoffwechsel entsteht, im Körper zurück, wodurch das daraus resultierende vermehrte Schwitzen das Hautmikrobiom durcheinanderbringt, was wiederum die Hautbarriere schwächt.

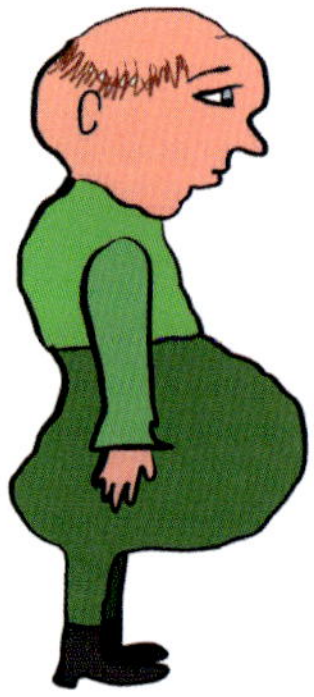

- Bei **chronischen Erkrankungen** herrschen zumeist chronische Entzündungen vor, als Zeichen dafür, dass das Immunsystem es nicht schafft, eine Entzündung dauerhaft zu eliminieren. Das schwächt das Immunsystem als Ganzes und ermöglicht es virulenten Keimen, leichter in den Körper zu gelangen, auf weniger Gegenwehr zu stoßen und mehr Schaden anzurichten. Ein Beispiel ist **COPD**, bei der das Lungenvolumen durch eine chronische Entzündung des Lungengewebes kontinuierlich kleiner und das Atmen daher immer schwieriger wird. Der Hauptverursacher dieser Erkrankung ist nach wie vor das **Zigarettenrauchen**.

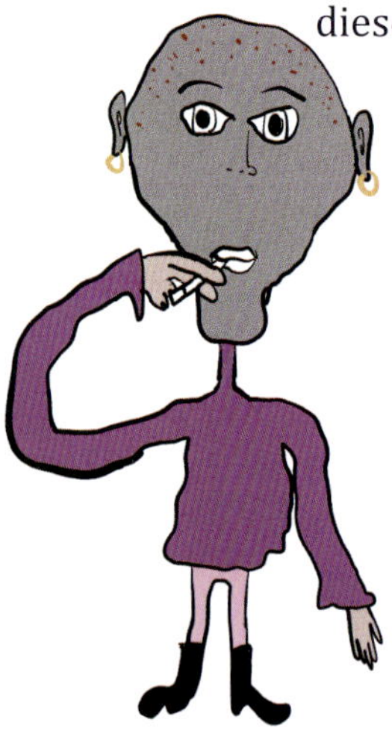

Aber auch wenn man ständig verschiedensten Chemikalien, Metall- oder Holzstaub ausgesetzt ist sowie durch verschiedene Medikamente oder auch aus unbekannter Ursache kann diese Erkrankung auftreten. Das typische Merkmal neben der Atemlosigkeit ist, bei zunehmender Anstrengung, die **Infektanfälligkeit**, wobei jeder einzelne Infekt die Konstitution der Lunge ein bisschen verschlechtert. Die Haupttherapie ist natürlich: Weg mit den Zigaretten, weg mit den Chemikalien, Medikamenten, mit dem Staub! Bei **Herz- und Kreislauferkrankungen** erhöht sich das Infektionsrisiko entweder durch die schlechtere Sauerstoff- und Blutversorgung der Organe und Gewebe – sodass weniger Immunzellen für die Abwehr vor Ort zur Verfügung stehen –, oder durch vermehrte Ablagerungen in den Gefäßen (**Atherosklerose**, die sogenannte „Gefäßverkalkung“). Diese Ablagerungen sind Zeichen chronischer Entzündungen durch vermehrt geforderte Reparaturmechanismen in den Gefäßen, vor allem in den Arterien (daher auch als **Arteriosklerose** bezeichnet). Auch hier ist Zigarettenrauchen weltweit noch immer Hauptursache Nummer eins. Bei **Krebserkrankungen** ist der Körper einerseits durch die Erkrankung selbst geschwächt, andererseits durch die laufende Therapie. Gerade hier ist es notwendig, das Immunsystem zu kräftigen, um den Kampf gegen den Krebs zu gewinnen, denn auch diesen führt unser Immunsystem.

Bei all diesen Ursachen kann man aktiv tätig werden, um das Immunsystem auf Vordermann zu bringen. Gerade im höheren Alter nimmt es jede Form des Trainings und der Unterstützung dankbar an. Wenn eine chronische Entzündung optimal behandelt wurde, eine Herzkrankheit symptomfrei ist oder wenn man unter COPD leidet, aber rauchfrei ist, und dann auch noch den Körper konsequent trainiert und richtig ernährt, reduziert sich das erhöhte Risiko von Komplikationen einer SARS-CoV-2-Infektion und anderer virulenter Infektionen beträchtlich.

Abschließend zu Corona: Eine Studie der Universität Oslo vom Jänner 2021 geht davon aus, dass bis zu 80 % der mit SARS-CoV-2 Infizierten keine Symptome entwickeln, aber im Nachhinein erhöhte **IgG**, also Antikörper, haben. Eine schnelle Immunreaktion gegen das Virus zeigt die bestehende Immunität.

Wenn wir also 100 Mitteleuropäer betrachten, durch alle Altersschichten hindurch, die alle Kontakt mit dem Coronavirus hatten, so dürften 80 von ihnen praktisch keine Symptome bekommen, weil ihr Immunsystem gut gewappnet ist gegen das Virus. Sie erhalten eine Immunität in Form von nachgewiesenen Antikörpern und wahrscheinlich auch in Form von T-Gedächtniszellen sowie eines gut funktionierenden unspezifischen Immunsystems. Eine Person aus dieser Gruppe landet auf der Intensivstation und verstirbt dort derzeit mit einer Wahrscheinlichkeit von 32 %. Die übrigen 19 haben Beschwerden unterschiedlichsten Ausmaßes, wie einen akuten grippalen Infekt mit Schnupfen, Husten, Halsweh und Fieber sowie Atemnot und manchmal auch ein Blutgerinnsel, wobei alles gut behandelbar und zumeist nach einer Woche erledigt ist. Zwei bis vier dieser 19 Personen klagen noch nach Wochen und Monaten über Müdigkeit, Antriebslosigkeit, verminderte Leistungsfähigkeit, eine depressive Stimmungslage, eventuell auch eine Geschmacks- und Geruchsstörung, wobei dafür bereits ein Name erfunden wurde, nämlich **Long-Covid**.

Da die Schulmedizin für diese zwei bis vier von 100 Personen noch keine Therapie anzubieten hat, sehen wir bei der **Traditionellen Chinesischen Medizin** nach. Dazu etwas später.

Wundheilungsstörung

Sie wissen bereits, dass mehrere Systeme an einer intakten Wundheilung beteiligt sind. Eine verletzte Stelle unseres Körpers braucht:

- zunächst einmal eine gute **Atmung** und eine funktionierende Lunge, damit genügend Sauerstoff im Blut ist und das Abfallprodukt CO_2 aus dem Stoffwechsel abgeatmet wird;
- eine funktionierende **Verdauung** bei guter Ernährung, damit die für die Wundheilung und das Immunsystem notwendigen Vitamine (wie Vitamin C und D) und Nahrung für Immunzellen und Bindegewebszellen vorhanden sind;
- ein gesundes **Blut** mit einer ausreichenden Anzahl an roten Blutkörperchen (Erythrozyten) für Sauerstoff (O_2) und Kohlendioxid (CO_2), weißen Blutkörperchen (Leukozyten) als Nachschubzellen für die unspezifische und die spezifische Abwehr und Blutplättchen (Thrombozyten) zur Abdichtung von Löchern in der Außenhülle des Körpers oder Verletzungen im Inneren der Blutgefäße;
- eine gute **Blutversorgung**, damit für eine funktionierende Gewebsreparatur genügend Sauersoff sowie Nährstoffe an der Stelle der Verletzung vorhanden sind und Abwehrzellen der unspezifischen und spezifischen Abwehr sofort nachgeliefert werden können, um Eindringlinge gleich an der Antrittsstelle abfangen und unschädlich machen zu können;
- ein funktionierendes **Lymphsystem**, damit die vermehrte Flüssigkeit, die im Rahmen der Entzündungsreaktion im Gewebe freigesetzt wird, wieder abgepumpt werden kann und damit genügend Abwehrzellen (T- und B-Lymphozyten) der spezifischen Abwehr, welche im benachbarten Lymphknoten stationiert sind, schnell vor Ort sein können;
- ein funktionierendes **Gerinnungssystem**, um das Blut wirklich nur an den Stellen, wo es gebraucht wird, von der flüssigen in die feste Form wechseln zu lassen, damit das Loch im Körper als Blutkruste nach außen hin verschlossen werden kann;
- eine intakte **unspezifische (angeborene) Abwehr** mit all ihren Zellen wie Makrophagen, dendritischen Zellen und neutrophilen Granulozyten, um eindringende Erreger möglichst sofort einzufangen und abzutöten;
- eine intakte **spezifische (erworbene) Abwehr** mit T-Zellen, B-Zellen und deren Antikörpern, um die unspezifische Abwehr zu unterstützen und „mit einem Gedächtnis" die Eindringlinge noch viel effektiver töten und wegräumen zu können;

- ein intaktes **Bindegewebe** um die Wunde herum, da die Wundheilung von hier ausgeht und gesunde Fibroblasten (aktive Bindegewebszellen) benötigt werden, um den Wundverschluss dauerhaft zu ermöglichen.

Funktioniert nur eines dieser Systeme nicht, kann bei Verletzungen oder Wunden, zum Beispiel nach einer Operation, eine Wundheilungsstörung auftreten. Die Wunde verheilt schlecht oder gar nicht, mit der ständigen Gefahr, dass noch eine Infektion, vor allem mit Bakterien, dazukommt. Von einer **chronischen Wunde** spricht man, wenn sich die Haut der Verletzung nicht innerhalb von acht Wochen verschließt.

In Deutschland leiden etwa drei Millionen Menschen unter einer Wundheilungsstörung. Diese ist die häufigste Komplikation einer Operation. Die häufigsten Ursachen, neben schlechten lokalen Wundverhältnissen, sind folgende: ein Alter über 60 Jahre, Zigarettenrauchen, Diabetes mellitus, starkes Übergewicht, chronische Erkrankungen, vor allem Gefäßerkrankungen (Arterien- und Venenprobleme), chronisch entzündliche Erkrankungen oder Krebserkrankungen sowie Bettlägerigkeit (etwa 40 % der Langzeitbettlägerigen haben einen sogenannten **Dekubitus**, ein Dekubitalulcus, das sogenannte „Wundliegen"). **Damit entsprechen die Risikofaktoren denen eines schweren Verlaufes einer viralen Infektionskrankheit**, wie wir das am Beispiel der Coronakrankheit besprochen haben.

Die große Gefahr einer chronischen Wunde ist die **Sepsis**. Dabei breitet sich ein Erreger über die Blutbahn auf den ganzen Körper aus, nachdem die körpereigene Abwehr es nicht geschafft hat, die Eindringlinge am Eindringungsort unschädlich zu machen. **Die Sepsis ist ein lebensbedrohlicher Zustand.** Selbst die kleinste Verletzung, wie ein unbemerkter Hautriss an der Fußsohle, kann bei entsprechender Schwäche der Abwehr zu einer Sepsis führen, was vor allem bei Diabetes, Zigarettenrauchen, chronisch venöser Insuffizienz (CVI; dabei staut sich das Blut in den Beinen und wird wegen schlechter Venenverhältnisse nicht abtransportiert) und der peripheren arteriellen Verschlusskrankheit (pAVK; dabei sind die Beine und Füße schlecht mit Blut versorgt, weil die Arterien verengt sind) auftritt. Die Therapie der Sepsis sind hochdosierte Antibiotikagaben und meist die chirurgische Sanierung („Ausschneiden") einer nicht heilenden Wunde.

Die chronische Wunde gehört in die Hände eines **erfahrenen Wundmanagers, Arztes und Chirurgen, einer erfahrenen Wundmanagerin, Ärztin oder Chirurgin**. In unserer Praxis ist das meine Frau.

Hier ein paar Tipps aus unserer Praxis:

- Mit dem **Laser** (Rotlicht- oder Softlaser, bis zwei Watt Leistung) behandeln wir großflächig kontaktlos das Wundgebiet. Dadurch werden die Keime auch in der Tiefe abgetötet, die Wundränder werden aktiviert, um mit der Gefäßneubildung zu starten, und allfällige Schmerzen werden aufgelöst. Die Softlasertherapie wenden wir seit über 20 Jahren sehr erfolgreich bei Wunden aller Art an.
- Nach erfolgter Wundreinigung hilft der **medizinische Honig** auf natürliche Weise, die Wunde zu verschließen und darunter die Wundheilung anzukurbeln. Der hohe Zuckergehalt des Honigs unterdrückt jegliches Keimwachstum.
- Bei kleinen Wunden und sorgfältiger Beobachtung des Heilungsverlaufes kann man die Wunde auch mit den **Effektiven Mikroorganismen (EM)** spülen. Die Idee dahinter: Die reine Desinfektion – also vollständige Keimabtötung in der Wunde mittels verschiedener Desinfektionsmittel wie Jod oder solcher auf Alkoholbasis – tötet alle Keime ab, auch die guten, und schafft daher Platz für jene, die sich am schnellsten wieder vermehren, und das sind meist nicht die guten. Mit Hilfe der EM bringt man nur gute Keime in die Wunde ein und die opportunen Keime wandern dadurch auf die „gute Seite", wodurch die krankmachenden Erreger verdrängt werden. Für eine gute Wundheilung ist die Hilfe eines **gesunden Hautmikrobioms** notwendig, welches vor allem bei Durchblutungsstörungen der Haut – aufgrund von zu wenig Nahrung für die Haut selbst und die auf ihr vorhandenen Lebewesen – nicht gegeben ist. Mittels der EM wird versucht, das Hautmikrobiom parallel zur Wundheilung zu normalisieren. In Ermangelung anderer ganz spezifischer Probiotika für die Haut- und Wundheilung nutzen wir diese Erfahrung aus der Tiermedizin mit unseren Hunden und Pferden. Meine Frau berichtet ständig von wunderbaren Erfolgen ...

Schon vor 40 Jahren hat mein Vater in seiner gefäßinternistischen Praxis **Ozon** verwendet, um nicht heilende Wunden zu versorgen. Diese Methode hat sich über die Jahre weiterentwickelt und zeigt im Wundmanagement gute Erfolge. **Wasserstoffperoxid (H_2O_2)** wird von den Zellen der unspezifischen Abwehr (Makrophagen und dendritische Zellen) genutzt, um Eindringlinge zu töten und aufzulösen. Es spielt eine entscheidende Rolle dabei, weitere Zellen der spezifischen und unspezifischen Abwehr zum Wundort zu locken und damit eine schnelle und effektive Abwehrformation zu bilden. Dies macht man sich zunutze, indem man Wunden zum Beispiel mit einer dreiprozentigen **Wasserstoffperoxid-Lösung** spült. Damit hat man nicht nur einen desinfizierenden Effekt wie bei Jod und Alkohol, sondern setzt gleichzeitig einen Heilungsimpuls.

Ist die chronische Wunde gut versorgt, geht es darum, die Ursachen so gut wie möglich zu beseitigen. An oberster Stelle stehen folgende Punkte: mit dem Rauchen aufhören, Gewicht reduzieren, den Vitamin-D-Spiegel normalisieren, einen Diabetes optimal einstellen, durch tägliche Bewegung sowohl die Atmung als auch das Herz-Kreislauf-System aktivieren und trainieren sowie die Ernährung umstellen (siehe später). **Ohne das Erledigen dieser Hausaufgaben werden die Wundheilung und das Immunsystem nicht besser werden und es wird nur eine Frage der Zeit sein, bis sich die nächste Wunde meldet ...**

Fassen wir zusammen:

Infektanfälligkeit entsteht dadurch, dass unser Immunsystem schwächer ist als die Angreifer, die regelmäßig in unserem Alltag auftreten und mit denen wir regelmäßig zu tun haben. Dabei ist der Angreifer wirklich nicht gefährlich oder als stark zu bezeichnen.

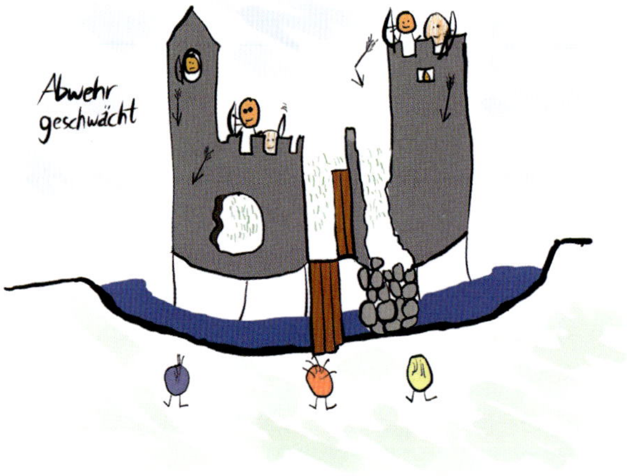

Beim Verlauf einer Infektionskrankheit geht es immer um die **Verteilung der Mächte**. Die Erkrankung wird dann einen schweren Verlauf nehmen, wenn entweder das Immunsystem geschwächt oder der Angreifer sehr stark (virulent) ist.

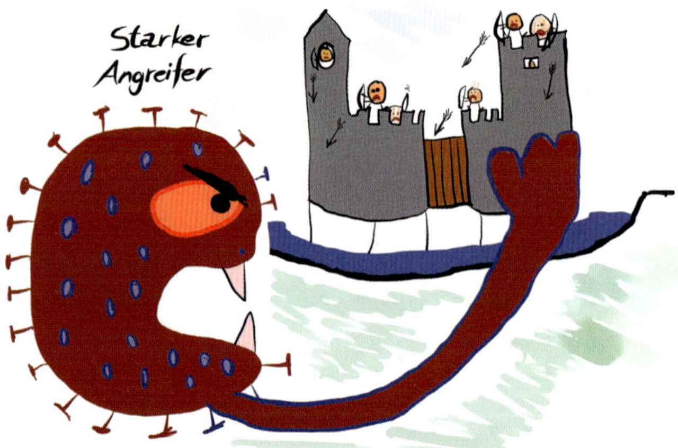

„Sehr stark" ist relativ ... Was für den einen (mit einem schwachen Immunsystem) sehr stark ist, ist für den anderen (mit einem starken Immunsystem) gar nicht stark.

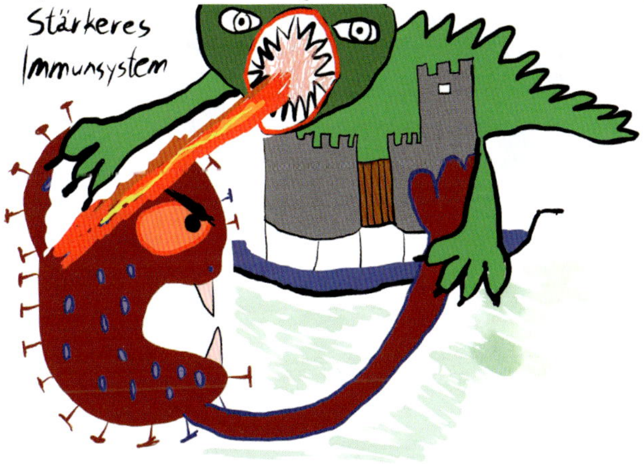

Die Haupttherapie sollte daher immer sein, das Immunsystem so zu stärken, dass für jeden der Angreifer schwach aussieht.

Das Gleiche gilt für die **Wundheilung**. Wenn man erkennt, woraus das Immunsystem besteht – das fängt schon bei einer schönen Haut und gesunden Schleimhäuten an –, was es stärkt, und man seine Hausaufgaben entsprechend macht, wird aus dem stärksten Keim ein schwacher und aus der schwersten Wunde nur ein einfaches Training für die Wundheilung. Das Immunsystem wird gestärkt durch gute Atmung, gute Luft (nicht durch Rauchen!), einen guten Kreislauf, durch gute Bewegung, gute Gedanken und Gefühle, gute Ernährung, gute Vitamine sowie Mineralien. Falls es um wirklich gefährliche Angreifer, Bakterien oder Viren, geht, kann man das Immunsystem mit einer Impfung unterstützen, sich vor den Angreifern verstecken oder ihnen mit Medikamenten den Garaus machen.

Es gibt natürlich noch weitere Störungen und Erkrankungen unseres Immunsystems, wenn es nämlich **nicht zu wenig** tut wie eben besprochen, sondern zu viel. Damit sind wir bei den Allergien und den Autoimmunerkrankungen.

Allergien

Eine Allergie ist die **Überreaktion** des Immunsystems auf einen Eindringling. Dieser kann ein **Allergen**, das Allergien auslöst, von außen sein, wie verschiedene Pollen, Gräser, Nahrungsinhaltsstoffe, Nickel in Modeschmuck oder ein Stück eigener Körper, welches auf einmal zum Feind, zum **Antigen**, erkoren wird. Dabei läuft bei der Allergie im Grunde genommen alles genauso ab wie bei der Infektabwehr: Beim Erstkontakt mit dem Antigen, jetzt nennen wir es Allergen, reagiert die unspezifische Abwehr. Sie neutralisiert das Antigen selbst und präsentiert es dem spezifischen Immunsystem, den **T-Helferzellen**. Diese schütten ihre Botenstoffe aus, die Zytokine, um die Nachricht von der Ankunft des Antigens im Gewebe und im Körper zu verbreiten, und fotografieren es, um es den **B-Zellen** zu zeigen. Diese laufen zu den nächststehenden Kopierern und vervielfältigen das Bild: Das sind dann die **IgE**, die Antikörper der Allergie. Mit den vielen Fotos in der Hand läuft die B-Zelle zu den Soldaten und verteilt die Fotos unter ihnen. Dabei schreit sie: „Wenn ihr dieses Antigen je wieder seht, gleich schießen!" Die Soldaten, nennen wir sie **Mastzellen**, sind es gewohnt, Befehle auszuführen. Sie hinterfragen nicht, ob das Allergen wirklich eine Bedrohung ist. Sie schießen los, sobald sie eines dieser Allergene erblicken. Die Waffe der Mastzelle ist das **Histamin**. Diese gesamte Kette ist die Reaktion, die abläuft, wenn der Körper ein Allergen erstmalig zu Gesicht bekommt.

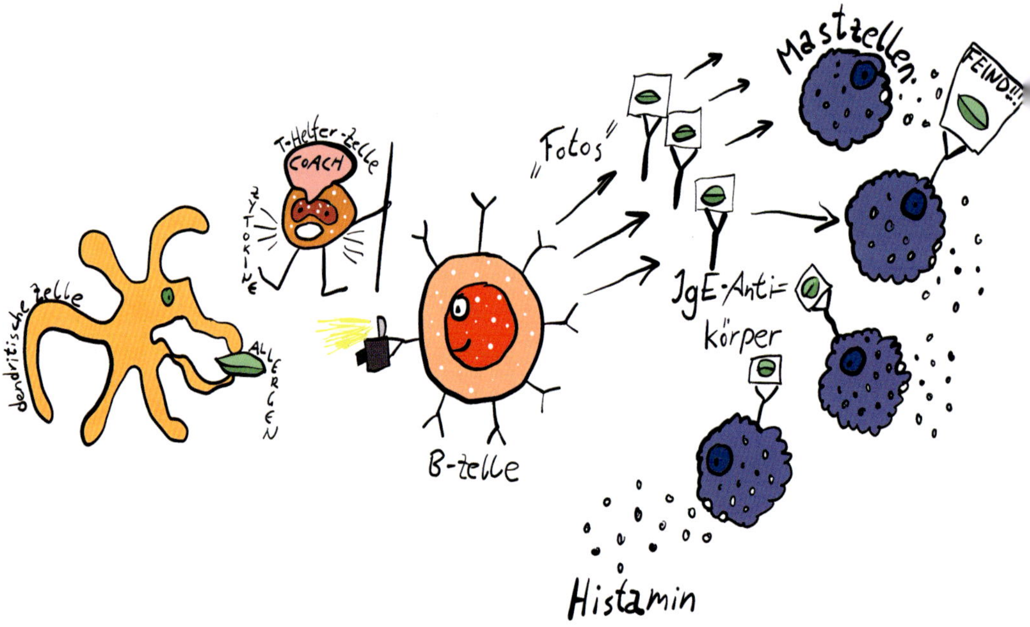

Das Fahndungsfoto ist nun verteilt. Verirrt sich das nächste Mal wieder das Allergen in den Körper, egal, ob in die Nase, den Hals, die Haut oder den Darm, braucht es gar keine T-Helferzelle oder B-Zelle mehr, um die Soldaten – die Mastzellen – ausrücken zu lassen. Das Allergen wird gesichtet und sofort mit Histamin und anderen Entzündungsmediatoren wie Prostaglandinen oder Leukotrienen beschossen. Der Effekt ist eine **starke Entzündungsreaktion**.

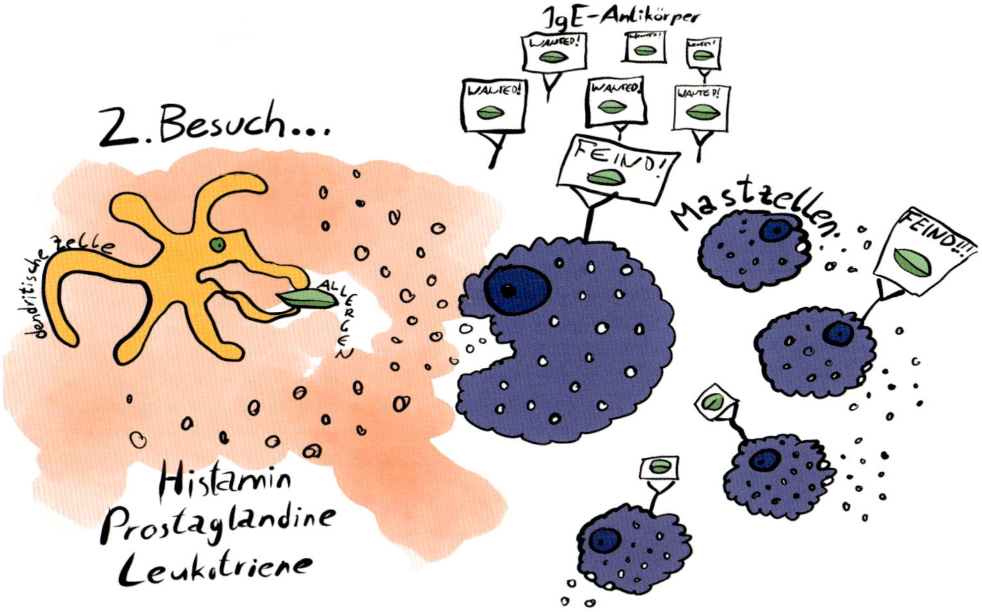

Genau das Gleiche passiert bei der Infektabwehr. Nur, dass es hier um einen echten Feind geht, der abgewehrt werden muss. **Aber das Allergen, dieses mickrige, kleine Etwas, das doch wirklich niemandem etwas zuleide tut?** Die Erstentscheidung der T-Helferzelle, welche zum Beispiel einen Blütenpollen, der sich nichtsahnend in die Nasenschleimhaut gesetzt hat, um einen Hauch von Frühling zu vermitteln, zum Allergen, damit zum Antigen und zum Feind erklärt hat, wurde nie hinterfragt.

Wir nennen diese Form der Allergie **Typ I**, welche gleichzeitig die häufigste Form darstellt. Diese Form der Allergie können Sie sich vorstellen wie eine Ameise, die auf Ihrem Küchenboden herumrennt und bei deren Anblick Sie eine Phobie, eine „Ameisophobie" (nennen wir diese Angst davor einmal so ...) bekommen: Sie reagieren völlig über, sprühen vielleicht Gift, stellen Fallen auf, desinfizieren hundertmal die gesamte Küche, lassen einen Kammerjäger kommen und was Ihnen sonst noch einfällt. Dabei ist die Ameise nur eine Ameise, die ihren Job tut, Essen sucht für ihren Stock und dabei gleich ein bisschen Ihre Wohnung putzt.

Der Pollen in der Nase wollte ja nur die Botschaft vom Frühling vermitteln, das Allergen im Darm wollte eigentlich auch nur ein bisschen verdaut werden und zur allgemeinen Ernährung Ihres Körpers beitragen. Aber nein, dieser „übereifrige Wächter“ alias T-Helferzelle hat da etwas in Gang gesetzt, das nicht mehr so leicht zu stoppen ist.

Denken Sie daran, wie schwer es ist, wenn man in der Öffentlichkeit einmal einen schlechten Ruf hat. Den bekommt man einfach nicht mehr los: „Sind Sie nicht der, der vor Jahren ...?“ – „Ja bin ich, aber nein, da war ja gar nichts ...“ – So ähnlich ergeht es dem armen Allergen. Und in Zeiten von Internet und IgE bleibt ein Foto für immer gespeichert ...

Diese Erstphase der Allergie, vom „Identifizieren“ eines Allergens über die Aktivierung der B-Zelle zu einer B-Plasmazelle, die dann massenweise allergenspezifische IgE-Antikörper produziert, bis zur Ankopplung der IgEs an Mastzellen (und Granulozyten) nennt man **Sensibilisierungsphase**. Jeder neuerliche Kontakt mit dem Allergen führt dann zu einer **allergischen Sofortreaktion**, wobei sich die Mastzellen und basophilen Granulozyten an den Händen halten (die Soldaten bilden sozusagen eine Mauer) und ihre Entzündungsstoffe (Entzündungsmediatoren) losschicken: Histamine, Prostaglandine und Leukotriene (was immer man am „Immunwaffenmarkt“ so bekommt ...). Diese lösen die **typischen allergischen Symptome** aus: verstopfte Nase (allergische Rhinitis), juckende, tränende Augen (allergische Konjunktivitis), Atemnot (allergisches Asthma), Jucken, Kribbeln, Schwellung der Lippen und im Mund (OAS, das orale Allergiesyndrom), Übelkeit, Erbrechen, Durchfall, Bauchschmerzen (durch verschiedene Lebensmittelallergien), Müdigkeit sowie Hautjucken.

Dabei ist es dem Körper egal, ob das Allergenden den Körper über den Darm, die Lunge oder die Haut betritt. Überall, in allen Geweben, lauern **aktivierte Mastzellen** (diese haben das Fahndungsfoto des Allergens ...) und **basophile Granulozyten** (im Blut und damit in allen Blutbahnen). Viele Pollenallergiker klagen in zunehmendem Alter über ein vermehrtes Auftreten von **Nahrungsmittelunverträglichkeiten**. Dabei werden die Wächter noch schreckhafter: Vor allem in Zeiten der Pollen (im Frühling) und der Gräser (Spätfrühling bis Frühsommer) sehen die Soldaten auf einmal auch überall im Essen „Pollen und Gräser“. Das bezeichnen wir als **Kreuzallergie** (manche Nahrungsinhaltsstoffe sehen manchen Allergenen ein bisschen ähnlich ...). Ein reiner Pollenallergiker, der den Frühling bisher nur mit Schnupfen erlebt hat, verträgt auf einmal Nüsse, Äpfel, Erdbeeren, Karotten, Sellerie und Soja auch nicht mehr. Aber wenn dann die Nase frei wird und sich die Soldaten für das nächste Jahr erholen, geht es mit all den Lebensmitteln auf einmal auch wieder ...

Für die meisten Symptome der Typ-I-Allergie ist das **Histamin** verantwortlich. Die breite Palette an Beschwerden erklärt sich aus der physiologischen

Verwendung von Histamin. Histamin ist ein biogenes Amin. „Amin" bedeutet „stickstoffhaltige Verbindung". Das griechische Wort *histos* bedeutet „Gewebe". Der Name Histamin will ausdrücken, dass es in fast allen Geweben vorkommt. Biogene Amine entstehen im Körper im Rahmen des Eiweißstoffwechsels und übernehmen eine Funktion im Körper als Hormon (z. B. Noradrenalin) oder als Neurotransmitter (z. B. Dopamin, Serotonin). Als körpereigene Substanz kommt Histamin in hohen Konzentrationen in Zellen der Lunge, Haut, des Magen-Darm-Trakts und des Gehirns vor. Auch findet man Histamin gespeichert in kleinen Bläschen (Vesikeln) in Mastzellen und basophilen Granulozyten, im Rahmen der unspezifischen Immunantwort.

Die Wirkung des Histamins entsteht durch verschiedene Rezeptoren, an denen Histamin andockt. Zunächst muss es aber aus den Zellen freigesetzt werden, was durch sogenannte **Histamin-Liberatoren** geschieht. Eine Form der Histaminfreisetzung haben wir gerade als IgE-vermittelte Allergie vom Sofort-Typ (Typ-I-Allergie) kennengelernt. Histamin-Liberatoren können auch verschiedene Medikamente sein oder auch Lebensmittel. Einmal freigesetzt wirkt Histamin über Histamin-Rezeptoren, von denen bisher vier bekannt sind.

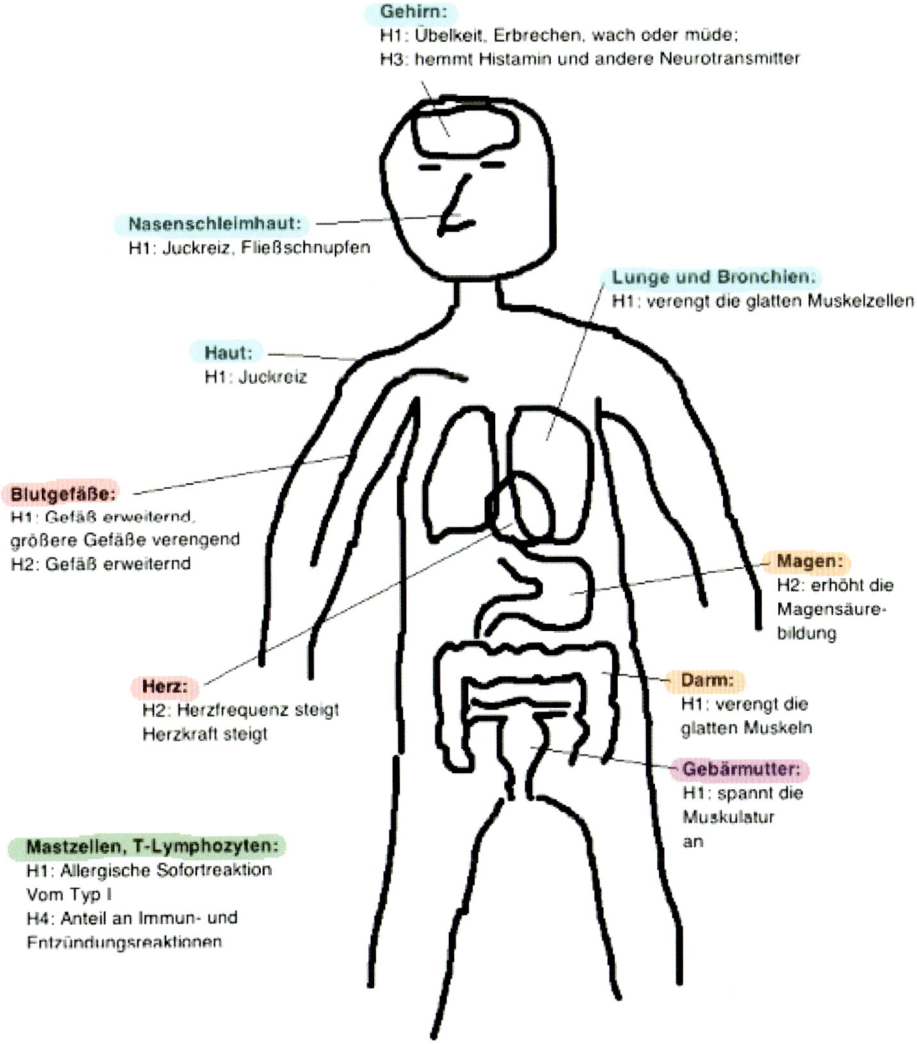

Die typische allergische Sofortreaktion läuft über **H1-Rezeptoren** ab. Mastzellen schütten Histamin und Leukotriene aus. Diese schwimmen zu den H1-Rezeptoren an den glatten Muskelzellen der Bronchien, welche um die Bronchien angeordnet sind, und führen dazu, dass sie sich erschrecken und anspannen, was wir **Bronchokonstriktion** (Bronchienverengung) nennen und der Betroffene als Atemnot erlebt.

Leukotriene wirken in diesem Zusammenhang noch wesentlich stärker als Histamin.

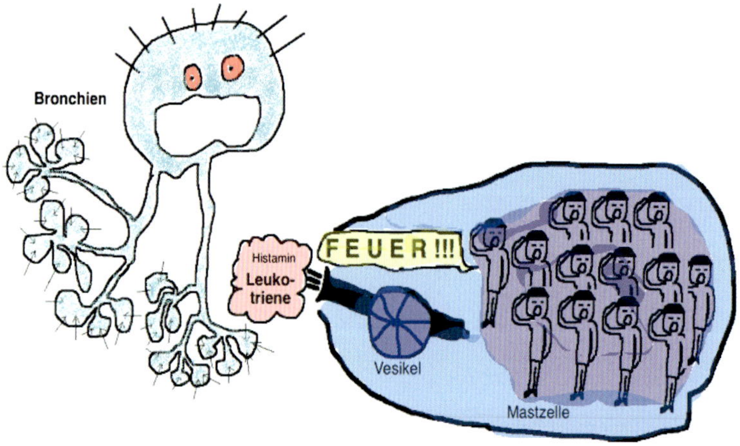

H1-Rezeptoren finden sich auch in der Nasenschleimhaut, was bei der Allergie die rinnende Nase bewirkt, und in der Haut, was den Juckreiz verursacht. Außerdem erweitert Histamin über H1-Rezeptoren kleine Blutgefäße und macht sie durchlässiger für Flüssigkeit, die somit leichter ins Gewebe fließen kann und so Ödeme (Wasseransammlungen) bildet. Das Austreten von Flüssigkeit aus den Gefäßen kann so weit gehen, dass fast kein Druck mehr in den Gefäßen vorhanden ist, was wir als **anaphylaktischen Schock** bezeichnen. Im Schock fällt der Blutdruck so weit ab, dass die Organe des Körpers nicht mehr versorgt werden können, unter anderem das Gehirn, sodass man bewusstlos wird. Dieser Zustand ist lebensbedrohlich und wird vom hoffentlich bereits anwesenden Notarzt durch Zufuhr von Flüssigkeit und Adrenalin (das Stresshormon des Nebennierenmarks, welches unter anderem die Gefäße verengt und wieder dicht macht) beendet und der Kreislauf wird wieder hergestellt.

Während einer allergischen Reaktion kann es auch zu Übelkeit und Erbrechen kommen, verursacht durch Histamin, das an **H1-Rezeptoren** im Gehirn angreift (genauer gesagt im Hypothalamus sowie dem Brechzentrum). Der österreichische Histamin-Forscher Reinhart Jarisch stellte die These auf, dass die Reisekrankheit über Histamin und den H1-Rezeptor im Gehirn vermittelt würde. In einer Versuchsanordnung konnte er bei starkem Wellengang einen deutlichen Histaminanstieg im Plasma nachweisen. Er konnte die Symptome auch weitgehend durch die Gabe von **Vitamin C** stoppen. Vitamin C ist ein natürlicher Gegenspieler von Histamin und begünstigt dessen Abbau.

H2-Rezeptoren finden sich an den kleinen Gefäßen und spielen bei der allergischen Reaktion mit. Sie erweitern die Gefäße und führen zur Rötung des Gesichts (englisch *flush*) sowie zur Verstärkung des Blutdruckabfalls. Sehr wichtig ist die Regulation der **Magensäureproduktion** durch Histamin über H2-Rezeptoren. Am Herzen verursacht die Erregung dieser Rezeptoren einen Anstieg der Herzfrequenz (**positiv chronotrop**) sowie eine Erhöhung der Pumpkraft (**positiv inotrop**).

Die **H3-Rezeptoren** sitzen auf Nervenzellen im Gehirn und dem gesamten Körper. Sie hemmen die Freisetzung verschiedener Neurotransmitter wie des Histamins selbst sowie des Serotonins, Acetylcholins und Noradrenalins und ermöglichen damit eine negative Rückkopplung, eine Art Bremswirkung, wenn es zu heiß hergeht bei den Neuronen. Es dürfte durch H3-Rezeptoren im Gehirn zu einer Beeinflussung der Körpertemperatur, des Schlaf-Wach-Rhythmus, des Blutdrucks und des Hunger-Durst-Gefühls kommen. Insofern stehen sie im Zentrum verschiedenster Forschungen, um neue Medikamente zum Beispiel gegen Morbus Alzheimer, Morbus Parkinson oder ADHS zu entwickeln.

Über den **H4-Rezeptor** wurde erstmals im Jahr 2000 berichtet. Seine genaue Funktion im Körper ist noch unbekannt. Er ist an verschiedenen Immun- und Entzündungsreaktionen beteiligt. Fraglich ist auch seine Rolle bei Brust- und Darmkrebs sowie der Entstehung der rheumatoiden Arthritis.

Sie sehen also, dass Histamin vielfältigste Funktionen im Körper hat und für die „übertriebene Reaktion" der Allergie nur geliehen ist. So ist es für mich verständlich, dass ich in meiner Praxis *überzufällig häufig* das gleichzeitige Auftreten von Magenbeschwerden mit Sodbrennen und Allergien feststelle und aufgrund dessen Magenbeschwerden mit **Antihistaminika** erfolgreich behandle. Dies sind jene Medikamente, welche bei uns als **Antiallergika**, als Mittel gegen Allergie, die meiste Anwendung finden. Antiallergika sind zwar vor allem am **H1-Rezeptor** aktiv, dämpfen aber allgemein die Wirkung des Histamins und können daher auch zum Beispiel bei einer Histaminunverträglichkeit deutliche Besserung bringen.

Der Vorteil: **Sie ersparen dem Körper viel Stress und sind ungefährlich.**

Eine Allergie ist oft unendlich anstrengend für den Körper. Manche meiner Patientinnen und Patienten erleben die **Müdigkeit** und **Erschöpfung** als belastendstes Symptom saisonaler Allergien, also von Allergien im Frühling gegen Pollen und Gräser oder im Herbst gegen Ragweed (beifußblättriges Traubenkraut, lateinisch *ambrosia artemisiifolia*). Sie berichten über schwere Beine und auch seelische Erschöpfung mit Antriebslosigkeit sowie Niedergeschlagenheit bis hin zur Depression, was der Wirkung des Histamins über den H3-

Rezeptor entspricht. Dazu kommen die Wirkungen des Histamins mit Sodbrennen und Herzrasen (über den H2-Rezeptor), vermehrt Kopfschmerzen (eine ganz typische Wirkung des Histamins; denken Sie an Histaminunverträglichkeit: Kopfschmerzen nach dem Konsum von Hartkäse oder Rotwein) sowie leichtes Fieber und Schlafstörung (beides über den H3-Rezeptor). All das kann ein Antihistaminikum beenden. Wenn es um die allergische Schlafstörung geht, hat man gleich den doppelten Vorteil mit dem Antihistaminikum, denn manche gehen regelrecht als Schlafmittel durch (wie zum Beispiel Dibondrin®). Müdigkeit ist auch die markanteste Nebenwirkung der meisten Antihistaminika. Daher empfiehlt sich die Anwendung am Abend.

Eines dürfen wir nicht vergessen: Alle Symptome, die bei der Allergie auftreten und vor allem durch Histamin getriggert werden, wären Teil einer normalen Reaktion unseres Immunsystems auf das Eindringen eines Angreifers von außen. Doch weil an der Allergie sehr leicht der ganze Körper beteiligt ist und das Histamin im Körper nicht nur – wie bei der Wundreaktion – lokal verwendet, sondern über das Blut im ganzen Körper verteilt wird, findet eine **Entzündungsreaktion im ganzen Körper** statt. Also Tumor, Calor, Dolor und Rubor im ganzen Körper, und das ohne wahren Grund. Darum ersparen Sie Ihrem Körper viel Stress, wenn Sie diese Reaktion stoppen, zum Beispiel mit einem einfachen Antihistaminikum wie Desloratadin®, Xyzall®, Dibondrin®, Hismanal®, Clarityn®, Allegra® und noch vielen mehr.

Die Typ-I-Allergie ist die schnellste. Ihre Symptome treten innerhalb von Sekunden bis Minuten auf. **Typ II bis IV** sind die **verzögerten allergischen Reaktionen**.

Die **Typ-II-Allergie**, auch **zytotoxische Überempfindlichkeit** genannt, tritt zum Beispiel bei verschiedenen Medikamenten oder dem Kontakt mit Fremdblut auf. Dabei geht es um eine Überreaktion auf körpereigene Zellen und Strukturen, die auf einmal zum Feind erklärt werden. Nach dem Erstkontakt werden als Antikörper **Immunglobulin M (IgMs)** und **Immunglobulin G (IgGs)** gebildet, um beim Zweitkontakt eine starke Reaktion mit Zellzerstörungen und entsprechenden Kollateralschäden zu verursachen.

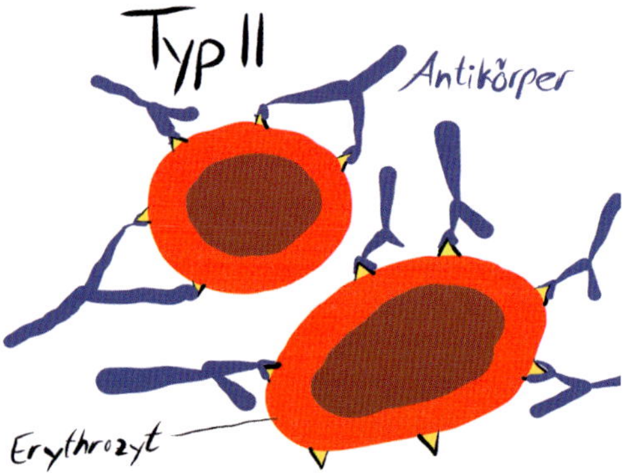

Bei der **Typ-III-Allergie** geht es um eine Überreaktion auf Antigen-Antikörper-Komplexe, die oft durch Immunglobuline (IgG und IgM) vernetzt sind und so eine riesige Kaskade von Reaktionen im Blut und Gewebe (mit Einbeziehung des Komplementsystems, der Gerinnung und der Thrombozyten) auslösen, die sogenannte **Serumkrankheit**. Diese starke Form der Allergie kann auch als Komplikation einer Infektion auftreten, falls das Immunsystem zu schwach war, alle Erreger wegzuräumen, und sich dann übermäßig über die einzelnen noch verbliebenen aufregt, was als Erkrankung dann oft schlimmer sein kann als die ursprüngliche Infektion ...

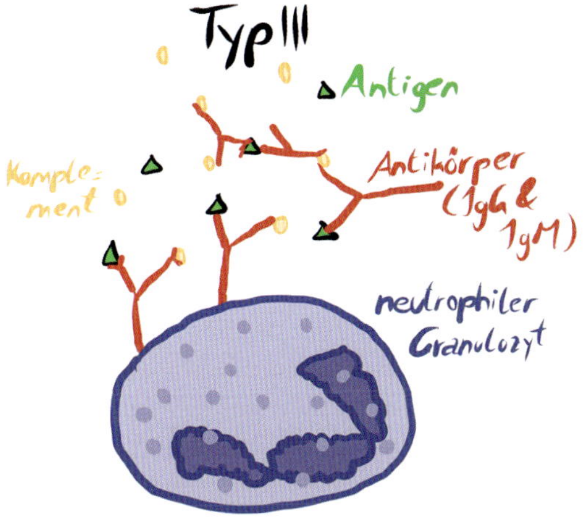

Die **Typ-IV-Allergie** bezeichnen wir auch als „zellvermittelte Überempfindlichkeit", die vor allem bei Überempfindlichkeit gegenüber verschiedenen Bakterien, Viren und Pilzen, vor allem äußerlich bei der **Kontaktdermatitis** (Entzündung der Haut, hauptsächlich durch Kontakt mit Chemikalien wie Chrom und Nickel) und bei der **Organabstoßungsreaktion** nach einer Transplantation vorkommt. Bei dieser Form der Immunreaktion gibt es keine Antikörper, sondern kommt es zu einer starken entzündlichen Reaktion mit vielen Immunzellen, welche durch Botenstoffe (Zytokine) angelockt werden und zu einem Gewebsschaden und einer Art Narbenbildung führen.

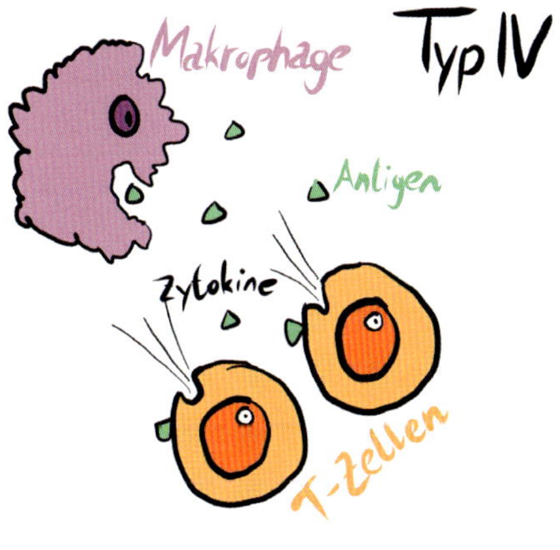

Nach all dem Negativen noch etwas Positives über die Allergien: **Menschen mit Allergien haben ein geringeres Risiko, an bestimmten Krebsarten zu erkranken.** Dabei geht es um Krebsarten wie Dickdarmkrebs, Bauchspeicheldrüsenkrebs, Magen- und Speiseröhrenkrebs. Die Ursache dafür ist noch unbekannt. Aber ob das wohl etwas mit dem Histamin und seiner Funktion im Magen-Darm-Trakt zu tun hat? Die Forschung der Zukunft wird es weisen.

Die große Frage, die sich uns Ärztinnen und Ärzten immer wieder stellt, ist: **Warum nehmen Allergien so dramatisch zu?** Allergien werden bereits als die **Epidemien des 21. Jahrhunderts** bezeichnet. Seit Mitte der 70er Jahre des vorigen Jahrhunderts untersucht man Blutproben auf ihren IgE-Spiegel als Zeichen aktiver Allergien. Dabei kann man feststellen, dass sie pro Jahrzehnt um 4,5 % zunehmen. Heute leidet in Deutschland und Österreich etwa 25 % der Bevölkerung an Allergien. Wissenschaftler befürchten, dass in wenigen Jahrzehnten jeder Mensch an einer Allergie leiden könnte. Dabei gibt es auch zunehmend Todesfälle durch schweres allergisches Asthma und Allergien gegen Bienen- und Wespengift.

Über die **Ursachen** dafür wird viel spekuliert. Tatsächlich dürften diese **multifaktoriell** sein. Damit meint man, dass mehrere Faktoren, die aufeinandertreffen, sich gegenseitig verstärken und gemeinsam die überschießende Reaktion unseres Immunsystems provozieren. Dabei fällt auf, dass die Ursachen zumeist denen des geschwächten Immunsystems entsprechen.

Ein Immunsystem, das Allergien hervorruft, ist ein geschwächtes Immunsystem.

Das Immunsystem, vor allem bei der häufigen Typ-I-Allergie, regt sich so über die mickrigen Allergene auf, dass es sich selbst schwächt. Denken Sie sich nur, wie anstrengend eine allergische Reaktion im gesamten Körper ist, wie müde und abgeschlagen man sich fühlt, genauso wie bei einem grippalen Infekt. Allergiker können oft auch nicht unterscheiden: Ist das jetzt ein Infekt oder bereits die Allergie auf die ersten Pollen im Frühling? Auch klagen Allergiker häufig über eine Infektneigung.

Stellen Sie sich die Allergie zum Beispiel wie einen kleinen Hund vor, der vor einem großen steht, völlig durchdreht und wie von Sinnen bellt, weil er so große Angst vor dem Riesen hat.

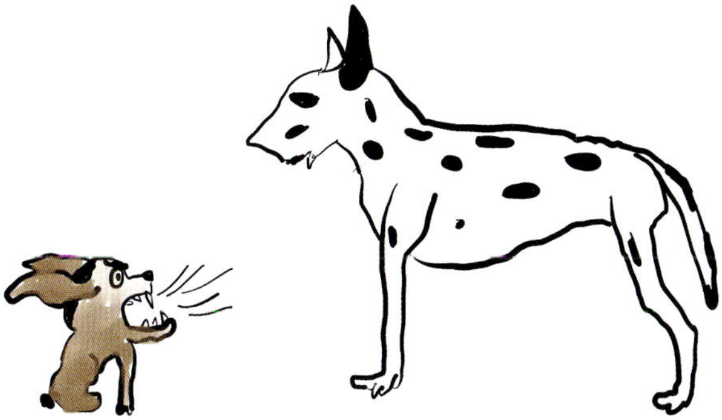

Was ist dann wohl die beste Therapie: Ich nehme den Hund und stelle ihn auf einen Tisch. So kann er den großen Hund von oben betrachten und erkennt auf einmal, wie harmlos der ist, ja sogar liebenswert ...

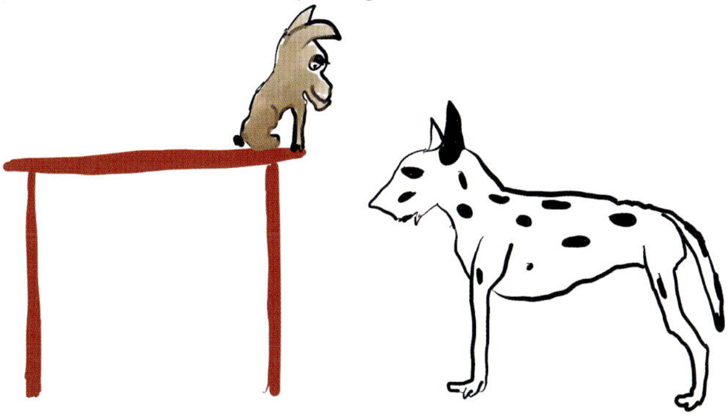

Das wird unsere Therapie: Wir stärken unser Immunsystem und heben es **auf das nächste Level**, das Level eines Tisches, und so kann es ganz entspannt auf körperfremde winzige Unwichtigkeiten (die Allergene) herabblicken, ohne sich aufzuregen. Dann setzen wir dem Immunsystem auch noch eine Brille auf, damit es wieder klarer sieht und nun sogar alle körpereigenen Strukturen als „zu uns gehörig" erkennt, was vorher bei den sogenannten Autoimmunerkrankungen nicht funktioniert hat. Es wurden einfach alle durch die Unschärfe nicht erkannten Strukturen angegriffen. Zu diesen kommen wir gleich.

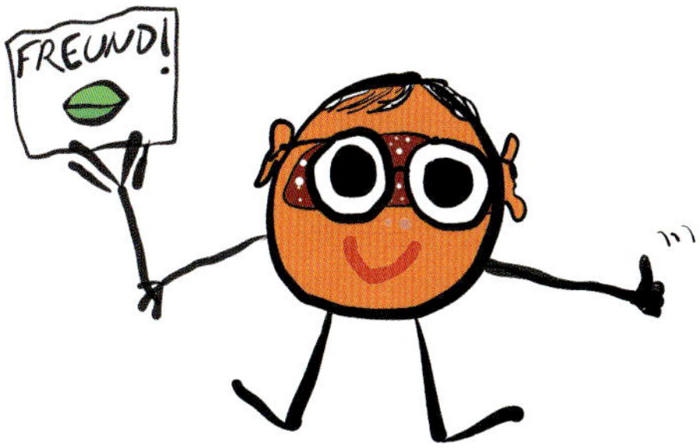

An oberster Stelle der Ursachen für Allergien werden gerne die zunehmende Umweltverschmutzung, genetische Faktoren, Impfungen und Antibiotika genannt. Tatsächlich verändert die zunehmende **Umweltverschmutzung**

unsere Natur und damit auch die Pollen und Gräser, die freigesetzt werden. Die Allergene, die auf unseren Körper treffen, sind dann nicht einfach natürliche Bio-Allergene, sondern chemisch verunstaltete Superallergene, gegen die sich unser Körper noch vehementer wehrt.

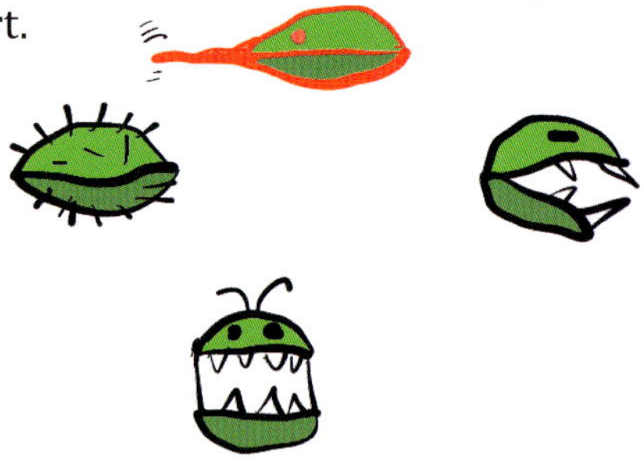

Ebenso verändern Spritzmittel und chemische Düngemittel unsere Lebensmittel, sodass das Immunsystem bei deren Körpereintritt mit einer Allergie warnt, dass das wohl jetzt nicht ernst gemeint sein kann, dies für ein nahrhaftes „Lebens“-mittel zu halten. Genauso wird unsere Lunge durch die Luftverschmutzung belastet. Immunzellen haben alle Hände voll zu tun, um den Dreck, der über die Lunge kommt, nicht in den Körper hineinzulassen. Wen wundert da einmal eine Überreaktion alias Allergie ...

Tatsächlich gibt es auch eine **genetische Veranlagung** für Allergien, was man als **Atopie** bezeichnet, welche aber nur dann ausbrechen wird, wenn mehrere andere Faktoren der Umwelt und des täglichen Lebens dazukommen. Multifaktoriell eben.

Tatsächlich können **Impfungen** einer dieser Faktoren sein. Doch die Impfung selbst ist Teil des Systems, unser Immunsystem zu entlasten. Die gesellschaftliche Entscheidung, unsere Kinder im frühen Kindesalter durchzuimpfen, um ihnen viele zum Teil gefährliche Erkrankungen zu ersparen, ist Teil der Konsequenz, dass die Immunsysteme unserer Kinder weniger **Infekttrockentraining** bekommen.

Ein gesundes Immunsystem muss trainiert werden.

Um keine Angst vor Angriffen zu haben, sollte man spielerisch lernen, mit diesen umzugehen. Darum haben wir als Kinder „Cowboy und Indianer“ gespielt. Auch unser Immunsystem hat früher mithilfe der Kinderkrankheiten „Cowboy und Indianer“ gespielt. Natürlich kann bei dem Spiel etwas passieren. Diese Verletzungen sind das Training des Immunsystems. Die Einstellung unserer Gesellschaft heute heißt aber: **Überbeschützen**. So tun das viele Eltern und lassen ihre Kinder nicht allein unterwegs sein, lassen sie keine potenziell gefährlichen Sportarten ausüben, wie auf einen Baum klettern oder auf einem Rollsplittweg Rad fahren. Sie wollen sie ja beschützen. Aber wie soll man es denn lernen, wie sich das anfühlt, wenn man vom Baum fällt oder mit dem Rad stürzt? Sie kennen den Spruch „Kinder haben einen Schutzengel“. Das stimmt auch. Kinder verletzen sich nicht so leicht wie Erwachsene in vergleichbaren Situationen. Sie sind leichter und die Schwerkraft ist dadurch gnädiger, ihre Knochen sind weicher und verformbarer als bei uns Ausgewachsenen und die Wundheilung ist zumeist sensationell. Man hat herausgefunden, dass die **Zunahme von Ängsten** in unserer Gesellschaft vor allem auf das kindliche und jugendliche Überbeschütztsein zurückzuführen ist.

Ich denke da an meine eigene Kindheit als Asthmatiker. Früher galt für Asthmatiker die Devise: „Nur nicht anstrengen. Er könnte ja ersticken.“ Und was passiert dann? Die Lunge denkt sich: „Ha, damit komm‘ ich durch und muss mich nun nie mehr im Leben anstrengen.“

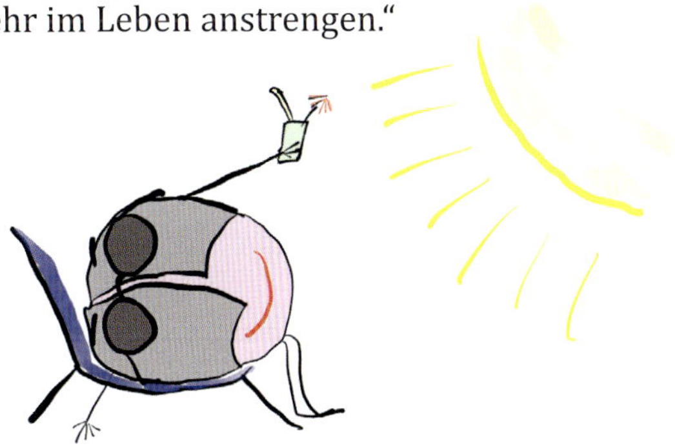

Mitnichten! **Ein schwaches Organ muss trainiert werden.** So auch die Lunge bei Asthmatikern. Darum habe ich später auch Asthmaselbsthilfegruppen beraten: „Bitte bewegt euch! Habt keine Angst vorm Ersticken (habt lieber immer euren Asthmaspray dabei) und bewegt euch täglich. Wichtig dabei ist: Aufwärmen!“ Meine persönliche Erfahrung war, dass eine aufgewärmte Lunge nachher bei der Anstrengung keine Atemnot macht. Was hat das wohl mit der Wärme auf sich? Erinnern Sie sich an die Enzyme in Wärme, aber darüber auch später nochmals.

Beim Immunsystem ist es nicht anders. Es braucht ständiges Training, idealerweise in der Zeit, in der das Immunsystem noch „zur Schule geht“.

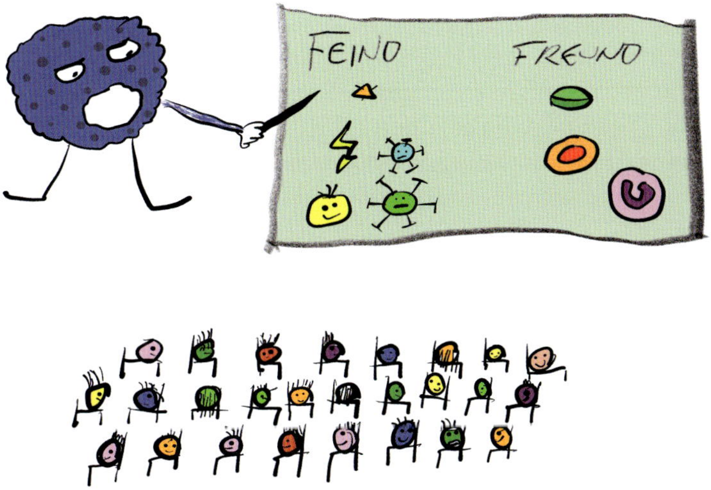

Alles, was dieses Training verhindert, dürfte ein **Cofaktor** (multifaktoriell!) für Allergien sein. Wenn man zum Beispiel leichtfertig bei viralen Infekten **Antibiotika** gibt oder diese als „Fiebersenker" missbraucht (was sie natürlich indirekt können, aber das ist wohl „mit Bomben auf Spatzen schießen"), lernt das Immunsystem: „Ah, ich muss wieder nichts arbeiten. Das Antibiotikum macht eh meine Arbeit ..." Und so entwickelt sich keine Immunität gegen den Krankheitserreger und beim nächsten Infekt führt sich das Immunsystem auf, als hätte es noch nie zum Beispiel einen grippalen Infekt alias Rhinovirus oder Coronavirus gesehen. Vergessen Sie auch nicht, dass Antibiotika unser **Mikrobiom** im Darm und indirekt auch in der Haut (alles ist mit allem verbunden) zerstören. Das Mikrobiom ist eines der drei Hauptteile unseres Immunsystems. Mit einem Antibiotikum werfen Sie eine Bombe hinein. Dies ist sinnvoll, wenn uns irgendjemand mit Bomben bewirft, wir also unter einer spezifischen, virulenten bakteriellen Infektion leiden. Wenn nicht, ist dieser Vernichtungsakt ein rein willkürliches Tötungsdelikt (und sollte durch das Tierschutzgesetz geahndet werden ...). Wenn ein Antibiotikum notwendig ist, sollte es unbedingt durch **Prä- und Probiotika** bei seiner Reise in unsere Gedärme begleitet werden. So lässt sich hoffentlich ein Teil des Schadens vermeiden und gleich wieder gutmachen.

Dasselbe gilt fürs Putzen und **Im-Dreck-Spielen**: Wie sollen Kinder denn in Kontakt mit der **globalen Mikroflora** kommen, wenn sie nicht beim Spielen Erde in den Mund stecken, sich im Stall herumwälzen, in der Wohnung ungereinigte Gegenstände abschlecken und einfach im Dreck herumwühlen? Wenn man alles desinfiziert, tötet man die „Spielgefährten unseres Immunsystems" und hinterlässt sterile chemische Gereiztheit. Vertrauen Sie dem Immunsystem Ihres Kindes und gönnen Sie beiden Dreck! Das Gleiche gilt natürlich auch für Sie. Falls Sie Angst haben, es könnten zu wenige gute Mikroorganismen in Ihrer Wohnung, Ihrem Haus oder Garten vorhanden sein, können Sie ja zum Beispiel Effektive **Mikroorgansmen (EM)** ausprühen ...

Ein ganz wichtiger Auslöser in unserem Multifaktorkonstrukt ist unsere **Lebensweise**, und dabei geht es vor allem um die Trias **Ernährung, Stress und Bewegung**:

- **Ernährung**: Einseitige Ernährung führt zu einer Verarmung des Darmmikrobioms. Sie wissen, ein gesundes Mikrobiom ist bunt und reichhaltig. Ist das nicht so, bekommen all diese Kleinstlebewesen in unserem Verdauungstrakt als Teil unseres Immunsystems viel zu wenig Training (also „überprotektive Ernährung") und es droht eine Überforderung und damit eine Überreaktion. Dann gibt es noch spezielle Lebensmittel, welche den Körper einfach erschöpfen. Dazu später noch mehr.
- **Stress**: Wie Sie gesehen haben, entsprechen viele Allergiesymptome einem **körperlichen Stress**. Das heißt, der Körper läuft nicht im Ruhemo-

dus, sondern strengt sich übermäßig an, was man an einem schnelleren Herzrhythmus, vermehrter seelischer und körperlicher Angespanntheit, vermehrtem Schwitzen, Schlaflosigkeit und Erschöpfung erkennt. Das bei der Allergie vermehrt gebildete Histamin fungiert dabei als eine Art Stresshormon. Wenn man dieses zum Beispiel durch ein konventionelles Antihistaminikum senkt, erspart man dem Körper viel Stress. Die wichtigste Therapie gegen jede Form von Stress ist der folgende Punkt, nämlich Bewegung.

- **Bewegung**: Denken Sie an die Asthmatiker, die man früher geschont hat und heute trainiert. Ein schwaches Organ wie Lunge und Immunsystem muss trainiert werden. Regelmäßiges körperliches Training, und bei der Lunge ist das jede Ausdauersportart, trainiert die Lunge, kräftigt den Körper und stärkt dadurch das Immunsystem. Gleichzeitig baut es Stress ab, aktiviert das Herz-Kreislauf-System, die Verdauung, garantiert also indirekt ein mit Blut, Sauerstoff und Nährstoffen besser versorgtes Immunsystem, und ein starkes Immunsystem regt sich nicht so sehr über Allergene auf.

Ein besonders wichtiger Faktor für die Verfassung unseres Immunsystems ist auch unsere **Psyche**, unsere **Emotionen**. Dabei ist es oft schwer zu sagen, was zuerst da war: die Henne oder das Ei, also zuerst die Psyche mit Ängsten und Trauer oder die Allergie. Tatsache ist, dass Emotionen das Immunsystem beeinflussen, Glück und Freude im positiven Sinne, Angst, Trauer, Wut, Zorn und seelische Überforderung im negativen Sinne.

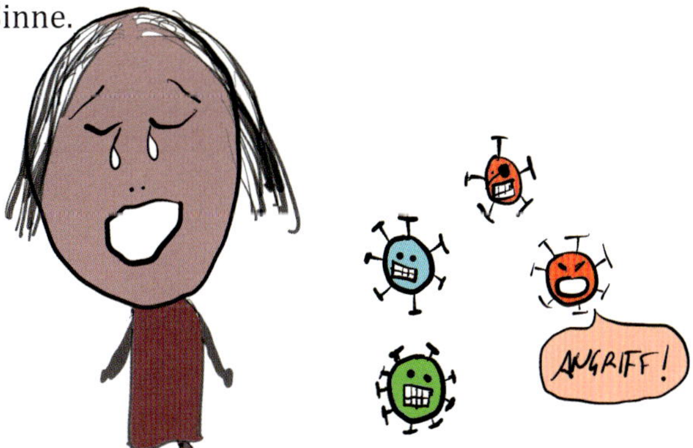

Doch viel von dem, was wir heute als „normal“ ansehen, nämlich täglicher Stress, regelmäßige Überforderung, Ängste, depressive Verstimmtheit sowie ein fehlender Sinn im eigenen Leben, ist einfach nicht normal. Nein, es muss nicht sein, nur weil es vielen so geht. Ja, vielfach fordert die Arbeitswelt Unmenschliches in Bezug auf Leistung und ein Zurückstecken der eigenen Bedürfnisse. Das muss nicht sein, nicht in unserer Gesellschaft und nicht für Sie. Wie oft höre ich in meiner Arztpraxis: „Das ist eben so.“ „Da kann ich nichts ändern.“ „Da bin ich fremdgesteuert.“ „Mir geht es, wie die anderen wollen.“ Ich kann dann als Arzt nur sagen: „Vielleicht ist es so. Aber Ihr Körper hält das so nicht aus. Deshalb macht er ja das Symptom, die Erkrankung. Weil er Ihnen etwas sagen will. Eigentlich schreit er Sie schon an, damit Sie endlich reagieren und endlich etwas ändern. Der Körper ist Teil der Natur, und die Natur ist brutal. Wenn Sie die Lektion nicht verstehen, wird er sich ein neues Symptom, eine neue Erkrankung suchen, aber dann vielleicht nicht mehr etwas so Harmloses wie häufigen Schnupfen oder eine Allergie ..."

Das ist meine persönliche Erfahrung aus meiner Arztpraxis. Aus langjähriger Erfahrung kann ich Ihnen sagen: Alles geht. Alles lässt sich verändern. Wichtig ist, dass es Ihnen gut geht, dass Sie gesund sind! Die Gesundheit sollte immer vorgehen, da sie die Voraussetzung ist für ein glückliches Leben.

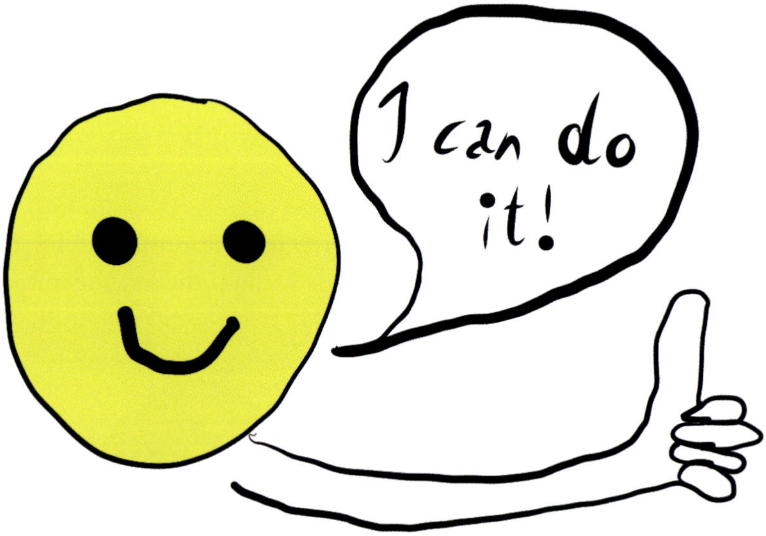

Autoimmunerkrankungen

Das Immunsystem ruft **Entzündungsreaktionen** hervor (Sie erinnern sich: Rubor, Calor, Dolor, Tumor), um Angreifer daran zu hindern, in den Körper einzudringen. Wenn dieser Angreifer ein Mikroorganismus, also ein Bakterium, Virus, Pilz oder Einzeller ist, spricht man von einer **Infektion**. Die **Wundheilung** ist Teil der Entzündungsreaktion. Sie geht meist mit einer Infektion einher. Die **Allergie** macht eine Entzündungsreaktion **ohne Infektion**. Doch auch sie möchte etwas loswerden, ein Antigen, das man aber als Antigen nicht wirklich ernst nehmen kann, also nennen wir es **Allergen**. Die **Autoimmunerkrankung** ist nun eine Reaktion des Immunsystems mit einer Entzündungsreaktion ohne Infektion, ohne Allergen und mit meist einer ausgeprägten Wundheilung. Die Wunden fügt sich der Körper selbst zu. In Ermangelung eines Feindes erklärt der Körper einfach sich selbst zum Feind. Körpereigene Zellen und Strukturen – wie verschiedene Eiweiße, Kohlenhydrate oder Glykolipide, alles Stoffe, die oft als Erkennungsmerkmale an der Oberfläche von Zellen dienen – werden auf einmal nicht als „eigen“ erkannt, sondern als „fremd“ markiert. Dies ist ein Akt der Selbstzerstörung, der Aggression, weshalb man diese Krankheitsgruppe auch als **Autoaggressionserkrankungen** bezeichnet, was auch bereits einen Hinweis auf die Zusammenhänge zwischen Immunsystem und Gefühlen (vor allem negative) liefert.

Bei den Allergien steht die Entzündungsreaktion im Vordergrund, die meist ohne bleibenden Schaden abheilt, was man **Restitutio ad integrum** (aus dem Lateinischen, „Wiederherstellung der Unversehrtheit“) nennt. Bei den Autoimmunerkrankungen hingegen steht meist die Wundheilungsreaktion mit vermehrter Narbenbildung im Vordergrund. Dies bezeichnet man als **Defektheilung** (lateinisch *reparatio*), wobei nach der durchlaufenen Entzündungs- und Wundheilungsreaktion nicht die volle Funktionsfähigkeit bestimmter Strukturen und Organe, die von der Entzündung betroffen waren, wiederhergestellt wird.

Ein Beispiel dafür ist die **Multiple Sklerose** (**Encephalomyelitis disseminata**, lateinisch für „verteilte Entzündung von Gehirn und Rückenmark“), bei der es entweder schubhaft oder chronisch progredient (lateinisch für „fortschreitend“) zu einem Fortschreiten der Erkrankung kommt. Jeder einzelne Entzündungsschub heilt mit einer **Narbenbildung** ab. Da die Narbe aber kein guter Gewebsersatz für Gehirnzellen ist, bleiben nach jedem Schub mehr Symptome übrig.

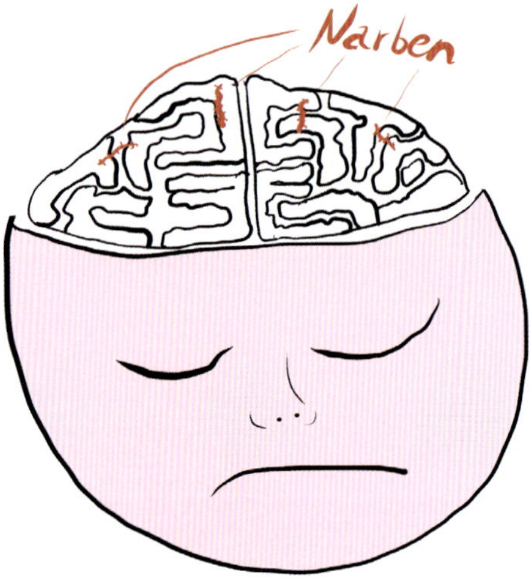

Eine derzeit sehr häufige Autoimmunerkrankung ist **Hashimoto-Thyreoiditis**. Dabei kommt es zu einer Entzündung der Schilddrüse, in der man dann meist die verschiedenen Stadien der Erkrankung nebeneinander sieht: normales Schilddrüsengewebe, eine floride („blühende") Entzündung und daneben das Abheilungsstadium der Entzündung, also Narben und Zysten. Zysten sind flüssigkeitsgefüllte Hohlräume, die zum Beispiel als Reparatur nach einer Einblutung ins Gewebe übrigbleiben, und Flüssigkeitsansammlungen nach Entzündungen.

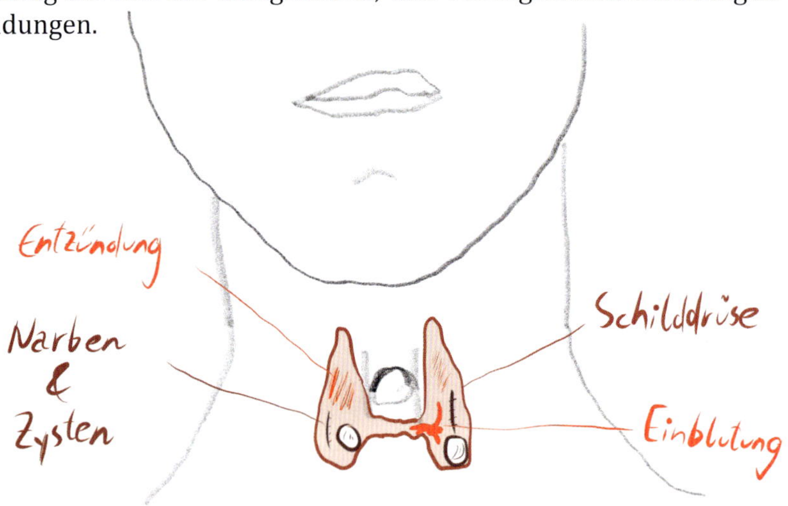

Meist wird Hashimoto-Thyreoiditis nicht ernst genommen, weil der durch die Entzündung entstandene Schaden, nämlich kaputtes Schilddrüsengewebe mit verminderter Schilddrüsenhormonproduktion, leicht durch eine Tablette, also ein synthetisches Schilddrüsenhormon, „behoben" werden kann. Doch die Blutwerte sprechen eine andere Sprache: Neben den Schilddrüsenhormonen T3, T4 und TSH, die meist gut durch eine Tablette normalisiert werden können, sind die Spiegel sogenannter **Autoantikörper** gegen verschiedenste Strukturen der Schilddrüse deutlich erhöht. TSH ist das Hormon, das die Hirnanhangsdrüse, die Hypophyse, ins Blut freisetzt, um die Schilddrüse zur Produktion zu motivieren. Diese erhöhten Spiegel zeigen, dass das

Immunsystem sehr aktiv ist und ständig neue Immunglobuline produziert. Das ist, als ob man sagen würde: Der Krieg im Nachbarort betrifft uns nicht, denn die Waren, die wir von dort bekommen, können wir auch von einem anderen Ort (nämlich aus der Chemiefabrik) beziehen ...

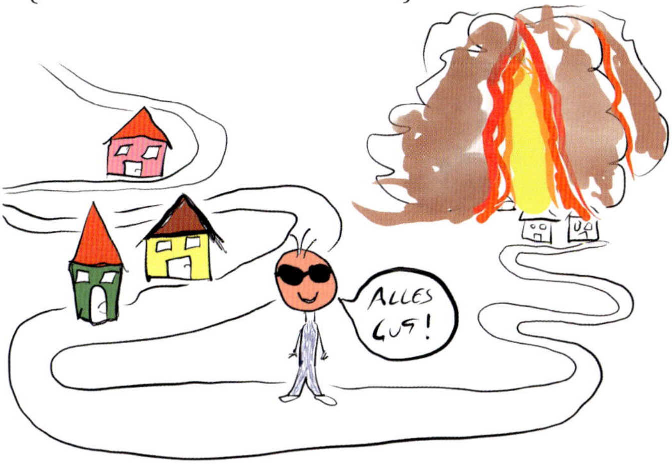

Wenn Sie sich aber nun den Zustand Ihres Immunsystems vorstellen, nach all dem, was Sie nun schon wissen, müssen Sie fast schreien: „Hallo, geht's noch ...?!"

Jede Autoimmunerkrankung ist eine **Systemerkrankung**. Das heißt, dass der ganze Körper betroffen ist. Die Rechnung zahlt meist das schwächste Glied in der Kette, und das ist im Falle von Hashimoto-Thyreoiditis die Schilddrüse. Vergleichbar mit der Allergie, ist bei einer Autoimmunerkrankung der ganze Körper in einer Art Alarmbereitschaft und ständig unter Stress. Mit Stress ist es wie mit Hitze und Kälte: Wenn man viel Hitze in sich hat, setzt man sich nicht freiwillig in die Sauna. Wenn einem hingegen ständig kalt ist, geht man nicht im T-Shirt im Schnee spazieren.

Wenn man durch eine Krankheit schon viel Stress in sich hat, sollte man sich nicht zusätzlich in seinem Leben, im Alltag, in der Arbeit oder zu Hause Stress aussetzen.

Komischerweise versteht man das bei Hitze und Kälte sehr gut. Aber bei Stress? Wie fühlen Sie sich denn, wenn Sie viel Stress haben, wenn jeder etwas von Ihnen will, und das gleichzeitig und sofort? Angespannt? Wütend? Aggressiv? Spüren Sie dann die Hitze, die in Ihnen aufsteigt, den schnellen Herzschlag, die flache, schnelle Atmung, das vermehrte Schwitzen? All diese körperlichen Reaktionen entsprechen einem uralten Reaktionsmuster der Evolution, mit dem Ziel, entweder zu kämpfen oder wegzulaufen. **„Fight or Flight."** – Kampf oder Flucht. All das passiert in Ihnen, wenn Sie vor einem Löwen stehen ...

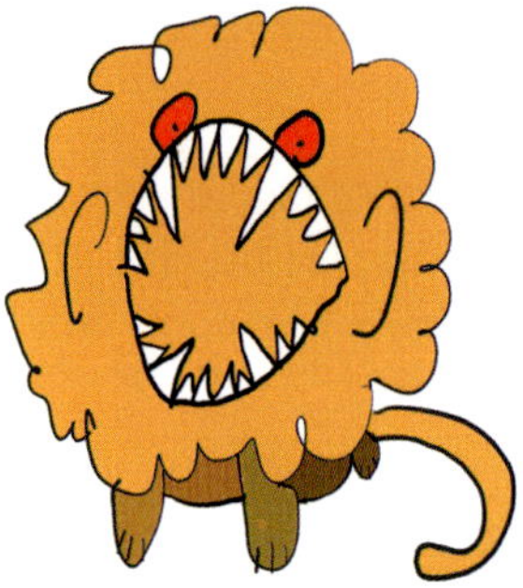

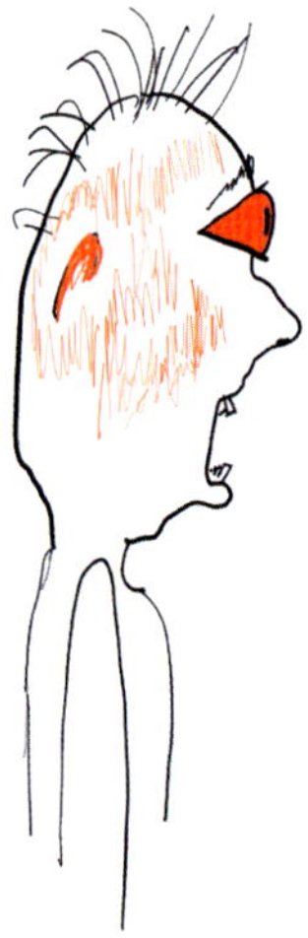

Die Autoimmunerkrankung ist eine nicht ausgelebte „Fight or Flight"-Reaktion!

Da Sie weder flüchten noch kämpfen, all die Hormone für diese komplexe Reaktion – wie all die Stresshormone Adrenalin, Noradrenalin, dann das Ihnen etwas vortäuschende Hormon Serotonin („du bist der Stärkste") und auch Cortisol, also das körpereigene Cortison – nun schon einmal da sind, kämpft der Körper in Ermangelung eines Feindes eben gegen ganz harmlose Strukturen seiner selbst.

Wichtig ist, zu verstehen, dass die Autoimmunerkrankung mit ihren Symptomen nur die sprichwörtliche Spitze des Eisbergs ist. Salopp formuliert, geht's

dahinter im Körper und im Immunsystem so richtig ab ...

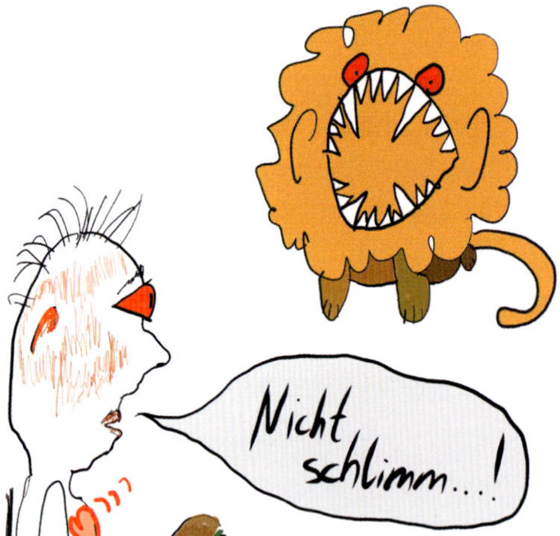

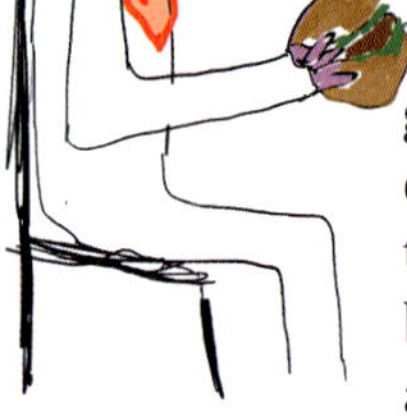

Das kommt dabei heraus, wenn wir eine Umgebung erschaffen, die aus Stress gebaut ist. Stress durch unseren Lebensstil, durch den Druck, den wir in der Arbeit und zu Hause haben, Stress durch Zeitmangel, durch die Strukturiertheit unseres Alltags, durch die Geschwindigkeit unseres ganzen Lebens, Stress schon bei unseren Kindern, weil wir ihnen unseren Lebensstil aufzwingen, Stress durch unsere Ernährung, durch das schnelle und nicht gekaute, kalte Essen und die neuerschaffenen Lebensmittel, Stress, weil wir das Mikrobiom in unserem Lebensraum mit Chemie und Reinigung zerstören und dadurch unser eigenes Mikrobiom verarmen lassen, wodurch ein Drittel unseres Immunsystems lahmt, Stress, weil wir keine Zeit haben, unsere wahren Gefühle, Träume, Vorstellungen zu leben, Stress, weil wir oft mehr überleben als wirklich leben ...

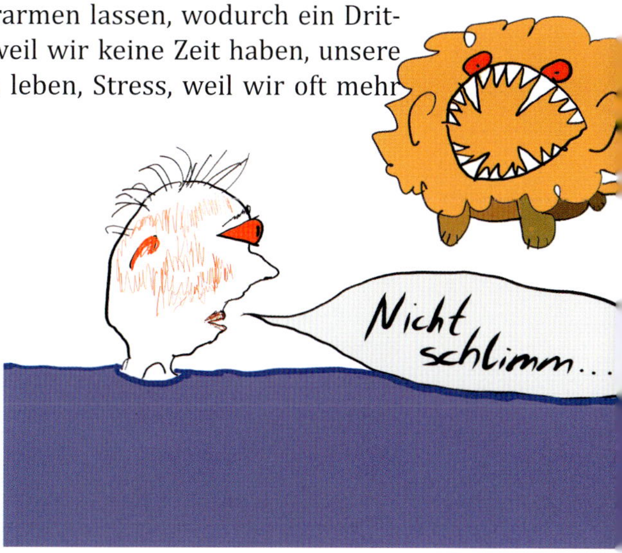

Ich nehme jetzt einen Faktor von diesen vielen heraus und erkläre Ihnen anhand der **Zöliakie**, der **Mutter aller Autoimmunerkrankungen**, was ich meine. Zöliakie ist die schwerste Form der Glutenunverträglichkeit. Sie demonstriert eindringlich, was Weizen und Glutene anrichten können.

Glutene sind die alleinigen Auslöser dieser Autoimmunerkrankung. Lässt man sie weg, heilt die Erkrankung aus. Das macht sie so besonders im Vergleich zu anderen Autoimmunerkrankungen. Das, was alles im Körper geschieht, solange man Gluten zu sich nimmt, entspricht aber genau diesen anderen Autoimmunerkrankungen.

Man schätzt, dass etwa ein Prozent der westlichen Bevölkerung an Zöliakie erkrankt ist, wobei 98 % davon nichts von ihrer Erkrankung wissen. Aus Studien geht hervor, dass die Zöliakie sich seit 1948 vervierfacht hat. Sie tritt somit viermal so häufig auf wie noch vor etwa 70 Jahren!

Eine britische Studie zeigt, dass Zöliakiepatienten um 30 % häufiger Krebs bekommen als die Normalbevölkerung. Eine weitere Studie zeigt, dass bei ihnen um 30 % mehr Karzinome im Verdauungstrakt vorkommen. Eine Langzeitbeobachtung von 29.000 Patienten mit Zöliakie (und zwar jener Form, die keine Dünndarmveränderungen zeigt, sondern nur durch Antikörpertests im Blut nachweisbar ist) über acht Jahre brachte zutage, dass es ein um 30–49 % höheres Risiko gibt, an Krebs, Herzgefäßerkrankungen oder Atemwegserkrankungen zu sterben. Weiters haben Menschen mit Antikörpern gegen Gluten auch ohne Erkrankung im Darm ein 40-mal gehäuftes Risiko für ein Non-Hodgkin-Lymphom, ein 77-mal so hohes Risiko für ein Lymphom und ein 22-mal so hohes Risiko für Mund-, Rachen- und Speiseröhrenkrebs. Dieses Risiko sinkt aber auf null, wenn man sich fünf Jahre glutenfrei ernährt!

Nur zwei Prozent der Zöliakiepatienten wissen von ihrer Erkrankung. Eine glutenfreie Ernährung würde sie gegen viele Krebsarten und andere Erkrankungen schützen. Wir sind immer noch am Anfang mit unserem Wissen, welche Kaskade Weizen (mit seinen anderen Proteinfraktionen) und Gluten in gesunden Menschen auslösen können. Gluten ist noch ein relativ junges Forschungsgebiet und die Erkrankungen und Störungen, die sich durch seinen Konsum ergeben, sind noch nicht einheitlich benannt.

Im Februar 2012 gab es die erste internationale Konsens-Konferenz über glutenbedingte Gesundheitsstörungen, unter dem Vorsitz der führenden Glutenforscher Prof. Dr. Alessio Fasano, Prof. Carlo Catassi und Dr. Anna Sapone. Bei dieser Konferenz wurde für folgende Klassifikation – die sich, wenn ich die Literatur durchforste, noch nicht einheitlich durchgesetzt hat – der Vorschlag gebracht: Mittels Tests kann eine Weizenallergie festgestellt werden, mittels Antikörpernachweis und gegebenenfalls Dünndarmbiopsie (Probenentnahme aus der Schleimhaut des Dünndarms) eine Zöliakie. Dann kann man sich noch die genetischen Marker ansehen, die **HLA-Gene** (HLA steht für *Humanes Leukozytenantigen-System*, menschliche Gene, welche für das Immunsystem wichtig sind), um Zöliakie diagnostizieren zu können.

Treten jedoch bei einem Menschen durch den Kontakt mit Gluten Symptome auf, die dann wieder verschwinden, wenn man Gluten weglässt, findet man weder Antikörper gegen Gliadin im Blut noch die für die Zöliakie typischen HLA-Gene (**DQ2** und **DQ8**) und sieht dann auch die Biopsie des Dünndarms vollkommen normal aus, handelt es sich um eine **Glutensensitivität (Glutenempfindlichkeit)**.

Wenn man sich als Arzt an die Vorgaben der **Evidence Based Medicine (EBM)** hält, durchwandert der Patient all diese Untersuchungen, bis das „Ding" diagnostiziert und endlich auch eine Therapie vorgeschlagen werden kann. Die EBM ist jene Form unserer westlichen Medizin, die Medizin nur dann anwendet, wenn es Beweise für die Wirksamkeit gibt, wobei diese Beweise klar definiert durch Studien erbracht werden müssen.

Dazu möchte ich Ihnen von einem kleinen, vierjährigen Mädchen erzählen – nennen wir sie A. Die Mutter kam vor etwa vier Jahren mit ihrer Tochter zu mir, weil A ein massiv geschwollenes linkes Knie hatte und im Blut deutlich erhöhte Rheumawerte. Schulmedizinisch liegt also eine sogenannte Monarthritis (Gelenkentzündung) aus dem rheumatischen Formenkreis vor. Dieser Formenkreis gehört wieder zu den Autoimmunerkrankungen, da der Körper Antikörper gegen verschiedenste Bindegewebs- und Gelenksteile bildet und dadurch eine Entzündung auslöst. Die Schulmedizin schlägt hier vor, das Immunsystem zu unterdrücken, was bei einem vierjährigen Mädchen viele Komplikationen verursachen kann. Wir entschieden uns daher, zunächst

„alles Alternative“ (also alle Möglichkeiten außerhalb der Immununterdrückung) zu probieren, bevor wir einen schulmedizinischen Weg einschlagen würden. Daher ging ich als **TCM-Arzt** an die Sache heran. Nach der chinesischen Untersuchung (Puls und Zunge) hatte A eine Verdauungsstörung mit Schleim und Feuchtigkeit. Ich habe daher chinesische Arzneien verordnet, die die Arbeit des Verdauungsapparates unterstützen sollten, um die Feuchtigkeit und den Schleim aufzulösen, dann noch mit dem Laser akupunktiert sowie der Mutter eine Ernährungsberatung gegeben, wie man „lieb zum Verdauungsapparat, also lieb zur **Mitte** ist“. Die Schwellung des Knies wurde auch langsam besser, aber sie verschwand nicht ganz. Zumindest war die Immunsuppression (Immununterdrückung) einmal vom Tisch. Zunge und Puls zeigten unverändert Schleim und Feuchtigkeit, was so viel bedeutet wie dass der Körper „irgendetwas nicht verdauen“ konnte. Die Mutter war zu allem bereit, damit es A besser ginge. Also ließen wir das Gluten ganz aus der Nahrung weg. Siehe da, innerhalb von ein paar Wochen war das linke Knie wieder vollkommen normal und auch Puls und Zunge zeigten keine Feuchtigkeit mehr an. Die Schwester von A, die bei den Kontrollen auch dabei war, hatte zu diesem Zeitpunkt dann viel mehr Schleim und Feuchtigkeit als A, obwohl sie keine Beschwerden hatte. Also empfahl ich der Mutter: „Am besten ernährt sich die ganze Familie glutenfrei, dann brauchen Sie auch nur einmal zu kochen ...“ Die Mutter berichtete mir auch, dass A jedes Mal, wenn sie auch nur ganz wenig Gluten zu sich nahm, sofort weinerlich und sehr angespannt war.

Was war die Reaktion der Schulmedizin auf die wundersame Heilung von A? „Wir müssen unter Vollnarkose eine Dünndarmspiegelung (bei der ein biegsames Rohr bis in den Dünndarm vorgeschoben wird) machen, um eine Probe aus dem Dünndarm zu entnehmen, da die Blutabnahme keine Antikörper für Gliadin gezeigt hat. Vor der Dünndarmspiegelung müsse A aber zwei Wochen lang wieder viel Gluten zu sich nehmen, damit sich der Dünndarm wieder entzünden könnte, um den Beweis zu haben.“ Die Mutter hatte schon entschieden. Sie würde ihre Tochter doch keiner Vollnarkose aussetzen und vor allem ihr nicht wieder Gluten geben, das auf alle Fälle der Verursacher der Beschwerden von A war, das sehe ja ein Blinder.

Und eigentlich ist es doch vollkommen egal, wie man das Tier nennt, das die Tochter belastet: Zöliakie oder Glutensensitivität, oder?! Wie hätten Sie entschieden? Für Studien, medizinische Artikel und Bücher ist es natürlich herrlich, wenn ich all meine Diagnosen *evidence based* präsentieren kann. Aber für die Heilung ist es oft irrelevant. Die Beweise für die Evidence Based Medicine müssen Studien erbringen. Studien kosten sehr viel Geld. Da sind schnell einmal ein bis zwei Millionen Euro weg.

Wer würde dieses Geld ausgeben, um zum Beispiel zu beweisen, dass Löwenzahn (lateinisch *Taraxacum*), den Sie alle als „Pusteblume“ von Spaziergängen und als „Unkraut“ in Ihrem Garten kennen, Leberwerte verbessert?

Wenn man Löwenzahnblätter zusammen mit den Wurzeln abkocht und zu sich nimmt, ist er ein sehr effektives Mittel, um die Leberfunktion zu unterstützen, Blutfette zu senken und Leberwerte zu verbessern. Das ist eine Tatsache, millionenfach erprobt, aber nicht *evidence based*. Und warum nicht? Weil keiner bereit ist, eine Studie zu bezahlen für ein Mittel, das jeder in seinem Garten findet oder beim Spaziergehen ausreißen kann. Frisch ist er nun einmal viel besser als getrocknet oder eingekapselt. Und wenn man daran nicht verdient, warum sollte man daher investieren? Ärzte, die sich streng an die Regeln der EBM halten, sagen also, dass Löwenzahn nichts bringt, weil es „ja nicht bewiesen ist" ...

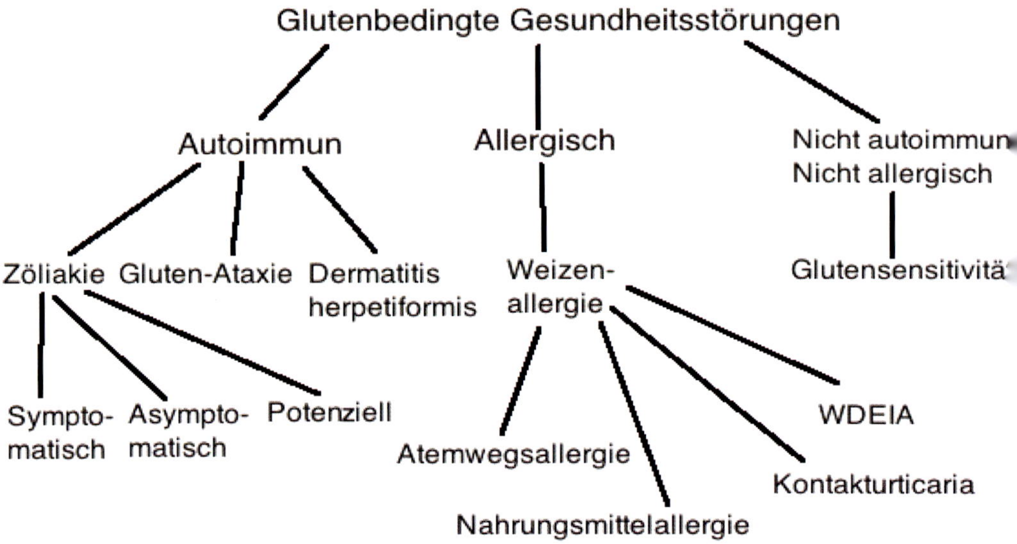

Das **Gliadin** aus dem Weizen zusammen mit dem **Secalin** aus dem Roggen und dem **Hordein** in der Gerste sind die einzigen Eiweiße, die wir Menschen nicht verdauen können.

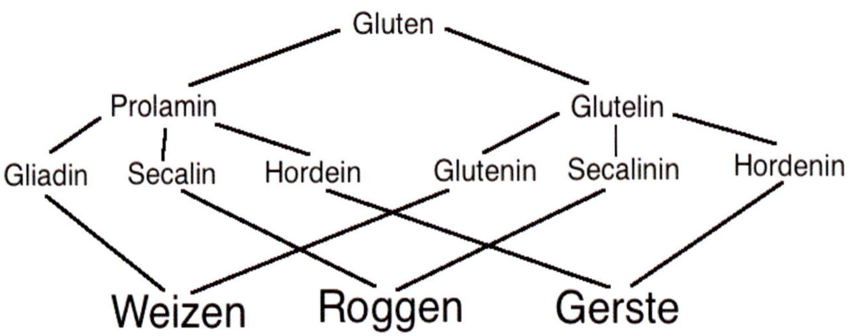

Denken Sie an einen Maiskolben, den Sie abnagen: Am nächsten Tag finden Sie die Maiskörner in Ihrem Stuhl wieder. Aber es passiert nichts. Die Maiskörner interessieren den Dickdarm offenbar gar nicht, darum kommen sie unten wieder heraus, und kein Schaden ist passiert. Bei Gliadin ist das genauso wie bei den Maiskörnern, aber es passiert etwas. Ein großer Teil wird nicht regulär im Dünndarm zerlegt und als einzelne Aminosäuren in den Blutkreislauf übergeführt, aufgenommen, sondern richtet in der Darmwand Schaden an, und ein Teil schwimmt weiter in den Dickdarm. Dadurch kann eine Kaskade an Reaktionen, an denen das Immunsystem beteiligt ist, im Darm und in der Folge im gesamten Körper ausgelöst werden, mit dem Effekt, dass verschiedenste Erkrankungen auftreten, die wir bisher nicht in Verbindung gebracht haben mit Gluten.

Bei der **Eiweißverdauung** werden die Eiweiße

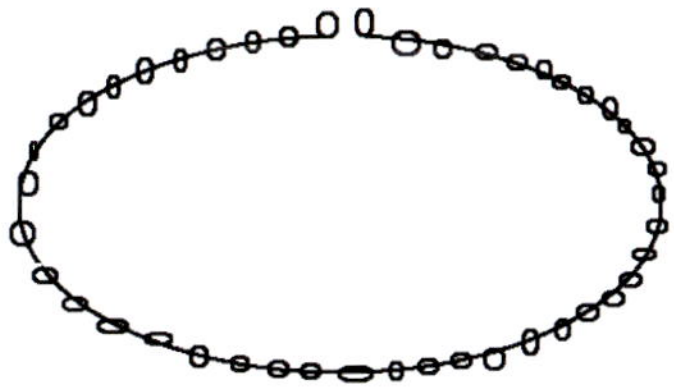

durch Enzyme im Dünndarmlumen in kleinere Gruppen von Peptiden, kürzere Ketten von Aminosäuren, aus denen alle Eiweiße bestehen, zerlegt.

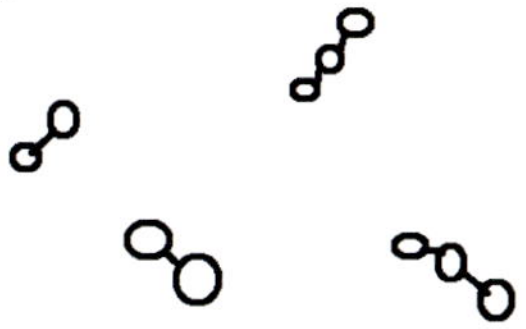

Diese werden in den Darmzellen (Enterozyten) aufgenommen und dort durch Enzyme in einzelne Aminosäuren zerlegt. Das, was dann schließlich aus den Enterozyten herauskommt und ins Blut gelangt, sind nur mehr einzelne Aminosäuren.

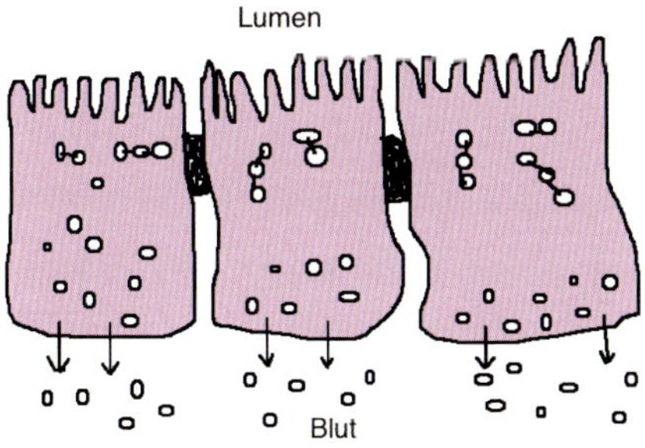

Bei Gliadin (und Sekalin, Hordein sowie ein bisschen auch bei Glutenin) ist das anders. Die Enzyme schaffen es nicht, die Proteinketten vollständig zu zerlegen, bei keinem von uns, und es bleiben längere Ketten, **Peptidketten**, übrig.

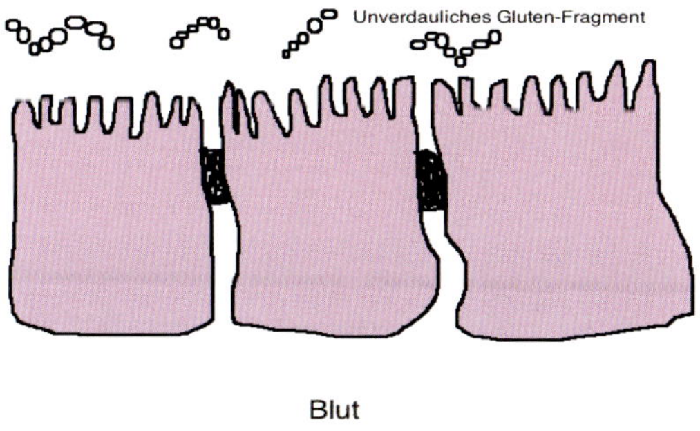

Nur, was passiert mit diesen unverdaulichen „Gluten-Fragmenten“? Bei Neugeborenen gibt es noch einen zusätzlichen Transportweg für Eiweiße: bis etwa zum sechsten Lebensmonat können sie mithilfe der **Transzytose** komplette Proteine aufnehmen. Das ist wichtig, weil das Neugeborene noch ein sehr unreifes eigenes Immunsystem hat und die Antikörper der Mutter, welche über die Muttermilch in sein Darmlumen gelangen, benötigt, um sich gegen Antigene, also Eindringlinge von außen (wie Bakterien und Viren) schützen zu können. Dabei füllen die Darmzellen im Bürstensaum, also in den Zotten, das ganze Eiweiß in ein Bläschen ein, und dieses wandert in der Zelle auf die andere Seite, um dann unversehrt in das Blut hineinschwimmen zu können.

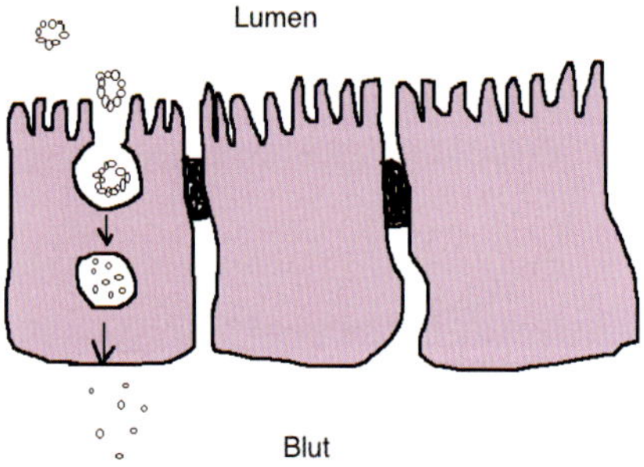

Dieser Transportweg wird nach dem sechsten Lebensmonat vollständig geschlossen. Bei Erwachsenen kommt ein vergleichbarer Transport nur in ganz geringem Ausmaß durch **Endozytose** vor. Dabei passiert genau das Gleiche wie gerade beschrieben, nur dass die Eiweiße zu 90 % in der Zelle vollständig zerlegt werden.

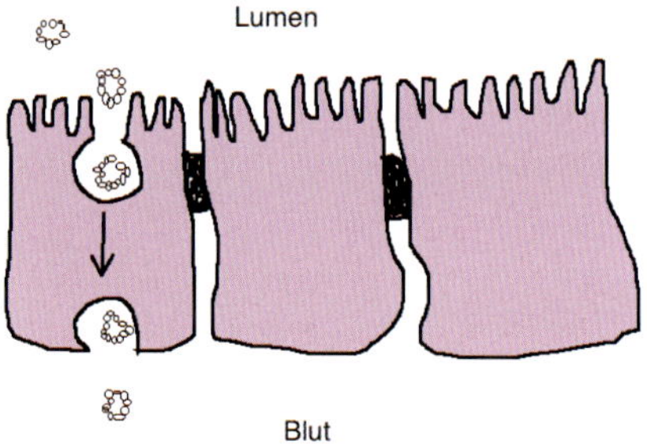

Einen Spezialfall stellen die **M-Zellen** dar. „M“ steht für das englische Wort *microfold*, „kleine Falte“. Die M-Zellen sitzen in den kleinen Falten der Darmschleimhaut über den **Peyer-Plaques**. Diese kann man sich wie in die Darmwand eingebaute Lymphknoten vorstellen. Sie sind Teil des Immunsystems und versammeln all jene Zellen, die für die Immunabwehr im Darm notwendig sind. Die M-Zellen sitzen darüber und haben ein spezielles Organ, um den Immunzellen der Peyer-Plaques die Eiweiße im Ganzen mithilfe der **Endozytose** (mit Hilfe der Bläschen, welche die Eiweiße umschließen) vorzustellen.

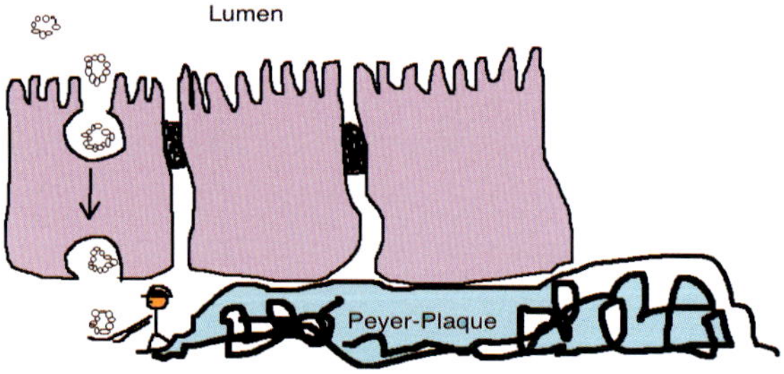

Der Vorgang erinnert an die Transzytose des Säuglings. Beim diesem kommen Antikörper auf diese Art unversehrt ins Säuglingsblut, um das noch unreife Immunsystem mit den Antikörpern der Mutter zu unterstützen. Die Endozytose der M-Zellen dient zum Aufbau des funktionierenden Immunsystems. Die Immunzellen müssen entscheiden, ob Freund oder Feind. Wird den Immunzellen zum Beispiel ein Eiweiß einer Bakterienwand präsentiert, sieht diese im „Lexikon der Peyer-Plaques" nach, erkennt es als Feind und schickt die Armee des Immunsystems los. Außerdem erfolgt ein Eintrag in diesem „Lexikon", um beim nächsten Kontakt zu wissen, wie man vorgehen soll. Auch unsere unverdaulichen Gluten-Fragmente können auf diesem Weg dem Immunsystem präsentiert werden. Durch ihre Ähnlichkeit mit Bakterien werden sie als Feind eingestuft und als solche bekämpft (dazu später mehr).

Alle Eiweiße setzen sich aus 21 Aminosäuren zusammen. Acht von ihnen sind **essenziell**, das heißt, diese kann der Körper nicht selbst herstellen, sondern muss sie mithilfe der Nahrung zuführen: Valin, Leucin, Isoleucin, Lysin, Methionin, Phenylalanin, Threonin und Tryptophan. Gluten ist kein besonders wertvolles Eiweiß, da es sehr wenig Lysin enthält. Der Körper kann nur dann wieder vollständige Eiweißkörper zusammenbauen, wenn er alle 21 Aminosäuren hat. Fehlt nur eine einzige, ruht die Eiweißproduktion im Körper.

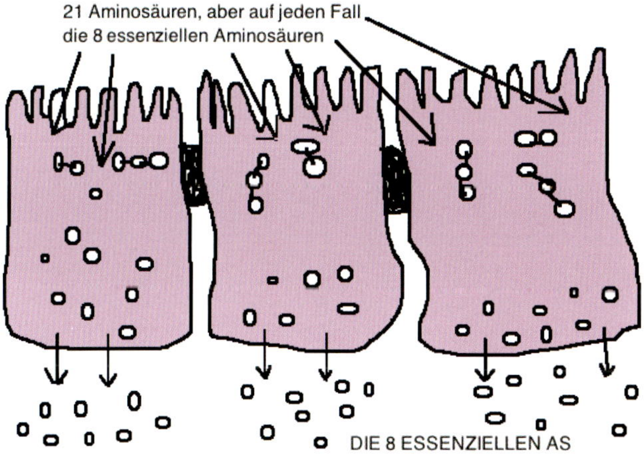

Die Nahrung muss also mindestens diese acht essenziellen Aminosäuren bereitstellen. Wenn man sich von vielen tierischen Produkten ernährt, hat der Körper höchstwahrscheinlich ausreichend essenzielle Aminosäuren zur Verfügung. Bei pflanzlicher Nahrung sieht das etwas anders aus. Je nach Pflanze fehlt immer wieder eine essenzielle Aminosäure, aber immer eine andere. Wer sich also rein pflanzlich ernähren möchte, was auch sehr gesund ist, sollte sich abwechslungsreich ernähren. Veganen Menschen, die also ausschließlich pflanzliche Produkte zu sich nehmen, empfehle ich, bei den drei Hauptmahlzeiten des Tages jeweils eine andere Eiweißquelle zu wählen: zum Beispiel Hafer in der Früh (als warmer Frühstücksbrei), Bohnen zu Mittag und Pilze am Abend. Am nächsten Tag variiert man dann weiter. So kommt man sicher zu seinen acht essenziellen Aminosäuren, der Körper kann fleißig Proteine aufbauen und Sie halten auch noch Ihren Speiseplan variantenreich. Gluten wäre also eines dieser pflanzlichen Eiweiße, welches alleine nicht ausreicht, um uns mit einer genügenden Menge an essenziellen Aminosäuren zu versorgen. Leider nimmt Gluten in der Nahrungsmittelindustrie einen sehr großen Platz bei verarbeiteten Lebensmitteln ein.

Erinnern Sie sich an die Peptidketten des Glutens, die „Gliadin-Fragmente", die unsere Enzyme nicht zerlegen können? Dies sind unverdauliche Gluten-Fragmente.

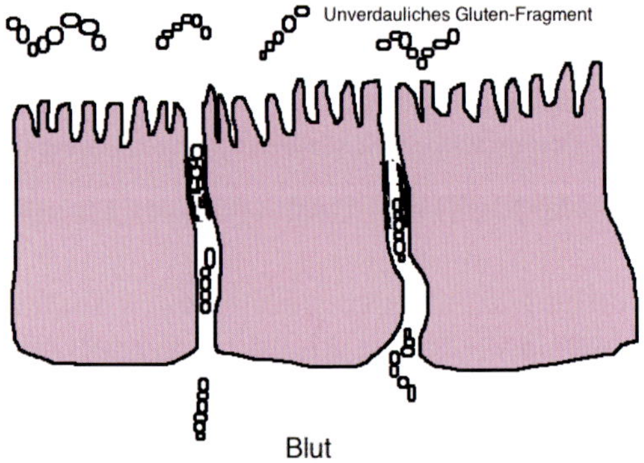

Da sie zu groß sind, um in die Darmzellen hineinzukommen, stellen sie etwas im oberen Dünndarm an, nach dem Motto: „Na, dann eben zwischen den Darmzellen hindurch!"

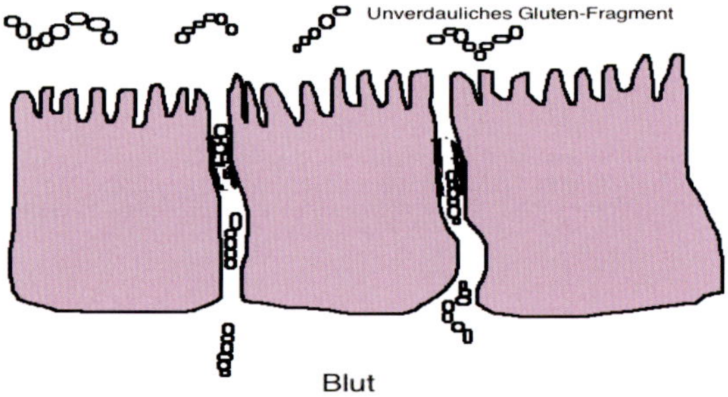

Zwischen den Darmzellen, den Enterozyten, befinden sich feste Verbindungen, dicke Tore, die sogenannten **Tight Junctions** („dichte Verbindungen"). Eigentlich dürfen hier nur ganz kleine Moleküle durch (wie zum Beispiel Wasser) und nur in Ausnahmefällen größere Moleküle wie Proteine. Der Wächter dieser Tight Junctions ist das **Zonulin**, selbst ein Protein, welches im Jahre 2000 von einem der führenden Zöliakie-Forscher, Prof. Dr. Alessio Fasano, entdeckt wurde.

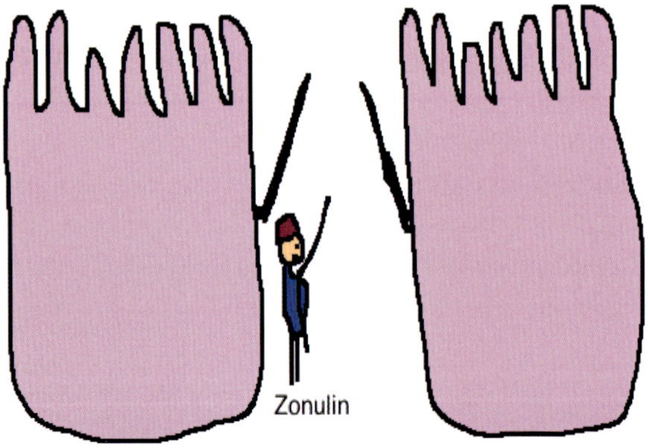

Irgendetwas haben die Gliadin-Fragmente an sich, um „Herrn“ Zonulin zu bestechen: Auf jeden Fall öffnet Zonulin das Tor der Tight Junctions und lässt die Gliadine herein. Beim **parazellulären Transport** (Transport von Molekülen zwischen den Darmzellen) im Darm sind noch viele Fragen offen. Fest steht, dass die Gliadin-Fragmente die Tore zwischen den Darmzellen öffnen, was mehrere Konsequenzen hat:

- Die Gliadin-Fragmente gelangen ins Blut und auch andere Makromoleküle (wie zum Beispiel andere Eiweißkörper) können ohne Kontrolle durch die Zellen oder die Peyer-Plaques an den „Wächtern“ vorbei ins Blut gelangen.
- Moleküle aus der Umwelt gelangen wahllos und ungehindert in den Körper hinein.

Diesen Zustand nennt man **Leaky Gut** („löchriger Darm“), und dieser steht am Anfang vieler Erkrankungen, die auf den ersten Blick überhaupt nichts mit Gluten zu tun haben: **Autoimmunerkrankungen** und **(chronisch) entzündliche Erkrankungen**.

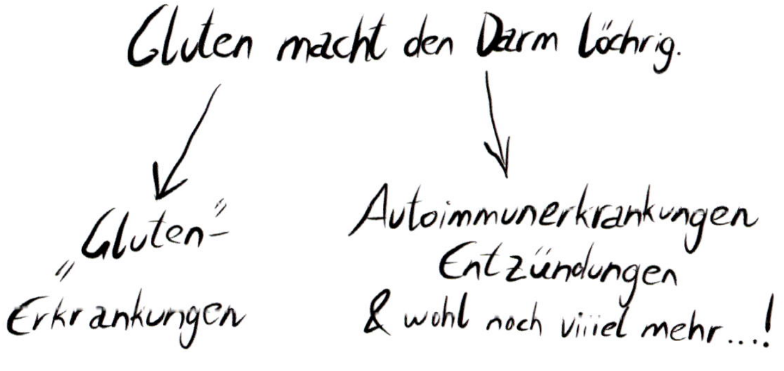

Die Gluten-Fragmente führen also zu einer vermehrten Produktion von Zonulin. Dieses öffnet die Tight Junctions und die Gluten-Fragmente dringen durch die Schleimhaut in die Darmwand ein. Bei der **Zöliakie** entsteht zuerst in der Lamina propria, der Bindegewebsschicht der Darmwand unterhalb der Epithelschicht, eine **ausgedehnte Immunreaktion**, dann eine **Entzündung** sowie danach eine ausgedehnte **Wundreaktion**, die in der Folge die ganze Darmwand zerstört. Bei der **Glutensensitivität** hingegen entsteht in der Darmwand eine Immunreaktion, die die Darmwand nicht zerstört, sondern bei der das Immunsystem im ganzen Körper „Schabernack spielt“, vor allem durch die unspezifische Immunantwort, das angeborene Immunsystem. Dadurch entstehen an der Darmwand keine Schäden, sodass man bei der Darmuntersuchung nichts Auffälliges findet, und es werden auch keine Antikörper ausgebildet, wodurch diese auch nicht im Blut nachgewiesen werden können.

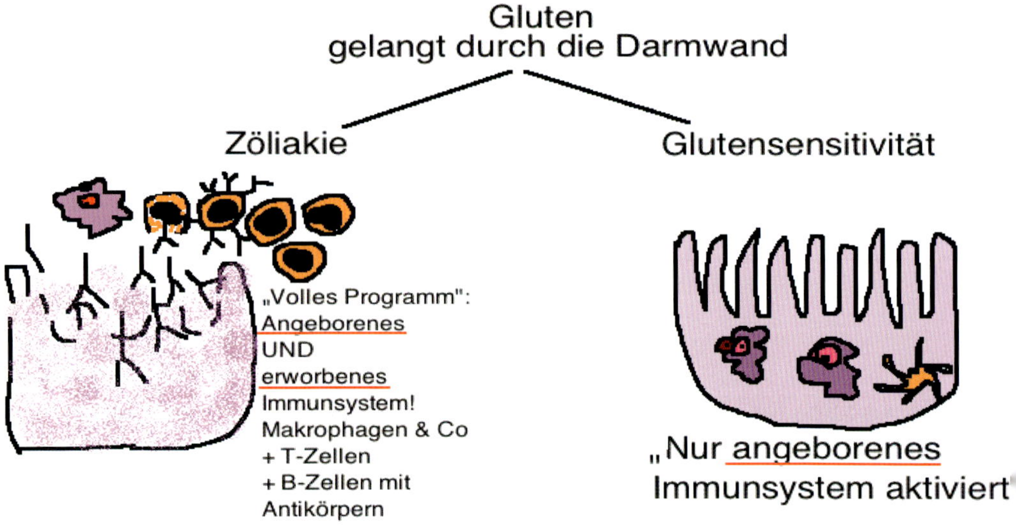

Als **Samuel Gee** vor mehr als hundert Jahren über Zöliakie schrieb, hielt er sie für eine allergische Reaktion auf Gluten. Später ging man von einer Unverträglichkeit von Gluten aus. Mit den neueren Diagnoseverfahren der 60er Jahre des 20. Jahrhunderts konnte man eine Zerstörung der Dünndarmschleimhaut feststellen.

Heute nennen wir die Zöliakie eine **Autoimmunerkrankung**: Offensichtlich hält das Immunsystem die Gluten-Fragmente, die durch die Darmwand eindringen, für ein **Bakterium**. Das, was diese Glutenreste mit den Tight Junctions und dem Zonulin machen, erinnert an das, was **Vibrio cholerae**, der Erreger der Cholera, mit ihnen macht: Es öffnet die Tore, sodass viel Wasser hinausfließt und mit diesem die Elektrolyte, was starken Durchfall verursacht, der so stark ist, dass die daraus resultierende Austrocknung lebensgefährlich ist.

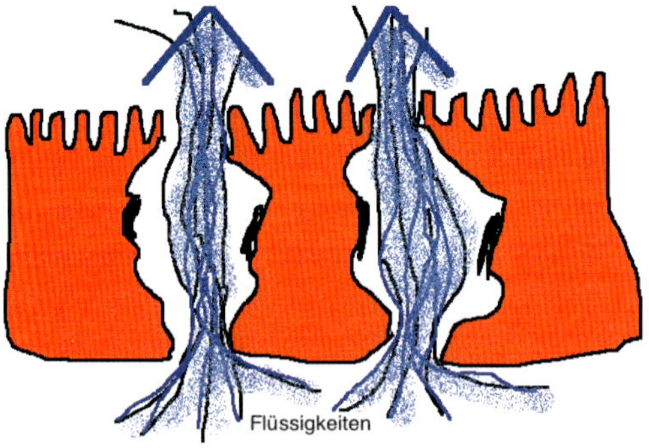

Der englische Arzt **John Snow** erbrachte im Jahre 1855 den Nachweis, dass verunreinigtes Trinkwasser die Ursache für eine Choleraepidemie im Londoner Stadtteil Soho war. Doktor Snow leitete damit eine neue Ära der Medizin ein, mit einem beginnenden Verständnis für Ausbreitung und Vermehrung von Krankheiten. Heute können wir den Erreger der Cholera mit einem Antibiotikum umbringen und damit die Erkrankung heilen. Der Darm wird repariert und der Flüssigkeitshaushalt erholt sich. Wenn der Erreger weg ist, muss nur noch aufgeräumt werden, und alles ist wieder gut.

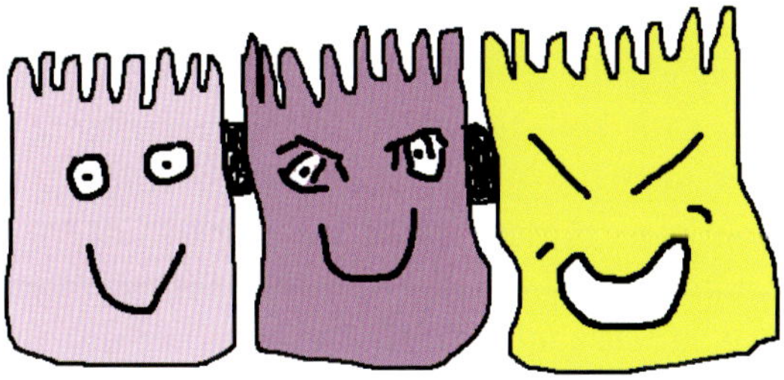

So ist es auch bei der Zöliakie. Wenn kein Gluten mehr zur Darmwand gelangt (indem Sie kein Gluten mehr zu sich nehmen), glaubt das Immunsystem, es hätte den Kampf gegen den Erreger „Gluten" gewonnen, repariert die entstandenen Schäden, und alles ist wieder gut.

Komisch ist nur, dass alle Autoimmunerkrankungen als „irreversible (nicht reparierbare) Krankheiten" angesehen werden. Hat der Körper einmal begonnen, einen Teil von sich selbst als „gefährlich" einzustufen und zu zerstören, ist er so stur, dass er damit nicht mehr aufhört. Oder haben wir etwas übersehen?

Ist vielleicht der „Erreger" oder das, was das Immunsystem fälschlicherweise dafür hält, noch da?

Könnte das nicht das Gluten sein, welches die Tore der Tight Junctions auch für andere „Erreger" oder das, was das Immunsystem fälschlicherweise dafür hält, geöffnet hat?

Die Wissenschaft steht genau an dem Punkt, Antworten auf diese Fragen zu finden. Vielleicht ist es auch nicht das Gluten, sondern irgendein anderer Eiweißstoff des heutigen „Superweizens", der zum Beispiel dafür erschaffen wurde, dass sich der Weizen gegen Erreger schützen kann. Natürlich würde unser Immunsystem so ein aggressives Protein lieber mit allen Mitteln bekämpfen, als es „ramboartig" in unserem Körper herumschweifen zu lassen.

Tatsache ist, dass Studien den **erhöhten Spiegel von Zonulin**, welches die Tight Junctions zwischen den Darmzellen reguliert, bei verschiedenen Autoimmunerkrankungen (wie Morbus Crohn, Colitis ulcerosa, Diabetes mellitus Typ I, Lupus erythematodes, rheumatoide Arthritis) belegen. Die Tore des Dünndarms stehen weit offen.

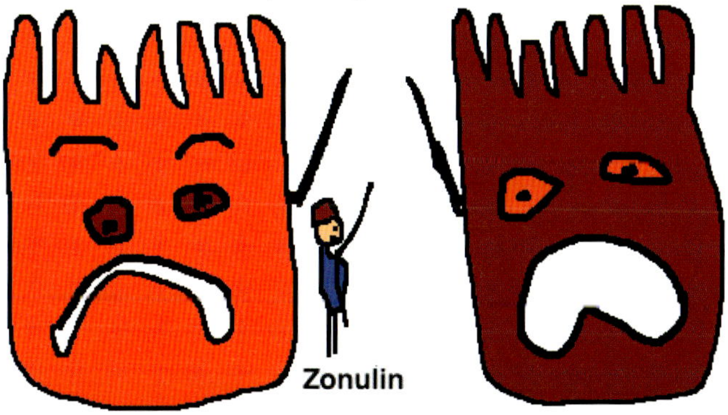

Morbus Crohn und **Colitis ulcerosa** sind zwei chronisch-entzündliche Erkrankungen des Darms, wobei sich Morbus Crohn (auch als „Ileitis terminalis" bezeichnet, da die Entzündung vornehmlich den letzten Abschnitt des Ileums, den dritten Teil des Dünndarms, betrifft) mehr auf den Dünndarm und die Colitis ulcerosa („Entzündung des Colons", des Dickdarms, welche „Ulcera", Geschwüre, bildet) mehr auf den Dickdarm konzentriert. Man vermutet heute, dass diese beiden Autoimmunerkrankungen gegen Bestandteile der Darmflora „überreagieren": Jemand öffnet die Tore und lässt Darmbakterien herein, das Immunsystem (angeboren und erworben) nimmt in der Darmwand den Kampf auf und scheinbar sehen Teile der Darmflora so aus wie eigene Zellen. Daher werden Antikörper gegen diese gebildet und als „Kollateralschaden" des Gefechts gegen die Darmbakterien werden eigene Zellen zugrunde gehen, wie wir das bei der Wundheilung in der Haut auch schon gesehen haben.

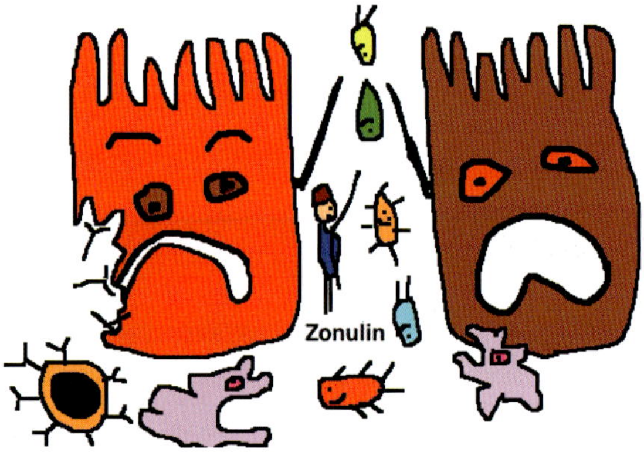

Vielleicht stehen ja am Anfang die Gluten-Fragmente, welche das Zonulin erhöhen, das Tor öffnen und damit erst die Kaskade aus „Angriff der Bakterien" und „Kampfhandlung im Darm" ermöglichen ...

Es gibt heute zwei Theorien, mit deren Hilfe der Angriff des Körpers gegen sich selbst – die **Autoimmunität** – erklärt wird:

- **Antigen-Mimikry**: Diese Theorie besagt, dass Bakterien oder Viren in den Körper eindringen und eine starke Ähnlichkeit mit körpereigenen Strukturen haben. In der Hektik des Gefechts werden eigene Zellen dann gleich mitzerstört.
- Der **Nachbar-(„Bystander"-)Effekt**: Dieser Effekt beschreibt, dass während des Angriffs durch Keime körpereigene Strukturen und Zellen zerstört werden und zerfallen. Diese „Innereien" der eigenen Zellen kennt der Körper nicht und klassifiziert sie damit als „Feind".

Bei einem akuten Angriff von vielen Keimen wäre das kein Problem, ähnlich der Cholera: Sobald der Keim weg ist, müsste noch aufgeräumt werden und dann würde wieder Alltag in den Körper einkehren. Das Problem liegt dann wohl im **Gedächtnis der B- und T-Zellen**. Ein Augenzeuge (eine B- oder T-

Zelle) läuft offensichtlich panisch vom Gefecht weg und schildert den Kameraden das Kampfgeschehen in den lebhaftesten Farben, sodass diese bei der kleinsten Andeutung einer ähnlichen Situation sofort schießen ...

Die große Frage ist, warum Autoimmunkrankheiten bei uns im Westen in den letzten Jahren so zugenommen haben. Stress wird es in der Menschheitsgeschichte immer viel gegeben haben, nur dass der Stress im Vergleich zu unserem heutigen fundamentaler war, denn es ging ums blanke Überleben. Es ging darum, genug Nahrung zu haben, um nicht zu verhungern, und sich gegen Feinde und wilde Tiere zu wehren. Das Immunsystem hatte vor allem mit Infektionen durch verschiedene Krankheitserreger zu kämpfen. Neu für unser Immunsystem ist, wie bereits erwähnt, die **Umwelt**, in der wir heute leben, all die Chemikalien, denen unser Körper tagtäglich ausgesetzt ist, und die neu erschaffenen Lebensmittel unserer Nahrungsmittelindustrie.

Das Immunsystem muss heute auf Feinde reagieren, an welche die Evolution bei der Entstehung des Lebens sicher nicht gedacht hat. Gluten ist ein solcher, ebenso wie neu erschaffene Proteine in Lebensmitteln, die dazu dienen, um diese haltbarer, größer oder schöner zu machen. Da kann es schon vorkommen, dass das Immunsystem diese „Neuschöpfungen" als Feinde einstuft, aber nicht als Lebensmittel.

Drei Faktoren sind notwendig, um eine Autoimmunreaktion auszulösen:

- **Eine genetische Veranlagung**: Die Gene entscheiden, wie schnell sich das Immunsystem überhaupt „aufregt". Sie kennen sicherlich Menschen, die so schnell nichts aus der Ruhe bringen kann. Dann lernt man deren Eltern kennen, die genau die gleiche Ruhe ausstrahlen. Wir erben von unseren Eltern und deren Vorfahren, wie unsere Nase aussieht, welche Augenfarbe wir haben, wie kräftig unser Körperbau ist, wie viele Enzyme der Darm bildet, um gut verdauen zu können, ob das Immunsystem überschießend „allergisch" auf bestimmte Sachen reagiert und wie unser Körper mit Notsituationen umgeht. Das ist alles in unserem großen Buch der Gene aufgeschrieben. Darin steht auch, wie Sie auf Gluten reagieren: ob zum Beispiel mit der stärksten Form, der Zöliakie, oder mit einer leichteren Form wie der Glutensensitivität, ob Sie allergisch darauf reagieren oder ob Sie eben gar nicht reagieren. Vielleicht denkt sich Ihr Immunsystem gerade: „Also, das ist doch wirklich kein gleichwertiger Gegner. Den scheide ich einfach wieder aus." Egal, wie Ihr Körper reagiert, er muss sich mit Gluten auseinandersetzen, falls Sie es zuführen. Hier kommen wir zu Faktor zwei.
- **Ein Auslöser von außen**: Das kann ein Erreger wie ein Bakterium sein, es kann aber auch eine Chemikalie sein oder eben Gluten, welches der Körper für ein Bakterium hält.

- Nicht mehr funktionierende Schleimhautbarrieren: Das kann den Darm betreffen (Leaky Gut, löchriger Darm) oder die Lunge (wenn diese zum Beispiel durch Chemikalien oder Zigarettenrauch geschädigt ist). Die Schutzfunktion der Darmschleimhaut oder der Schleimhaut der Lunge funktioniert nicht mehr. Nur so verlagert sich die Immunreaktion in den Körper hinein.

Im Falle der **Immunreaktion auf Gluten** lässt man also Gluten in der Nahrung weg und hat bereits Punkt 2 und 3 erfüllt.

Im Falle aller anderen Autoimmunerkrankungen ist wahrscheinlich das Gluten in der Nahrung Ursache für den Leaky Gut, den löchrigen Darm.

Da man bei den meisten Autoimmunkrankheiten aber keine Antikörper gegen Gluten findet, handelt es sich um eine **Glutensensitivität**. Diese Glutenunverträglichkeit dürfte an allen Autoimmunerkrankungen mitbeteiligt sein.

Ein Teil der Therapie jeder Autoimmunerkrankung sollte daher eine glutenfreie Diät sein.

Da man die Glutensensitivität bis heute im Blut nicht nachweisen kann, bleibt nur der Test, konsequent für mindestens zwei (idealerweise vier) Wochen Gluten ganz aus der Nahrung zu streichen. **Ausprobieren!** Bei der **Zöliakie** kommt es zur Bildung von verschiedenen Antikörpern im Blut, die man im Rahmen einer Blutabnahme nachweisen kann, sowie zu einer Schädigung des Dünndarms (mit Abflachung der Zotten, des Bürstensaums), was man in einer endoskopischen Untersuchung (bei der ein optisches Gerät in einem Schlauch durch den Mund bis in den Dünndarm vorgeschoben wird, wo man eine Gewebsprobe entnimmt) beweisen kann. Die Zöliakie ist beweisbar und den Weg über die westliche Diagnostik sollte man auch wählen, wenn die Zöliakie im Raum steht. Bei dieser kommt es immer zu Darmbeschwerden, Durchfällen sowie Schmerzen und dadurch oft aufgrund der Mangelernährung zu Gewichtsabnahme oder verschiedenen Mangelerscheinungen wie Vitamin- oder Mineralienmangel.

Zusätzlich kann Zöliakie Beschwerden in jedem anderen Organ verursachen.

Erinnern Sie sich, dass etwa 98 % der Zöliakiepatienten nichts von ihrer Erkrankung wissen, aber mit dem Risiko für andere Krankheiten herumlaufen. Sie sind entweder ohne Symptome (asymptomatisch) oder sie können ihre Beschwerden nicht zuordnen. Bei Zöliakie gibt es noch die Möglichkeit, dass Antikörper gegen Gliadin nachweisbar sind, aber keine Erkrankung. Hier spricht man von **potenzieller Zöliakie**.

Die Angaben über die Häufigkeit von **Glutensensitivität bei der westlichen**

Bevölkerung schwanken von **8 bis 80 %**. Wenn man davon ausgeht, dass wir alle Gluten nicht vollständig verdauen können und die Gliadin-Fragmente die Tight Junctions schädigen, ist es gar nicht so abwegig, auch für die Normalbevölkerung, die keinerlei Beschwerden aufweist, vorzuschlagen, sich glutenfrei oder vielleicht sanfter formuliert „glutenbewusst" (und damit glutenreduziert) zu ernähren.

Nur weil man Weizen & Co. seit 10.000 Jahren verwendet, muss das ja nicht die nächsten 10.000 Jahre so weiter gehen ...

Immer wieder wird davor gewarnt, sich als Gesunder glutenfrei zu ernähren. Es sei gefährlich, da Mangelzustände und einseitige Ernährung drohen. Letzteres droht wohl nur dann, wenn einem die Ideen ausgehen, wie man sich ohne Weizenprodukte ernähren soll.

Seit der Mitte des 20. Jahrhunderts weiß man, dass Zigarettenrauch Lungenkrebs verursacht. Heute ist es allgemeines Wissen, so wie die Tatsache, dass erhöhter Blutdruck die Gefäße und das Herz schädigt. Langsam setzt sich das Wissen durch, dass Milch keine starken Knochen macht und vielleicht ist es in naher Zukunft Allgemeinwissen, dass Weizen Autoimmunerkrankungen und andere entzündliche Krankheiten verursacht.

Das Wissen ist da, jetzt gilt es, es anzuwenden, daraus zu lernen und es weiterzuentwickeln.

Offensichtlich stehen wir noch ganz am Anfang und erkennen erst langsam mehr und mehr die Ausmaße, die der Verzehr von Gluten auslöst. Ich gebe meinen Patienten hier das Bild von einem Fliegenfänger mit: Kennen Sie die alten Fliegenfänger, die von der Decke hängen, klebrig wie Honig, an denen die Fliegen kleben bleiben und elendiglich sterben?

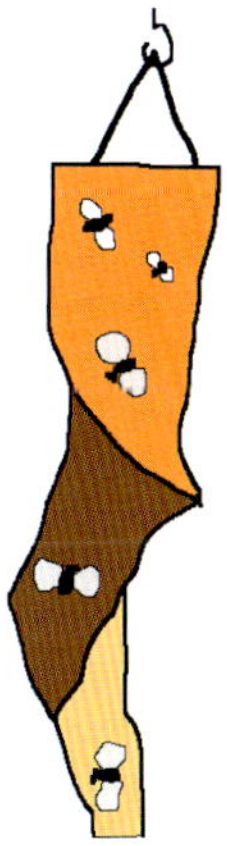

So ähnlich fühlen sich diese Glutene im Bauch an. So ähnlich fühlt sich der Dünndarm, wenn Gluten hereinkommt und „alles andere" der Nahrung an ihm kleben bleibt.

Ich führe eine Arztpraxis für „komische Krankheiten". Zu mir kommen Patienten, die schon sehr viel probiert haben oder bereits von Doktor Pontius bis Doktor Pilatus marschiert sind. In meinem Buch „Die Heilung der Mitte" habe ich bereits viele meiner Beobachtungen in meiner Arztpraxis beschrieben.

Ich bin kein Wissenschaftler, der forscht und, wenn er ein Ergebnis hat, das Wissen weitergibt, und ein anderer probiert es dann am Menschen aus. Ich bin kein Journalist, der alle Bücher und Artikel, die es so zu einem gesundheitlichen Thema auf dem Markt gibt, liest und dann ein weises Buch als Zusammenfassung all des Wissens auf den Markt bringt.

Ich bin einer, der tut. Was bleibt mir denn anderes übrig? Da kommt jemand zu Ihnen und sagt, dass er zum Beispiel seit Jahren massive Migräne habe und nichts helfe. Er würde auch schon warm frühstücken, Milchprodukte weglassen und regelmäßig warm essen, aber trotzdem ginge es ihm nicht besser. Bei der Untersuchung als Chinesischer Arzt finde ich dann wieder einmal viel Feuchtigkeit und Schleim, also viel Unverdautes im Körper. Irgendetwas kann dieser Mensch nicht verdauen. Ist es etwas Psychisches, die Arbeit oder ein bestimmtes Lebensmittel? Ich kann nur fragen und versuchen zu verstehen, was in diesem Körper vor sich geht. Da ich gerne westliche Studien lese – um meine Arbeit als „östlicher“ Arzt bestätigt zu wissen und neue Ideen für meine Patienten zu bekommen – und in diesen auf die Thematik des Glutens gestoßen bin, frage ich ihn: „Und haben Sie schon einmal konsequent für einen Monat Gluten ganz aus Ihrer Ernährung gestrichen?“ – „Nein, wieso? Ich habe ja nichts mit dem Bauch!“ – „Macht nichts, macht nichts, probieren Sie es trotzdem!“ – Siehe da, nach einem Monat kommt er wieder und die Migräne ist weg.

Seit etwas mehr als zehn Jahren fällt mir auf, dass vermehrt Kinder mit Zöliakie in meine Praxis kommen sowie Kinder, die Bauchschmerzen und verschiedenste Lebensmittelunverträglichkeiten haben. Als Arzt muss ich dem nachgehen. Mittlerweile gehört es zu meinem Repertoire, dass ich Patienten bei unerklärlichen Erkrankungen empfehle – auch wenn es offensichtlich keine Beschwerden mit dem Verdauungsapparat gibt –, Gluten probeweise aus der Nahrung zu streichen (zum Beispiel für drei bis vier Wochen) und zu beobachten, was sich im Körper verändert.

Die längste Zeit der Menschheitsgeschichte waren diese Glutene kein Thema. Vor etwa 10.000 Jahren wurde der Mensch sesshaft und begann mit dem Ackerbau. Vor etwa 10.000 Jahren kam der menschliche Körper erstmalig in Kontakt mit Gluten. Was sind 10.000 Jahre in Zeitdimensionen der Evolution? Davor ernährte sich der Mensch ein paar 10.000 Jahre als Jäger und Sammler (was sind ein paar 10.000 Jahre?) und davor ein paar 100.000 Jahre so wie die Affen noch heute: vor allem von Früchten, kleinsten Tieren und Eiern, die man fand, also vorwiegend „fruchtig“, pflanzlich. Vor 10.000 Jahren bildeten sich Gemeinschaften von Menschen um die Felder, die ihnen Nahrung gaben, und das gab der Menschheit einen Schub vorwärts in Bezug auf Sprache, Kultur und Religion. Weizen erwies sich als ideales Gras für den Anbau und versammelte den Wohlstand um sich herum.

Vor fast 2000 Jahren, um 120 nach Christus, berichtete der berühmte griechische Arzt **Aretaios von Kappadokien** den wohl ersten dokumentierten Fall von Zöliakie in der Geschichte. Er nannte die Erkrankung *koiliakós*, griechisch für „zum Bauch gehend“ und beschrieb es als „Schmerzen in den Eingeweiden“. Seinen Patienten riet er zum Fasten.

Die nächste Erwähnung dieser Erkrankung fand sich erst um 1880 durch den englischen Arzt **Dr. Samuel Gee**, welcher die Erkrankung richtigerweise als eine „Aufnahmestörung von Nährstoffen" beschrieb, die vor allem bei Kindern auftritt. Therapeutisch lag er noch weit daneben, da er den Kindern „dünn geschnittene und beidseits kross getoastete Brotscheiben" verabreichte.

Erst der holländische Kinderarzt **Dr. Willem-Karel Dicke** kam auf die Idee (die er in seiner 1950 veröffentlichten Dissertation beschrieb), dass Weizen der Verursacher der Zöliakie sein könnte. Im zweiten Weltkrieg beobachtete er, dass Kinder mit Zöliakie deutlich seltener verstarben als vor dem Krieg: Weizen war nicht vorhanden und die Kinder bekamen Maisstärke statt Weizen, was ihre Därme ausheilte.

Heute sind Glutene ein großes Thema.

Zusammenfassung der glutenbedingten Gesundheitsstörungen

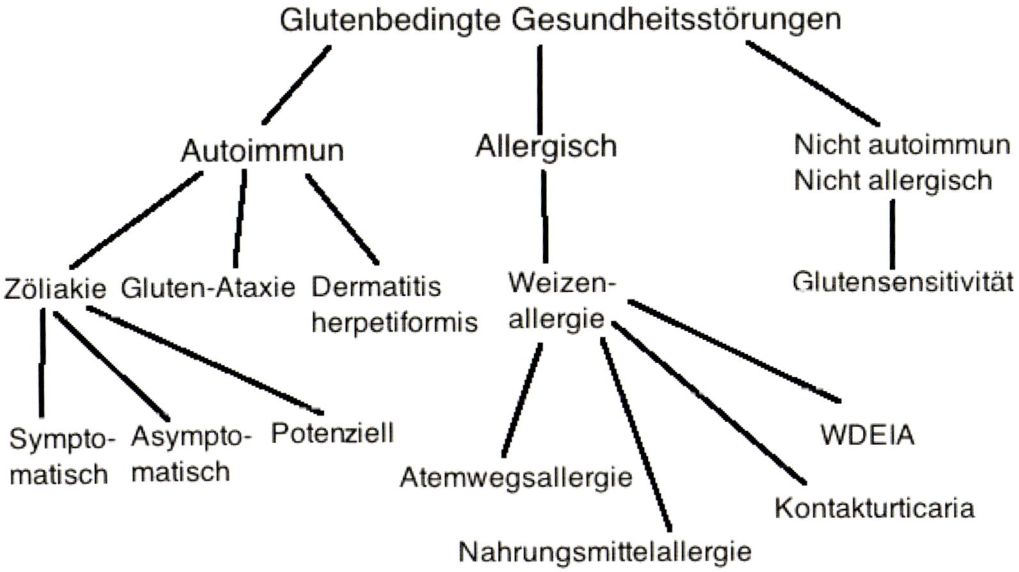

Zöliakie, Glutensensitivität und Weizenallergie sind von den Symptomen oft nicht unterscheidbar:

Beschwerden treten im Magen-Darm-Trakt auf, mit Durchfällen und Schmerzen, aber auch außerhalb: Hautentzündungen (Ekzeme), Kopfschmerzen und Migräne, „benebelter Kopf", psychische Probleme wie Depression und Schizophrenie, ADHS (Aufmerksamkeitsdefizit- und Hyperaktivitätssyndrom), Autismus (vor allem das Asperger-Syndrom), Hautprobleme (Akne, Psoriasis, Vitiligo, Mund-Aphten, Hautentzündungen), Regelbeschwerden, chronische Müdigkeit, Anämie (Blutarmut), Gefühlsstörungen wie Fingerkribbeln,

Gelenkschmerzen, Vitaminmangel (vor allem **B- und D-Vitamine**) und durch den Vitaminmangel Symptome eines **geschwächten Immunsystems** mit Infekthäufigkeit, Wundheilungsstörung und vermehrtem Auftreten von Krebs.

Weizenallergie ist oft vergesellschaftet mit anderen Allergien wie zum Beispiel gegenüber Pollen oder Gräsern. Sie tritt vor allem bei Kindern auf (mit einer Häufigkeit von drei bis fünf Prozent) und verschwindet oft im Erwachsenenalter wieder. Auffallend ist, dass nach Weizenkonsum die Beschwerden meist sofort eintreten und auch Allergiker typische Beschwerden zeigen, wie juckende Nase und rinnende Augen, juckende Ausschläge sowie Asthma bronchiale. Sie kann leicht durch Bluttests – hier findet man das für die Allergie typische Immunglobulin E (IgE) deutlich erhöht – oder Hautkratztests nachgewiesen werden.

Eine Sonderform der Weizenallergie ist die **WDEIA (Wheat-Dependent Exercise-Induced Anaphylaxis)**: Nach Konsum von Weizen und anschließender sportlicher Betätigung kommt es zu einer starken allergischen Reaktion mit Hautausschlägen, Nesselsucht oder Asthma bronchiale bis hin zu einem Schockzustand oder Atemstillstand. Auslösend dürfte hierfür nicht das Gluten alleine, sondern eine Vielzahl an Weizenproteinen sein. Wie bei all den anderen Allergien nimmt auch die Zahl der Weizenallergiker stetig zu.

Zöliakie ist eine sich langsam entwickelnde Erkrankung, die eindeutig durch Blut und Darmbiopsie bewiesen und durch hundertprozentigen Verzicht von Gluten geheilt werden kann (aber auch nur dann ...).

Die **Glutensensitivität** entwickelt sich innerhalb von Stunden bis Tagen und dürfte doch deutlich weiterverbreitet sein, als bisher angenommen. Sie erkennt man durch **Ausschlussdiagnose**: Wenn durch Blut- und eventuell Darmuntersuchungen Zöliakie sowie Weizenallergie ausgeschlossen wurden, bleibt nur noch die Glutensensitivität über. Auch sie ist gut behandelbar durch den Verzicht von Gluten.

Bei Zöliakie muss man mit Gluten ganz streng sein, bei Glutensensitivität gilt oft schon das Bewusstsein, Gluten zu reduzieren und dies umzusetzen.

Gluten verändert unser Darmmikrobiom.

Wie ich Ihnen bereits bei der Besprechung des Darmmikrobioms erzählt habe, konnte Professor Fasano nachweisen, dass sich vor dem Ausbruch der Zöliakie bei 500 Kleinkindern die Anzahl der **Laktobazillen** (Milchsäurebakterien) plötzlich immer weiter verringerte, also genau jener Bakterien, die das Kind bei der Geburt über den Geburtskanal von der Mutter bekommt. Diese Laktobazillen dürften es auch sein, die den Körper vor dem Ausbruch der Zöliakie schützen. Die unverdaulichen Glutene dürften diese Bakterien vergraulen, wenn sie den Darm überschwemmen ...

Das erhärtet die These, dass ein gesundes Mikrobiom Teil unseres Immunsystems ist. Ein gesundes Darmmikrobion kann vor Autoimmunerkrankungen schützen.

Krebs

Das Immunsystem muss nicht nur fremde Zellen, die es geschafft haben, durch die äußeren Barrieren in den Körper zu gelangen, erkennen, zerstören und wegräumen, sondern auch eigene Zellen, die gegen den eigenen Körper zerstörerisch vorgehen. **Krebszellen** sind körpereigene Zellen, deren Gene sich so verändert haben, dass ihr Wachstum und ihre Vermehrung – sie teilen sich – unkontrolliert stattfinden. Normalerweise merkt die Zelle selbst, dass ihre Lebensspanne vorbei ist, und es kommt dann zu **Apoptose**, dem programmierten Zelltod.

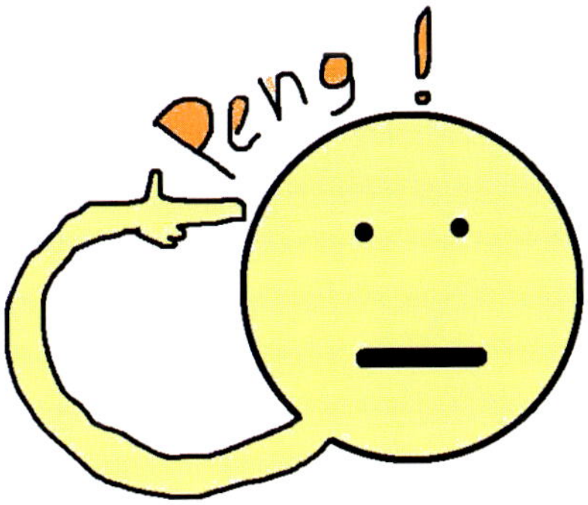

Apoptose ist Teil des normalen Stoffwechsels. Jede Zelle hat eine gewisse Lebensspanne. Ist diese erreicht, stirbt sie ab. Tut sie das nicht, wird sich das Immunsystem darum kümmern, indem es die Zelle dann abtötet. Damit immer genügend Zellen vorhanden sind, können sich manche Zellen durch **Mitose** teilen. Die Teilung läuft nach einem bestimmten fixen Schema ab und durchwandert die Phasen **Prophase, Metaphase, Anaphase und Telophase,** wobei die paarig angeordneten Chromosomen über den an den Polen fixierten Spindelapparat getrennt werden, sodass zwei Zellen mit identen Chromosomen gebildet werden. Es entstehen zwei idente Tochterzellen.

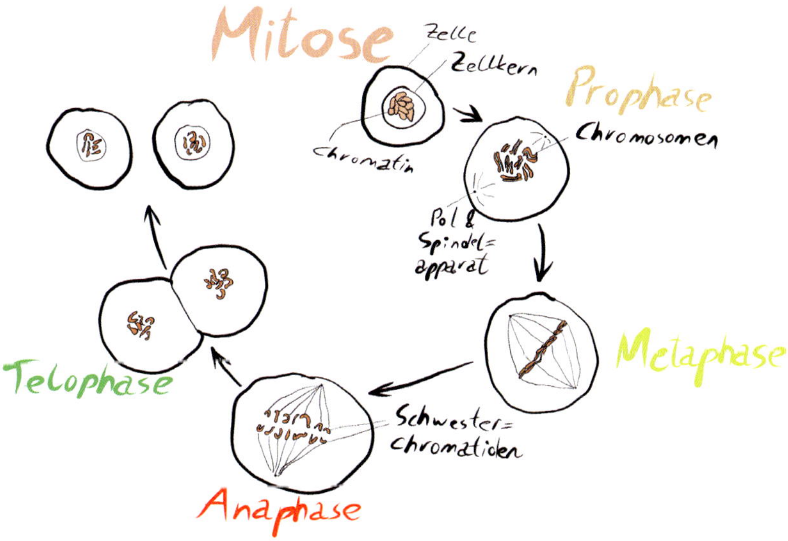

Nerven- und Muskelzellen können sich nicht teilen. Wenn sie programmiert sterben, sind dann eben weniger Zellen vorhanden. So bauen wir schön langsam im Laufe unseres Lebens unsere Nerven- und Muskelzellen ab. Rote Blutkörperchen können sich auch nicht teilen, da sie keinen Zellkern mehr haben. Die **Epithelzellen des Darms** und der **Epidermis**, der Oberhaut, teilen sich noch viel häufiger als andere Zellen und Gewebe, um die Barrierefunktion von Haut und Darm ständig aufrechtzuerhalten.

Der Körper bildet normalerweise verschiedene Wachstumsfaktoren, vor allem **Somatotropin**, ein Wachstumshormon (englisch *growth hormone*, GH), um Gewebe- und Organzellen zu regenerieren. Da die meisten Regenerationsprozesse durch **Melatonin** in Gang gebracht werden und Melatonin normalerweise nur in der Nacht im Körper aktiv ist, ist ein gesunder Schlaf so wichtig, um Gewebe zu regenerieren und kaputte Zellen durch Zellteilung zu ersetzen (siehe auch das Kapitel **„Unser Biorhythmus“**).

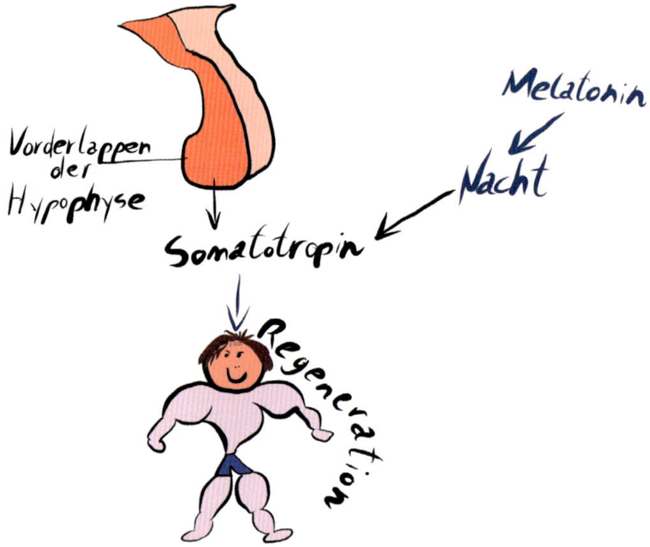

Krebszellen können sich unkontrolliert teilen. Sie passen sich dabei weder an die Bedürfnisse des Körpers noch an den Stoffwechsel an und sie können außerdem den Ort ihrer Entstehung verlassen, was man als **Metastasierung** bezeichnet. Dabei wandern sie mit dem Blut, der Lymphe oder direkt durch das Gewebe in andere Gebiete des Körpers, lassen sich dort nieder und wachsen unkontrolliert.

Die Definition von Krebs ist, dass er unkontrolliert wächst.

Knoten, sogenannte Tumoren, die nicht wachsen, sind daher nicht bös-, sondern **gutartig**. Tumoren machen manchmal Probleme, weil sie Organe, Gewebe und Strukturen des Körpers verdrängen und so in ihrer Funktion stören.

Die Aufgabe des Immunsystems ist es, Krebszellen aufzuspüren, zu erkennen und zu vernichten. Das Vorgehen des spezifischen Immunsystems gegen Krebszellen, diese zu erkennen und zu zerstören, nennt man **Immunüberwachung** (englisch *immune surveillance*).

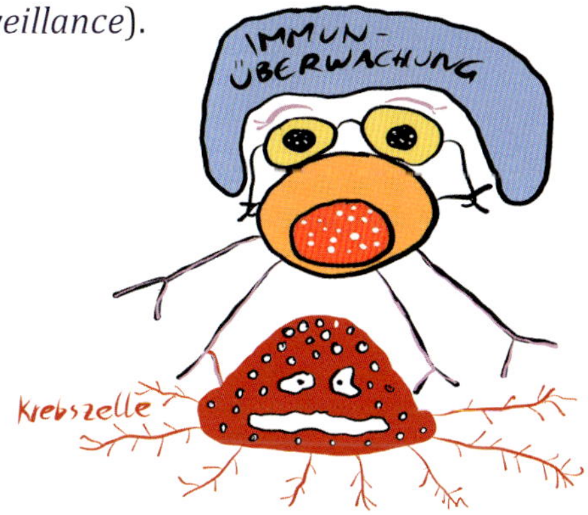

Tatsache ist, dass Krebs auch bei Menschen entsteht, welche ein sehr gutes und kräftiges Immunsystem haben. Entscheidend ist, dass das Immunsystem Krebszellen als „fremd" erkennt. Nur, ab wann ist etwas als fremd anzusehen? Stellt das Immunsystem die Genauigkeit der Erkennung der Oberflächenstrukturen von Zellen auf „sehr genau" ein, schrammt es an der Grenze zu den Autoimmunerkrankungen dahin und tötet körpereigene Zellen. Nimmt es das Immunsystem nicht ganz so genau, übersieht es Krebszellen, und diese können sich ungehindert vermehren.

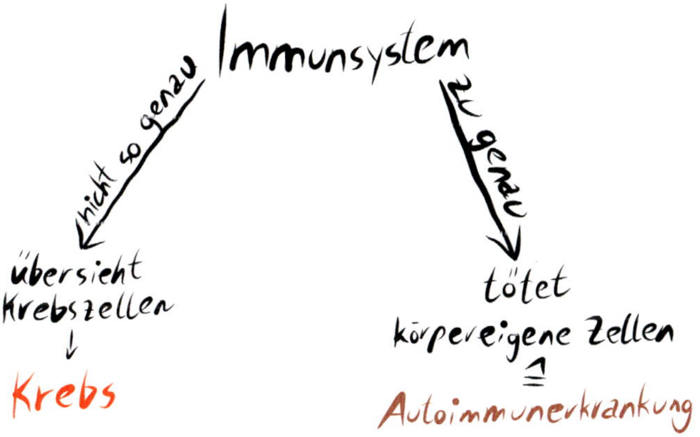

Blickt man genau auf die Oberfläche von bösartigen Tumorzellen, erkennt man oft Strukturen, vor allem Eiweiße, die so normalerweise nicht vorkommen und damit zur Identifikation der Tumorzellen führen können. Diese Strukturen sind die sogenannten **Tumorantigene**. Diese können von **zytotoxischen T-Lymphozyten** (**CTLs**, englisch *cytotoxic T lymphocytes*), die Hauptimmunzellen im Kampf gegen Krebs, erkannt werden.

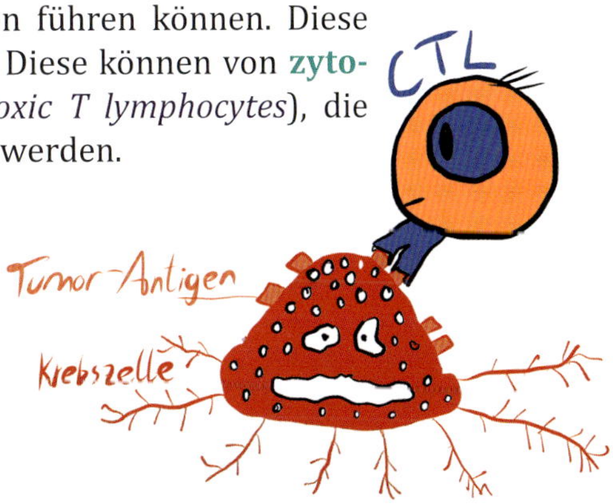

Tumorantigene können aber nicht so leicht erkannt werden, was daran liegt, dass sie auf viele verschiedene Arten auftreten:

1. als Neoantigene, die zufällig durch Mutation in der Krebszelle entstehen;
2. als normale Eiweiße, die normalerweise in einem ganz anderen Gewebe vorkommen;
3. als normale Eiweiße des entarteten Gewebes; die Krebszelle produziert aber viel mehr von den Eiweißen;
4. ein Virus lässt die Krebszelle ein Antigen herstellen, das eine Mischung aus „eigen“ und „Virus“ ist;
5. als Eiweiße, welche im Ursprungsgewebe des Tumors normal vorkommen.

Wie wir es schon bei der Infektabwehr an der Oberfläche des Körpers gesehen haben, präsentiert eine Zelle der unspezifischen Abwehr, zum Beispiel eine dendritische Zelle, das Antigen der Krebszelle, um von den zytotoxischen T-Lymphozyten zerstört zu werden.

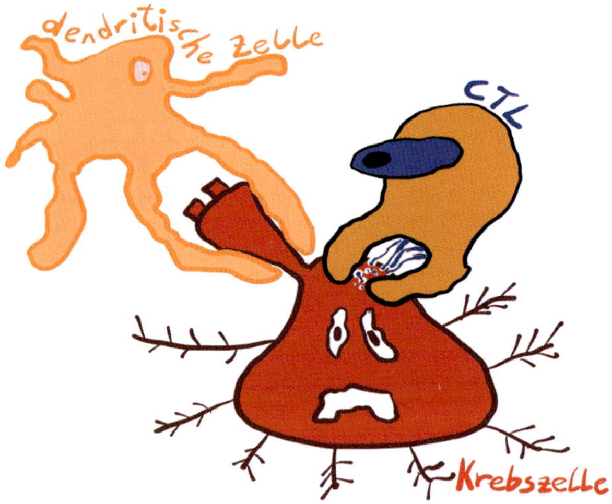

Einmal erkannt, werden T-Gedächtniszellen hergestellt. Über die einzelnen Lymphknoten geht es dann schnell und effektiv mit der Krebszerstörung voran: Die dendritischen Zellen bringen die Krebs-Antigene in den Lymphknoten, dort erkennt die T-Gedächtniszelle das Antigen, aktiviert alle verfügbaren zytotoxischen T-Lymphozyten und schickt sie zum Tumor, um dort die Zerstörung durchzuführen.

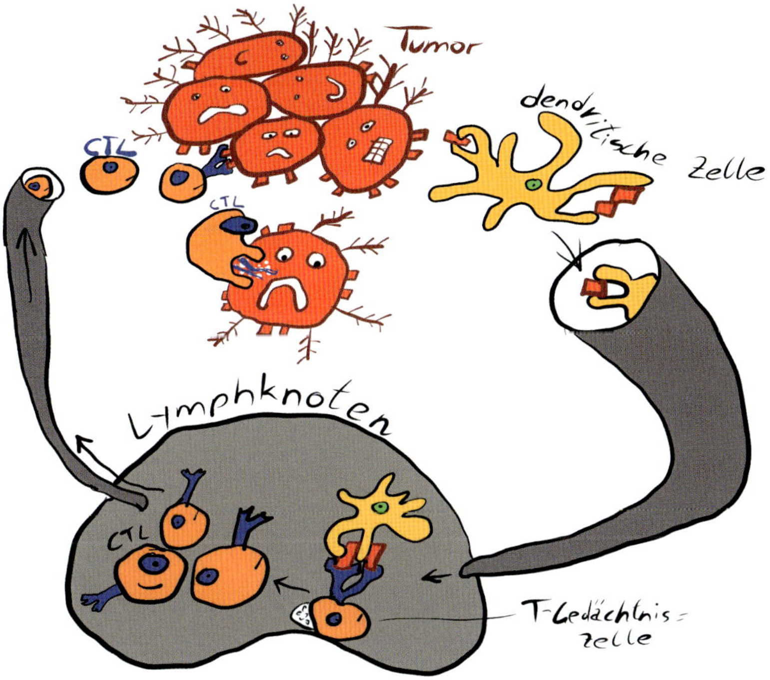

Antikörper gegen Krebszellen, welche von B-Lymphozyten und ihrer aktivierten Form, den Plasmazellen, hergestellt werden, spielen im Körper meist eine untergeordnete Rolle. Sie dienen uns mehr dazu, den bösartigen Tumor aufzuspüren und zu identifizieren.

Immun-Escape („Flucht vor dem Immunsystem“)

Leider zeigen nicht alle Krebszellen Tumorantigene an ihrer Oberfläche. Krebszellen sind ja einmal aus körpereigenen Zellen hervorgegangen und können, je nach „Entartungsgrad“, noch immer das normale Programm der Ursprungszelle durchführen. Sie sehen dann an der Oberfläche für unsere Antigen-präsentierenden Zellen ganz normal aus.

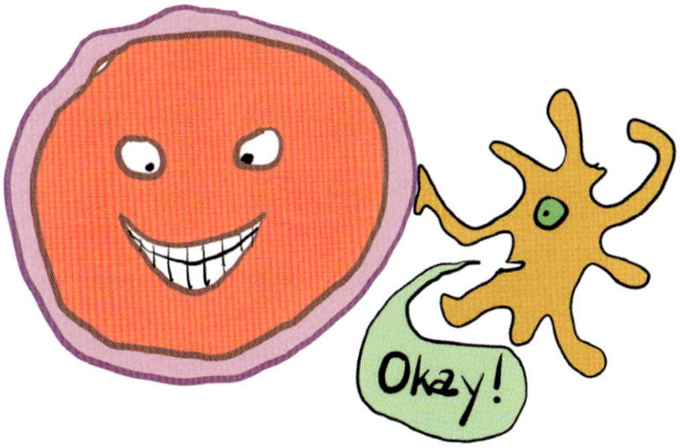

Auch können einige Krebszellen Stoffe produzieren, die das Immunsystem unterdrücken. Sie können auch die Tumorantigene abwerfen und so schnell entkommen.

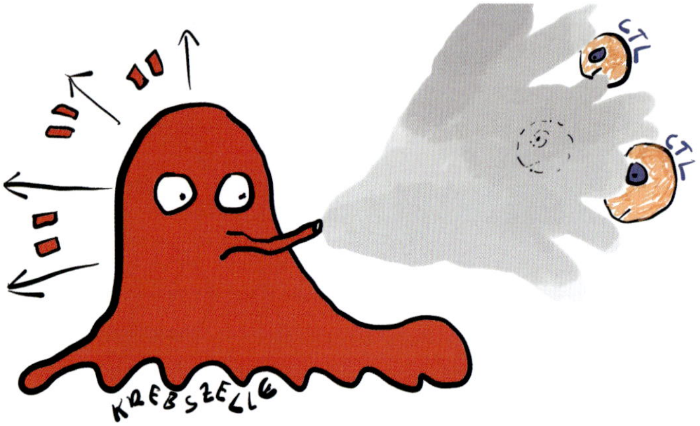

Das klingt fast so, als wären Krebszellen intelligent. Sind sie nicht. Im Sinne der **Selektion** überleben eben nur die Krebszellen, die sich an die Situation mit dem Immunsystem anpassen. Das Gleiche gilt übrigens auch für die Anpassung des Krebses an die Therapie: Beginnt man eine Chemotherapie gegen einen Tumor, gehen einmal all jene Zellen zugrunde, die sich von der Wirkung des Giftes beeindrucken lassen. Die „starken" Krebszellen lernen, dem Gift zu entgehen und zu überleben, was man **Resistenzbildung** nennt. Chemotherapie provoziert also eine starke Selektion unter den Tumorzellen. Daher ist es wichtig, regelmäßig die Zusammensetzung der Gifte zu variieren, um auch die hartnäckigsten Tumorzellen zu erwischen ...

Dass dem Immunsystem eine wichtige Funktion in der Krebsabwehr zukommt, erkennt man an zwei Beispielen:

1. Das **Humane Immundefizienz-Virus (HIV)** zerstört selektiv CD4-T-Lymphozyten, welche vor allem als **T-Helferzellen** eine wichtige Funktion des spezifischen Immunsystems erfüllen. **AIDS-Patienten** (Abkürzung für *acquired immunodeficiency syndrome*, „erworbenes Immunschwächesyndrom") haben ein geschwächtes Immunsystem. Das ist der Grund für das gehäufte Auftreten verschiedener Krebsarten (Kaposi-Sarkom, Lymphom, Gebärmutterhalskrebs) bei AIDS-Patienten.
2. Wird bei einem Patienten eine **Organtransplantation** durchgeführt, bekommt dieser also das Organ eines anderen Menschen mit einer anderen Markierung auf den Zellen für „eigen", erhält er oder sie gleichzeitig Medikamente, welche eine Abstoßung des fremden Organs verhindern sollen, sogenannte **Immunsuppressiva**. Auch diese Patienten haben ein geschwächtes Immunsystem als Teil ihrer Therapie sowie ein etwa dreifach erhöhtes Risiko, an verschiedenen Krebsarten zu erkranken. Spannend dabei ist auch, dass manche Krebsarten wieder verschwinden, wenn man die Immunsuppressiva absetzt.

Jeden Moment unseres Lebens entstehen in uns einzelne Tumorzellen. Ein **gesundes Immunsystem** kann diese erkennen und vernichten. Dies ist sogar ein wichtiges Training für unsere Immunzellen, vergleichbar mit dem Training bei regelmäßigen leichteren Infekten oder dem ständigen Kontakt mit Schmutz und dem **globalen Mikrobiom**.

Doch diese Kapazität des Immunsystems sollten wir nicht überstrapazieren. Daher ist das oberste Gebot der **Krebsprophylaxe**, **Risikofaktoren**, welche heute bekanntermaßen krebsauslösend sein können, **zu vermeiden oder zumindest so gering wie möglich zu halten**, um die Geduld unseres in unserer Welt ohnehin schon zumeist überstrapazierten Immunsystems nicht herauszufordern.

An oberster Stelle stehen hier Zigarettenrauch sowie alle anderen Formen des Tabakrauchens, Giftstoffe und Chemikalien im Alltag (Asbest, Benzol, Dioxin, Arsen, Aflatoxine – Schimmelpilze –, polyzyklische aromatische Kohlenwasserstoffe, Schwermetalle, sei es in der Luft, im Wasser oder im Essen), Spritzmittel und Düngemittel in der Nahrung, ungeschützte Sonnenbestrahlung, ungesunde Ernährung (dazu siehe später), mangelnde Bewegung, Übergewicht, chronische Stessbelastung oder seelische Überlastung, übermäßiger Alkoholkonsum sowie die „Pille" und Medikamente mit Östrogenen und Gestagenen.

Ein **starkes Immunsystem** mit einer starken Infektabwehr, guter Wundheilung und gesundem Mikrobiom, gute Atmung mit viel Sauerstoff in den Geweben und dazu noch ein gutes Herz-Kreislauf-System sind die Voraussetzung für eine **erfolgreiche Krebstherapie**.

In Studien konnte belegt werden, dass eine **gute Immunreaktion** auf ein Tumorantigen bei Patientinnen mit Brustkrebs mehr über die Überlebensrate aussagt als das klassische **Staging** (Stadieneinteilung eines bösartigen Tumors nach seinem Ausbreitungsgrad im Körper), **Grading** (Differenzierungsgrad eines bösartigen Tumors; „je undifferenzierter, umso böser") oder der **Wächterlymphknoten** (englisch *sentinel lymph node*; das ist der erste Lymphknoten im Abflussgebiet eines bösartigen Tumors).

Leider schwächen die bei uns üblichen Therapieformen gegen Krebs wie **Chemotherapie** und **Bestrahlung** das Immunsystem, die Atmung und den Kreislauf massiv, was ihre eigene Anwendung einschränkt. Im Blutbild ist bei den meisten Chemotherapien eine Abnahme der roten und der weißen Blutkörperchen sowie der Blutplättchen zu beobachten. Auch längerfristig, so das Ergebnis von Studien, nimmt die Zahl der in der Krebsabwehr so wichtigen **T-Lymphozyten** sowie der aktiven **NK-Zellen** (natürliche Killerzellen, englisch *natural killer cells*) ab. Die NK-Zellen stellen eine wichtige Schnittstelle zwischen dem unspezifischen und dem spezifischen Immunsystem dar. In Verbindung mit dendritischen Zellen präsentieren sie Antigene, wie auch jene von Krebszellen, effektiv den T-Zellen.

Hier kommen komplementäre, also „ergänzende" Therapieverfahren wie die **Traditionelle Chinesische Medizin** oder das **Fasten** ins Spiel. Die TCM kann mithilfe chinesischer Arzneimittel (sogenannter Kräuter) während einer Chemotherapie das Immunsystem stärken – wie in Studien anhand von gestiegenen Zahlen von Leukozyten und Lymphozyten dokumentiert – sowie mittels Akupunktur die Verträglichkeit erhöhen. Fasten wiederum kann die Verträglichkeit und die Effektivität einer Chemotherapie verbessern, was ebenfalls mittels Studien belegt ist.

Krebsimmuntherapie

Die Hoffnung in der Krebstherapie ruht auf der Krebsimmuntherapie. Dabei soll das körpereigene Immunsystem im Kampf gegen den Krebs unterstützt werden. Dies kann durch die Gabe

1. von **zytotoxischen T-Zellen**,
2. von **Botenstoffen**, welche die Immunantwort modulieren, oder
3. von **monoklonalen Antikörpern**,

welche den Tumor markieren und damit für das Immunsystem sichtbar machen, bewerkstelligt werden.

Ein weiterer Ansatz ist das Einbringen einer **Infektion** in einen Tumor. Man spritzt zum Beispiel das aus der Tuberkuloseimpfung bekannte Rindertuberkelbazillus **Bacillus Calmette-Guérin (BCG)** direkt in den Tumor. Dadurch wird das spezifische Immunsystem massiv angekurbelt und auf den Tumor prasselt eine große Zahl an Antikörpern hernieder, was das fressende unspezifische Immunsystem herbeilockt und den Tumor vernichtet.

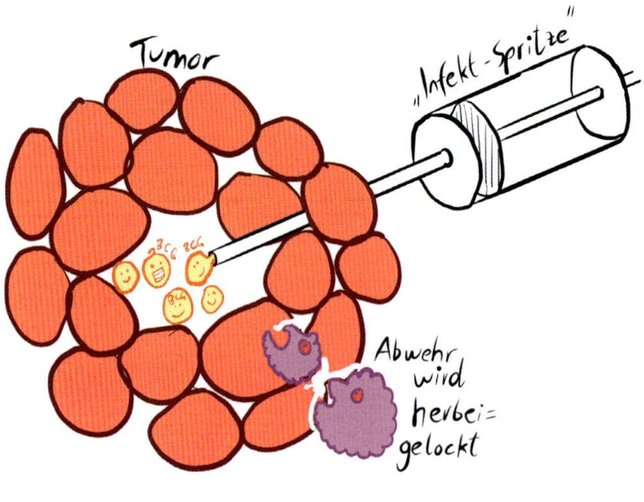

Erfolgreich wurde das bereits bei metastasierenden Melanomen durchgeführt. Auch können dem Patienten **T-Zellen** entnommen werden, die dann im Labor mit einem tumorantigenspezifischen T-Zellrezeptor ausgestattet werden. Diese auf den Tumor hungrigen Zellen stürzen sich auf den Krebs, da sie ihn an den tumorspezifischen Antigenen erkennen.

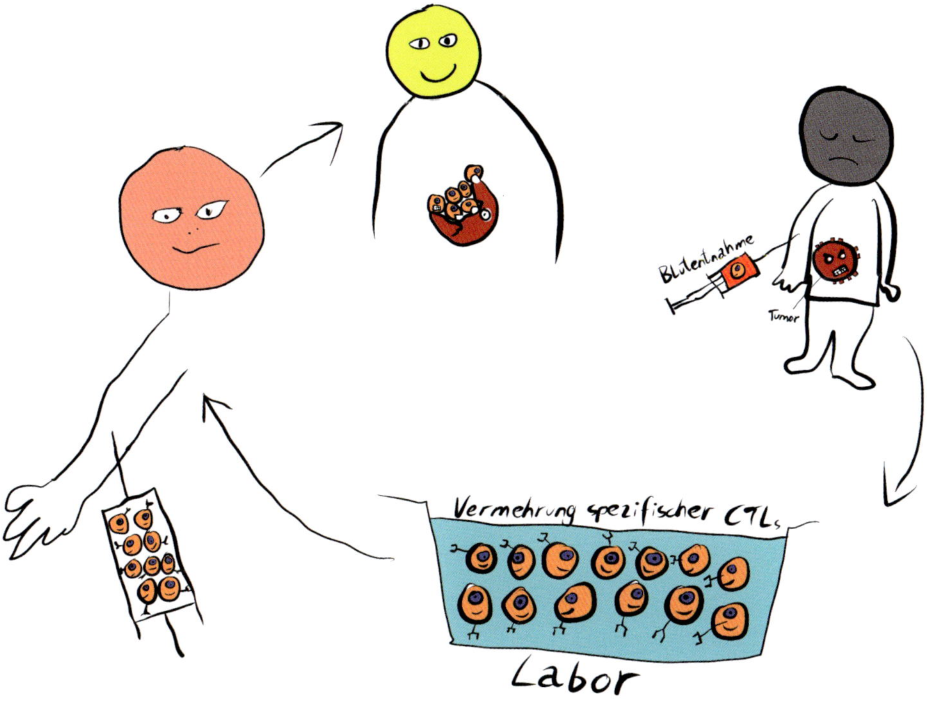

Das Gleiche kann mit **dendritischen Zellen** gemacht werden. Die Zukunft wird weisen, welche der angeführten Methoden das größte Potenzial für das angestrebte Ziel hat, nämlich die Heilung von Krebs. Bis dahin denken Sie an folgenden Ausspruch:

Die beste Erkrankung ist die, die man nicht bekommt.

Und dafür können Sie ganz viel tun.

Der Schlüssel dazu ist ein **starkes Immunsystem**.

TEIL II:
... & was es stärkt

Oft steckt man im Leben fest. Man hat Probleme, Beschwerden, eine Erkrankung, und weiß einfach nicht, wo man anfangen soll, das alles zu lösen, um wieder gesund und glücklich zu sein. Manchmal liest man etwas und denkt sich: Genau das ist es! Genau das wird mein Problem lösen. Ich hoffe, Sie haben solche Momente beim Lesen dieses Buches. Andere wiederum lesen das Buch und denken sich: „Was, so viel kann man machen? Woher soll ich wissen, was für mich das Wichtigste ist? Wo soll ich anfangen?" In diesem Fall beginnen Sie dort, wo Sie glauben, am allerweitesten entfernt zu sein. Oder Sie gehen einfach einmal so viel wie möglich an und sehen, wo Sie das hinbringt. Jede Veränderung Ihres Zustandes wird die Motivation sein, damit weiterzumachen.

Ausprobieren und sehen, was passiert.

Das ist nun einmal das Grundprinzip der Medizin. Man kann alles erdenken, in Versuchsanordnungen testen, andere vorschicken und beobachten, was es mit ihnen macht. Aber irgendwann kommt der Punkt, da muss man ins Wasser springen, falls man vom Sprungbrett nicht wieder hinuntersteigen möchte ...

Wenn der Computer nicht mehr geht, schalte ich ihn ab und wieder an.

Das ist mein IT-Wissen. Ich kann noch so viel wissen und verstehen, aber am Ende drehe ich ihn doch wieder ab und lasse ihn neu hochfahren. So schlage ich es Ihnen mit der Ernährung vor: Nicht viel darüber nachdenken, einfach einmal machen, vor allem Verschiedenes weglassen, und dann den Computer neu hochfahren.

Geben Sie sich bitte **drei bis vier Wochen** Zeit für eine **Alltags- oder Ernährungsumstellung**, um beurteilen zu können, ob es hilft. Vertrauen Sie nicht meinen Worten, nicht irgendwelchen Studien oder schönen Worten, vertrauen Sie Ihrem eigenen Körper.

Symptome sind Wegweiser.

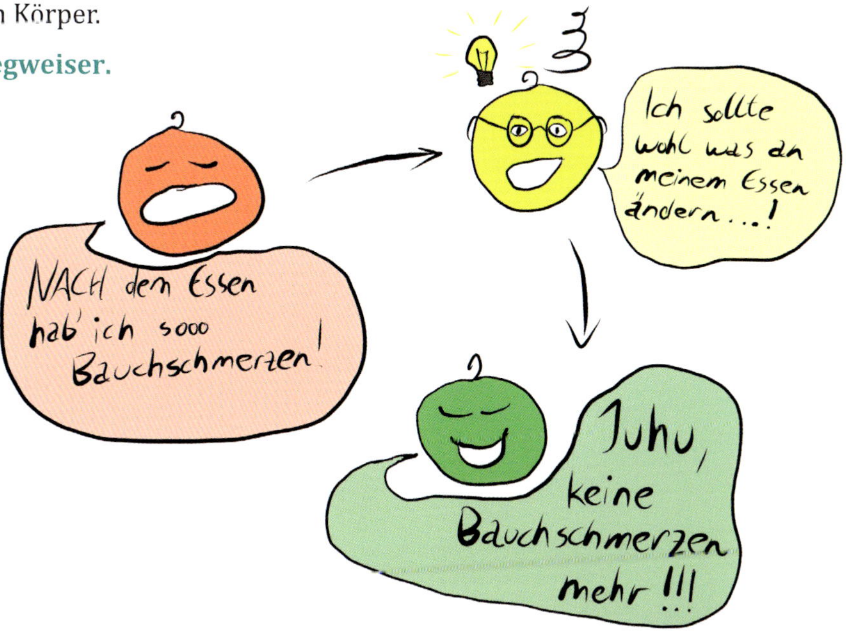

Wegweiser kann man ignorieren und bewusst in die andere Richtung gehen, oder aber ich nutze den Hinweis und kenne den zukünftigen Weg.

Ich weiß selbst am besten, was gut für mich ist.

Das höre ich sehr oft in meiner Praxis, vor allem von Männern. Leider stimmt das meist nicht. Wenn man nicht in seiner Mitte ist, sondern erschöpft und verzweifelt, angespannt und überreizt, zeigt Ihnen der Körper meist nicht den richtigen Weg. Er zeigt Ihnen den für ihn bequemsten Weg, ohne große Veränderungen, denn Veränderungen sind sehr anstrengend, brauchen viel Energie, die der Körper gerade nicht hat. Versuchen Sie einmal in so einem Zustand eine Wanderkarte zu lesen, zu erkennen, wo Sie gerade sind und wohin es weitergehen soll. Schwierig ... Dann vielleicht doch lieber die Information des Wegweisers nutzen ...

Die meisten der nun folgenden Wegweiser gelten für alle Störungen des Immunsystems, egal, ob Sie unter häufigen Infekten leiden oder total erschöpft sind nach einem Infekt, ob Sie Wundheilungsstörungen haben, vermehrte Fieberblasen, wiederkehrende Hautentzündungen, Allergien, eine Autoimmunerkrankung oder Krebs haben oder einfach vorsorgen wollen, dass Sie all das nicht bekommen. Ist eine Empfehlung für eine spezielle Störung gedacht oder kontraproduktiv bei einer bestimmten Erkrankung, gebe ich das natürlich gesondert an.

Tatsache ist, dass physische und psychische Gesundheit ein gesundes und kräftiges Immunsystem voraussetzt.

Mit welchen Symptomen eine schwindende Gesundheit sich meldet, ist oft sehr individuell, bietet eine Zusatzinformation über den einzuschlagenden Weg oder ist rein akademisch. Wir hier im Westen lieben es, viel zu denken, viel nachzudenken und alles zu verstehen, um uns der Illusion hinzugeben, alles kontrollieren zu können. Doch ob ich etwas verstehe, hat nichts damit zu tun, ob es dann auch funktioniert, siehe beim Computer. Man muss schon in die Handlung gehen und wirklich etwas verändern, dann wird auch etwas passieren und darauf kann man reagieren, egal wie Sie sich die Zusammenhänge vorstellen. Hier also ein paar Anregungen für Ihr gesundes Immunsystem.

Ernährung und das Immunsystem

Es ist Allgemeinwissen, dass **Vitamin-C-haltige Nahrungsmittel** das Immunsystem stärken, **Omega-3-Fettsäuren** (wie jene im Lachs) für ein gutes Immunsystem notwendig sind, **Antioxidantien** (wie eben Vitamin C, aber auch Vitamin E und Carotinoide) in der Nahrung unsere Immunabwehr unterstützen und dass es notwendig ist, fünfmal täglich frisches Obst und Gemüse zu sich zu nehmen, um auf diese Menge zu kommen. Außerdem gelten **Wasser, Joghurt, Olivenöl, Brombeeren, Himbeeren, Erdbeeren, Heidelbeeren, Wassermelone, Kiwi, Mango, Papaya, Ananas, Weintrauben, Spinat, Brokkoli, Zitrusfrüchte, vor allem Grapefruit, Ginseng, Ingwer, roter Pfeffer, dunkle Schokolade, Eier, Wildlachs, frische Austern, Äpfel, Nüsse, Knoblauch, Vollkornbrot, Kraftbrühe und Knochensuppe, Misosuppe, Honig, Rosmarin, Grüntee, Anistee, Fencheltee, Pilze** und **Kurkuma** als wahre Wunderwaffen für das Immunsystem. Das Internet ist voll davon (zum Beispiel *www.eatthis.com*), Bücherregale ebenso, bunte Journale erst recht.

Gott sei Dank ist es bereits Allgemeinwissen geworden, was man essen soll, um gesund zu sein, um ein gesundes und kräftiges Immunsystem zu haben. Doch bei dem Wissen bleiben ein paar Parameter unseres Körpers unberücksichtigt. So viele Menschen ernähren sich nach den oben angeführten Kriterien sehr gesund, sind aber trotzdem müde, abgeschlagen und häufig verkühlt oder leiden an einer Autoimmunerkrankung. Wie passt das zusammen?

Das ist ähnlich wie die „Geschichte mit der Corona-Impfung": Es ist nicht entscheidend, ob Sie geimpft sind, sondern ob Sie durch die Impfung Antikörper (sowie T-Zellen, Makrophagen und dendritische Zellen, was wir aber nicht messen) gegen das SARS-CoV-2-Virus entwickelt haben oder nicht.

Bei der Ernährung gilt: Es ist nicht entscheidend, was Sie essen, sondern was davon Gesundes in Ihrem Körper ankommt.

Wie ist es denn sonst möglich, dass in einem Land, den USA, in dem die meisten Milchprodukte weltweit, mit all dem vielen Kalzium, konsumiert werden, gleichzeitig die höchste Rate an Osteoporose zu verzeichnen ist?

Über das Ziel hinaus ist auch daneben.

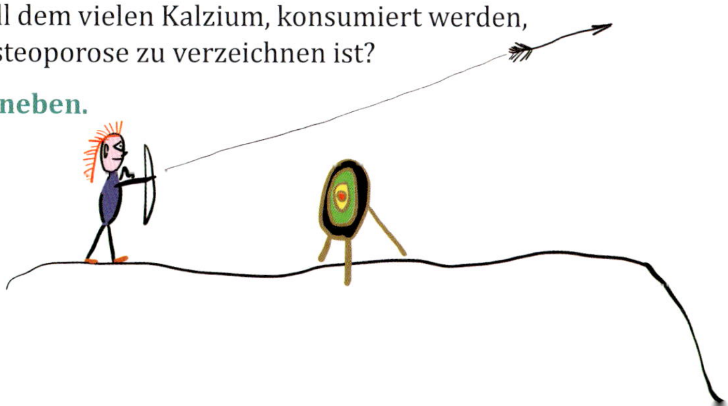

Die Nahrungsaufnahme kann nur dann den Körper und das Immunsystem stärken, wenn sie sich an den physiologischen, normalen Gegebenheiten des Körpers und seinem Biorhythmus orientiert.

Unser Biorhythmus

Nehmen wir zum Beispiel die **Körpertemperatur** als Maß dafür, wie aktiv unser Stoffwechsel gerade ist: Je nach Messmethode und wo ich genau messe (an der Körperoberfläche, dem Ohr, im Mund oder im Körperinneren, zum Beispiel mit einer Magensonde) variieren die angegebenen Normwerte. Als normal gilt der Bereich der **Körperkerntemperatur** (also die Messung zum Beispiel mit der Magensonde) zwischen 35,7 und 37,6 °C. Diese ist von der Tages- und Nachtzeit abhängig.

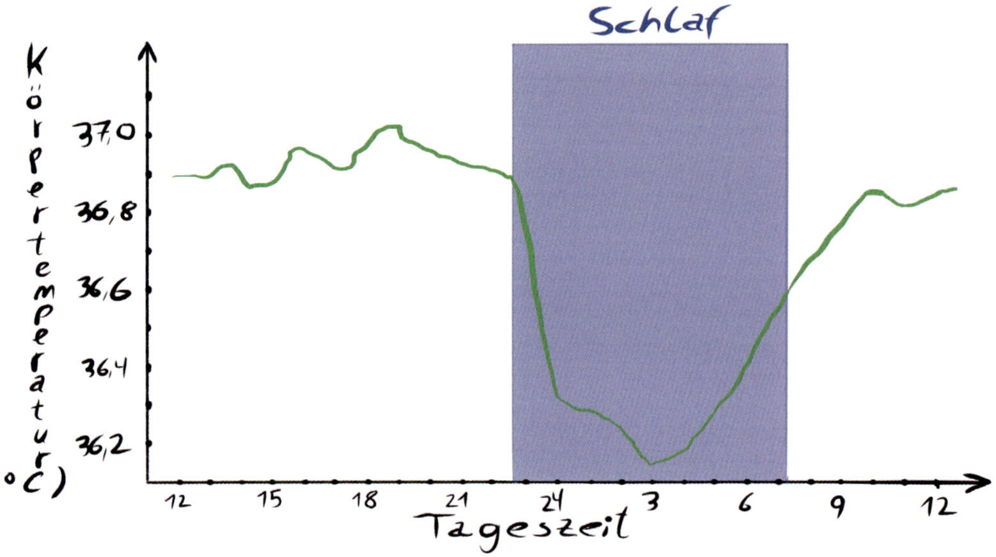

Zwischen zwei und drei Uhr nachts liegt das Temperaturminimum (bei etwa 36,2 °C). In dieser Zeit ist die Atmung auch verlangsamt, da der Körper weniger Sauerstoff braucht. Viele Organe und Gewebe, wie zum Beispiel der Verdauungsapparat und das Gehirn, sind im Ruhemodus. Sie verbrauchen daher weniger Sauerstoff, da sie weniger Kalorien verbrennen, wodurch weniger Wärme (lateinisch *calor*, was in unseren „Kalorien" zu finden ist) entsteht. Auch der **Blutdruck** ist niedriger (die sogenannte **Nachtabsenkung** als Zeichen, dass der Körper die Spannung der Gefäße in der Nacht loslässt, wodurch er auch wieder weniger Kalorien verbrennt) und die **Herzfrequenz** ist verlangsamt. Das vorherrschende Hormon der Nacht, bis etwa **drei Uhr**, ist das **Melatonin**, welches bei Dunkelheit vom Körper ausgeschüttet wird. Das meiste Melatonin produzieren Kinder. Im Alter lässt die Produktion deutlich nach, was dem flacheren und kürzeren Schlaf im Alter entspricht. Melatonin löst die **Tiefschlafphasen** in der Nacht aus, und diese wiederum lösen die Ausschüttung von **Somatotropin** aus dem Vorderlappen der Hypophyse, der Hirnanhangsdrüse, aus.

Somatotropin (auch bekannt unter den Namen Somatropin, Somatotropes Hormon, STH, Wachstumshormon, WH, *growth factor*, GF, *growth hormone*, GH) ist das wichtigste Hormon für das normale Körperwachstum. Daher stimmt der Ausspruch „Man wächst im Schlaf" und der Lieblingsausspruch aller Eltern für ihre Kinder: „Ihr braucht viel Schlaf, um zu wachsen." Ist man ausgewachsen, dient das Somatotropin der Regeneration des Körpers. Dabei bindet Somatotropin an einen **Somatotropin-Rezeptor** und die Zelle produziert daraufhin **IGF-1** (*insulin-like growth factor 1*, Insulinähnlicher Wachstumsfaktor-1), zum Beispiel, um Leber und Muskulatur zu regenerieren. Weiters produziert sie **EGF** (*epidermal growth factor*, Epidermaler Wachstumsfaktor), zum Beispiel, um die oberste Hautschicht, die Epidermis, Knochen und Nieren zu regenerieren. Und sie produziert FGFs (*fibroblast growth factors*, Fibroblasten-Wachstumsfaktoren), von denen es eine Reihe gibt, um verschiedene Gewebsreparaturen wie jene von Gelenken, Nerven, Bindegewebe und (vor allem glatte) Muskelzellen durchzuführen sowie die Wundheilung anzukurbeln.

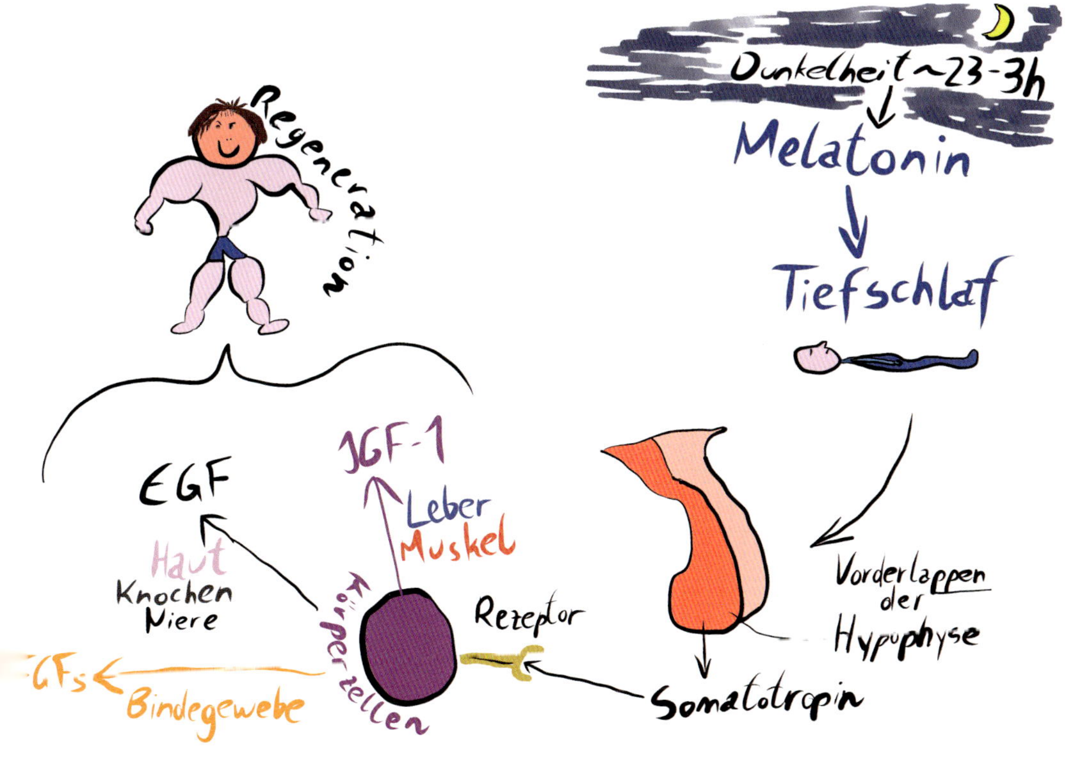

Cortisol, das vom Körper in der Nebennierenrinde selbst produzierte Cortison, wirkt im Körper als Stresshormon und als Verstärker von Wachheitshormonen wie Adrenalin und Noradrenalin. Cortisol hemmt die Insulinwirkung, erhöht damit den Glukosespiegel im Blut, damit viel Zucker für Gehirn (Wachheit!) und Skelettmuskulatur („vor dem Löwen davonlaufen" als Teil der Stressreaktion) vorhanden ist. **Gleichzeitig hemmt Cortisol das Immunsystem.** Wenn wir gut und tief schlafen, produziert die Nebennierenrinde wenig Cortisol, wodurch das Immunsystem voll aktiv ist und sich auch regenerieren kann. Der Minimalwert von Cortisol ist zwischen null und sechs Uhr. Dann steigt er maximal an, um den Tag einzuläuten.

Ab **drei Uhr** morgens wird die Atmung aktiver, der Körper erhält mehr Sauerstoff, die Schlaftiefe wird geringer, die Körpertemperatur steigt an. Alles wird vorbereitet für den großen Moment: Wir öffnen die Augen, der Körper registriert einen Lichteinfall und wir und stehen auf. Dementsprechend steigen die **Katecholamine** im Körper an. Dies sind die **Aktivatoren des Körpers**. Zu ihnen zählt **Dopamin**, welches im Gehirn den Antrieb, die körperliche Aktivität und die Motivation steigert, **Adrenalin** und **Noradrenalin**. Beide sind Überträgersubstanzen im Gehirn und steigern die Gehirnleistung auf mehreren Ebenen. Beide sind aber auch als Hormone in der Blutbahn unterwegs, gebildet im Nebennierenmark, um den Blutdruck zu steigern, die Gefäße zu verengen, den Puls schneller zu machen und die Pupillen zu weiten. Adrenalin und Noradrenalin lassen uns am Tag wach sein, sind Teil der Stressreaktion und Botenstoffe des **sympathischen Nervensystems**, des aktivierenden Teils unseres **vegetativen Nervensystems**. Man spricht auch von **Sympathikus**, wenn es um Aktivierung im Körper für die Stressreaktion geht, und von **Parasympathikus** als Gegenspieler für den Sympathikus, den sogenannten **Ruhenerv**. Der dritte Teil des vegetativen Nervensystems ist das eigene Nervensystem des Darmtraktes, bekannt als **enterisches Nervensystem**. Dieses kann vollkommen autark arbeiten und reagiert dabei einzig auf die Nahrung und die Impulse der eigenen Strukturen wie Wandspannung, Temperatur, pH-Wert und lokale Durchblutung. Es ähnelt den primitivsten bekannten Nervensystemen wie zum Beispiel dem neuronalen Netz einer Qualle. Dabei hat das **Gehirn des Darmtraktes** ungefähr 100 Millionen Neuronen, mehr als im Rückenmark vorhanden sind. Kontrolliert und damit angepasst an die Bedürfnisse des Körpers wird es ebenfalls von Sympathikus und Parasympathikus, wobei der Sympathikus den Verdauungsapparat hemmt und der Parasympathikus ihn hingegen aktiviert.

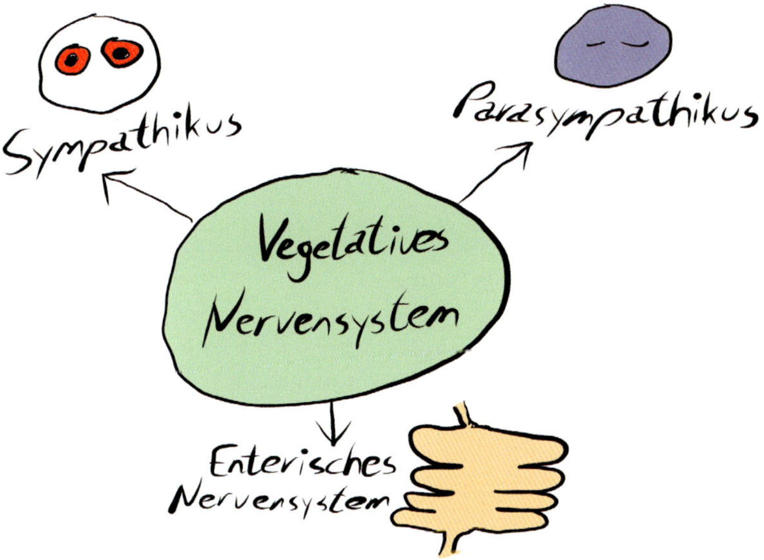

Die Aktivität unseres Körpers und der einzelnen Organe kann man auch mithilfe des **vegetativen Nervensystems** (auch **autonomes Nervensystem**, weil es autonom arbeitet, also ohne unser willentliches Zutun) darstellen. Alle Organe, bis auf die Skelettmuskulatur, werden von ihm innerviert, also mit Nerven versorgt. Es steuert alle unwillkürlichen Organfunktionen. Der Vorteil gegenüber der Regulation des Körpers mit **Hormonen** ist, dass Nerven viel schneller sind mit ihren Impulsen. Die Befehle werden sofort umgesetzt. Das ist zum Beispiel wichtig bei der **Kreislaufregulation**: Wenn Sie morgens aufstehen, soll der Blutdruck so steigen, dass Sie genügend Blut im Gehirn haben, um denken zu können. Wenn Sie sich dann hinsetzen, muss der Kreislauf darauf abgestimmt werden. Weitere wichtige Funktionen des autonomen Nervensystems sind die Atmung, die Temperaturregulation und die Steuerung der Verdauung sowie der Blase.

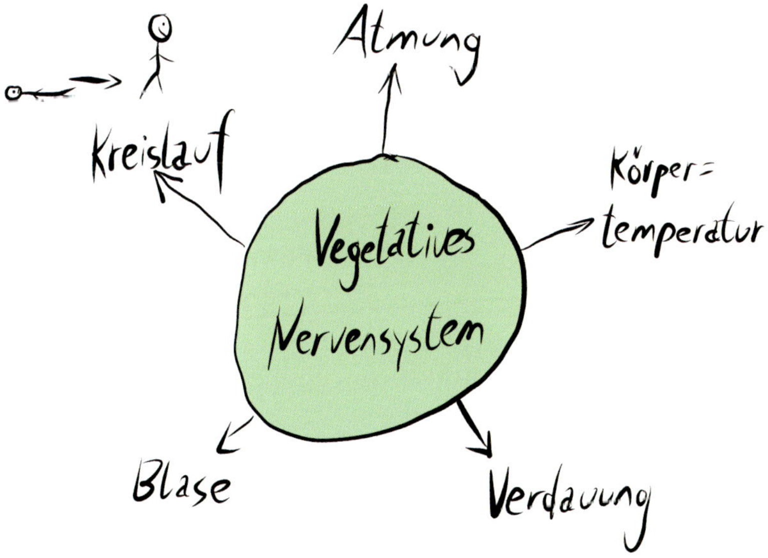

Ein wichtiges Hormon der Wachzeit ist das **Serotonin**. Es kommt im Körper als Hormon und als Botenstoff für das Gehirn und das Nervensystem des Darms vor. Sein Name leitet sich von seiner Wirkung auf den Blutdruck ab. Als Komponente des Blut*serums* reguliert es den Tonus, die Spannung, der Gefäße und beeinflusst das Gerinnungssystem. Gerne wird es zu den **Glückshormonen** gezählt. Zu diesen gehören außerdem **Dopamin**, der Aktivator und Motivator des Gehirns, **Oxytocin**, das während der Geburt die Gebärmutter zusammenzieht und in unserer Psyche die Gefühle Liebe, Vertrauen und Ruhe auslöst, und **Endorphine**, morphiumartige Botenstoffe im Gehirn, die Schmerz unterdrücken, Angst hemmen und euphorisieren.

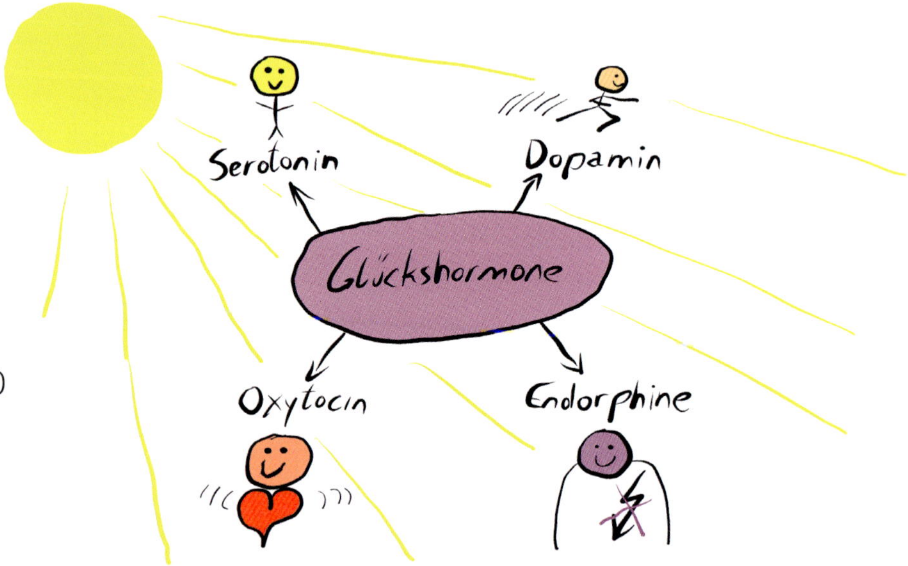

Je nach Zusammensetzung des **Glückshormoncocktails** können sie einer Frau fast schmerzfrei und glücklich durch eine Geburt helfen, die Bindung zum Neugeborenen stärken, jemandem viel Lebenskraft und positive Energie geben, all die Gefühle schenken, die notwendig sind, um ein erfülltes, glückliches Leben zu leben und am Ende des Lebens das Sterben erträglich oder sogar erleichternd wahrnehmen zu lassen. All diese Hormone sind Aktivatoren, Hormone der Wachheit und Teil von komplexen Stressreaktionen.

Die komplexen Regelsysteme unseres Körpers haben alle ein Ziel: **den Körper und den Geist in der Nacht zu regenerieren und am Tag positiv zu aktivieren und zu motivieren**. Jeder von uns hat eine Uhr eingebaut. Diese Uhr orientiert sich an dem 24-stündigen Tag- bzw. Nachtrhythmus der Erdumdrehung. Dies ist unsere **zirkadiane Uhr**, unser **zirkadianer Rhythmus**. Der Name leitet sich von den lateinischen Worten *circa* „ungefähr“ und *dies* „Tag“ ab. Unsere innere Uhr geht also nur „ungefähr“, also nicht ganz genau. Diese Uhr ist in unsere Gene eingebaut. Das ist sinnvoll, weil wir dadurch unser Verhalten sowie unseren Stoffwechsel an die Tageszeit anpassen.

Gesundheit erlangen wir, wenn wir auf unsere innere Uhr hören.

Denken Sie an diese genialen Hormonsysteme, die ich Ihnen oben beschrieben habe, um glücklich, motiviert und voller Energie zu sein! Denken Sie an die komplexen Reparatursysteme, die in der Nacht wirksam sind, **falls** Sie tief schlafen, und die fast alles wieder gut und ganz machen können! Das sollte Ihnen nicht erst dann bewusst werden, wenn der Hut brennt, wenn Sie schon krank sind, sondern idealerweise **jetzt**, um Ihren Lebensrhythmus mit Ihrer inneren Uhr in Einklang zu bringen.

Aus Studien wissen wir, dass der Spiegel von Adrenalin und Noradrenalin, die zwei Stress-oder besser Aktivitätshormone, Tag und Nacht in einem **90-Minuten-Rhythmus** (dem sogenannten *basic rest activity cycle*) auf und ab geht. Diese Hormone wollen uns „pushen“ und danach „herunterbringen“, das Prinzip von **Spannung und Entspannung**. Dieses Prinzip wünscht sich unser Körper für uns den ganzen Tag, und in der Nacht schafft der 90-Minuten-Rhythmus unsere verschiedenen Schlafphasen, in denen jeweils verschiedene Teile von Körper und Geist regeneriert werden.

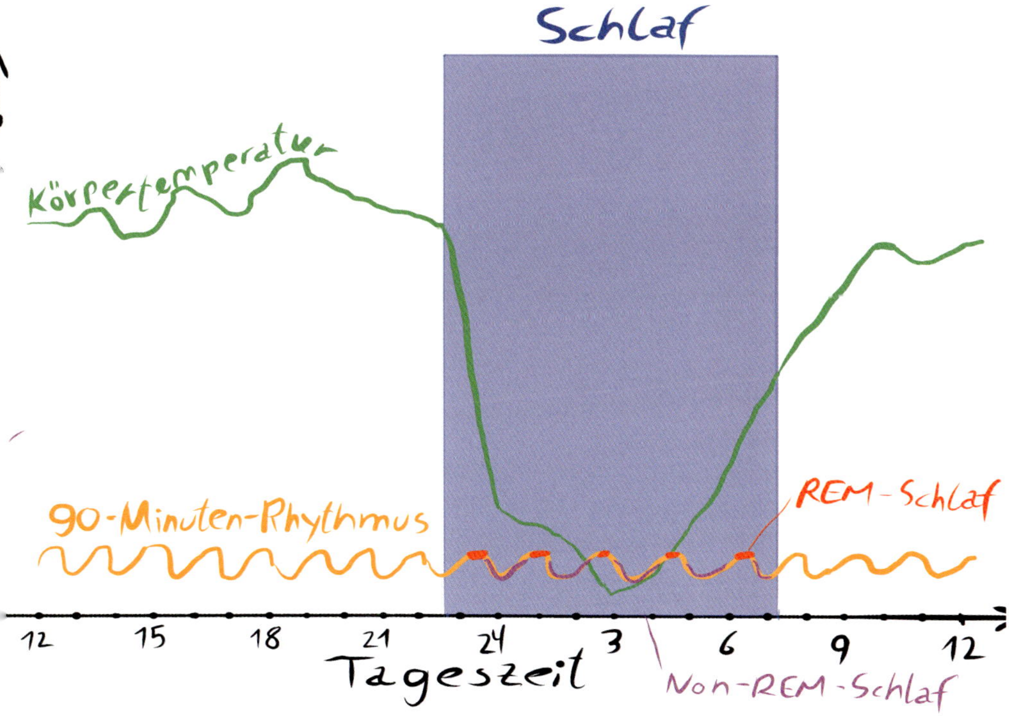

Mit **REM-Schlaf** (REM für *rapid eye movement* „schnelle Augenbewegungen“) meint man jenen oberflächlichen Teil des Schlafes, in dem wir träumen. Dabei treten schnelle Augenbewegungen (und oft auch körperliches Zucken) auf. Hier durchleben wir „Seelisches“. Für die körperliche Regeneration wichtig sind die Tiefschlafphasen, die im **Non-REM-Schlaf** stattfinden. Dabei ist die Aktivität des Gehirns so heruntergefahren, dass kein Denken und auch keine Bewegung des Körpers stattfindet. Die folgende Grafik veranschaulicht, was im Rahmen unseres zirkadianen Rhythmus passiert.

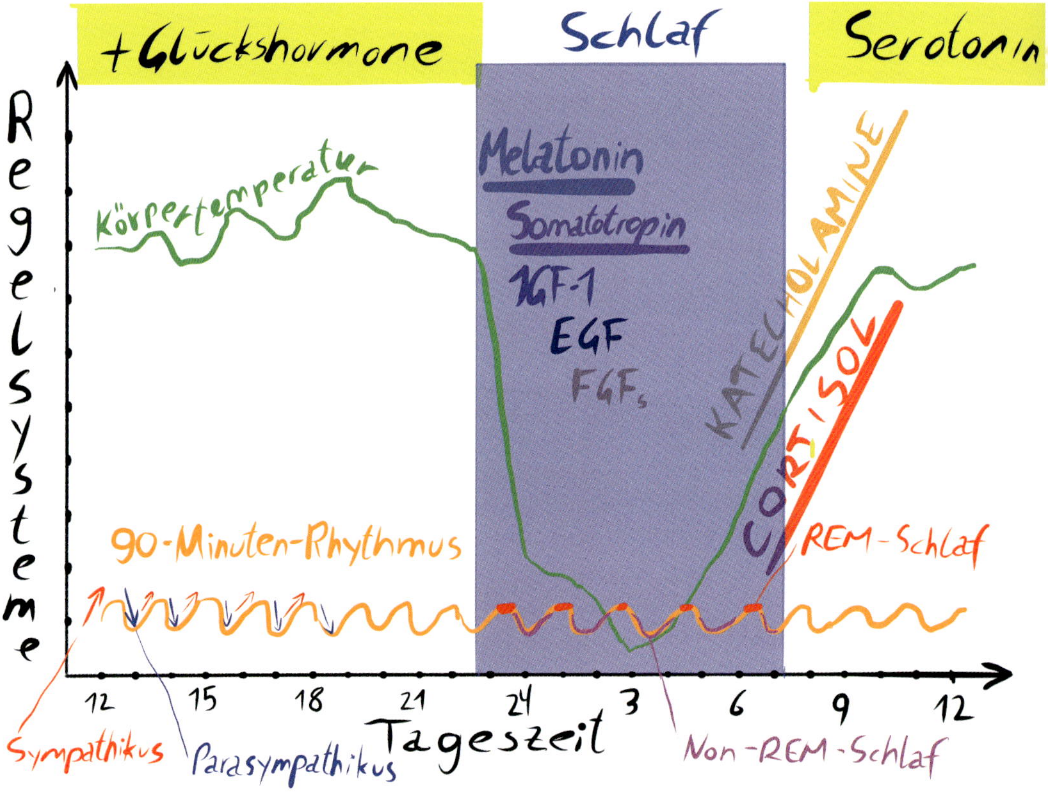

In diese komplexen Regulationen unseres Körpers, welche sich nach der Sonne und der Dunkelheit unserer Welt richten, müssen wir nun unser Leben einrichten.

Ernährung nach Biorhythmus

Erkenntnisse aus der Beobachtung unseres Biorhythmus bringen uns zu folgenden Empfehlungen:

- Essen Sie dann, wenn die Verdauungsenzyme (aus Leber und Bauchspeicheldrüse) am aktivsten sind (nämlich bei idealer Körpertemperatur von 37 °C): **morgens und mittags**
- Wenn Sie Kaltes und Rohes essen (wie Salate, Obst, Gemüse), kühlen Sie den Magen ab und dieser muss die Nahrung dadurch erst auf 37 °C aufwärmen, bis er sie weiter an den Dünndarm reichen kann, wo dann die Verdauungsenzyme von Leber und Bauchspeicheldrüse wirksam werden können. **Essen Sie daher warm und zubereitet, idealerweise mit vielen frischen Gewürzen, um die Verdauungssäfte anzukurbeln, und kauen Sie lange, um die Nahrung im Mund vorzuverdauen und aufzuwärmen.** Darum ist es oft leichter, gleich warm und gekocht zu essen.
- **Wärme** bedeutet Energie und ist das Hauptergebnis aus Ihrer körpereigenen Verdauung. Wenn Sie dem Körper Wärme über die Nahrung zuführen, kann er die entstandene Energie zu mehr nutzen als nur für die Wärmeproduktion.
- **Essen Sie immer in Ruhe.** Setzen Sie sich entspannt zum Essen hin, arbeiten Sie daneben nicht am Computer, nehmen Sie sich auch in der Arbeit Zeit, den Arbeitsbereich zu verlassen und in Ruhe zu essen. **Wenn Sie unter Stress essen, kann der Körper nicht gut verdauen.** Die Stresshormone Adrenalin und Noradrenalin sowie der Sympathikus hemmen den Verdauungsapparat, indem sie zum Beispiel die Durchblutung in den Därmen herabsetzen. **Mit Stress zu essen bedeutet noch mehr Stress für den Körper. Dadurch provozieren Sie eine weitere Cortisol-Ausschüttung und unterdrücken so das Immunsystem.** Was bringt es Ihnen, all die gesunden Sachen, wie am Anfang des Kapitels erwähnt, zu essen, wenn diese niemals im Körper landen, weil Sie zur falschen Zeit, im Stress oder einfach zu schnell gegessen haben? Ihre Nahrung gelangt dann schlecht verdaut bis in den Dickdarm und damit ernähren Sie Ihr Darmmikrobiom. Das typische Symptom dafür sind **Blähungen**, ein wichtiges Zeichen, dass Sie nicht gut verdaut haben.
- **Falls Sie nach dem Essen müde sind, war es das falsche Essen, zu viel davon oder zur falschen Zeit.** Dann experimentieren Sie mit Lebensmitteln, mit der Zubereitung, der Menge und der Uhrzeit. Ziel ist es, dass Sie nach dem Essen viel Energie haben als Zeichen, dass die Verdauung funktioniert.

- **Falls Sie trotzdem nach dem Essen müde sind, legen Sie sich kurz hin.** Ob Sie kurz schlafen oder nur entspannen, ist egal. Die Müdigkeit ist ein Zeichen, dass der Körper all seine Energie braucht, um zu verdauen. Wenn Sie nicht auf Ihren Körper hören, lieber einen Kaffee oder einen Energydrink zu sich nehmen, um weiterarbeiten zu können, **stressen Sie den Körper zusätzlich und verdauen wieder nicht**, wodurch Ihnen und Ihrem Immunsystem das gesündeste Essen wiederum nichts bringt. Nehmen wir als Beispiel ein sogenanntes gesundes Frühstück: Da gibt es so unglaublich gesunde Sachen wie Müsli, Milch, Joghurt, Butter, Vollkorngebäck, frisches Obst und Gemüse, wunderbare Lieferanten für Ballaststoffe, Vitamine wie A und C, Mineralien wie Kalzium und Magnesium, Fette und Eiweiße. **Das ist auch alles sehr gesund, wenn man es verdauen und vollständig aufnehmen kann.** Wenn nicht, überfüttern Sie Ihre Darmbakterien, verändern das Darmmikrobiom. Woran Sie merken, dass Sie es nicht verdauen können? **Blähungen, schlechte Belastbarkeit, Tagesmüdigkeit, einfach keine Energie.** Woher auch, weil die Energie, die als Kalorien in den Lebensmitteln steckt, nicht gut in den Körper gelangt. Also machen Sie es Ihrem Körper leichter. Kochen Sie!
- **Am Abend nicht zu spät und nicht zu viel essen.** Denken Sie an Ihre Körpertemperatur, die am Abend absinkt, wodurch die Enzyme der Verdauung nicht mehr so aktiv sein können. Denken Sie an Ihren Schlaf nach einem schweren späten Essen und wie Sie sich am nächsten Tag fühlen: müde, verschwollen, unausgeschlafen. So ein Schlaf schüttet wenig Melatonin aus, hat schlechtere Tiefschlafphasen (Non-REM-Phasen), schüttet weniger Somatotropin aus und all die Zellen, die ihre Rezeptoren für das Wachstumshormon in die Höhe strecken, um die Produktion von IGF-1, EGF und verschiedenen FGFs starten und damit die Reparatur durchführen zu können, gehen leer aus.
- **Wenn Sie fasten wollen, essen Sie am Abend am besten gar nichts oder trinken Sie nur eine heiße klare (selbstgemachte) Suppe.** Das ist das gesunde Prinzip von 16:8-Fasten. Morgens braucht der Körper Nahrung, dafür hat er die Enzyme aktiviert, abends braucht er sie nicht, dafür hat er die Enzyme schon abgeschaltet. Morgens wollen Sie ja mit viel Energie in den Tag starten. Woher soll die denn kommen, wenn nicht aus der Nahrung, aus Ihren Reserven? Abends wollen Sie den Körper herunterfahren und dann gut schlafen. Das geht nur, wenn Sie ihn nicht unnötig aktivieren. Studien haben eindeutig ergeben, dass Kalorien, in der Früh zu sich genommen, effektiv verbrannt werden und dass Kalorien, abends zu sich genommen, effektiv Fettpolster machen. Das gleiche Essen stärkt in der Früh den Körper oder erhöht abends das Körpergewicht.
- Falls Sie unter (saisonalen) **Allergien** leiden, lassen Sie in der Zeit der Allergie das Abendessen weg oder essen Sie nur eine heiße klare Suppe.

Der Schlaf wird dadurch tiefer und die Regeneration in der Nacht, inklusive des Immunsystems, effektiver. Viele meiner Patienten berichten, dass allein diese Maßnahme die Allergiebeschwerden deutlich verringert.

- **Gut und warm zu frühstücken kann man lernen.** Am einfachsten geht es, wenn Sie abends nichts essen. Dann werden Sie morgens bald Hunger bekommen. Das Hauptproblem unseres Alltags ist oft, dass wir den ganzen Tag keine Zeit haben zu essen und dann abends, wenn wir endlich entspannen und mit der Familie zusammensitzen, so richtig viel essen können. Da fällt der Stress weg, der Hunger kommt und geht oft einher mit einem Kontrollverlust über die Nahrungsaufnahme. Auch das kann man lernen. Der Weg führt über **Pausen untertags, in denen man in Ruhe isst und genügend trinkt**. Denken Sie an den alten Spruch: **Frühstücke wie ein Kaiser, iss mittags wie ein König und abends wie ein Bettler.**

Das Frühstück ist die wichtigste Mahlzeit des Tages. Mehrere Studien bestätigen mittlerweile, dass das Risiko, einen Herzinfarkt oder Diabetes mellitus Typ II zu bekommen, deutlich erhöht ist, **wenn man nicht frühstückt**! Offensichtlich setzt man den Körper bereits dadurch unter Stress, dass man morgens mit leerem Magen aus dem Hause geht ...

- Wenn Sie Beschwerden haben, müde sind, sich häufig Infekte einfangen, übergewichtig sind und Stress ein großes Thema ist, dann müssen Sie den Stress angehen! **Stress ist der stärkste Hemmer der Verdauung und Unterdrücker des Immunsystems.** Das gesündeste Essen mit Stress gegessen wird zu einer Belastung für Ihren Körper. Daher essen viele intuitiv nichts im Stress. Aber eben danach – das unkontrollierte Abendessen. Dann wird der Schlaf schlechter, die Regeneration des Körpers stoppt und Sie rutschen schön langsam in ein Burnout ...
- **Lernen Sie, sich selbst etwas zu kochen und das Essen wieder zu genießen!** Geben Sie dem Essen in Ihrem Leben den Platz, den es verdient. Früher hat man gesagt: „Ich gehe meine Brötchen verdienen." Man ging arbeiten, um Essen zu haben, Nahrung für die Familie. Heute arbeiten wir und schieben uns das ungesunde Essen oft nebenbei in den Mund, und wenn wir dann essen, hat das nichts mehr mit Genuss und Glück, sondern oft nur noch mit Stressabbau und Kontrollverlust zu tun. Strukturieren Sie sich Ihren Alltag besser anhand der Mahlzeiten. Nutzen Sie freie Zeit, um zu kochen, für die Arbeit vorzukochen, falls es dort kein (gesundes, zubereitetes) Essen gibt.

Die Traditionelle Chinesische Medizin (TCM) sagt: Die Nahrung dient der Gesunderhaltung des Menschen.

Nicht der Geschmack und dass es mich glücklich macht, wenn ich esse, steht an erster Stelle. Die Aufgabe ist es, eine Nahrung zu finden, die meine Gesundheit erhält oder wiederherstellt und dann auch noch gut schmeckt.

Sie haben dreimal täglich die Möglichkeit, sich zu heilen: Frühstück, Mittagessen, Abendessen.

Bleiben Sie bitte bei der Ernährung konsequent dran. Wenn es darum geht, etwas zu verändern, um gesünder zu werden, führt kein Weg an der Ernährung vorbei.

Das Wichtigste am Essen ist das, was man nicht isst.

Wir hier im Westen lieben Nahrungsergänzungsmittel und Zusatzstoffe. Gerade wenn es um das Immunsystem geht, lieben wir Pflanzen, Wurzeln und Pilze, die das **Immunsystem stärken**. Vieles davon ist auch wirklich gesund und sinnvoll, aber viel gesünder und sinnvoller ist es, einmal im eigenen Topf zu Hause nachzusehen, was denn da alles tagtäglich in unserem Körper landet.

Nur weil etwas an sich gesund ist, muss es nicht gesund für mich sein.

Also, bevor Sie noch etwas zu Ihrem täglichen Speiseplan dazugeben, **lassen Sie lieber einmal ein paar Dinge weg!** Über etwas haben wir schon gesprochen:

Gluten

Falls Sie müde sind oder depressiv, eine Autoimmunerkrankung haben, egal welche, unter Blähungen leiden oder verschiedenen Nahrungsmittelunverträglichkeiten, eine Form der chronischen Entzündung, chronische Schmerzen haben oder einfach nur gesund bleiben wollen, lassen Sie probeweise zwei bis vier Wochen Gluten ganz aus Ihrer Nahrung weg. Ernähren Sie sich glutenfrei.

Falls es Ihnen dann deutlich besser geht, wären Sie ja Masochist, sich nicht weiter so zu ernähren, zumindest Gluten dauerhaft zu reduzieren oder auch gezielt den Weizen wegzulassen und andere Glutene, wie die in Roggen und Dinkel, wieder zu sich zu nehmen, aber deutlich zu reduzieren.

Der Körper wird es Ihnen sagen.

Glutenhaltige Lebensmittel:

Glutenhaltige Getreidesorten: Bulgur, Couscous, Dinkel, Einkorn, Emmer, Gerste, Graupen, Grünkern, Hafer (wenn nicht als glutenfrei deklariert), Hartweizengrieß, Kamut, Malz, Roggen, Triticale, Weizen

Lebensmittel mit offensichtlichem Glutenanteil: Blätterteig, Brot, Brötchen, Kleie, Kuchen, Kekse, Knabbergebäck, Knödel, Müsli, Müsliriegel, Nudeln, panierte Fleisch- und Fischgerichte, Pizza, Toast, Torten, Waffeln, Zwieback

Lebensmittel mit verstecktem Glutengehalt

Lebensmittelgruppe	**Lebensmittel**	**Mögliche Zusatzstoffe**
Fleischerzeugnisse	Alle Wurstwaren Döner-Fleisch Fertige Hackfleisch-bällchen Fleischprodukte mit Soße Fleischfüllungen Paniertes Ravioli	Stärke, Getreideeiweiß, Paniermehl, glutenhaltige Gewürzmischungen
Fischerzeugnisse	Brathering Fischkonserven mit Soße Fischstäbchen Rollmops	Stärke, Paniermehl, glutenhaltige Gewürzmischungen
Gemüseprodukte	Baked Beans/ Konservenbohnen Gemüsebrühe Kartoffelpuffer, -knödel, -kroketten, -püree, -salat Mariniertes Gemüse Salate fertig angerichtet	Mehl, Stärke, glutenhaltige Gewürzmischungen
Getränke	Bier, Malzgetränke, Ovomaltine Säfte mit Ballaststoffzusätzen Whisky	Glutenhaltige Aromastoffe, Malz
Getreideprodukte	Wenn als nicht „glutenfrei“ gekennzeichnet Auch Brot aus Reis, Mais, Soja, Kartoffeln, Buchweizen, Hirse Cornflakes, Popcorn	Stärke, Getreide
Gewürze	Bierhefe Hefeextrakt (enthält Gerste) Ketchup Gewürzmischungen	Malz, Stärke
Milchprodukte	Mit Fruchtzusätzen oder Müsli Frischkäsezubereitungen Light-Produkte Reibekäse Schmelzkäse Kräuterbutter	Stärke, Mehl, pflanzliches Eiweiß aus Getreide
Obstprodukte	Eingedickte Früchte & Fruchtzubereitungen Fruchtsaft mit Zusatz von Ballaststoffen	Stärke, Getreide
Süßwaren	Schokolade Marzipan Malzbonbons Lakritz Desserts Nuss-Nougat-Creme Kuchenmischungen Eiscreme Kekse	Gerstenmalz, Stärke, Mehl, pflanzliches Eiweiß aus Getreide
Verdickungsmittel	Weizenstärke, jegliches Weizenmehl, Roggenmehl, Malzmehl, Gerstenmehl, Weizenschrotmehl	

Tierisches Eiweiß

T. Colin Campbell, emeritierter Professor für Biochemie an der Cornell University in den USA, war der Erste, der die Welt mit seinem Buch *The China Study* 2004 aufrüttelte. Campbell widmete seine Forschungen dem Zusammenhang von Ernährung und verschiedenen Erkrankungen, vor allem Krebs. Unter anderem initiierte er das sogenannte *China-Cornell-Oxford-Projekt*, eine groß angelegte Studie, die in 65 ländlichen *chinesischen* Bezirken in den 1970er und 1980er Jahren durchgeführt wurde.

Die „China-Studie", wie sie in dem Buch *The China Study* von T. Colin Campbell vorgestellt wird, ist eine westliche Studie – nach westlichen wissenschaftlichen Standards durchgeführt – mit dem ursprünglichen Ziel, den Zusammenhang zwischen Ernährung und Krebs herauszuarbeiten. In den frühen 70er Jahren des vorigen Jahrhunderts war der chinesische Premierminister, Chou En-Lai, tödlich an Krebs erkrankt. In der Zeit, in der es ihm schon sehr schlecht ging, ließ er für den gesamten Staat China eine Studie erstellen, die mehr Informationen über Krebs und Krebshäufigkeit zeigen sollte. Das war also eine riesige Studie, für 2400 chinesische Bundesstaaten und 880 Millionen Menschen (96 % der damaligen chinesischen Bevölkerung). 650.000 Personen wurden im Rahmen dieser Studie untersucht. Das Endergebnis wurde 1981 als ein farbcodierter Atlas von China publiziert, der genau zeigte, wo und mit welcher Häufigkeit welche Krebsart zu dieser Zeit auftrat und wo es überhaupt keinen Krebs gab. **Dieser Atlas zeigte deutlich, dass in China Krebs geographisch auftrat.** Das heißt, es hing davon ab, wo man in China lebte, um mit einer gewissen Wahrscheinlichkeit an einer Krebsart zu erkranken. Dabei waren die geographischen Unterschiede für eine bestimmte Krebsart enorm. Das korreliert auch mit einer Aussage, die mithilfe einer amerikanischen Untersuchung 1981 dem amerikanischen Kongress vorgelegt wurde: **Nur zwei bis drei Prozent des gesamten Krebsrisikos werden von der Genetik bestimmt.**

Aus dem China-Atlas ist zum Beispiel zu ersehen, dass eine Krebsart an einer bestimmten Stelle des Landes mehrere hundert Mal häufiger (also mehrere 10.000 Prozent häufiger!) auftritt als an einer anderen Stelle. Da die Chinesen genetisch gesehen sehr homogen sind, war es offensichtlich, dass Faktoren der Umwelt, der Lebensweise und der Ernährung die Gründe dafür sein mussten. Der Sinn der **China-Studie**, die daraufhin primär von Dr. Junshi Chen und Dr. T. Colin Campbell durchgeführt wurde, war es, zu verstehen, warum manche Krebsarten in gewissen Regionen so häufig sind und manche gar nicht vorkommen. Zu diesem Zweck beobachteten die beiden Forscher mit ihrem Team vor Ort die Lebensgewohnheiten von 6500 erwachsenen Chinesen in 65 verschiedenen chinesischen Bundesstaaten, was sie aßen, analysierten dann diese Lebensmittel und nahmen Blut- und Urinproben. All diese 6500 Menschen lebten im ländlichen China, da dort die Ernährung sehr traditionell ist, über Jahre nicht variiert und etwa 90–94 % von ihnen dort leben, wo sie geboren wurden, und dort auch sterben. Die Studie war sehr aufwändig, sodass sie sich auf die Dauer von 24 Jahren erstreckte.

Im ländlichen China besteht die Nahrung pro Tag aus (in Klammer der Vergleichswert in den USA, wobei immer auf ein Körpergewicht von 65 kg standardisiert wurde): 2641 kcal (USA: 1989 kcal), 14,5 % Fett (USA: 34–38 %), 33 g Faserstoffen (Ballaststoffen) (USA: 12 g), 65 g Gesamteiweiß (USA: 91 g), 0,8 g tierischem Eiweiß (USA: 10–11 g), 34 mg Eisen (USA: 18 mg).

Der große Unterschied im ländlichen China zu den USA ist: deutlich mehr Kalorien am Tag, weniger Fett, viel mehr Ballaststoffe, weniger Gesamteiweiß und deutlich weniger tierisches Eiweiß sowie deutlich mehr Eisen. Eine sehr spannende Geschichte, die Sie in dem Buch „The China Study" von T. Colin Campbell nachlesen können. Dieses Buch ist 2010 auch erstmals auf Deutsch erschienen. Die Studie war begonnen worden, um den Zusammenhang von Ernährung und Krebs zu untersuchen, inspiriert durch den Krebsatlas in China von 1981. Doch die Studie lieferte viel mehr als nur diese Ergebnisse und brachte förmlich einen Stein ins Rollen.

Das Wichtigste zusammengefasst: **Im ländlichen China stammen die täglichen Kalorien, die Menschen zu sich nehmen, nur zu 10 % von Tieren, 90 % sind rein pflanzlich.** Pflanzlich heißt in dem Fall viel Getreide, Hülsenfrüchte, Gemüse und Obst, mit vielen Ballaststoffen und einem prozentuell geringeren Anteil an Eiweiß, welches zu 90 % von Pflanzen stammt.

Reichtum verändert, auch in China. Die Chinesen, die im Wohlstand leben, haben bessere sanitäre Verhältnisse, sodass Erkrankungen durch Infektionen, Parasiten und schlechte Wohnverhältnisse (wie zum Beispiel Rheuma durch Nässe und Kälte in der Wohnung) deutlich weniger vorkommen. Sie haben einen anderen Lebensstil, weniger Bewegung und mehr Stress und verändern ihre Lebensgewohnheiten, ernähren sich vor allem von deutlich mehr tierischen Produkten und bekommen die Erkrankungen des Wohlstandes: Herz- und Gefäßerkrankungen, Diabetes mellitus, Übergewicht, Krebs (Dickdarm, Lunge, Brust, Leukämie, Magen, Leber), was man auch in messbaren Parametern wie folgt darstellen kann: hohe Triglyceridwerte, hohes Cholesterin, hoher Blutzucker, Entzündungszeichen (wie erhöhtes CRP im Blut) und hoher Blutdruck. So ist es heute in China und so ist es bei uns.

Wenn man sich „reich" ernährt, also wie die Reichen mit vielen tierischen Produkten und generell viel, dann bekommt man all jene Erkrankungen, die die Reichen dieser Welt überall und zu jeder Zeit bekommen. **Optimal ist also, sich so wie die Armen im ländlichen China zu ernähren, aber zusätzlich gute sanitäre Verhältnisse und eine gute und trockene, beheizbare Unterkunft zu haben, sich trotzdem gut zu bewegen und den Stress**

in Maßen zu halten. Im ländlichen China gibt es nur das, was dort wächst, das, was man am Markt bekommt. Es gibt nur **wenige industriell verarbeitete Lebensmittel**, obwohl sich das gerade ändert. China, auch das ländliche China, verändert sich. Mit den veränderten Lebensmitteln aus dem Westen beziehungsweise nach westlichem Vorbild wie Softdrinks, Fertigprodukten, Fastfood, mehr Milchprodukten (teilweise wird in China Milch aus anderen Ländern importiert, weil ihre eigene Produktion mit der Nachfrage nicht nachkommt) und mit den veränderten Lebensgewohnheiten nach dem Vorbild des Westens wie Fernsehen, Computerspielen und Internetsurfen kommen auch die westlichen Erkrankungen des Überflusses. Übergewicht war zum Beispiel nie ein breites Problem in China. Aber heute sieht man schon regelmäßig sehr dicke Kinder, ähnlich wie bei uns ...

Ich bin kein Wissenschaftler, ich bin Arzt. Aber mich haben die Ergebnisse der Chinastudie und die vieler weiterer Studien in Bezug auf das tierische Eiweiß überzeugt und sie haben meine eigenen Beobachtungen bestärkt, sodass ich heute **Ernährung wie ein Medikament verschreibe**.

Im Buch „The China Study" gibt T. Colin Campbell im zweiten Teil etwa 300 Studien an, welche seine Ergebnisse unabhängig von seinen Studien bestätigen. Seit dem Erscheinen des Buches 2004 sind mittlerweile mehrere 100 Studien weltweit zu dem gleichen Ergebnis gekommen:

Tierisches Eiweiß ist einer der Hauptrisikofaktoren für verschiedene Krebsarten wie Brustkrebs, Prostatakrebs oder Dickdarmkrebs sowie ein wesentlicher Mitverursacher unserer Zivilisationskrankheiten Herz-Kreislauf-Erkrankungen, Fettleibigkeit, Diabetes mellitus, Autoimmunerkrankungen, Osteoporose und degenerative Gehirnerkrankungen.

Was heißt das auf biochemischer Ebene, wenn wir viel tierisches Eiweiß essen? All die genauen Wege, welche dazu führen, dass tierisches Eiweiß unser Immunsystem so schwer belastet und überfordert, sind noch nicht bekannt. Die Effekte allerdings schon.

Hier ein Erklärungsversuch: Es kommt also Eiweiß so in den Körper, dass dieser ganz schnell daraus eigenes Eiweiß machen kann, also tierisches Eiweiß. Weil es so schnell geht, sind die Reserven auch schon alle übervoll. Der Topf mit allen 21 Aminosäuren ist ganz voll, sodass der Körper das viele Eiweiß einfach in **Glukose**, in (Einfach-)Zucker, weiter verstoffwechselt und dann entweder **verbrennt** oder daraus **Cholesterin** und **Triglyceride** macht. So nutzt er durch Triglyceride auch die Fettdepots als indirekten Speicher der Eiweiße und füllt diese auf, sodass man dick wird, weil der Körper einfach nicht weiß, wohin mit all dem Eiweiß.

Über das viele Cholesterin stehen auf einmal viele Bausteine zur Bildung von

vielen Hormonen und **Entzündungen** zur Verfügung. Diese werden dann auch gebildet, weil der Körper einfach nicht weiß, wohin mit dem vielen Cholesterin. Er lagert es teilweise einfach in den **Gefäßen** ab, und zwar an den Stellen, wo vorher Entzündungen, ebenfalls angeheizt durch „Cholesterin-Hormone", entstanden sind. Dadurch kommt es zu **Gefäßerkrankungen**, mit allen Konsequenzen wie **koronare Herzkrankheit (KHK)** und **Herzinfarkt**, **Schlaganfall** und **Durchblutungsstörungen (PAVK)** in Beinen und Armen.

Da so viel Cholesterin als Vorstufe für **Steroidhormone** vorhanden ist, kommt es auch zu einer vermehrten Bildung von **Östrogen**, dem weiblichen Sexualhormon. Dieser erhöhte Östrogenspiegel beeinträchtigt alle Zellen, die Hormonrezeptoren für Östrogen haben, wie zum Beispiel die **Brust**, vor allem die weibliche Brust, sodass es viel leichter zu **Brustkrebs** kommen kann. Ebenso ist es beim **Testosteron**, dem männlichen Sexualhormon. Das viele Testosteron im Körper beeinträchtigt alle Zellen im Körper, die einen Testosteron-Rezeptor haben, wie zum Beispiel die **Prostata**, wodurch es viel leichter zu **Prostatakrebs** kommt.

Andererseits führen die vielen, vielen Aminosäuren auch zu einem Anstieg der Hormone, die aus Aminosäuren bestehen, wie zum Beispiel des **Wachstumshormons (Somatotropin)** und der **Wachstumsfaktoren**, die es freisetzt, die teilweise **insulinartig** wirken (wie der **IGF-1**, welcher normalerweise Gewebe regeneriert, aber zuviel ausgeschüttet Krebs verursacht), und – ganz wichtig –, das dürfen wir nicht vergessen, der viele Zucker aus den Eiweißen bewirkt auch einen **Glukose-Anstieg im Blut** (aus der Gluconeogenese, der Herstellung von Glukose aus Eiweiß, welche in Leber und Niere stattfindet). Damit kommt es auch zu einem **Insulin-Anstieg**, wobei dieser in hoher Konzentration das **Zellwachstum** steigert und damit auch die **Krebsentstehung** fördert. Der hohe Insulinspiegel (Hyperinsulinismus) führt weiters zu **Diabetes** (über den Umweg der Insulinresistenz), einem weiteren Anstieg der **Triglyceride** und des **Cholesterins**, einer Erhöhung der **Stresshormone** wie **Adrenalin** und **Cortisol**, fördert die **Hämostase** (das Blut stockt wie bei einer Wunde) und hemmt die **Hämolyse** (die Auflösung des Blutes wird verhindert) und führt zu einem **geschwächten Immunsystem** und vielen anderen Problemen.

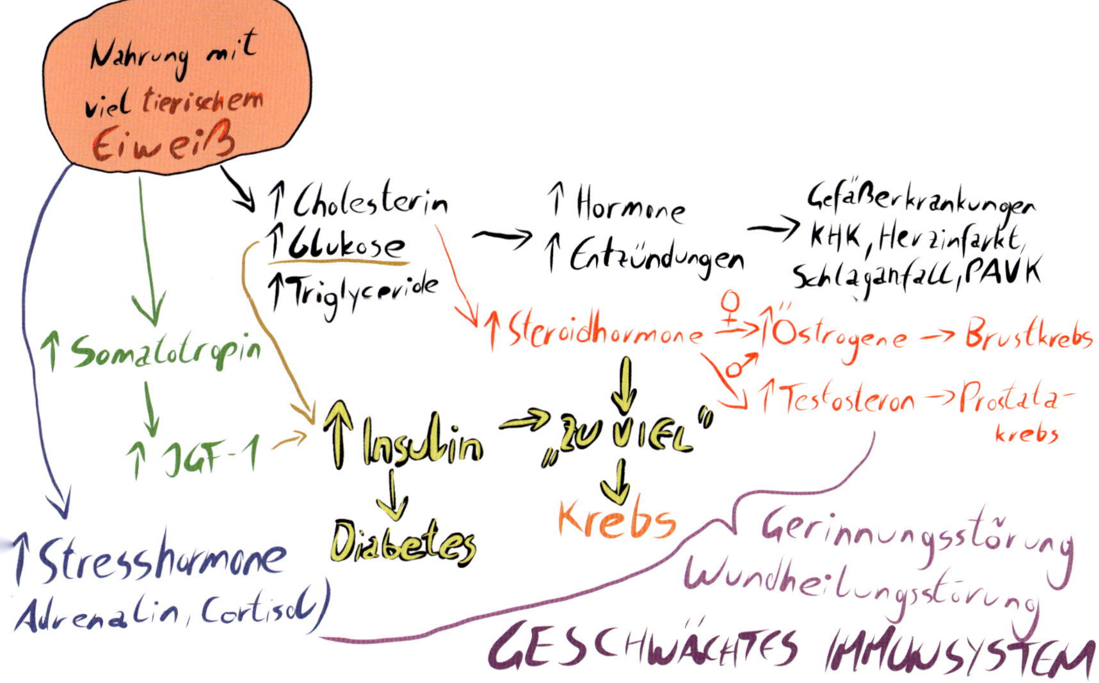

Aufgrund dieser Erkenntnisse und meiner Erfahrungen als Arzt der letzten 25 Jahre möchte ich Ihnen daher folgende Empfehlung für ein gesundes Immunsystem und die Vermeidung von Krebs mitgeben:

- **Bitte reduzieren Sie den Konsum von tierischen Produkten, vor allem von Fleisch und Milchprodukten.** Aus gesundheitlichen Gründen geht es um das tierische Eiweiß, nicht um das Fett. Daher ist Butter nicht das Problem, Milch, Joghurt und Käse aber schon.
- Die gesündeste Variante wäre es, **vegan** zu werden, also Tierisches generell wegzulassen. Aus Erfahrung ist es dann doppelt wichtig, die Lebensmittel gut zuzubereiten und viele wärmende Gewürze zu verwenden, um sich wohlzufühlen.
- Falls Sie nicht alles Tierische weglassen wollen, dann reduzieren Sie den Konsum bitte deutlich! Ideal wäre es, wenn Sie es so halten würden wie es früher bei uns war: **Bitte essen Sie Fleisch nur mehr einmal die Woche und bitte essen Sie Fisch nur mehr einmal die Woche und bitte essen Sie Eier nur mehr einmal die Woche. Lassen Sie Milchprodukte fast vollständig weg.** Milchprodukte mit ihrem Eiweißstoff **Kasein** dürften die Hauptübeltäter bei Brust- und Prostatakrebs sein, Rind- und Schweinefleisch der Hauptübeltäter bei Dickdarmkrebs.

Eiweiß ist nicht das Problem. Das Problem ist **tierisches Eiweiß**. Pflanzliches Eiweiß ist nicht die Ursache für all die krankhaften Veränderungen im Körper. Bei uns assoziiert man mit Fleisch, Wurst, Fisch, Eiern und Milchprodukten, dass das die **Eiweiß-Nahrung** ist, und mit Pflanzen, also Obst, Gemüse, Getreide und Hülsenfrüchten, dass das die **Kohlenhydrat-** und **Vitamin-Nahrung** ist.

Alle Pflanzen enthalten Eiweiß. Wie sollte sonst eine Kuh aus Gras eiweißreiche Milch machen? Prozentuell gesehen enthalten Pflanzen weniger Eiweiß als tierische Produkte, aber dadurch isst man auch mehr von ihnen und bekommt genug von den guten Ballaststoffen, um den Darm gesund zu erhalten, genug von den guten Vitaminen und Antioxidantien für einen gesunden Körper, genug von den Fetten, damit das Essen überhaupt nach etwas schmeckt und auch, um den Körper gesund zu erhalten, und genug Eiweiß, um den Körper aufzubauen.

Eiweiß macht satt, das heißt, wir essen, bis uns das Eiweiß sagt, dass wir jetzt genug gegessen haben. Sehr gute pflanzliche Eiweißquellen sind alle Hülsenfrüchte (Bohnen, Linsen, Erbsen, Stangenbohnen/Fisolen, Erdnüsse, Tofu ...), Nüsse, Getreide und Pilze, vor allem Shiitake und Austernpilze. Wenn Sie also darauf achten, dass Ihr Essen genügend Hülsenfrüchte, Nüsse, Getreide und Pilze enthält, werden Sie gut satt werden und Substanz aufbauen (das „gesunde" Gewicht).

Kohlenhydrate, Zucker und ein Besuch in unserem Darm

Kohlenhydrate sind mit 50 % die Hauptenergielieferanten unseres Körpers. Kohlenhydrate kommen in unserer Nahrung als Monosaccharide („Einfachzucker", einzelne Zuckermoleküle wie Glukose, „Traubenzucker"), Oligosaccharide (kurze Ketten von Einfachzuckern) oder Polysaccharide (lange Ketten, die aus bis zu einer Million Einfachzuckern bestehen) vor. Zu den Oligosacchariden gehören auch die Zweifachzucker (Disaccharide). Sie bestehen aus zwei Einfachzuckern: Saccharose (unser Haushaltszucker) besteht aus einem Molekül Glukose und einem Molekül Fruktose, Maltose (der Malzzucker) besteht aus zwei Molekülen Glukose, Laktose besteht aus einem Molekül Glukose und einem Molekül Galaktose.

Saccharose: 1x Glukose + 1x Fruktose

Maltose: 2x Glukose

Laktose: 1x Glukose + 1x Galaktose

Die Zuckerangabe auf Lebensmitteln bezieht sich immer auf den Gehalt von Einfach- oder Zweifachzuckern. Mehr als 50 % unserer Kohlenhydrate in der Nahrung sind **Polysaccharide** (Mehrfachzucker). Alle müssen durch Enzyme im Dünndarm so lange zerlegt werden, bis nur noch Einfachzucker vorhanden sind. Nur diese werden im Dünndarm aufgenommen.

Polysaccharide stammen fast ausschließlich aus pflanzlicher Nahrung, in der sie als **Stärke** vorliegen. Diese besteht zu etwa 20 % aus **Amylose** (lineare Ketten von Glukosemolekülen) und zu etwa 80 % aus **Amylopektin** (verzweigte Ketten von Glukosemolekülen). In tierischer Nahrung kommen Polysaccharide mit verzweigten Ketten als **Glykogen** vor. Dieses ist die Speicherform von Glukose bei den Tieren und findet sich in der Leber und der Muskulatur.

Pflanzen bauen ihre Zellwände hauptsächlich aus **Zellulose**. Diese ist einer von mehreren für uns unverdaulichen Polysacchariden. Wenn sie den Darm passiert, finden sich im gesamten Darm keine Enzyme, die sie zerlegen könnten. Wir nennen diese unverdaulichen Polysaccharide **Ballaststoffe**, die in unserer Nahrung wichtig sind, um den Darm von gefährlichen Giftstoffen und Bakterien zu reinigen. Durch ihr Volumen in der Nahrung dehnen sie den Darm und fördern dadurch die Darmbewegung, was einem **Darmtraining** gleichkommt.

Ballaststoffe findet man vor allem in Getreide, Gemüse und Früchten. Mittlerweile ist es belegt, dass ihr Fehlen in unserer täglichen Ernährung zu **Verstopfung**, **Dickdarmdivertikeln** (Ausstülpungen in der Darmwand) und schließlich **Dickdarmkrebs** führen kann.

Das Enzym schlechthin für die Kohlenhydratverdauung ist die **Alpha-Amylase**. Die Bauchspeicheldrüse produziert diese und leitet sie in das Lumen des Dünndarms. Sie kommt im Speichel vor, vor allem um Zucker im Mund als Schutz für die Zähne zu neutralisieren. Die Alpha-Amylase wirkt bei allen langkettigen Kohlenhydraten, also der Amylose, dem Amylopektin und dem Glykogen. Sie zerschnippelt die Ketten zu Oligosacchariden, mittellangen Ketten, an denen dann **vier Oligosaccharidasen** (Enzyme, die die Oligosaccharide weiter zerschnippeln) wirksam werden, nämlich **Laktase, Maltase, Saccharase** und **Isomaltase**.

Die **Laktase**, berühmt geworden durch die Laktoseunverträglichkeit, spaltet Laktose (den Milchzucker) in Glukose (Traubenzucker) und Galaktose (Schleimzucker). Die **Maltase** spaltet Maltotriose und Maltose (den Malzzucker) in Glukosemoleküle. Die **Saccharase** spaltet neben Saccharose ebenfalls Maltotriose, Maltose und verschiedene Grenzdextrine (Oligosaccharide, die als Zwischenprodukte der Verdauung entstehen) zu Glukose und Fruktose (Fruchtzucker). Die Isomaltase spaltet die gleichen Oligosaccharide wie die Saccharase, aber nur in Glukosemolekülen.

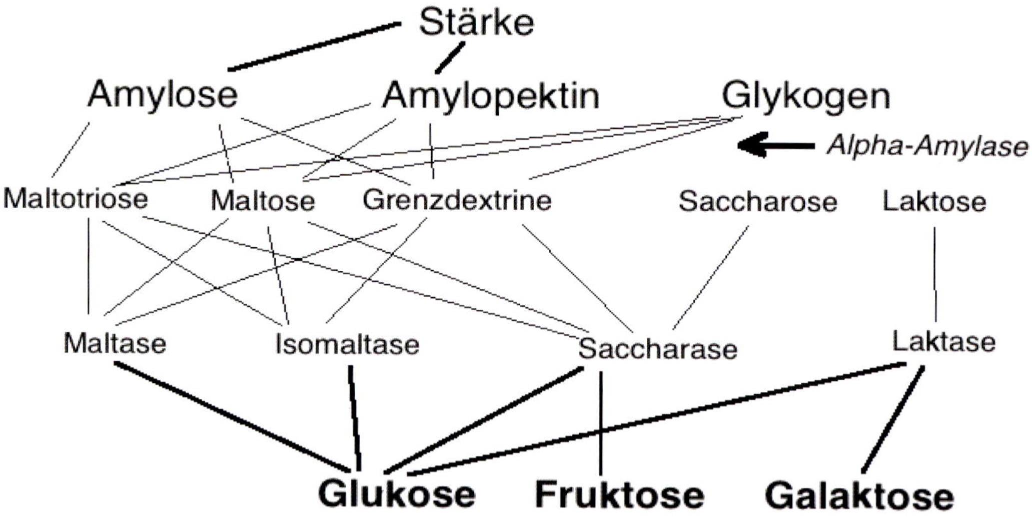

Alle drei Einfachzucker müssen dann durch die Darmwand transportiert werden. Hinter der Darmwand wartet das Blut, welches die Nahrung gleich im gesamten Körper verteilt. Neben diesen zwei Arten der Kohlenhydrate, Stärke und Ballaststoffen gibt es noch die **von Mikroorganismen aufgespaltenen Kohlenhydrate (MAKs)**. Stärke und Glykogen können im Dünndarm vollständig in Einfachzucker zerlegt und aufgenommen werden. Daneben gibt es aber noch tausende **Oligosaccharide**, welche von obigen Enzymen nicht zerlegt werden können und unverdaut bis in den Dickdarm gelangen.

Dort warten Bakterien mit ihren Enzymen, um sich auf das Mahl zu stürzen.

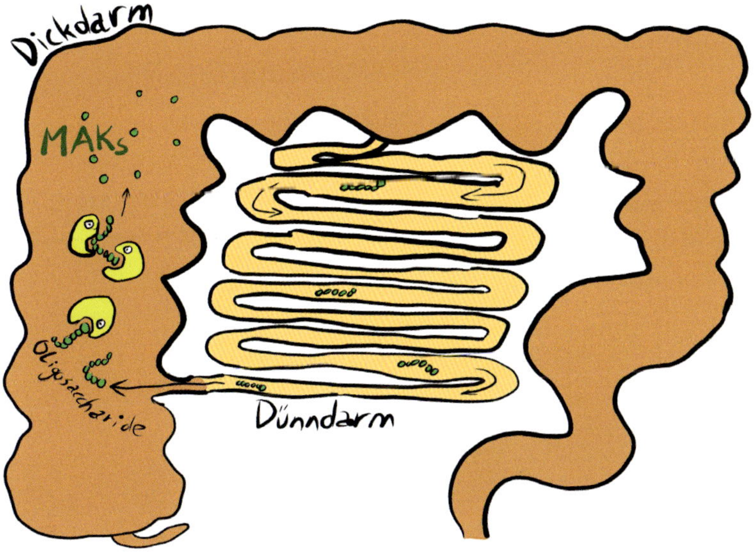

Solche Oligosaccharide findet man in **Hülsenfrüchten** wie Bohnen und Linsen, in **Vollkornprodukten** und **vielen Obst- und Gemüsesorten**. Auch können diese Mikroorganismen Teile der Ballaststoffe „doch noch verdauen", was der Dünndarm nicht zusammengebracht hat. Von ihnen bleiben im Stuhl dann die **unverdaulichen Faserstoffe** übrig.

Bei den **Polysacchariden** findet man auch solche, die erst von den Bakterien im Dickdarm verdaut werden, wie **Pektine** im Obst oder **Inulin**, welches viele Pflanzen als Speicherform von Zucker nutzen. Ein hoher Gehalt an Inulin ist in Topinambur, Chicorée, Artischocke, Löwenzahn und Schwarzwurzel.

Diese werden zusammen mit den MAKs der Oligosaccharide von den Darmbakterien zu **kurzkettigen Fettsäuren** abgebaut und als solche vom Körper aufgenommen.

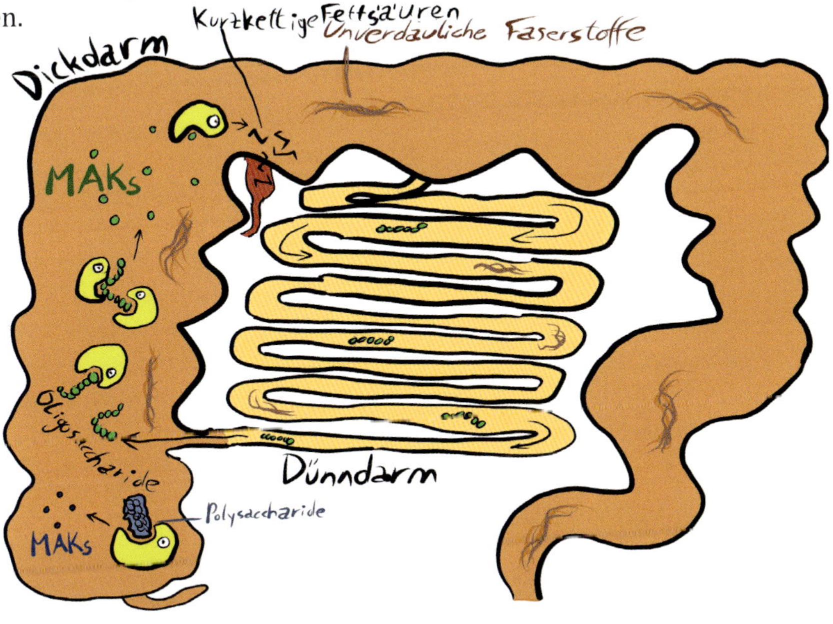

Die drei Kategorien der Kohlenhydrate:

1. Stärke und Glykogen ⇒ Dünndarm ⇒ Einfachzucker ⇒ Aufnahme
2. MAKs ⇒ Dickdarm ⇒ Bakterien ⇒ kurzkettige Fettsäuren ⇒ Aufnahme
3. Unverdauliche Faserstoffe der Ballaststoffe ⇒ durch den ganzen Darm ⇒ keine Aufnahme

So landen wir wiederum beim dritten Teil unseres Immunsystems, dem **intestinalen Mikrobiom**, der **intestinalen Mikrobiota**, der Summe aller Mikroorganismen im Darm, vor allem der Darmbakterien.

Der Dünndarm nimmt sich alles aus der Nahrung heraus, wo eigene Enzyme oder Enzyme der Bauchspeicheldrüse wirken. Was er sich nicht nimmt, gleitet mit dem Speisebrei weiter in den Dickdarm. Diesen kann man sich als einen Komposthaufen vorstellen.

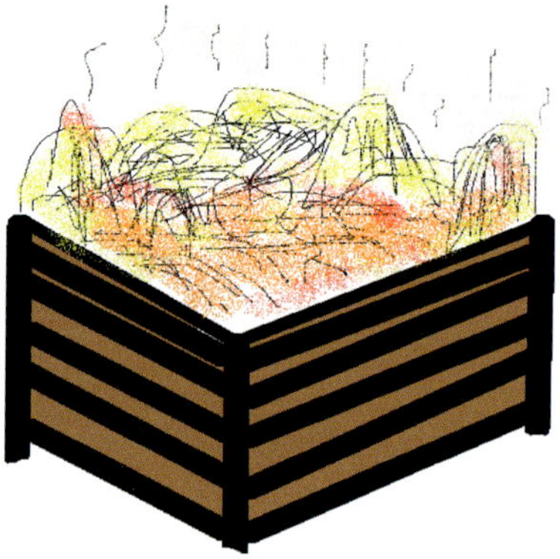

Alles, was Ihnen als Abfall in der Küche anfällt, werfen Sie auf den Misthaufen und füttern damit Ihre garteneigenen Bakterien, welche schließlich Erde aus all den organischen Materialien machen. Die Hauptnahrung unserer Mikrobiota sind **Kohlenhydrate**, die **MAKs** und die **Ballaststoffe**. Dabei haben sich einzelne Bakterienstämme auf einzelne Lebensmittel spezialisiert.

Je nachdem, was Sie essen, haben Sie verschiedene Bakterien in Ihrem Darm.

Die Bakterien leben dabei, wie alle Lebewesen auf dieser Erde: Sie essen, verstoffwechseln und scheiden das nicht Verwertbare aus, sie vermehren sich und bekommen Kinder. Und wie bei allen Lebewesen, die auf unserer Erde überleben wollen, versucht jedes einzelne Bakterium, sich so oft wie möglich zu vermehren. Hat ein Bakterium das Glück, genau das Essen im Darm vorzufinden, das es liebt, wird es sich sehr gut vermehren und in der Gemeinschaft der Mikrobiota behaupten und überleben können. Das bezeichnen wir als **natürliche Selektion**, und die gibt es auf der ganzen Erde. Gut zu essen bedeutet viel Kraft zu haben, sich gegen andere zu behaupten sowie sich gut zu vermehren. Dabei sind die Bedingungen im Darm hart. Es gibt keinen Sauerstoff **(anaerobes Milieu)**, so wie die menschlichen Zellen ihn ständig geliefert bekommen, und das Fließband unserer Müllwiederverwertungsanlage hat ein ganz schönes Tempo drauf. Es bleibt den Bakterien also nicht viel Zeit, zu überlegen, was man mit der Nahrung alles zubereiten kann ...

Den Prozess, ohne Sauerstoff zu verdauen, wie es die Bakterien im Dickdarm tun, nennt man **Fermentation** oder **Gärung**. Wir kennen das auch von unserer Nahrung. So fermentieren Bakterien im Joghurt den Milchzucker (Laktose) zu Milchsäure (Laktat) oder vergären Hefen bei der Alkoholgewinnung (Bier und Wein) Zucker zu Ethanol. Im Darm entsteht auch ein bisschen Milchzucker und Alkohol, aber vor allem entstehen **kurzkettige Fettsäuren**. Ohne diese Verarbeitung durch die Mikrobiota würde die Energie, die noch in den bisher nicht verdauten Kohlenhydraten (den MAKs und den Ballaststoffen) steckt, dem Körper verloren gehen.

So haben beide etwas davon: Die Bakterien bekommen ein paar Kalorien ab und werden satt, spucken kurzkettige Fettsäuren aus, die sie selbst nicht weiterverwerten können, weil hierfür Sauerstoff notwendig wäre. Diese nimmt sich der Körper über die Darmzellen und „grillt sie", das heißt, er verbrennt sie und bekommt Kalorien daraus.

Je mehr Faserstoffe, Ballaststoffe und Hülsenfrüchte ein Mensch zu sich nimmt, desto mehr trägt der Dickdarm mit seinen Bakterien zur allgemeinen Energiebilanz bei. Wenn man sich von hochkalorischem Fastfood mit schnellen und für den Dünndarm leicht zu verarbeitenden Lebensmitteln ernährt, bleibt für den Dickdarm nicht viel Essen übrig (der Dünndarm hat leichtes Spiel mit Mono- und Disacchariden sowie mit Eiweiß) und all die „guten, braven" Bakterien werden im Dickdarm nicht überleben können, **was Ihr Immunsystem schwächt**.

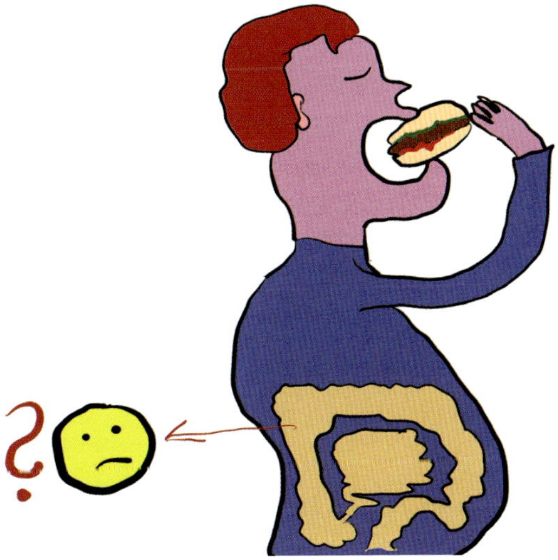

Jetzt könnten Sie sagen: „Ja, aber mit Ballaststoffen nehme ich dann mehr Kalorien zu mir." Stimmt, aber die Ballaststoffe heizen Ihren Stoffwechsel an und Sie „verbrennen besser", Sie haben durch die kurzkettigen Fettsäuren frühzeitig ein Sättigungsgefühl und Sie bekommen den Teil der Bakterien in Ihrem Darm ab, der Ihr Immunsystem unterstützt und Sie gesund erhält. Gutes Geschäft, oder?

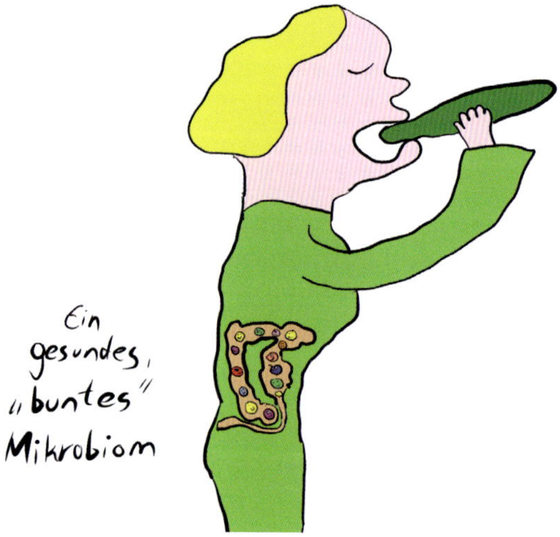

Wenn Sie viele Ballaststoffe essen, werden Sie früher satt. Tatsache ist, dass der Mangel an Ballaststoffen in unserer westlichen Ernährung die Mikrobiota verändert hat. Der Stoffwechsel von Bakterien und die daraus resultierenden Produkte sind sehr komplex, besonders bei der Zahl der Bakterien, die in unserem Darm leben. Man geht je nach Quelle von 10^{13} bis 10^{14} Mikroorganismen im Darm aus. Das ist bis zu doppelt so viel, wie wir Zellen in unserem Körper haben und geht sich vom Platz her nur deshalb aus, weil Bakterien viel kleiner sind als menschliche Zellen.

Das Zauberwort eines gesunden Immunsystems heißt also Ballaststoffe.

Wenn wir alle wesentlich mehr Ballaststoffe zu uns nehmen würden, weniger Zucker, weniger kurzkettige Kohlenhydrate sowie weniger Fleisch und Milchprodukte, wären wir schlanker, hätten weniger Entzündungen, unserem Herzen und dem Blutdruck würde es viel besser gehen, unsere Bauchspeicheldrüse wäre viel entspannter und hätte kein Problem mit der Insulin-Produktion und alle Sekundärerkrankungen wie Karzinome würden deutlich seltener auftreten.

Unsere westlichen Lebensmittel sind oft voll von Zucker und Stärke, welche schon im Dünndarm aufgenommen wird, was unsere guten Bakterien verhungern lässt. Kohlenhydrate werden heute bei uns verteufelt. Aber Sie wissen jetzt schon, welche Kohlenhydrate für das schlechte Image verantwortlich sind: der Zucker und die schnell abgebaute Stärke. Beide werden schnell im Dünndarm aufgenommen, sie machen einen **hohen Blutzuckerspiegel**.

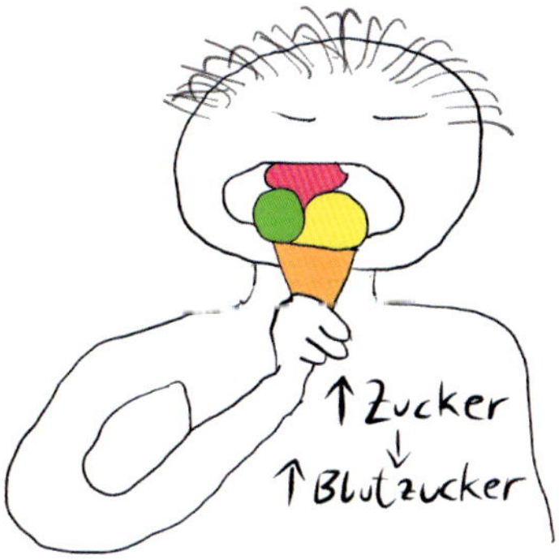

Dieser führt zu einer **schnellen Insulinausschüttung** aus der Bauchspeicheldrüse, um den Zucker aus dem Blut in die Zellen von Leber, Muskulatur und Fett zu bekommen. Dadurch sinkt der Blutzuckerspiegel schnell. Der Insulinspiegel ist dann aber noch erhöht (es braucht zwei bis drei Stunden, um abgebaut und damit inaktiviert zu sein), was Ihnen Heißhunger auf Süßes macht. Sie essen also wieder Zucker, dieser führt wieder schnell zu einem Blutzuckeranstieg, sodass wieder schnell Insulin freigesetzt wird und so weiter.

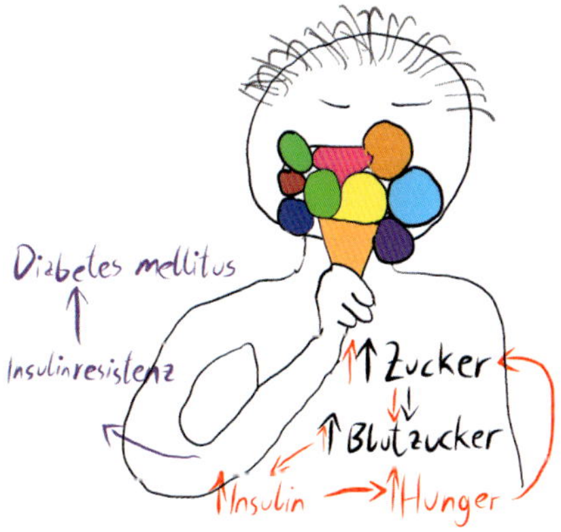

Blöd ist nur, dass diese Zellen keinen weiteren Zucker aufnehmen wollen, wenn Sie dann schon wieder essen und die Zellen der Leber, der Muskulatur und des Fettgewebes ohnehin schon voll sind mit Zucker. Die Körperzellen räumen einfach die Rezeptoren für das Insulin weg, sodass das Insulin keine Befehle mehr geben kann wie „Noch mehr Zucker in die Zellen!“. Das bezeichnet man als **Insulinresistenz**. Der Effekt ist also, dass der **Blutzucker erhöht** bleibt und sogar weiter steigt.

↑ Zucker und ↑ Stärke ⇒ ↑ Blutzucker ⇒ ↑ Insulin ⇒ ↓ Blutzucker ⇒ Hunger und noch mehr Zucker und Stärke ⇒ ↑↑ Blutzucker ⇒ ↑↑ Insulin ⇒ ↑↑ Blutzucker bleibt hoch ...

Das ist auf Dauer sehr schlecht, weil der viele Zucker im Blut herumschwimmt und mit diesem in alle Gewebe sowie zu allen Zellen gelangt und alles „verklebt“, was wir als **Glykation** (oder **Glykierung**) bezeichnen. Dabei reagieren Einfachzucker (Fruktose, Galaktose und Glukose) unkontrolliert (im Gegensatz zur kontrollierten Verbindung mit Zucker durch Enzyme oder chemisch, was man als **Glykosylierung** bezeichnet) mit verschiedenen Proteinen, Fetten oder Nukleinsäuren (diese finden sich in unserem Erbgut, der DNA) und es entsteht als Reaktionsprodukt ein **Advanced Glycation Endproduct (AGE)**. Alles im Körper bekommt eine Art „Zuckerguss“. Das sieht nett aus auf der Torte, aber im Körper ...?

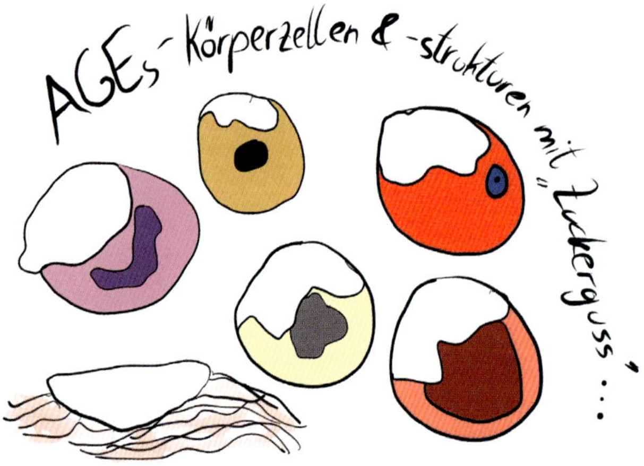

Glykation ist ein Effekt bei dauerhaft erhöhtem Blutzuckerspiegel, bei **Diabetes mellitus Typ II** (der **Zuckerkrankheit**). Ein bekanntes AGE ist **HbA1c**: Das **Hämoglobin**, der rote Blutfarbstoff in den roten Blutkörperchen, verbindet sich mit Glukosemolekülen zu dem **Glykohämoglobin HbA1c**. Dieses wird in der Diabetes-Kontrolle als Langzeit-Zucker oder Blutzuckergedächtnis untersucht. Rote Blutkörperchen leben im Schnitt 60 bis 90 Tage. Der prozentuelle Anteil an „verzuckertem Hämoglobin“ im Blut gibt Auskunft darüber, wie hoch der Blutzucker in den letzten 60 bis 90 Tagen war. Bei einem schlanken Menschen mit einer normalen Insulinreaktion und normalen Ernährungsgewohnheiten beträgt der HbA1c etwa 4,0 bis 4,8 % (das heißt, 4,0 bis 4,8 % des Hämoglobins sind verzuckert).

4,0 bis 4,8 % Glykation sind normal.

Die Verzuckerung betrifft alle Moleküle, die mit dem Blutzucker in Berührung kommen. Wir nehmen das Hämoglobin ja nur als leicht bestimmbaren Repräsentanten für alle, die unter dem Zucker leiden. **4,0 bis 4,8 % Verzuckerung kann unser Immunsystem fressen und wegräumen.**

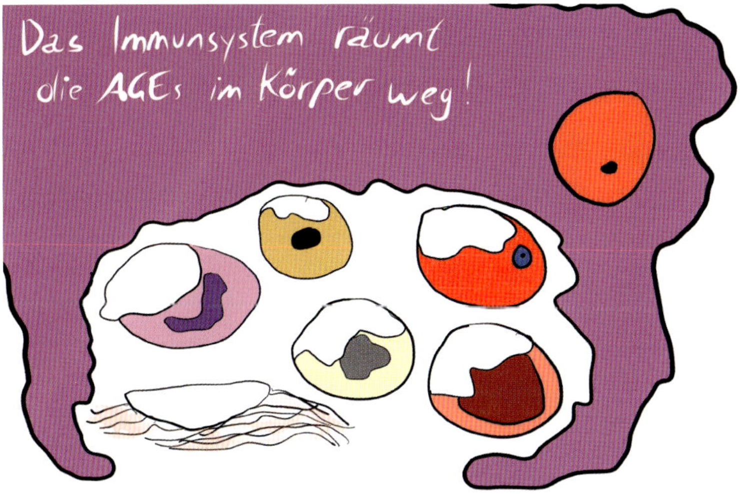

Ein Diabetes mellitus liegt dann vor, wenn das HbA1c über 6,5 % des Gesamt-Hämoglobins beträgt (laut der Deutschen Diabetes Gesellschaft, DDG). Mittlerweile geht man dazu über, sich den HbA1c-Wert auch bei Nicht-Diabetikern genauer anzusehen.

Bereits bei Werten um 5,0 bis 5,9 %, was einem mittleren Blutzuckerspiegel von 100 bis 110 entspricht, lagert sich vermehrt Zucker in den Geweben ab, den das Immunsystem nicht mehr ganz abbauen kann.

Mit jedem Prozent mehr HbA1c steigt die Sterblichkeit um 28 %.

Auch ohne bestehende Zuckerkrankheit sollte in diesem Fall die Einnahme von Zucker und Stärke reduziert werden. Die Schädigungen betreffen vor allem die **Gefäße** und die **Nerven**. Bei Diabetes mellitus gilt es, all die Spätschäden so gering wie möglich zu halten. Durch den über Jahre bestehenden erhöhten Blutzuckerspiegel kommt es dabei zu Veränderungen und Schädigungen in allen Geweben: **Gefäßschädigungen** (Mikroangiopathie, Atherosklerose), **Nervenschädigungen** (diabetische Neuropathie), **Augen-** und **Nierenschäden** sowie **Wundheilungsstörungen**.

Sehen wir uns kurz an, was genau passiert, wenn ein AGE entstanden ist: **Monozyten**, das sind im Blut zirkulierende Zellen des Immunsystems, besitzen einen Rezeptor für AGEs, den **RAGE**. Sobald ein Monozyt an einem AGE angedockt hat, schüttet er verschiedene Signalstoffe aus: Interleukin-1, Tumornekrosefaktor alpha (TNF-α), Platelet-derived growth factor (*Wachstumsfaktor aus Blutplättchen*) und Insulin-like growth factor 1 (IGF-1, *Insulinartiger Wachstumsfaktor*), Signalstoffe, die Sie bereits von der unspezifischen Immunantwort (mittels Makrophagen und dendritischer Zellen) kennengelernt haben. IGF-1 ist uns als Wachstumsfaktor begegnet, welcher bei unphysiologischer Freisetzung („über das Ziel hinaus“) Krebs auslöst.

Bei dem Versuch, die AGEs zu eliminieren, lösen die Monozyten eine **Entzündung** aus, provozieren eine „Gefäßverkalkung“ (**Atherosklerose**) und fördern das Wachstum von **Krebszellen**. Durch weitere Mechanismen kommt es zu einer **Wundheilungsstörung** und vermehrten **Blutgerinnseln**. Bei den Nerven führt die AGE-Wegräumaktion zu einer Schädigung der Nervenscheide (Myelin) sowie des Nervenstoffwechsels (**Neuropathien**).

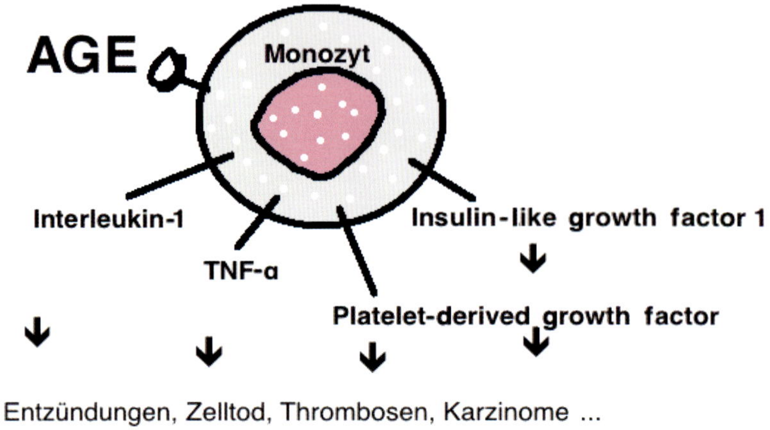

Die AGE-Forschung geht noch weiter. Sie sagt, dass die Verzuckerung des Gewebes der **Hauptgrund für das Altern** ist. Bei einem HbA1c-Wert unter 5 altern Sie im normalen Tempo.

Wer gesund und jung bleiben möchte, sollte seinen HbA1c-Spiegel so niedrig wie möglich halten. Daher lautet die Empfehlung für Ihren Kohlenhydrat-Verzehr:

Viele MAKs in vielen Ballaststoffen, in viel Obst und Gemüse, dafür wenig Insulin durch wenig Zucker und Stärke!

MAKs gegen AGEs! Damit beschäftigen Sie den Dickdarm und halten Ihr Darm-Mikrobiom gesund.

Ein gesunder Darm ist gleichbedeutend mit einem starken Immunsystem.

Nach diesen drei Punkten des Weglassens nun ein Punkt, bei dem Sie zuschlagen dürfen:

Fette

Zunächst möchte ich über zwei Gerüchte aufklären, die sich noch immer hartnäckig halten:

1. Wer viel Fett isst, wird dick.

Sie wissen nun schon, dass das nicht stimmt. Richtigerweise müsste es heißen: **Wer viel Zucker, kurzkettige Kohlenhydrate** (jene, die über das Insulin im Körper geregelt werden) **und Milchprodukte zu sich nimmt, wird dick.** Milchprodukte sind für die meisten von uns schwer zu verdauen, sodass wir uns damit die normale Verdauung blockieren.

Außerdem wird man davon krank, weil die vollen Fettzellen, vor allem die um die Mitte, die **Stammfettsucht**, selbst zu einer Gesundheitsgefährdung werden.

Sie produzieren

- **Östrogen** (was „verweiblicht" und das Krebsrisiko vor allem für Brustkrebs erhöht),
- **Interleukin-6 (IL-6)** und **Tumornekrosefaktor alpha (TNF-α)** mit Entzündungsneigung im Körper (was man an einem erhöhten CRP, einem Blutparameter für Entzündungen, bei Fettleibigkeit erkennt),
- mehr **Angiotensinogen**, sodass der Blutdruck steigt,
- mehr **Leptin** (das ist ein Hormon, das man Anfang der 1990er Jahre entdeckt hat und das den Sinn hat, dem Gehirn zu sagen, dass „genug Fett da ist, daher bitte kein Fett mehr in Fettzellen einlagern ... !"; das Problem ist, dass es bei Fettsucht zu einer **Leptin-Resistenz** kommt, sodass es gar nicht wirkt ...),
- mehr **Resistin** (ein Hormon, das die **Insulinresistenz** erhöht, das heißt, das Ansprechen der Zelle auf Insulin, mit dem ursprünglichen Zweck zu verhindern, dass ganz viel Zucker in die einzelnen Zellen kommt; der verbindet sich ja mit den Proteinen und behindert dadurch den normalen Stoffwechsel der Zelle; bei Fettsucht macht es nur einen noch höheren Zuckerspiegel im Blut ... !),
- mehr **Plasminogen-Aktivator-Inhibitor 1 (PAI-1)**, sodass es zu einer Blockade der Fibrinolyse und damit zu vermindertem Abbau von Blutgerinnseln (und damit vermehrt zu Blutgerinnseln mit den Konsequenzen der „Arterienverkalkungen", der **Arteriosklerose,** kommt ... !),
- und, und, und (uns sind heute sicher noch nicht alle Auswirkungen bekannt, die viele volle Fettzellen auf unseren Körper haben).

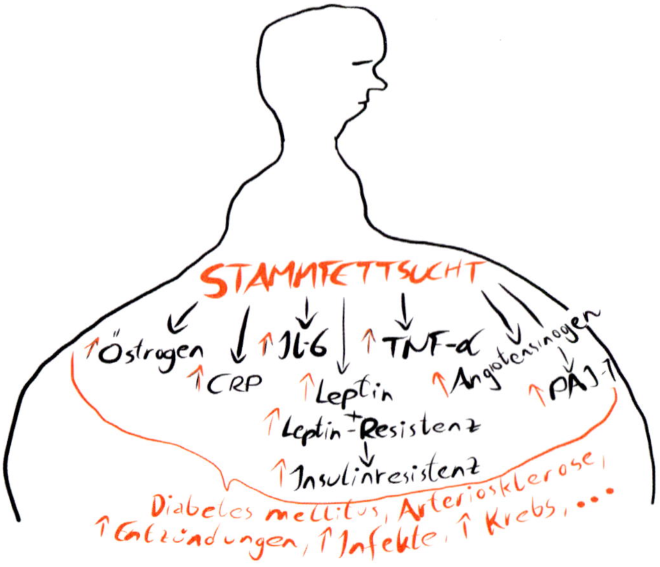

Dick wird auch der, wie Sie bereits wissen, der generell zu viel isst, zu schnell, zwischendurch und zur falschen Zeit (vor allem abends). Erschwerend beim Abnehmen kommt hinzu, dass man einfach kein normales Hungergefühl mehr kennt, weil man nicht auf seinen Biorhythmus hört, auf die eigene „innere Stimme", und daher nicht wahrnimmt, wann es am besten ist, mit dem Essen aufzuhören.

2. Wer viel Fett isst, hat hohe (Blut-)Fette!

Auch das stimmt nicht und wäre auch wirklich zu einfach. **Wer viel tierisches Eiweiß, viel Zucker und viele Weißmehlprodukte zu sich nimmt, hat hohe (Blut-)Fette!**

Hohe Blutfettwerte gehören zusammen mit dem erhöhten Blutzucker, einer Insulinresistenz, dem hohen Blutdruck und dem deutlichen Übergewicht (bauchbetonte Fettsucht) zum sogenannten **metabolischen Syndrom**. Am Anfang steht zum Beispiel zu viel Zucker und Weißmehl als Grundnahrungsmittel, dadurch das Wachstum des Schwimmreifens um die Körpermitte, welcher quasi als eigenständiges Organ selbst mit der Hormonproduktion beginnt (siehe oben) und so zu den hohen Blutfetten, der Insulinresistenz und dem hohen Blutdruck beiträgt. Dazu kommt oft noch ein erhöhter Harnsäurewert als Zeichen, dass die Leber langsam an ihre Belastungsgrenze gelangt und dann geht es mit den Komplikationen (Gefäßverkalkung, Herzinfarkt, Schlaganfall, Krebs) oft Schlag auf Schlag ...

Um diesen Teufelskreis zu durchbrechen, braucht es eine konsequente Ernährungsumstellung mit Berücksichtigung Ihres Biorhythmus! Es zählt nicht nur, dass Sie Gewicht verlieren, sondern auch, dass Sie gesund Gewicht verlieren! Und das bedeutet eben zum Beispiel: gut warm frühstücken, am Abend nicht spät oder am besten gar nicht essen, Pausen zwischen den Mahlzeiten einhalten, ohne etwas zu essen sowie Gluten, tierisches Eiweiß, Zucker und Weißmehl deutlich reduzieren!

Öle und Fette sind sogar notwendig, um die anderen Nahrungsbestandteile gut verdauen zu können, und sie machen den guten Geschmack einer Mahlzeit aus.

Jetzt noch ein paar Grundlagen über Fette:

Es gibt zwei große Gruppen von Fetten (Lipiden):

1. Triglyceride

2. Cholesterin

Fette (Lipide) sind der Baustein, aus dem jede einzelne **Zellmembran**, die äußerliche Begrenzung jeder einzelnen Zelle, besteht. Fette dienen weiters dem **Strukturaufbau** verschiedenster Gewebe, des **gesamten Nervensystems**, des Gehirns. Fette sind die Bausteine verschiedenster Botenstoffe, **Hormone** und **Prostaglandine**, sie sind Träger der **fettlöslichen Vitamine A, D, E, K,** und das Ausgangsmaterial der **Gallensäuren** (diese wiederum sind das Ausscheidungsprodukt der Fette), die notwendig sind, um Fette mithilfe des Darms aufnehmen zu können. Fette sind auch ein äußerst wichtiger **Energielieferant** für den Körper, gespeichert in den **Fettzellen**, und diese wiederum haben neben der Speicherfunktion auch Bedeutung in der **Thermoregulation**, um den Körper nach außen hin zu isolieren, gegen Kälte zu schützen.

Zu Punkt 1: Triglyceride

Diese bestehen aus einem Grundkörper (dem Alkohol Glycerin) und drei Fettsäuren. Für uns wichtig ist die Unterscheidung, ob diese Fettsäuren **Doppelbindungen** haben oder nicht. Fettsäuren, die keine Doppelbindung haben, nennt man **gesättigte Fettsäuren**. Diese können vom Körper selbst hergestellt werden. Fettsäuren, die eine Doppelbindung zeigen, nennt man **einfach ungesättigte Fettsäuren**. Auch diese können vom Körper selbst hergestellt werden. Fettsäuren, die mehrere Doppelbindungen aufweisen, nennt man **mehrfach ungesättigte Fettsäuren**. Letztere können vom Körper nicht selbst hergestellt, sondern müssen mit der Nahrung zugeführt werden.

Da der tierische Körper nur gesättigte und einfach ungesättigte Fettsäuren herstellen kann, aber keine mehrfach ungesättigten Fettsäuren, sind in den Tieren, und damit in ihrem Fleisch und in ihren Produkten wie Milch, hauptsächlich gesättigte Fettsäuren enthalten und nur wenige mehrfach ungesättigte Fettsäuren, die ursprünglich aus der Nahrung der Tiere stammen. Mehrfach ungesättigte Fettsäuren werden in die **Zellmembran** eingebaut und halten diese besonders geschmeidig und funktionsfähig.

Wenn wir Tiere essen, führen wir uns hauptsächlich gesättigte Fettsäuren zu, jene Fette, die wir ohnehin selbst herstellen können. **Kaltwasserfische** hingegen, wie **Lachs, Hering, Makrele** und **Kabeljau**, enthalten besonders viele mehrfach ungesättigte Fettsäuren, die **Omega-3-Fettsäuren**, da sie viel Omega-3-haltiges Plankton essen.

Gesättigte Fettsäuren, zum Beispiel Stearinsäure, Palmitinsäure und Buttersäure, sind in festen Fetten, in Wurst und Käse, Süßigkeiten und verschiedenen Backwaren enthalten. Sie sind „gute Fette" (weil es nur gute und bessere Fette gibt), aber es gibt bessere:

Einfach ungesättigte Fettsäuren, wie die Ölsäure (Omega-9-Fettsäure), kommen in Olivenöl und Rapsöl vor. Diese sind „bessere Fette", aber es gibt noch bessere:

Mehrfach ungesättigte Fettsäuren sind:

- *Omega-3-Fettsäuren*: aus Alpha-Linolensäure: Eicosapentaensäure und die Docosahexaensäure
- *Omega-6-Fettsäuren*: aus Linolsäure: Gamma-Linolensäure, Arachidonsäure

Beide Formen der mehrfach ungesättigten Fettsäuren sind **essenziell**, das heißt, sie müssen also zugeführt werden. Von den Omega-6-Fettsäuren braucht man aber viel weniger als von den Omega-3-Fettsäuren.

Aus mehreren Studien geht mittlerweile hervor, dass das Herzinfarktrisiko und auch der Cholesterinspiegel im Blut sinken, wenn man regelmäßig gute **Omega-3-Fettsäuren** zu sich nimmt. Diese dürften im Körper **entzündungshemmend** wirken. Außerdem kann der Körper sie sofort verwenden und ohne großen Aufwand sofort in die Myelinscheiden der Nervenzellen einbauen oder zu Botenstoffen verarbeiten.

Die **Omega-6-Fettsäuren** stehen im Verdacht, bei zu hoher Dosierung in der Nahrung Entzündungen im Körper sogar zu verstärken.

Das heißt, die besten Fette sind die Omega-3-Fettsäuren. Wichtig ist der richtige Umgang mit Nahrungsfetten und Ölen. Wenn Sie zum Beispiel **braten** wollen, also das Fett hoch erhitzen, dann sollten Sie pflanzliche Fette und Öle bevorzugen, bei denen die gesättigten Fettsäuren überwiegen, da man diese sehr gut erhitzen kann, wie zum Beispiel Kokosöl. Besser erhitzbar als die mit mehrfach ungesättigten Fettsäuren sind jene, die primär einen hohen Anteil an einfach ungesättigten Fettsäuren enthalten, wie Sesamöl, Olivenöl, Erdnussöl und Rapsöl.

Alle Öle, die vermehrt mehrfach ungesättigte Fettsäuren enthalten, sollten nicht hoch erhitzt werden, weil sich die Doppelbindungen leicht lösen und sie ihre „Ungesättigtheit" und damit ihren zusätzlichen Wert für uns verlieren. Außerdem können durch starkes und wiederholtes Erhitzen (so wie es industriell passiert oder in einer kommerziellen Friteuse) von Ölen mit mehrfach ungesättigten Fettsäuren sogenannte **Transfette** entstehen. Wenn diese in die Zellwände eingebaut werden, werden die Zellwände „starrer" und das verändert auch die Rezeptoren. So kommt es zum Beispiel zu einer Verminderung der Insulinrezeptoren. Transfette und unser Wissen über diese ist noch im Wachsen. Sie könnten so eine Rolle bei der **Entstehung von Zellveränderungen** wie auch **Krebszellen** sowie von **Diabetes mellitus** spielen. Transfette können aus der Zellmembran aber auch wieder entfernt werden, wenn man keine mehr zu sich nimmt.

Das beste Öl, weil es am meisten Omega-3-Fettsäuren enthält und bei uns angebaut wird, ist das **Leinöl** oder sind Ölmischungen, in denen Leinöl vorkommt sowie Omega-3-Öle aus **Algen**.

Diese hochwertigen Öle sollten niemals erhitzt werden.

Am besten, Sie braten ohne Fett oder mit einem hitzebeständigen Fett und geben dann nach dem Kochen noch das hochwertige Leinöl dazu.

Als Ölempfehlung: Täglich zwei bis drei Teelöffel Leinöl (oder entsprechende Mischungen) zu sich nehmen (direkt zum Essen, auch einem Aufstrich untermischen oder einfach in ein Glas Mandelmilch geben und einmal am Tag trinken).

Zu Punkt 2: Cholesterin

Dieses ist eine lebensnotwendige Substanz, die in allen tierischen Zellen vorhanden ist. Etwa 95 % des Cholesterins kommt in den Zellen vor, etwa 5 % in den Zellwänden, den Plasmamembranen. Dort erhöht das Cholesterin, zusammen mit Proteinen, die Stabilität der Membran und ist beteiligt am Transport von Signalstoffen in die Zelle sowie aus der Zelle. Cholesterin wird zu **90 %** vom Körper selbst produziert, die restlichen **10 %** stammen aus der Nahrung. Ein Erwachsener produziert pro Tag etwa 1–2 g Cholesterin, etwa 0,1 g bis 0,5 g können aus der Nahrung pro Tag aufgenommen werden. Das entspricht etwa 30–60 % des Cholesterins in unserer Nahrung. Der Bedarf an Cholesterin pro Tag (pro 24 Stunden) liegt daher bei **maximal 0,5 g**. Alles, was darüber hinaus aufgenommen wird, gelangt unverdaut in den Dickdarm und füttert unser Darmmikrobiom. Cholesterin wird im Körper (im Körper des Menschen und der Tiere) als Grundbaustein von verschiedensten Hormonen verwendet, den sogenannten **Steroidhormonen**, die unter anderem in der Flüssigkeitsregulation und im Mineralhaushalt (als **Aldosteron**) eine Rolle spielen, auch als Sexualhormone (**Östrogen**, das weibliche Sexualhormon; **Testosteron**, das männliche Sexualhormon) und als **Vitamine** (wie zum Beispiel das Vitamin D). Cholesterin wird im Blut, da es fettlöslich ist, an Eiweißkörper gebunden **(Lipoproteine)** und transportiert. Dabei unterscheidet man je nach Dichte dieser Proteine das **HDL** (*high-density lipoprotein*, „das gute Cholesterin") vom LDL (*low-densitiy lipoprotein*, „das böse Cholesterin").

Stellen Sie sich Folgendes vor: Cholesterin kommt einerseits aus der Nahrung (10 %), und andererseits von der Eigenproduktion der Leber und der Darmschleimhaut (90 %). Es wird dann in „Container" gefüllt (Sie kennen sicher diese großen Metallcontainer, die man befüllt, um Waren mit LKWs oder Schiffen weltweit zu transportieren) und diese Container nennen wir LDL. Diese werden dann auf Lastwagen gestellt (die Lastwagen heißen HDL), auf jeden Lastwagen passen vier Container. Das Clevere dabei ist: Bei jedem Lastwagen fährt noch ein „Straßenkehrer" mit, und wenn dieser irgendwo ein Cholesterin herumliegen sieht, wirft er es einfach in einen seiner Container. Wenn dann ein Fuhrunternehmen viele Lastwagen mit Namen HDL hat, kann er auch ganz viele Container mit Namen LDL (in den Containern ist das Cholesterin) transportieren. Weil die Benzinpreise leider immer teurer werden, kann sich der Pächter des Transportunternehmens nur eine gewisse Zahl an Lastern mit Namen HDL leisten, außer er bekommt Hilfe. Jemand schiebt ihm die Laster. Eine Art Superman. Dieser Jemand sind Sie! Wenn Sie sich bewegen, bewegen sich die Laster mit Namen HDL wie von selbst und der Transportunternehmer kann sich mehr Laster kaufen. **Das heißt, das HDL steigt durch Bewegung.** Dann kommt der Pächter noch auf etwas ganz Cleveres drauf: Wenn er zu dem normalen Diesel noch etwas „Supertreibstoff" dazugibt, fahren die Laster auf einmal viel leichter und verbrauchen deutlich weniger Diesel und der Pächter kann, trotz steigender Treibstoffpreise, mehr Laster kaufen und fahren lassen. **Dieser Supertreibstoff heißt ungesättigte Fettsäuren.** Ungesättigte Fettsäuren erhöhen das HDL. Mit der Zeit kommt jedoch der Pächter drauf, dass ihm sein Händler verschiedene Arten von Supertreibstoff verkauft: Der eine lässt die Motoren der Laster schnurren wie ein Kätzchen und der andere macht übermäßig viel Hitze im Motor, sodass der Laster immer wieder anhalten muss, um den Motor abzukühlen, da sonst der Motor kaputtgeht. Der Supertreibstoff, der die Motoren zum Schnurren bringt, hat viele **Omega-3-Fettsäuren**, und der Supertreibstoff, der die Motoren überhitzt, hat viele **Omega-6-Fettsäuren**. Also achtet er fortan darauf, dass er nur mehr Supertreibstoff einkauft, der viele Omega-3-Fettsäuren enthält.

Wenn jedoch der Pächter seine LKW-Fahrer und die Arbeiter, die die Verladung der Container bewerkstelligen, nur „unter Druck setzt", sie dauernd anschreit und dann noch schlecht bezahlt, sinkt deren Motivation zu arbeiten und es werden immer mehr Container herumstehen und immer weniger Laster unterwegs sein. **Das heißt, Stress senkt das HDL und steigert das LDL.**

Biochemisch genau gesprochen werden Cholesterin und Triglyceride über den Darm von ganz feinen Lipoproteinen, den **Chylomikronen**, aufgenommen und dann zu den Geweben transportiert. Lipoproteine verschiedener Dichte **(VLDL, IDL** und **LDL)** transportieren selbst hergestelltes und aufgenommenes Cholesterin von der Leber zu den Geweben. **HDL** nimmt Cholesterin aus den Geweben auf und bringt es zur Leber zurück.

Zusammenfassend, und das werden Sie von Ihren eigenen Blutbefunden vielleicht schon wissen, ist es ideal, wenn man

1. ein hohes HDL,
2. ein niedriges LDL und
3. niedrige Cholesterinwerte im Blut hat.

All diese drei Punkte erfüllt man dann, wenn man

1. wenig tierische Produkte isst und wenig tierische Fette verwendet (und somit sowohl wenig tierisches Eiweiß als auch wenig tierische Fette zu sich nimmt);
2. wenig Zucker und vergleichbare Kohlenhydrate aufnimmt (über Insulin und Fettsucht kommt es zu hohen Cholesterin-, LDL- und Triglycerid-Werten);
3. regelmäßig Bewegung macht (dadurch steigt das HDL);
4. regelmäßig Stress abbaut (dadurch sinkt das HDL nicht und das LDL steigt nicht) und
5. regelmäßig die „besten" Öle wie Leinöl, 2–3 EL pro Tag, oder Algenöle zu sich nimmt (dadurch steigt das HDL) und generell pflanzliche Öle bevorzugt.

Wenn Sie weniger tierische Produkte aufnehmen, wie vor allem Milchprodukte, und auch weniger Zucker, sinken auch die **Triglycerid-Werte**.

Bitte vergessen Sie nicht auf Öle und Fette in Ihrer Ernährung. Wenn Sie gute Öle und Fette verwenden, schmeckt das Essen viel besser und Sie brauchen daher weniger von den ungesunden Stoffen, wie Zucker und Stärke. Überall, wo man das Fett herausnimmt (wie in den sogenannten „Light-Produkten"), sind stattdessen Zucker, Stärke und Geschmack(sverstärker) zugesetzt, damit das Lebensmittel noch nach etwas Brauchbarem schmeckt. Außerdem kann man aus einem Nahrungsmittel nur ungezielt alle Fette entfernen, sodass man auch die fettlöslichen Vitamine (A, D, E, K) entfernt. Fett ist auch ganz wichtig, damit man gut verdauen kann. Wenn Sie zum Beispiel durch Getreide oder Gemüse Blähungen bekommen, kann das ein Zeichen dafür sein, dass Sie zu wenig Fett verwendet haben.

Wenn Sie gut verdauen können, haben Sie ein gesundes Darmmikrobiom und damit ein gesundes Immunsystem.

Mikronährstoffe und das Immunsystem

Vitamine, Mineralien und Spurenelemente werden als **Mikronährstoffe** bezeichnet. Im Gegensatz dazu gibt es die **Makronährstoffe**: Fette, Eiweiße, Kohlenhydrate, die auch als **energieliefernde Nährstoffe** bezeichnet werden. Bei den Mikronährstoffen wird seit etwa 60 Jahren eine Empfehlung ausgesprochen, wie viel der menschliche Körper davon haben sollte. Dies ist der sogenannte **Referenzwert**. Dabei wird meist statistisch ausgerechnet, wie viel von einem bestimmten Stoff die gesunde Bevölkerung hat. Diese Referenzwerte ändern sich auch immer wieder, wie man das am Beispiel von Vitamin D sieht, je nach aktuellem Wissens- und Forschungsstand.

Spannend ist auch zu hinterfragen, inwieweit unsere Zivilisationserkrankungen mit einem veränderten Bedarf an Mikronährstoffen, je nach Alltag, Stresspegel und Lebenswandel, einhergehen. So schwanken die Angaben von Stoffen wie Vitamin E und Selen, je nachdem, ob es das Ziel ist, dass jemandes Spiegel in der Normalbevölkerung „nicht auffällt" oder ob mit diesem Spiegel gezielt eine zukünftige Erkrankung verhindert werden soll. Viel ist daher noch spekulativ und Teil der Forschung, die in Zukunft vielleicht weitreichendere Aussagen treffen wird, welche Mikronährstoffwerte man benötigt, um nicht an einer bestimmten Krankheit zu erkranken.

Bei den Makronährstoffen ist es einfach: Wenn wir **Hunger** haben, verlangt unser Gehirn für unseren Körper nach Energie. Essen wir und stillen unseren Hunger, verschwindet dieser. Wenn wir einen **„Gusto"**, also Lust auf ein bestimmtes Nahrungsmittel haben, schickt uns der Körper eine Zusatzinformation, was genau er jetzt gerade bräuchte, zum Beispiel etwas Salziges oder Süßes.

Bei den Mikronährstoffen ist das nicht so einfach. Es gibt keinen uns bekannten Hunger auf ein Vitamin oder ein Spurenelement. Meistens entdeckt man den Mangel erst, wenn entsprechende Symptome vorhanden sind oder wenn man im Blut nachsieht und den individuellen Spiegel mit dem Referenzwert vergleicht.

Bezüglich der Normwerte und der empfohlenen Zufuhr möchte ich Sie auf die **Homepage der Deutschen Gesellschaft für Ernährung (www.dge.de)** verweisen. Hier finden Sie alle Richtlinien ausführlich und immer am letzten Stand.

Im Folgenden möchte ich Ihnen jene Mikronährstoffe vorstellen, die für ein gesundes Immunsystem wichtig sind.

Fettlösliche Vitamine

Diese sind die Vitamine A, D, E und K. Prinzipiell kann bei der Gabe fettlöslicher Vitamine eine Überdosis auftreten, da diese in der Leber, Muskulatur und im Fettgewebe gespeichert werden.

Vitamin A

Als Vitamin A wird eine Gruppe von chemischen Verbindungen bezeichnet, die **Retinoide**, zum Beispiel das **Retinol (Vitamin A1)**. Im Körper des Menschen kommen auch Retinal, Retinsäure und Retinylpalmitat vor, verschiedene chemische Verbindungen, die zumeist ineinander übergeführt werden können. 90 % des mit der Nahrung aufgenommenen Vitamin A werden als Retinylester (Retinol, verestert mit einer Fettsäure, meist Palmitat) in der **Leber** gespeichert.

Vitamin-A-haltige **tierische Lebensmittel** sind daher Lebertran, Rinds- und Hühnerleber. Eine um etwa drei- bis fünffach geringere Dosierung von Vitamin A findet man in **pflanzlichen Lebensmitteln** wie Süßkartoffeln, Karotten, Grünkohl und Spinat.

Vitamin A ist ähnlich wie Vitamin D ein **Hormon**, das als inaktive Form erst aktiviert werden muss, um zu wirken. Wie Vitamin D wirkt es **steroidartig** und **aufbauend**. Vitamin A hilft dem Körper, eine Vielzahl verschiedener Eiweiße (Proteine) zu bilden. Ein Mangel an Vitamin A führt beim Embryo zu Entwicklungsstörungen. Es ist außerdem wichtig bei der Produktion von roten Blutkörperchen im Knochenmark, also bei der **Erythropoese**, weil es Eisen aus den Speichern mobilisiert, damit das Eisen in das Hämoglobin eingesetzt werden kann.

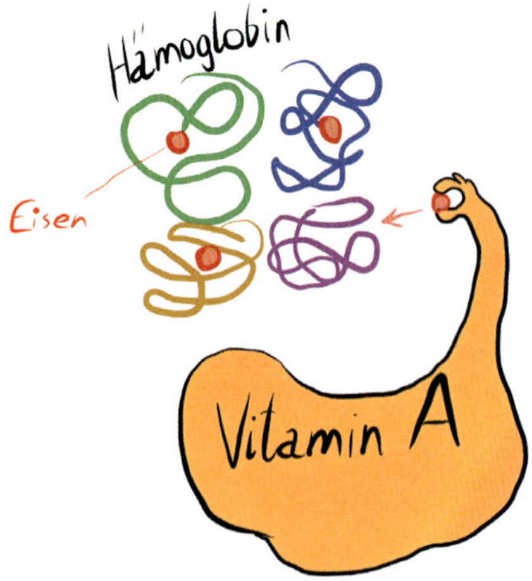

Für das **Immunsystem** hat Vitamin A, oft gemeinsam mit Vitamin D, eine besondere Bedeutung. Vitamin A ist ein Wachstumsfaktor der B-Lymphozyten, der T-Lymphozyten sowie der natürlichen Killerzellen (NK-Zellen). Vitamin A stärkt also die **spezifische** und **unspezifische Abwehr.**

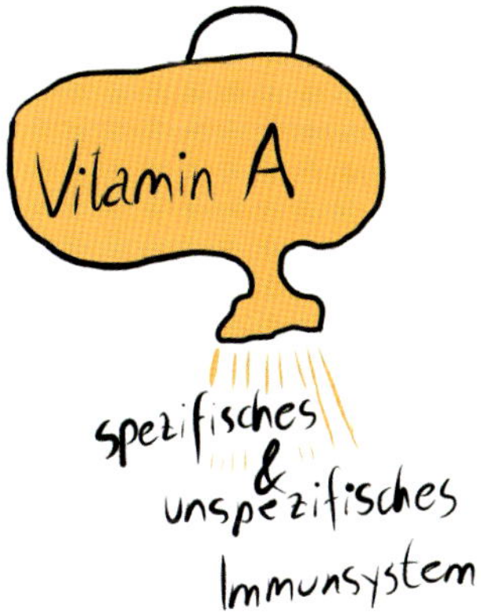

Bei Kindern ist bewiesen, dass Vitamin A die Erkrankungsrate und die Sterblichkeit verschiedenster Infektionskrankheiten (wie Masern, Durchfallerkrankungen, Infekte des Atemtraktes) deutlich reduziert.

Vitamin A wird auch als „antiinfektiöser Faktor" bezeichnet.

Vitamin A stärkt die Schutzfunktion von Haut und Schleimhäuten sowie die Augen und das „Hell-Dunkel-Sehen", ist wichtig in der Knochenheilung, für die Fruchtbarkeit (indem es den Östrogen- und den Testosteron-Spiegel anhebt) und für die Regeneration gesunder Nervenzellen.

Sind die Vitamin-A-Speicher in der Leber voll, so hält die Menge etwa ein bis eineinhalb Jahre den Plasmaspiegel (Blutspiegel) im Normbereich. Erst dann fällt der Mangel auch im Blut auf. Die folgende Tabelle zeigt die Menge Retinol im Blut, ihre Korrelation mit dem Leberspeicher und die eventuell auftretenden Beschwerden.

Status	Plasma-Retinol (µmol/l)	Leberspeicher (µg/g)	Beschwerden
schwerer Mangel	< 0,35	gering; < 5	Xerophthalmie („trockenes Auge")
Mangel	< 0,7	gering; 5–20	Nachtblindheit
marginaler Mangel	0,7–1,0	moderat; bis 100	Infektanfälligkeit
adäquat	> 1,0–3,0	> 300	-

Eine große Zahl epidemiologischer Studien hat ergeben, dass eine gute Versorgung mit Vitamin A das Risiko einer Krebserkrankung, vor allem der Lunge und der Bauchspeicheldrüse, vermindert.

Behebung einer Unterversorgung:

oral: 3000 IE (internationale Einheiten) Vitamin A pro Tag bis zur Normalisierung der Blutwerte. Alternativ 20.000 bis 30.000 IE/Woche

parenteral (über die Blutbahn): 3300 IE/Tag

Provitamin A

Provitamin A wird auch als Betacarotin **(β-Carotin)** bezeichnet und ist ein wichtiges fettlösliches Antioxidans, das heißt, es hindert Substanzen an der Oxidation und fängt die sogenannten freien Radikale. Es kann in der Haut gespeichert werden und wirkt dort als **UV-Schutz**, vor allem um die lichtempfindliche **Folsäure** zu schützen. β-Carotin ist ein Vorläufer für Vitamin A. Es reichert sich im Fettgewebe an und wird dort zu Vitamin A umgebaut.

β-Carotin ist der **Farbstoff der Karotte** und (zusammen mit Lycopin) das **Rot der Tomate**. In der Nahrung kommt es in **tiefgelben bis orangen Früchten** und **Gemüsesorten** vor (Karotten, Süßkartoffeln, Kürbisse, Aprikosen, Papayas, Mangos, Nektarinen, Pfirsiche, Birnen, Sanddorn), aber auch in **dunkelgrünen Gemüsesorten** (Grünkohl, Spinat, Brokkoli, Endivien, Kresse, Rucola, Chicorée, Löwenzahn, Wiesen-Sauerampfer, Portulak), außerdem in Tomaten, Spargel, Erbsen, Kohl, Mais, Pflaumen sowie Sauerkirschen.

Studien haben ergeben, dass hohe β-Carotin-Spiegel im Blut bei Rauchern und Nichtrauchern das **Lungenkrebsrisiko reduzieren**. Auffallend ist, dass Raucher mit COPD (chronische Bronchitis) einen besonders niedrigen β-Carotin-Spiegel haben. Als alleiniges Mittel gegen Lungenkrebs sowie um Rauchen „weniger ungesund" zu machen, ist es in Studien durchgefallen.

Vitamin D

Vitamin D ist ein **Prohormon**, also eine Hormonvorstufe, da es im Körper erst zu dem aktiven **Calcitriol (1,25-Dihydroxy-D_3; 1,25$(OH)_2D_3$)** umgebaut wird. Dabei wird in der Haut aus **7-Dehydrocholesterol** (einem Cholesterin-Abkömmling, dem Provitamin D_3) unter **Sonnenlicht Cholecalciferol (Vitamin D_3)** gebildet.

Haut: 7-Dehydrocholesterol + Sonnenlicht (UV-B-Strahlung, 280–312 Nanometer, nm, Wellenlänge) > Vitamin D_3

Das über die Haut hergestellte Vitamin D_3 reicht aus, um den ganzen Körper damit zu versorgen. Tatsächlich ist ein Vitamin-D-Mangel bei Naturvölkern, die mit minimaler Bekleidung den ganzen Tag im Freien leben, unbekannt. Erst durch unsere Lebensweise im Rahmen der Zivilisation und der Industrialisierung traten Beschwerden und Erkrankungen auf, die auf die geringere Sonnenexposition zurückzuführen sind.

Vitamin D_3 wird dann von der Haut, vor allem gebunden an das **Vitamin-D-bindende Protein**, über das Blut zur Leber transportiert. Dort wird es durch das bei vielen enzymatischen Prozessen beteiligte Enzym **Cytochrom P450** zu **Calcidiol** (25-Hydroxy-D_3, 25(OH)D_3) hydroxyliert (chemische Reaktion, bei der eine Hydroxy-(OH-)-Gruppe wegkommt). In dieser Form kann Vitamin D gespeichert werden. Diesen Speicher muss es geben, um die sonnenfreien Zeiten zu überbrücken. **Calcidiol** wird dann hauptsächlich wieder über das **Vitamin-D-bindende Protein** im Blut zu seinen Zielorganen und -geweben transportiert. Erst durch die zweite Hydroxylierung zum aktiven **Calcitriol** (1,25$(OH)_2D_3$) passt Vitamin D auf den **Vitamin-D-Rezeptor** und löst damit die Aktivierung verschiedener Gene im Zellkern der betroffenen Zelle aus und die Wirkung des Vitamin D beginnt.

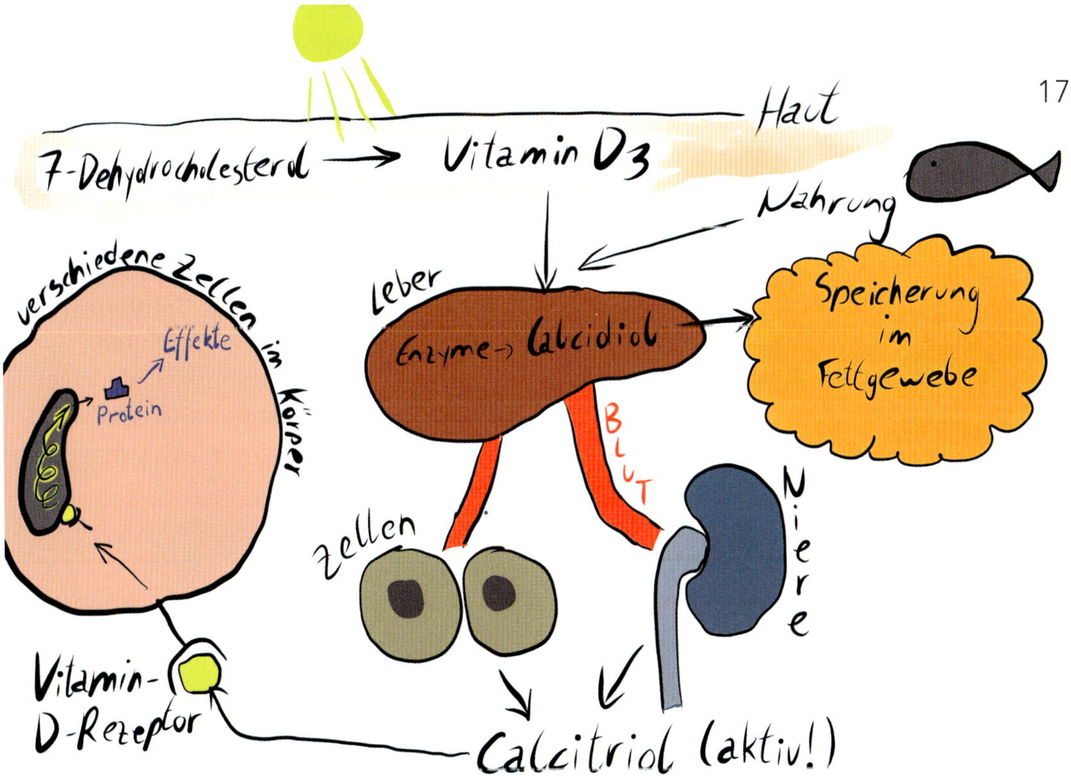

Calcitriol ist die biologisch aktive Form des Vitamins D_3.

Bis vor ein paar Jahren dachte man, dass die Niere das alleinige Zielorgan von Vitamin D ist und es so den Kalziumstoffwechsel und den Knochenumbau beeinflusst. So hatte ich es noch zu meiner Studienzeit Ende der 1980er Jahre gelernt. Heute wissen wir, dass viele Zellen und Gewebe auf Vitamin D reagieren, es zu dem aktiven Vitamin D_3, Calcitriol, umbauen und auf diese Weise Gene in ihrer DNA, dem genetischen Material, einschalten können, um weitreichende Effekte zu erzielen.

Die wichtigste Quelle für Vitamin D aus der Nahrung ist fetter Seefisch (Lebertran, Sardinen, Lachs, Hering, Makrele). Milchprodukte sind schlechte Quellen und werden daher in den USA mit Vitamin D angereichert. Pflanzlich stehen nur Pilze (zum Beispiel Champignons) zur Verfügung. Etwa 50 % von dem über die Nahrung aufgenommenen Vitamin D steht dem Körper zur Verfügung, wir sprechen also von einer **Bioverfügbarkeit** von 50 %. Vitamin D selbst kann nicht gespeichert werden, nur der Metabolit **Calcidiol** in der Muskulatur sowie **Calcitriol** im Fettgewebe. Prinzipiell reichen die Speicher aber nicht aus, um den Körper für längere Zeit zu versorgen.

Der Mensch ist auf eine kontinuierliche Versorgung mit Vitamin D angewiesen.

Vitamin D wirkt im Körper als Hormon und reiht sich von seiner chemischen Struktur in die **Steroide** ein. Zu diesen, vom Cholesterin abgeleiteten Hormonen zählen **Testosteron** und die künstlichen Aufbaupräparate der **Anabolika**. Dementsprechend ist die Hauptwirkung von Vitamin D_3 der Aufbau, am bekanntesten jener des **Knochens**.

Dabei reguliert Vitamin D_3, zusammen mit den beiden Hormonen **Parathormon**, welches in der Nebenschilddrüse gebildet wird, und **Kalzitonin**, welches in den C-Zellen („C" für Calcitonin, fachsprachlich für Kalzitonin) der Schilddrüse gebildet wird, den **Kalziumspiegel im Blut**: Vitamin D_3 und Parathormon erhöhen den Kalziumspiegel im Blut, Kalzitonin senkt ihn. Doch mit dem Kalziumspiegel im Blut alleine lässt sich die Wirkung von Vitamin D nicht darstellen.

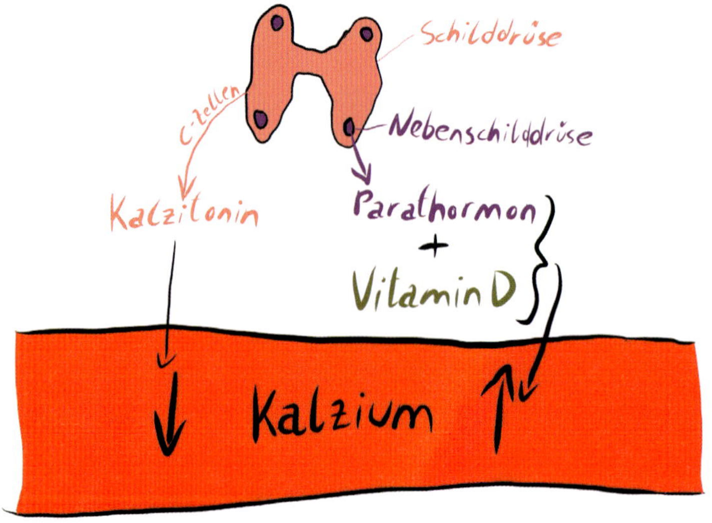

Das aktive Vitamin D_3, also Calcitriol, holt sich das Kalzium aus der Nahrung über den Dünndarm und die Nieren zurück, steigert also die „Rückresorption". Das Ziel sind gesunde Knochen. Im Knochen finden sich Zellen, die **Osteoblasten**, die den Knochen aufbauen, und **Osteoklasten**, die ihn abbauen. Je nach körperlicher Belastung und Bedarf an „starken Knochen" sowie je nach Einspeicherung von Kalzium (zusammen mit Phosphat) in die Knochen sind einmal diese und dann wieder jene Zellen aktiver.

Verabreicht man einem Vitamin-D-verarmten Patienten **Calcitriol** (aktives Vitamin D), so führt das innerhalb von 30 bis 60 Minuten zu einer vermehrten Aufnahme von Kalzium aus dem Dünndarmlumen ins Blut. Der Blutkalziumspiegel steigt. Dies unterdrückt das Parathormon, was das Gleichgewicht der Aktivität von Osteoklasten zu Osteoblasten zugunsten letzterer verschiebt, was bedeutet, dass **Knochensubstanz (die Knochenmatrix) aufgebaut wird**. Das Kalzitonin spielt hier auch noch mit. Es senkt den Kalziumspiegel, damit dieser im Rahmen bleibt und hemmt die Osteoklasten, sodass es zusätzlich zu einem vermehrten Knochenaufbau kommt.

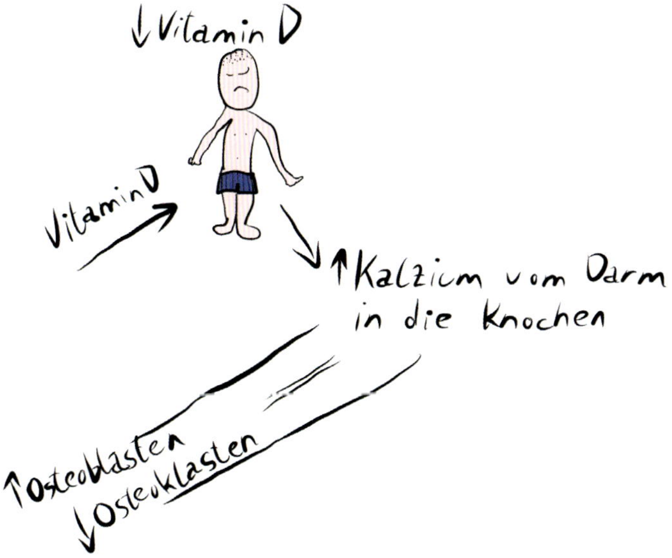

Wichtig ist das perfekte Zusammenspiel der drei Hormone Calcitriol (Vitamin D), Parathormon sowie Kalzitonin.

Viele Zellen und Gewebe des Körpers, nicht nur Darm, Knochen und Niere, haben Calcitriol-Rezeptoren und Enzyme, um das inaktive Calcidiol in das aktive Calcitriol überzuführen. Die Forschung ist hier noch voll im Gange.

Wir wissen bisher, dass aktives Vitamin D_3 als Steroidhormon die Regeneration von Geweben (durch die Freisetzung von Wachstumsfaktoren, vor allem auch im Gehirn für Nervenwachstum und Reparatur) **fördert, das Immunsystem stärkt** (durch die vermehrte Produktion und Wirksamkeit von Monozyten und Makrophagen) und **Entzündungen** (durch die Verminderung von Zytokinen, den Botenstoffen der Entzündung) **sowie die Krebsentstehung hemmt** (durch die Förderung sowohl des unspezifischen als auch spezifischen Immunsystems).

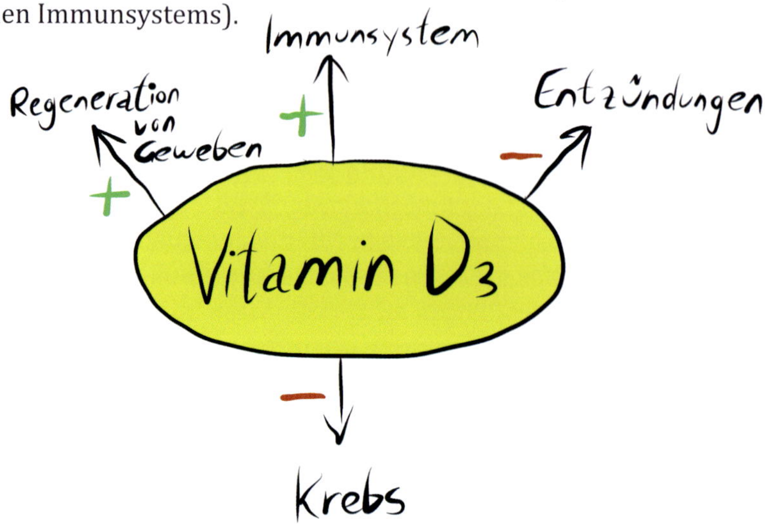

Im Darm haben **Vitamin D und Vitamin A zusammen** einen wesentlichen Anteil am Erhalt der Barrierefunktion der Darmwand. Beide stärken die Schleimhaut, indem sie

- die **Tight Junctions**, die Verbindungen zwischen den Darmzellen (diese haben Sie im Zusammenhang mit Gluten kennengelernt) abdichten,
- die Schleimproduktion der schleimproduzierenden Zellen fördern (sogenannte Goblet-Zellen) sowie
- die Zahl der Immunzellen (Lymphozyten, Makrophagen, Mastzellen) in der Darmwand erhöhen.

Spannend ist auch, dass bestimmte „gute" Bakterien des Darmmikrobioms die Zahl der Vitamin-D-Rezeptoren auf den Darmzellen erhöhen können, wodurch Vitamin D Entzündungen im Darm noch besser hemmen kann.

Spannend ist, dass **kurzkettige Fettsäuren**, welche bei der Verdauung von Ballaststoffen durch die „guten" Darmbakterien entstehen, **zusammen mit Vitamin D** die Bildung eines „Abwehrstoffes" (ein sogenanntes *Defensin*, genauer gesagt das **Cathelicidin**) fördern. Dieser stärkt die bakterielle Abwehr im Dickdarm, was eine Rolle bei der Entstehung von Dickdarmentzündungen und Dickdarmkrebs spielt.

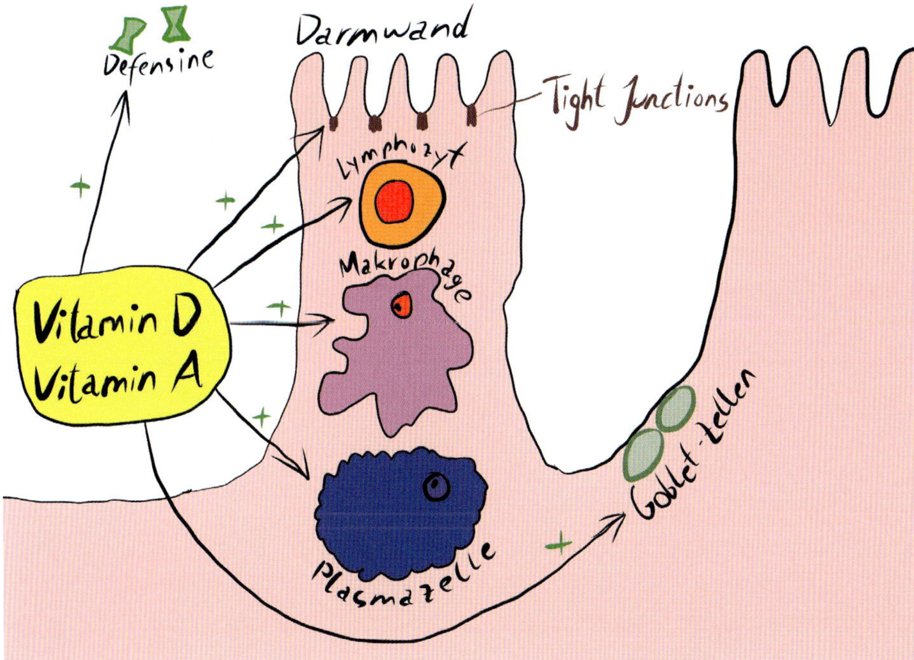

Im Rahmen der **Covid-19-Pandemie** und der **Krebsforschung** ist Vitamin D noch mehr in den Fokus des allgemeinen Interesses gerutscht. So konnte festgestellt werden, dass alle schweren Verläufe einer SARS-CoV-2-Erkrankung mit einem niedrigen Vitamin-D-Spiegel vergesellschaftet sind. Viele Komplikationen, die bei einer Corona-Erkrankung auftreten, lassen sich durch den Vitamin-D-Mangel erklären. In der Krebsforschung geht man heute davon aus, dass ein normaler Vitamin-D-Spiegel im Blut das allgemeine Krebsrisiko deutlich senkt und bei einer Krebserkrankung die Verläufe deutlich milder sind. Einzelne Studien zeigen ein vermindertes Krebsrisiko um bis zu 50 %.

Wenn Sie sich durch die mittlerweile mehreren tausend Studien zu den Themen „Vitamin D und Krebs“, „Vitamin D und Infekte“, „Vitamin D und Autoimmunerkrankungen“ durchwühlen, werden Sie sicherlich einstimmig meinen Empfehlungen folgen:

Ein starkes Immunsystem braucht einen normalen Vitamin-D-Spiegel.

Krebsprophylaxe braucht einen übernormalen Vitamin-D-Spiegel.

Die Prävention von Krebserkrankungen und Autoimmunerkrankungen braucht einen übernormalen Vitamin-D-Spiegel („gute hohe Werte“, siehe Tabelle unten).

Wenn Sie sich in Badebekleidung den ganzen Tag in der Sonne aufhalten und eine leichte Rötung Ihrer Haut provozieren, entspricht das einer oralen (über den Mund) Aufnahme von **10.000 bis 25.000 IE Vitamin D**. Wenn Sie regelmäßig in die Sonne gehen, vermindern eine Sonnencreme mit Schutzfaktor sowie die zunehmende Bräune der Haut (das **Melanin**) die gute Versorgung mit Vitamin D.

In unseren Breiten ist eine optimale Versorgung mit Vitamin D nur durch die Einnahme von Vitamin-D-Präparaten möglich.

Die Empfehlungen in Deutschland und Österreich für **Calcidiol** im Blut lauten derzeit (Bitte beachten Sie die verschiedenen Einheiten: **mg/ml**: Milligramm pro Milliliter oder **nmol/l**: Nanomol pro Liter):

Wert mg/ml	Wert nmol/l	Interpretation
< 20	< 50	Vitamin-D-Mangel
20–35	50–80	Unterversorgung
35–60	80–150	gute Normalwerte
60–90	150–225	gute hohe Werte, **übernormal**
90-150	225–374	Überversorgung
> 150	> 374	Vitamin-D-Vergiftung

Niedrige Vitamin-D-Werte sollten zügig aufgefüllt und nach drei bis fünf Monaten kontrolliert werden.

Aus meiner Erfahrung als niedergelassener Allgemeinmediziner haben all jene, die nicht regelmäßig ein Vitamin-D-Präparat zu sich nehmen, zu niedrige Werte.

Die allgemeine Empfehlung, den Vitamin-D-Spiegel zu normalisieren, lautet:

Wert ng/ml	Wert nmol/l	Interpretation	Empfohlen Vitamin D
< 20	< 50	Vitamin-D-Mangel	7000–10000 IE/Tag
20–35	50–80	Unterversorgung	4000–6000 IE/Tag
35–60	80–150	gute Normalwerte	400–4000 IE/Tag
60–90	150–225	gute hohe Werte, **übernormal**	
90–150	225–374	Überversorgung	
> 150	> 374	Vitamin-D-Vergiftung	

Nach etwa drei Monaten sollte der Vitamin-D-Spiegel im Blut kontrolliert und die weitere Gabe eines Vitamin-D-Präparates an das Ergebnis angepasst werden.

Bei all jenen, die ein „schwaches Immunsystem", eine Krebsart, eine Autoimmunerkrankung haben oder hatten oder deutlich übergewichtig sind, strebe ich einen Wert von 70 bis 90 ng/ml im Serum an.

Bei der Annahme eines niedrigen Vitamin-D-Spiegels (auch ohne Messung) empfehle ich die Einnahme von 5.000 bis 7.000 IE pro Tag oder 35.000 bis 50.000 IE pro Woche. Nach drei Monaten kontrolliere ich den Blutwert und passe dann die weitere Vitamin-D-Gabe an diesen Wert an.

Wir bevorzugen heute **Vitamin-D-Präparate** mit einem **Vitamin-K_2-Zusatz**, denn Vitamin K_2 aktiviert die Osteoblasten. Diese bilden daraufhin **Osteocalcin**, welches hilft, Kalzium in den Knochen einzulagern und die Knochensubstanz aufzubauen. Wenn man **Vitamin D_3 mit K_2** kombiniert, verhindert man, dass Vitamin D durch den erhöhten Kalziumspiegel im Blut zu vermehrten „Verkalkungen" (also Kalziumablagerungen) in den Gefäßen führt.

Bei **Kindern** mit **regelmäßigen Infekten** des Atmungstraktes oder einer **Gluten-assoziierten Erkrankung** (und da genügt schon die Beobachtung, dass Beschwerden bei Einnahme von Gluten schlechter werden) empfehle ich gerne **Lebertran**, da dieser sowohl Vitamin D als auch Vitamin A in hoher Dosierung enthält. Beide Vitamine sind notwendig, um das Immunsystem zu stärken und den Darm besser abzudichten. Das betrifft Erwachsene ebenso.

Bei deutlichem **Übergewicht** ist daran zu denken, dass das Vitamin D im Fettgewebe „verschwindet" und erst beim Abnehmen wieder freigegeben wird. Übergewichtige brauchen daher oft deutlich höhere Vitamin-D-Gaben.

Eine **Vitamin-D-Vergiftung** durch zu hohe Gaben von Vitamin-D-Präparaten ist laut Studien extrem selten. Mit der Zeit würde sich eine vermehrte Ablagerung von Kalzium und Phosphat in Herzmuskel, Gefäßsystem und Lunge einstellen. Daher sollte jede Gabe von Vitamin D im Blut kontrolliert werden.

Vitamin E

Biochemisch handelt es sich bei Vitamin E um **Tocopherole** und **Tocotrienole**. Diese haben die Fähigkeit, mit freien Radikalen zu reagieren und diese unschädlich zu machen, was man als **antioxidative Eigenschaft** bezeichnet. Substanzen, die diese Eigenschaft haben, werden als **Antioxidantien** (Einzahl: **Antioxidans**) bezeichnet. Freie Radikale sind Atome und Moleküle, die ein freies Elektron haben, welches liebend gerne mit anderen Atomen und Molekülen reagiert und dadurch einen Schaden verursachen kann (es entstehen neue merkwürdige, „fremde" Moleküle). Radikale entstehen im **normalen Stoffwechsel** oder durch **UV-Strahlung, Radioaktivität, Umweltverschmutzung, Stress** und **bestimmte Nahrungsmittel**. Sie müssen ständig von Radikalfängern oder Antioxidantien neutralisiert werden.

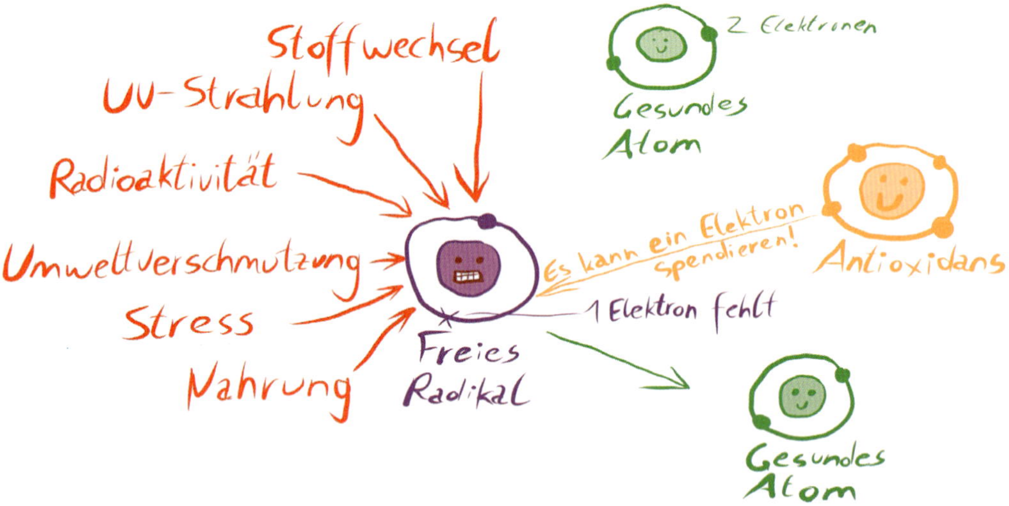

Wir haben Radikale, nämlich **reaktive Sauerstoffspezies (ROS)**, bereits als Waffe der unspezifischen Abwehr, der Makrophagen, kennengelernt. Typische Beispiele dafür sind das Superoxid-Anionenradikal (O_2^-), Wasserstoffperoxid (H_2O_2) sowie das Hydroxyl-Radikal OH und Ozon (O_3, siehe Kapitel „Ozontherapie"). Diese Stoffe verursachen **Zellschäden**, was bei der Abwehr von Fremdzellen oder dem Wegräumen körpereigener geschädigter Zellen gewollt ist, aber auch Teil des Problems bei der Entstehung von **Krebs, Arteriosklerose, der Alzheimer-Erkrankung** oder des **Lungenemphysems** ist.

Vitamin E dürfte ein Faktor sein, diese Schäden im Körper gering zu halten.

Heute wird angenommen, dass Vitamin E in allen Zellmembranen vorkommt und verhindert, dass Sauerstoffradikale die Zellen schädigen. Auch ist bereits bekannt, dass vor allem **alpha-Tocopherol** (α-Tocopherol) Entzündungsprozesse hemmt. Vitamin E wird ausschließlich von Pflanzen hergestellt und kommt daher nur in pflanzlichen Lebensmitteln vor. Die wichtigste Vitamin-

E-Quelle sind Pflanzenöle und Nüsse, aber auch Grüngemüse. Inwieweit die zusätzliche Gabe von Vitamin E die Krebsentstehung und das Auftreten der Arterienverkalkung beeinflussen kann, ist Gegenstand der Forschung. Für uns wichtig ist die Tatsache, dass die **pflanzliche Ernährung** den normalen Bedarf an Vitamin E ausreichend deckt. Während großer körperlicher Belastung wie einer Chemotherapie und Krebserkrankung ist die Gabe von **Vitamin-E-Präparaten (zusammen mit Selen)** sinnvoll.

Vitamin K

Vitamin K ist der Überbegriff für Abkömmlinge des **2-Methyl-1,4-naphthochinons: Vitamin K_1** (Phyllochinon), **Vitamin K_2** (Menachinon) und **Vitamin K_3** (Menadion). Vitamin K_1 kommt in allen grünen Pflanzen und vielen Ölen in größerer Menge vor. Vitamin K_2 wird unter anderem von den Mikroorganismen des menschlichen Darms hergestellt. Vitamin K_3 wird synthetisch hergestellt.

Unser **Blutgerinnungssystem** braucht Vitamin K, um zu funktionieren. Dabei gibt es eine Reihe von **Gerinnungsfaktoren**, die Vitamin K als Kofaktor nutzen. Diese sind Faktor II, VII, IX, X, Protein C und Protein S. Fehlt Vitamin K, funktionieren diese Faktoren nicht und es kommt zu einer vermehrten Blutungsneigung. Das macht man sich auch therapeutisch zunutze, indem man ein **Anti-Vitamin-K** wie **Marcumar®** verwendet, um die Blutgerinnung in bestimmten medizinischen Situationen zu hemmen.

Vitamin K reduziert Arteriosklerose und Kalziumablagerungen in Gefäßen und Geweben. Es steigert durch die vermehrte Einlagerung von Kalzium und Phosphat in das Knochengewebe die Funktion der **Osteoblasten** und damit den Knochenaufbau. Mehrere Studien zeigen den Effekt von Vitamin K bei Krebs, wobei ein positiver Effekt auf den Verlauf vor allem bei „Blutkrebs" und Leberkrebs gezeigt werden konnte. Die Zukunft wird weisen, ob diese Ergebnisse auch therapeutischen Nutzen bringen.

Wasserlösliche Vitamine

Es gibt neun wasserlösliche Vitamine: **Vitamin C, B_1, B_2, Niacin, Pantothensäure (B_5), B_6, Biotin (B_7), Folsäure (B_9), B_{12}**. Die meisten von ihnen spielen eine Rolle im Energiestoffwechsel. Vitamin C hat eine Sonderstellung als **Antioxidans**.

Vitamin C

Vitamin C oder **L-Ascorbinsäure** kommt in erheblichen Mengen in Obst und Gemüse vor. Besonders viel Vitamin C ist vorhanden in Hagebutten, roten Johannisbeeren, Orangen, Zitronen, Paprika, Kohl, Brokkoli, Petersilie und Spinat. Alle Tierspezies **mit Ausnahme von Primaten** (inklusive des Menschen), **Meerschweinchen** und **Fledermäusen** können sich ihr Vitamin C selbst aus Glukose (Traubenzucker) herstellen. Kürzlich hat man herausgefunden, warum dies kein Nachteil, sondern im Gegenteil ein Vorteil in der Evolution ist: Alle Spezies, die Vitamin C nicht selbst herstellen können, besitzen auf ihren roten Blutkörperchen, den Erythrozyten, einen **Glukosetransporter**, der speziell Vitamin C in die Erythrozyten aufnehmen kann. Damit hat jedes einzelne rote Blutkörperchen ein Antioxidans mit und kann überall, wo es hingelangt, und das ist ja bis in die kleinste Kapillare, Radikale neutralisieren.

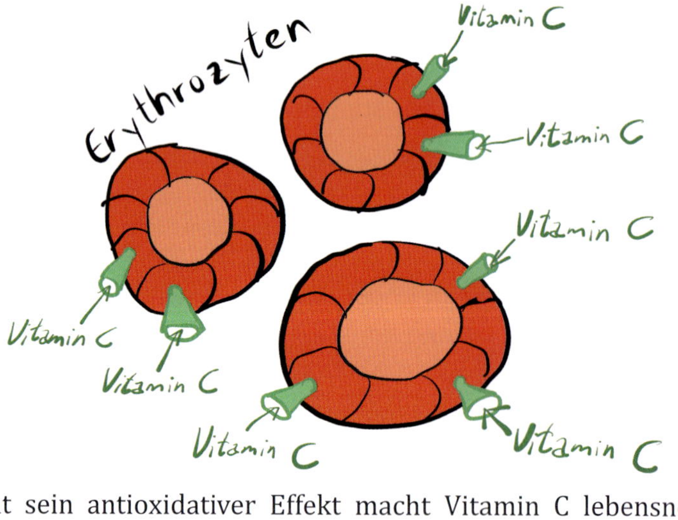

Doch nicht sein antioxidativer Effekt macht Vitamin C lebensnotwendig, sondern spezifische Funktionen im Körper: Vitamin C ist **Kofaktor** für eine Reihe von Enzymen. Dabei schafft es Vitamin C, Metallionen, vor allem Eisen und Kupfer, welche in sehr vielen Enzymen des Körpers vorkommen, stabil in einem Zustand zu halten, wo diese normalerweise sofort mit anderen Molekülen reagieren. Nur so können diese Enzyme ihre biochemischen Arbeiten erledigen.

Auf diese Weise ist Vitamin C notwendig für die reguläre Kollagenbildung im Bindegewebe sowie für die Herstellung von folgenden Stoffen: Katecholamine (Adrenalin und Noradrenalin), Gallensäuren, des Enzyms P450 in der Leber, welche an sehr vielen Entgiftungsreaktionen beteiligt ist, sowie verschiedener Botenstoffe im Gehirn. Außerdem ist es notwendig für die Eisenaufnahme und zur Entgiftung von krebserregenden Nitrosaminen, also Stickstoffverbindungen, welche zum Beispiel beim Räuchern und Grillen entstehen.

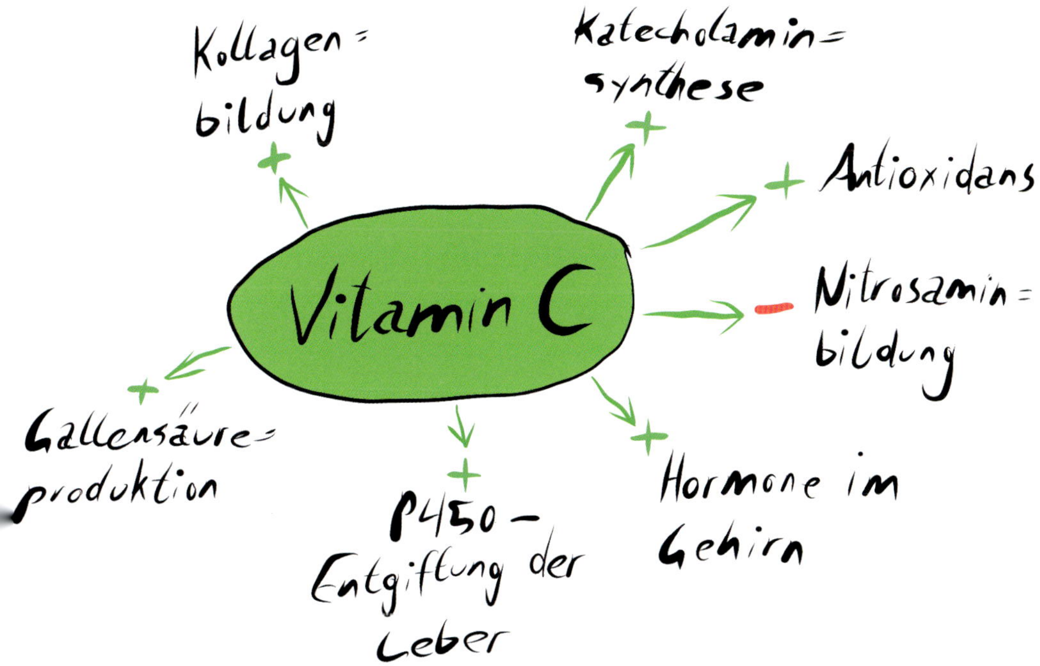

Die **Deutsche Gesellschaft für Ernährung (DGE)** gibt den täglichen Bedarf bei Männern mit 110 mg/Tag, bei Frauen mit 95 mg/Tag an. Im Gegensatz dazu empfiehlt das **US-amerikanische Institute of Medicine (IOM)**, das seit 2015 National Academy of Medicine (NAM) heißt, 200 mg/Tag Vitamin C für Männer und Frauen, um sie optimal zu versorgen. Der Bedarf kann aber bei Krebs, entzündlichen Darmerkrankungen (wie Morbus Crohn), starkem Zigarettenkonsum, Alkoholkrankheit und Unterernährung deutlich höher liegen. Unser Körper kann Vitamin C nicht speichern und ist daher auf die tägliche Zufuhr angewiesen. Bei einer Aufnahme von 100 bis 200 mg Vitamin C pro Tag stellt sich im Blut ein Plateauwert ein. Darüber hinaus wird Vitamin C über den Urin ausgeschieden. Die klassische Erkrankung des Vitamin-C-Mangels ist **Skorbut**, bei der es zu Zahnfleischblutungen, Hautblutungen, Gelenk- und Muskelschmerzen, psychischen Veränderungen und einer gestörten Wundheilung kommen kann. Skorbut in voller Ausprägung ist in unserer Gesellschaft sehr selten geworden.

Vitamin C gilt als das klassische Vitamin, um das Immunsystem zu stärken und eine bestehende Infektanfälligkeit zu vermindern.

Eine Metaanalyse hat gezeigt, dass die Gabe von 200 mg Vitamin C pro Tag die Erkältungsdauer bei Erwachsenen um 8 % und bei Kindern um 13,5 % verkürzt. Bei Helicobacter-Pylori-positiver Gastritis (Magenentzündung) fördert Vitamin C die Heilung. Bewiesen ist der Zusammenhang zwischen einer Vitamin-C-Unterversorgung und dem Auftreten der koronaren Herzkrankheit (KHK). Bei Krebs sind die Ergebnisse widersprüchlich. In den 1950er Jahren beschrieb der Chemiker **Linus Pauling** große Erfolge durch die Anwendung von Vitamin C bei Krebserkrankungen. Dabei verabreichte er 10 g Vitamin C pro Tag als Infusion, danach als orale Gabe (10 g/Tag). Seine Ergebnisse konnten in den Folgejahren nicht bestätigt werden. **Neuere Studien zeigen, dass erst sehr hohe Konzentrationen von Vitamin C im Blut krebszellentötende Wirkung zeigen.** Diese Konzentration im Blut ist nicht durch die orale Gabe zu erzielen: Nimmt man 20 g Vitamin C pro Tag zu sich, schafft man maximal einen Plasmawert von 220 µmol/l (normal 50–80 µmol/l). Verabreicht man hingegen 50 bis 100 g Vitamin C als Infusion (also „parenteral") auch über längere Zeiten, erzielt man Plasmawerte von bis zu 15.000 µmol/l, die gut vertragen werden.

Man nimmt an, dass Vitamin C Krebszellen tötet, indem es spontan ein sogenanntes **Vitamin-C-Radikal** bildet. Dieses reduziert Eisen (Fe) von Fe^{3+} zu Fe^{2+}. Dabei entstehen in den Tumorzellen zytotoxische Verbindungen (Wasserstoffperoxid H_2O_2, reaktive Sauerstoffverbindungen), welche die Tumorzellen töten. Vitamin C provoziert bei dieser **intravenösen Hochdosistherapie** Radikale, die es sonst im gesunden Gewebe neutralisiert.

Seither gibt es einige Fallberichte und Studien über die Wirksamkeit dieser intravenösen Hochdosistherapie von Vitamin C bei Krebspatienten, die vor allem dazu dient, um die Lebensqualität zu erhöhen und Nebenwirkungen klassischer Krebstherapien zu reduzieren.

B-Vitamine

Die Forschung zeigt, dass alle B-Vitamine ein gemeinsames Netzwerk bilden, um den **Stoffwechsel** unseres Körpers am Laufen zu halten. Speziell für den Prozess der Energietransformation in den Mitochondrien, den „Kraftwerken der Zelle", dürften alle neun wasserlöslichen Vitamine zusammen mit Vitamin K und E notwendig sein.

Vitamin B_1 (Thiamin) ist ein Coenzym im Kohlenhydrat- und Eiweißstoffwechsel, wichtig für die Funktion des Gehirns, des Rückenmarks und des Nervensystems und für den Herzmuskel. Es kommt in allen Arten von Vollkorngetreide, Nüssen, Hülsenfrüchten, Fleisch und Fisch vor. Echter Mangel tritt bei echter Unterversorgung in Entwicklungsländern sowie bei Magersucht und chronischem Alkoholismus auf. Häufiger Kaffee- und Teekonsum senkt den Plasmaspiegel (die Konzentration im Blutplasma).

Vitamin B_2 (Riboflavin) ist ein Coenzym bei den verschiedensten Stoffwechsel- und Zellfunktionen, so auch bei der Reparatur der DNA, unseres genetischen Materials, und es ist ein Antioxidans. Es kommt in Rinderleber, Fleisch, Milchprodukten und Hühnereiern höher konzentriert, in Weizen, Roggen, Gemüse und Obst niedrig konzentriert vor. Starker Kaffeekonsum, chronischer Alkoholismus und strenge vegane Lebensweise fördern das Auftreten eines Mangels, der sich in unspezifischen Entzündungen (vor allem der Schleimhäute und der Haut) sowie in Gefühlsstörungen (durch Nervenschädigung, „Neuropathie") zeigt.

Vitamin B_3 (Niacin) unterstützt den Elektronentransfer bei der Energiebereitstellung in den Zellen und ist damit für den Energiestoffwechsel der Zelle wichtig (es ist ein sogenanntes **Redoxsystem**). Es kommt überwiegend in tierischen Produkten und Nüssen vor. Die schwere Form des Mangels führt zur Erkrankung **Pellagra**, welche durch Hautentzündung, Durchfall und Demenzentwicklung gekennzeichnet ist. Diese tritt heute noch in Asien bei einseitiger Ernährung auf.

Pantothensäure (Vitamin B_5) ist als „Coenzym A (CoA)" und als „Acyl-Carrier-Protein (ACP)" bei vielen Stoffwechselprozessen beteiligt. Die wesentliche Wirkung entfaltet sie beim Fettstoffwechsel. Natürlich kommt sie in nahezu allen Lebensmitteln, ob tierisch oder pflanzlich, in geringer Menge vor. Mangelzustände, außer bei extremer Mangelernährung, sind kaum bekannt. Spannend ist die hochdosierte Anwendung der Pantothensäure bei der Autoimmunerkrankung Lupus erythematodes. Werden Dosen von 1–5 g pro Tag verabreicht, steigert dies die Cortisol-Freisetzung aus der Nebennierenrinde, was das Entzündungsgeschehen unterdrückt. Spekuliert wird auch, dass bei Lupus erythematodes ein CoA-Mangel existiert.

Vitamin B_6 ist ein Kofaktor für mehr als 100 Enzyme im Aminosäure-, Glykogen- und Lipidstoffwechsel. Vitamin B_6 ist wichtig für die Herstellung von Botenstoffen im Blut und in den Nerven. Es kommt in Fleisch, Nüssen, Hülsenfrüchten und Vollkornprodukten vor. Bei verschiedenen Autoimmunerkrankungen wie Zöliakie und entzündlichen Darmerkrankungen wie Morbus Crohn oder Colitis ulcerosa kommt es durch die schlechtere Aufnahme im Darm zu deutlich reduzierten Werten. Bei Mangel kommt es typischerweise zur Zungenentzündung (Glossitis), Nervenschäden (Neuropathie) und Blutarmut (Anämie).

Biotin (Vitamin B_7) hat eine Bedeutung in der zellulären Signalübertragung. Biotin kommt in tierischen Produkten, Hefe und Nüssen vor. Mangel durch Mangelernährung und schwere Krankheiten führt zu Hautentzündung (Dermatitis), Bindehautentzündung (Konjunktivitis) und Haarausfall.

Folsäure (Vitamin B_9) steht für eine Gruppe von Verbindungen, nämlich die Pteroyl-Polyglutamate, welche zur Herstellung und Erhaltung „gesunder Gene" und „gesunder Eiweiße" besondere Bedeutung für den Nukleinsäure- und Aminosäurestoffwechsel haben. Mangel tritt in Mangelsituationen wie schlechter Ernährung, Schwangerschaft, schwerer konsumierender (besonders zehrender) Erkrankung oder entzündlichen Darmerkrankungen auf. Folsäure kommt in Leber, Sojabohnen und Blattgemüse natürlich vor. Der Mangel macht die typische „megaloblastäre Anämie", bei der unreife rote Blutkörperchen aus dem Knochenmark ins Blut geschwemmt werden.

Vitamin B_{12} (Cobalamin) enthält Kobalt als Zentralatom und ist wichtig im Energiestoffwechsel sowie für die Hämoglobinsynthese. Vitamin B_{12} kommt in tierischen Produkten (Leber, Niere, Eigelb, Muscheln, Austern, Forellen, Lachs) sowie in fermentierten Lebensmitteln (Sauerkraut, Joghurt, Kimchi, fermentierte Sojaprodukte) vor. Um Vitamin B_{12} aufnehmen zu können, ist ein Faktor des Speichels, das Haptocorrin, sowie ein Glykoprotein des Magens, der sogenannte **Intrinsische Faktor (IF)**, notwendig. An diesen gekoppelt, können die Darmzellen Vitamin B_{12} aufnehmen und nach Ablösen des IF von Vitamin B_{12} sowie Binden desselben an ein Transportprotein ans Blut weitergegeben werden.

Die Aufnahme von Vitamin B_{12} braucht genügend Speichel, einen gesunden Magen und einen gesunden Darm.

Mangel tritt gehäuft bei Vegetariern und Veganern, Magenkranken, Alkoholkranken, Darmkranken und im Alter auf. Die Symptome des Mangels sind die Symptome der Blutarmut: Müdigkeit, Kraftlosigkeit, neurologische Probleme, Immunschwäche, Mundwinkelrhagaden (Einreißen der Haut).

Die ausreichende Versorgung mit B-Vitaminen ist wichtig für einen funktionsfähigen Zellstoffwechsel und ein normales rotes Blutbild, was

wiederum für das Immunsystem entscheidend ist. Bei schweren zehrenden („konsumierenden") Erkrankungen wie Krebs und entzündlichen Darmerkrankungen, bei denen der Bedarf erhöht oder die Aufnahme vermindert ist, ist es üblich, Vitamin-B-Präparate als Infusion oder oral zu verabreichen. Dies trägt zur allgemeinen Kräftigung bei und stärkt die roten Blutkörperchen.

Spezifische immunstärkende oder krebshemmende Effekte sind derzeit Gegenstand der Forschung. Bisher gibt es dafür keine eindeutigen Ergebnisse.

Spannend ist die Entdeckung im Rahmen der Erforschung unseres **Darmmikrobioms**, dass verschiedene Bakterien wasserlösliche Vitamine herstellen können:

Thiamin wird von der Mikrobiota in beträchtlichen Mengen synthetisiert, welche die Dickdarmschleimhautzellen für ihren eigenen Stoffwechsel nutzt. **Vitamin B_2** wird von einem noch unbekannten Bakterienstamm hergestellt, **Vitamin B_6** wird von mehreren Bakterienstämmen, auch Helicobacter Pylori, für den eigenen Bedarf hergestellt, Folsäure wird von den Bakterienstämmen Bifidobacterium bifidum und longum teilweise in großen Mengen produziert. **Vitamin B_{12}** wird von dem meisten Darmbakterien benötigt. Dabei stellen sie dieses selbst her oder nehmen es sich aus der Nahrung des Menschen. Leider dürfte der Mensch aber das von den Bakterien gebildete Vitamin B_{12} nicht aufnehmen können.

Ganz entscheidend für die Aufrechterhaltung des Immunsystems im Darm dürften die wasserlöslichen Vitamine sein.

Bei der Verstoffwechselung von B-Vitaminen durch Bakterien entstehen Moleküle, welche T- und B-Zellen in der Darmwand aktivieren. Manche Bakterien wie Bacillus thetaiotaomicron stellen Vitamin B_{12} her, um das Gift (Toxin) von Escherichia-coli-Bakterien, die im Darm Blutungen verursachen, zu neutralisieren und so unseren Körper zu schützen.

Die ausreichende Versorgung mit B-Vitaminen ist dann gewährleistet, wenn man ausreichend Obst und Gemüse zu sich nimmt, immer wieder Milchprodukte, Fleisch und Leber. Gerade bei Vegetariern und Veganern wird immer wieder gewarnt, dass diese zu einem Mangel von Folsäure und Vitamin B_{12} neigen. Studien widerlegen das und zeigen auf, dass normale „Mischkostler" häufiger einen Folsäure- und Vitamin-B_{12}-Mangel aufweisen als Vegetarier. Die Ursache dürfte darin liegen, dass Vegetarier und Veganer sich viel bewusster ernähren, vermehrt auf Vitaminquellen in der Nahrung achten (wie Sauerkraut und Vergorenes als Quelle für Vitamin B_{12}) und generell gesundheitsbewusster leben.

Bei Vegetariern ist die ausreichende Vitamin-B-Versorgung durch Milchprodukte gewährleistet, bei Veganern (und auch Mischkostlern) sollte nach Blutkontrolle bei Bedarf ein Vitamin-B-Komplex-Präparat verabreicht werden.

In der medizinischen Versorgung von Patienten sollte die regelmäßige Blutkontrolle zum Beispiel im Rahmen der Gesundenuntersuchung inklusive der Bestimmung der wichtigsten B-Vitamine (wie B_6, Folsäure, B_{12}) Standard sein. Eine Supplementierung kann dann gezielt nach dem Blutwert empfohlen werden.

Cobalt ist das Zentralion von Cobalamin (Vitamin B_{12}). Ein Mangel führt zu einem Vitamin B_{12}-Mangel (siehe dort).

Eisen

Eisen (Fe) ist für nahezu alle lebenden Organismen auf der Erde ein essenzieller Nährstoff. Der menschliche Körper enthält etwa 3 bis 4 g Eisen. Die wichtigsten Speicherorgane von Eisen sind Leber, Milz, die Darmschleimhaut und das Knochenmark. Mehr als zwei Drittel des Körpereisens findet sich in den **roten Blutkörperchen (Erythrozyten)**. Dort arbeitet das Eisen als Bestandteil des **Hämoglobins,** des roten Blutfarbstoffes, um Sauerstoff zu binden. 10 bis 15 mg Eisen werden täglich über die Nahrung zugeführt, wovon sich der Körper etwa 1 bis 2 mg nimmt. Diese zirkulieren im Blut als **Fe-Transferrin**, also an das Glykoprotein **Transferrin** gebundenes Eisen. Die **Sättigung des Transferrins**, das heißt, wie viel Transferrin mit Eisen belegt ist, ist ein Maß für die Eisenverfügbarkeit. Die Speicherform des Eisens ist das **Ferritin**, ein Eiweißkomplex, der vor allem in Leber, Milz und im Knochenmark vorkommt. Beim gesunden Menschen sind circa 20 % des Eisens in Ferritin gespeichert.

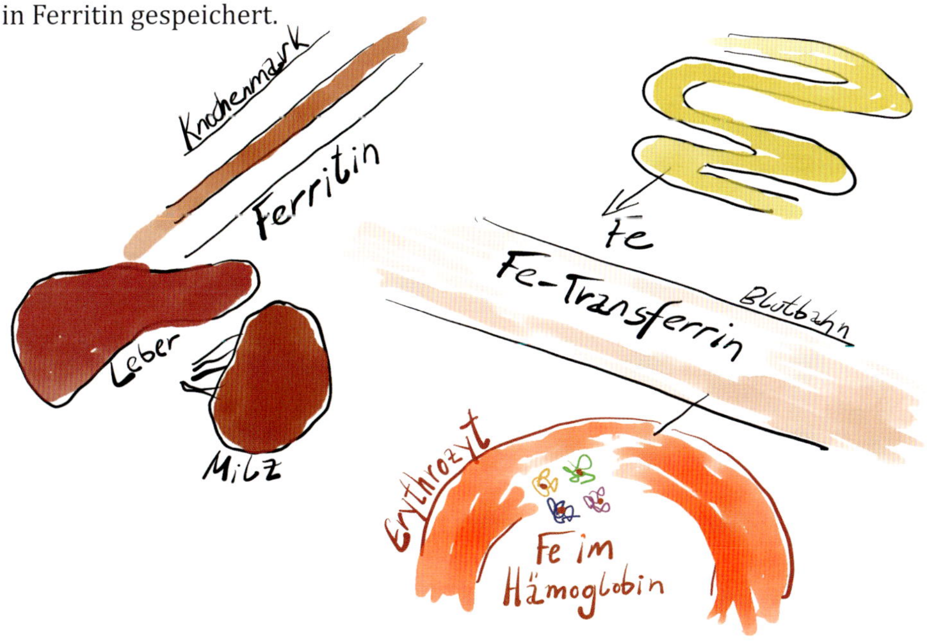

Eisen kommt sowohl in tierischen als auch in pflanzlichen Nahrungsmitteln vor, am meisten in Fleisch, Leber, Fisch und Shrimps.

Mangel entsteht vor allem durch Blutverlust (Menstruationsblutung, Blutungen in Magen und Darm), vermehrten Verbrauch von Blut in der Schwangerschaft und der Stillzeit sowie aufgrund von Mangelversorgung durch Diätfehler. Zunächst erkennt man einen Mangel im Blut am sinkenden Ferritin, dann am sinkenden Transferrin und der sinkenden Transferrinsättigung und schließlich an der Eisenmangelanämie, der **hypochromen Anämie** („hypochrom" deshalb, weil sich die roten Blutkörperchen weniger anfärben). Dabei sinkt das Hämoglobin bei Männern auf unter 13 g/dl, bei Frauen auf unter 12 g/dl. Die Eisenmangelanämie tritt bei uns bei etwa 5 bis 15 % der Bevölkerung auf.

Eisen ist für ein intaktes Immunsystem notwendig.

Nur, wenn die Verdauung gut funktioniert, also die Aufnahme von Eisen und Vitamin B_{12} durch den Darm, hat der Körper ein normales rotes Blutbild und somit genügend rote Blutkörperchen mit genügend Hämoglobin darin, um alle Gewebe mit Sauerstoff gut versorgen zu können. Gerade schwere oder länger anhaltende Infektionen verbrauchen oft einiges an Eisen. Daher gilt:

Bei Erschöpfungssyndromen, Infektanfälligkeit, Antriebsstörung und depressiver Verstimmtheit, auch nach Infekten, sollte daher immer eine Blutabnahme durchgeführt und das Blutbild genau betrachtet werden. Wer denkt schon daran, dass er einen Eisenmangel hat, wenn er ständig verkühlt ist oder morgens nicht aus dem Bett kommt? Die Blutabnahme gibt da bereits die Antwort.

Kalzium

Ein gesunder Mann hat etwa einen Kilogramm **Kalzium (Ca)**, eine Frau etwa 800 g, ein Neugeborenes etwa 30 g. 99,5 % davon befinden sich in Knochen und Zähnen, der Rest vor allem in den Zellen. Knochen sind ein riesiger Speicher für Kalzium. Mangel ist selten und findet sich erst spät als Abbau am Skelett. Viel Kalzium findet sich in Milch, Käse und Joghurt. Zu viel konsumiert führen diese Nahrungsmittel aber sogar zu einem vermehrten Verlust von Kalzium, weil diese Lebensmittel eine sogenannte **geringe Bioverfügbarkeit** von Kalzium aufweisen. So ist die Bioverfügbarkeit von Kalzium aus der Kuhmilch gering, weil zwar viel Kalzium in der Milch enthalten ist, aber die Niere zu einer vermehrten Kalziumausscheidung anregt. **Unterm Strich führt der zu hohe Konsum von Kuhmilch sogar zu einer Kalziumverarmung des Körpers.** Wichtige Kalziumquellen sind Sesam, Brokkoli, Spinat und andere Blattgemüse sowie Rhabarber und Hülsenfrüchte. Enthält ein Boden, auf dem das Gemüse wächst, viel Kalzium, so wird dieses auch im Gemüse enthalten sein. Wichtig ist daher, auf die Herkunft und Qualität von Obst und Gemüse zu achten.

Für einen normalen Kalziumspiegel und kräftige Knochen braucht es Calcitriol, (aktives Vitamin D_3), Parathormon (aus der Nebenschilddrüse) und Kalzitonin (aus den C-Zellen der Schilddrüse). Bei Problemen der Schilddrüse und Nebenschilddrüse ist auch daran zu denken.

Lange vor der Entwicklung der Antihistaminika, der Medikamente gegen die Histaminwirkung bei Allergien, wurden **Kalziumpräparate** bei allergisch bedingten Hautbeschwerden, die mit starkem Juckreiz, Hautrötung und Quaddelbildung einhergehen, allergischer Rhinokonjunktivitis sowie in der Notfallmedizin bei Insektenstichen mit allergischer Reaktion eingesetzt. Bei der Allergie vom Soforttyp (Typ I) werden die Gefäße durchlässig für Flüssigkeiten, was zur Ödembildung führt, und Entzündungszellen. Der Vermittler dieser Gefäßreaktion ist vor allem Histamin. Nimmt man ein Kalziumionen-Präparat (beim Erwachsenen etwa 1000 mg) zu sich, führt die kurzfristige hohe Konzentration von Kalzium im Blut zu einer Abdichtung der Gefäße. Durch modernere Medikamente ist diese Anwendung von Kalzium in den Hintergrund gerückt. Bei Therapieversagen moderner Antihistaminika sollte man sich jedoch daran zurückerinnern ...!

Magnesium

Magnesium spielt eine wichtige Rolle in Gehirn, Herz und in der Skelettmuskulatur. Magnesium wirkt **entzündungshemmend** und als **Antagonist** (Gegenspieler) **von Kalzium**. Magnesium ist der Kofaktor von über 500 Enzymen und wichtig für die **DNA-Reparatur**. Natürliche Magnesiumquellen sind unter anderem Kürbis- und Sonnenblumenkerne, Leinsamen, Cashewnüsse, Walnüsse, grünes Blattgemüse und Schokolade. Ein Mangel zeigt sich meist an unspezifischen Symptomen wie Müdigkeit, depressiver Verstimmung und subjektiv empfundener Muskelschwäche.

Bei nur wenigen Mikronährstoffen gibt es so viele (vor allem unbelegte) Indikationen wie bei Magnesium. Das liegt an den vielfältigen Funktionen im Körper und seinen Interaktionen mit dem Kalziumhaushalt und Vitamin D. Für viele Erkrankungen wird Magnesium als „präventiv“ beworben, zumeist ohne Belege für die Wirksamkeit. Dabei geht es vor allem um das Gehirn, das Herz-Kreislauf-System, die Muskulatur und die Lunge.

Verabreicht man Magnesium in hoher Dosierung, führt das zu Gefäßerweiterung und Krampflösung. Die bekannteste Anwendung von Magnesium ist die Behandlung von **Muskelkrämpfen**. Bei **Magnesiummangel** neigt die Muskulatur zu Spasmen und Verkrampfungen. Bei einem normalen Magnesiumspiegel konnte jedoch keine muskelentspannende Wirkung nachgewiesen werden.

Erfolge in der Anwendung von Magnesium-Präparaten sind beschrieben bei

Diabetes mellitus Typ II, Bluthochdruck, Migräne, Epilepsie, Schlaganfall, Depression, Morbus Parkinson, Asthma bronchiale, COPD und zystischer Fibrose. Wenig davon ist wissenschaftlich gesichert.

Limitierend für Magnesium-Präparate ist seine **abführende Wirkung**, was man sich auch therapeutisch (bei Verstopfung) zunutze machen kann. Zum Beispiel gibt es hier bei uns im burgenländischen Bad Sauerbrunn eine Heilquelle mit einem sehr hohen Magnesiumgehalt. Und da alle Bewohnerinnen und Bewohner dieses kleinen Kurortes das Wasser täglich trinken, gibt es hier bei uns weder Muskelkrämpfe noch Verstopfung ...

Selen

Selen ist ein lebenswichtiger Kofaktor der sogenannten Selenoproteine, die in unterschiedlichen Geweben zu finden sind. Am besten untersucht ist das Selenoprotein **Glutathion-Peroxidase**. Dieses macht Peroxide wie Wasserstoffperoxid (H_2O_2) unschädlich. Inzwischen wurden vier verschiedene Varianten der Glutathion-Peroxidase nachgewiesen. Sie stellen einen wesentlichen Faktor im komplexen Zusammenspiel mit Katalase, Superoxiddismutase, GSH-Transferase und Antioxidantien wie Vitamin E und C dar.

Selen ist kein Antioxidans, sondern ein Faktor, der wichtig ist, damit Antioxidantien wirken können und somit ein wichtiger Bestandteil für eine funktionierende unspezifische Abwehr.

Pflanzen benötigen kein Selen. Allerdings können sie es statt Schwefel in ihren Stoffwechsel einbauen, wenn Selen im Boden vorhanden ist. Fleisch und Getreide enthalten genügend Selen, wenn der Boden, auf dem die Tiere grasen beziehungsweise auf dem das Getreide wächst, genügend Selen enthält. Selen kommt somit in den meisten Lebensmitteln vor und wird im Muskel gespeichert. Mangel tritt dann auf, wenn Menschen in Selenmangelgebieten leben, vor allem, wenn deren Ernährung einseitig oder auch vegan ist.

In zahlreichen Studien konnte belegt werden, dass Selen, vor allem in Kombination mit Vitamin C und E, zu einer **Immunstärkung** und **verbesserten Infektabwehr** führt. In Tierversuchen hat sich gezeigt, dass hochdosierte Selengaben die Entwicklung von Tumoren hemmen. Epidemiologische Studien zeigen einen Zusammenhang zwischen dem Selenspiegel und dem Auftreten von Krebs. Speziell für **Lungenkrebs** konnte belegt werden, dass Selen zu einer deutlichen Risikominderung für das Auftreten dieser Krebsart führt. Dasselbe wurde bei **Prostatakrebs** beschrieben. In einer US-amerikanischen Studie wurde täglich 200 µg Selen verabreicht. Dadurch kam es zu einer Verminderung der Prostatakrebs-Häufigkeit um 49 % nach 7,4 Jahren. In der SELECT-Studie konnte die Wirkung von Selen mit und ohne Gabe von Vitamin E auf die Prostatakrebs-Häufigkeit nicht bestätigt werden.

Tatsache ist, dass sich Selen vor allem zusammen mit Vitamin E als Standardtherapie in der Krebsbehandlung und -begleitung etabliert hat.

Aus der Erfahrung meiner Praxis sowie der Erfahrung vieler niedergelassener Kolleginnen und Kollegen fördert die Gabe von Selen mit Vitamin E das Wohlbefinden von Krebspatienten, steigert die Verträglichkeit (und auch die Effektivität) der meisten Chemotherapien und erhöht die Lebenserwartung, Argumente genug, um die Anwendung zu rechtfertigen.

Seit Jahren rätselt man, was denn ein guter Selenspiegel sein könnte. Untersuchungen (wie der Selengehalt in den Böden in allen Kontinenten, Gewebespiegel, Blutspiegel) haben Werte ergeben, aber keinen Bezugspunkt, welcher bei den enormen Schwankungen (z. B. zwischen China und Europa) ein Normwert sein könnte. Letztlich hat man sich auf das Modell der optimalen Enzymaktivität der **Glutathion-Peroxidase** geeinigt: Man gibt jenen Spiegel, im Vollblut (nicht im Serum) gemessen, an, bei dem die Aktivität einem guten Durchschnittslevel entspricht. Diese Werte liegen zwischen 200 und 500 µg/l. Alle anderen Angaben in der Literatur oder von verschiedenen Labors sind rein spekulativ, auch die Festlegung der **Toxizität**, der Giftigkeit, bei Werten über 400 µg/l. Für diese sind wohl mindestens 3000 µg notwendig.

Zink

Zink ist Bestandteil zahlreicher Enzyme und wichtig, damit Gene ihre Funktion, Eiweiße zu bilden, erfüllen können (in der Biochemie spricht man von „Genexpression, DNA-, RNA-Proteinsynthese"). Seine wichtige Funktion beim **Immunsystem** beruht teilweise darauf, dass **Thymulin**, ein Hormon des Thymus, für seine biologisch aktive Form Zink benötigt. Thymulin reguliert die Umwandlung von Thymozyten, den Vorläuferzellen von T-Lymphozyten, in aktive T-Lymphozyten. Weiters unterstützt Zink die Produktion von T-Lymphozyten. Bei einem Zinkmangel zeigen T-Helferzellen und T-Killerzellen eine verminderte Aktivität. **Zink ist also wichtig für die unspezifische und spezifische Abwehr, die Wundheilung und zur Aufrechterhaltung der Schutzfunktion der Schleimhaut.**

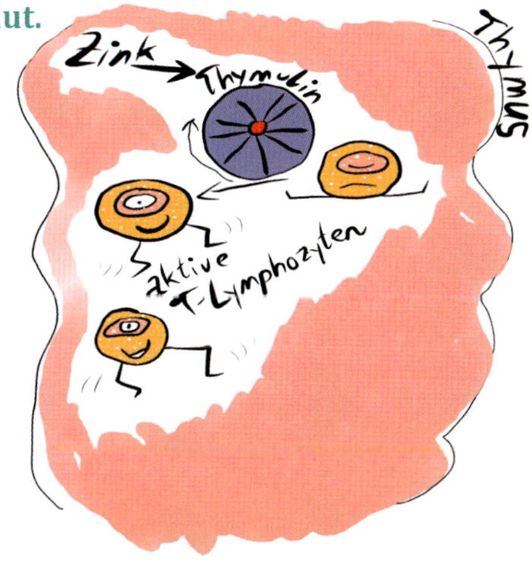

Zink kommt in Austern (hier hochkonzentriert), Fleisch (vor allem Lammfleisch), Fisch, Blattgemüse, Rinderleber und -niere, Nüssen und Vollkorn vor.

Zink findet sich in vielen Medikamenten, die das Immunsystem unterstützen.

Besonders wichtig ist Zink in der Schwangerschaft und der Kindheit, da es das Wachstum und die Entwicklung fördert. Der **Mangel** tritt vor allem bei chronisch entzündlichen Darmerkrankungen, Vegetariern, vor allem Veganern auf, da deren wichtigste Zinkquelle, das Getreide, schlecht bioverfügbar ist und sich der Körper das Zink aus Getreide nur schwer herausschälen kann. Bei Kindern verursacht der Mangel Wachstumsstörungen, vermehrt Durchfälle und eine Neigung zu Infekten. Bei Erwachsenen zeigt sich der Mangel meist einzig an gehäuften Infekten. Bei der Hauterkrankung (Dermatitis) **Acrodermatitis enteropathica** kommt es zu einem ausgeprägten isolierten Zinkmangel. Sie zeigt die Kombination aus eitriger Hautentzündung, Haarausfall und chronischen Durchfällen. Diese Dermatitis ist eine genetische Erkrankung, bei der Zink nicht aufgenommen werden kann.

In der Infektprävention wird Zink gerne in Kombination mit Vitamin C verabreicht. Die Zusammenschau der Ergebnisse mehrerer Studien (eine sogenannte Cochrane-Metaanalyse) zeigt, dass Zinkgaben (in Hustenbonbons oder Sirup) Dauer und Schweregrad einer Erkältung deutlich vermindern, wenn die Einnahme innerhalb von 24 Stunden nach Auftreten der ersten Symptome erfolgt. Bei mangelernährten Kindern kann Zink das Auftreten von Lungenentzündungen und Atemwegsinfektionen verhindern.

Bei unspezifischen Symptomen wie Müdigkeit, Infektanfälligkeit, Erschöpfung nach einem Infekt oder einer Operation sollten neben dem normalen Blutbild, den Leukozyten, den Leber- und Nierenwerten, den Entzündungswerten, den Antikörpertiter gegen Zytomegalie, Epstein-Barr-Virus und Borreliose vor allem fünf zusätzliche Blutwerte bestimmt werden: Vitamin D, Vitamin B_{12}, Selen, Zink und Folsäure. Erst wenn dabei nichts herauskommt und auf eine ausreichende Zufuhr aller Vitamine und Spurenelemente geachtet wurde, sollte ein umfangreicher Mikronährstoffstatus im Blut erhoben werden.

Abschließend für dieses Kapitel folgt eine Tabelle der einzelnen Vitamine und Mineralstoffe mit einer Empfehlung der **DGE**, **der Deutschen Gesellschaft für Ernährung**, für die täglich zuzuführende Menge. Die **NRV-Werte (Nutrient Reference Value)** geben die Menge der Vitamine, Mineralstoffe und Spurenelemente an, die ein durchschnittlicher Mensch täglich zu sich nehmen sollte, um seinen Bedarf zu decken.

Vitamin/Mineralstoff	NRV pro Tag	Mindestmenge pro Tag (15 % NRV = Nutrition Reference Values, Referenzmenge)	Von der DGE empfohlene tägliche Zufuhr für 25–50-Jährige (m/w)
Vitamin A (µg)	800	120	100/80
Vitamin D (µg)	5	0,75	20**
Vitamin E (mg)	12	1,8	14/12
Vitamin K (µg)	75	11,25	70/61*
Vitamin C (mg)	80	12	110/95
Thiamin/B_1 (mg)	1,1	0,165	1,2/1,0
Riboflavin/B_2 (mg)	1,4	0,21	1,4/1,1
Niacin B_3 (mg)	16	2,4	15/12
Vitamin B_6 (mg)	1,4	0,21	1,6/1,4
Folsäure (µg)	200	30	300
Vitamin B_{12} (µg)	2,5	0,38	4,0
Biotin (µg)	50	7,5	30–60*
Pantothensäure/ B_5 (mg)	6	0,9	6*
Kalzium (mg)	800	120	1000
Chlorid (mg)	800	120	2300
Chrom (µg)	40	6	30–100*
Eisen (mg)	14	2,1	10/15
Fluorid (mg)	3,5	0,53	3,8/3,1
Jod (µg)	150	22,5	200
Kalium (mg)	2000	300	4000*
Kupfer (mg)	1	0,15	1,0–1,5*
Magnesium (mg)	375	56,3	350/300
Mangan (mg)	2	0,30	2,0–5,0*
Molybdän (µg)	50	7,5	50–100*
Phosphor (mg)	700	105	700
Selen (µg)	55	8,25	70/60*
Zink (mg)	10	1,5	14,8

* Schätzwert ** bei fehlender Eigenproduktion

Chronisches Erschöpfungssyndrom & Long-Covid

Eine Vielzahl an Erkrankungen hat als gemeinsame Symptome die Müdigkeit und Erschöpfung. Das **chronische Erschöpfungssyndrom** (englisch *chronic fatigue syndrome*, abgekürzt **CFS**, wörtlich „chronisches Müdigkeitssyndrom") ist heute als eigenständiges Erkrankungsbild definiert, bei dem es zu einer Fehlregulation des Nervensystems, des Immunsystems und des Hormonsystems kommt.

Wichtig ist es, aus diesem großen Komplex alle jene möglichen Ursachen zu identifizieren, bei welchen durch Therapie und Änderung der Lebensführung eine Besserung herbeigeführt werden können.

Bildgebende Verfahren und Laboruntersuchungen dienen dazu, **körperliche Ursachen** (Autoimmunerkrankungen wie Multiple Sklerose, Krebs, hormonelle Störungen, Mikronährstoffmangel, chronische Entzündungen, chronische Infektionen, Allergien) zu bestätigen oder auszuschließen. Unter den **psychischen Erkrankungen** muss vor allem an die endogene Depression (jene Form der Depression, welche durch einen Botenstoffmangel im Gehirn „körperlich verursacht" ist), die reaktive Depression (jene Form der Depression als Reaktion auf ein schlimmes Ereignis im Leben), psychosomatische Erkrankungen (bei denen eine psychische Belastung zu körperlichen Beschwerden und Erschöpfung führt) und ein Burn-out (als Überlastungsreaktion des Körpers auf lange bestehenden Stress) gedacht werden.

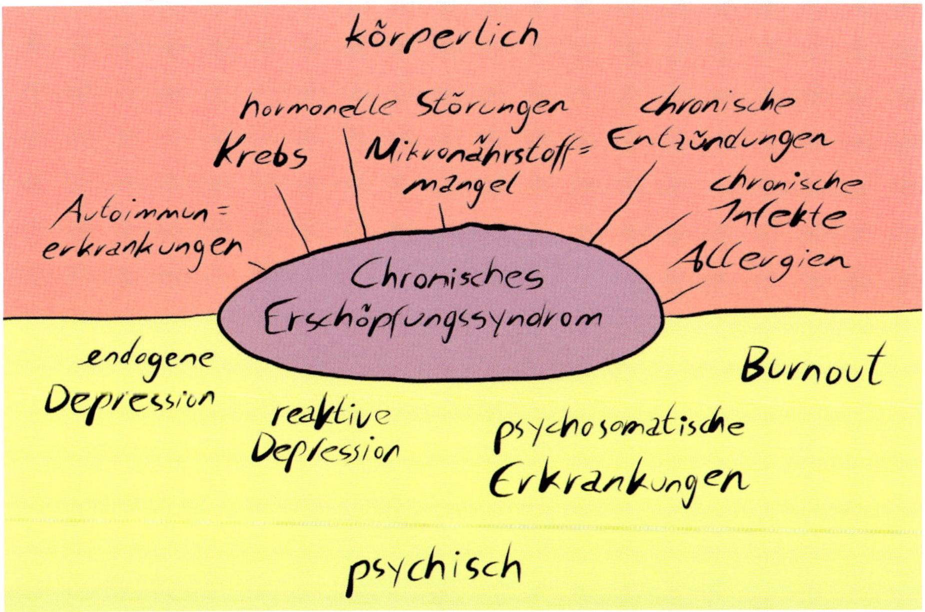

Erschwerend kommt oft hinzu, dass man von Ärzten nicht ernst genommen wird. Findet sich keine eindeutige Ursache, bleibt oft als Ausschlussdiagnose (man hat also alles andere ausgeschlossen) eine **Depression**, der Verweis an einen Psychiater, an eine Psychotherapie und die Gabe von Antidepressiva.

Ist das Immunsystem stark und trainiert, heilen viele Infektionen ohne nachhaltige Beschwerden aus. Ein kräftiges Immunsystem hat kein Problem mit

- **Rhinoviren** (Schnupfenviren),
- **Coronaviren** (machen „grippale Infekte"),
- **Grippeviren** (nach einer etwa einwöchigen Erkrankung mit teils hohem Fieber heilt die Grippe in 96 % der Fälle aus),
- dem **Zytomegalievirus** (welches in 99 % der Fälle mit nur geringen Krankheitssymptomen einhergeht; als Herpesvirus verbleibt es ein Leben lang im Körper und macht nur dann Beschwerden, wenn das Immunsystem geschwächt ist),
- dem **Epstein-Barr-Virus** (dieses macht eine Ersterkrankung mit Lymphknotenschwellungen und Fieber, das sogenannte Pfeiffersche Drüsenfieber, und heilt nach Tagen bis Wochen vollständig aus; man schätzt, dass sich etwa 95 % der europäischen Bevölkerung bis zum 30. Lebensjahr mit dem Epstein-Barr-Virus infiziert haben und daher über Antikörper gegen den Erreger verfügen; da es ebenfalls ein Herpesvirus ist, versteckt es sich ein Leben lang im menschlichen Körper).

Bei einem geschwächten Immunsystem können Zytomegalieviren und Epstein-Barr-Viren immer wieder aus dem Dauerschlaf eines Herpesvirus erwachen und Symptome und Beschwerden wie Müdigkeit, Abgeschlagenheit und leichtes Fieber verursachen. **Die Therapie besteht in einer Stärkung des Immunsystems.**

Borreliose

Andererseits können chronische Infektionen das Immunsystem schwächen. Ein typisches Beispiel dafür sind **Borrelien**. Diese Bakterien werden durch Zecken übertragen. Die wohl bekannteste Borrelie in hiesigen Breiten ist die **Borrelia burgdorferi**. Die Erkrankung, die dieses Bakterium auslösen kann, heißt **Lyme-Borreliose**. Nur etwa ein Prozent der Infizierten erkrankt tatsächlich an Borreliose. Nach 2 bis 3 Wochen reagiert das Immunsystem an der Bissstelle mit dem Auftreten eines roten Ringes (des sogenannten **Erythema migrans**, der „wandernden Rötung") als sichtbares Zeichen für die **Borreliose**.

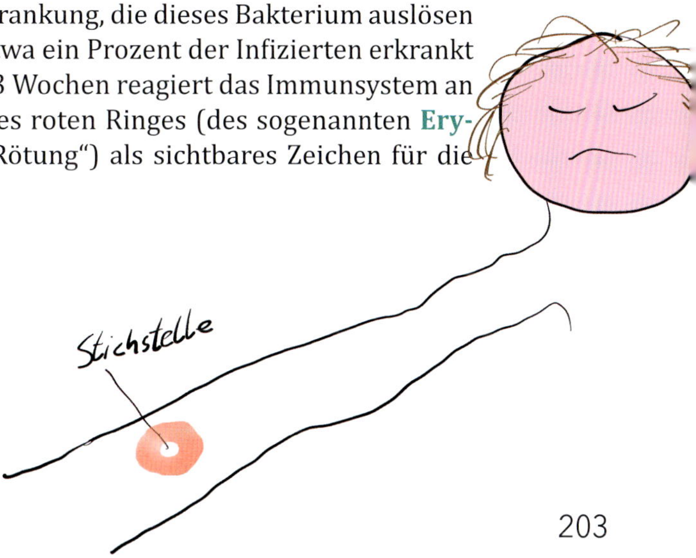

Die Borreliose muss **unbedingt sofort** und konsequent mit Antibiotika behandelt werden, um Spätfolgen und Komplikationen zu vermeiden. Akut treten Beschwerden wie Fieber, Kopf- und Gliederschmerzen auf, können aber auch ganz fehlen. Im Zweifelsfall wird Blut abgenommen und gleich mit einer Antibiotikatherapie begonnen.

Die frühzeitige Antibiotikagabe verhindert (meist) die Spätfolgen der Borreliose.

Spätfolgen, wie Gelenk- und Nervenentzündungen, Gelenk- und Nervenschmerzen, Müdigkeit und Abgeschlagenheit sind oft schwer zu behandeln und erfordern immer wieder Antibiotikagaben, falls die Antikörper im Blut für ein neuerliches Aufflammen der Infektion sprechen.

Im Blut unterscheidet man zwei große Gruppen von Antikörpern für die allgemeine Infektabwehr: **IgM (Immunglobulin-M)** und **IgG (Immunglobulin-G)**. Zusätzlich gibt es noch die **IgE-Antikörper,** welche bei Allergien, Würmern und Parasiten vermehrt vorkommen, die **IgD-Antikörper**, die der Signalübertragung des Immunsystems dienen, und die **IgA-Antikörper**, welche Sie schon als die „Antikörper in den Schleimhäuten" des Magen-Darm-Traktes, der Atemwege und der Augen kennengelernt haben.

IgM & IgG → allgem. Infekte

IgE → Allergie, Würmer, Parasiten

IgD → Signale im Immunsystem

IgA → Schleimhäute

Die IgM-Antikörper schließen sich zu einem **Pentamer** aus fünf einzelnen Antikörpern zusammen, um mehr Angriffsfläche für Antigene zu haben.

Sind die spezifischen IgM-Antikörper gegen einen bestimmten Erreger erhöht, spricht das für eine akute Infektion.

Sind die spezifischen IgG-Antikörper gegen einen Erreger erhöht, spricht das für einen Kontakt, der schon länger her ist und meist für die Immunität gegen den Erreger (wie zum Beispiel nach einer Impfung).

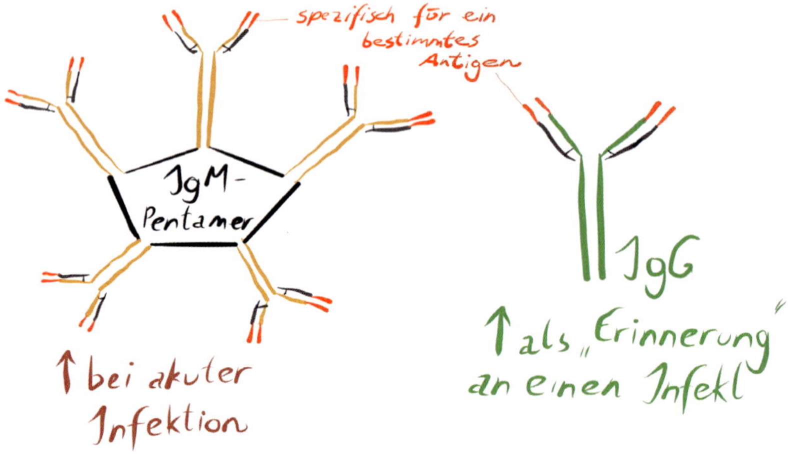

Dies gilt für fast alle Viren und Bakterien außer Borrelien.

Eine überstandene Borrelieninfektion hinterlässt keine Immunität. IgM bedeutet: Das spezifische Immunsystem reagiert gerade gegen einen Erreger. IgG bedeutet: Das spezifische Immunsystem hatte schon einmal Kontakt mit einem Erreger und hat sich das (als IgG) gemerkt („Erinnerung").

Die Interpretation der Borrelien-Antikörper ist jedoch anders:

Sind die spezifischen IgM-Antikörper gegen Borrelien erhöht, spricht

das für eine akute Infektion und das Frühstadium der Erkrankung. Manchmal treten aber auch im Spätstadium erhöhte IgM-Werte ohne Krankheitswert auf.

Sind die spezifischen IgG-Antikörper gegen Borrelien erhöht, spricht das für eine chronische Infektion beziehungsweise das Spätstadium der Erkrankung.

Dies erklärt, warum die Interpretation der Borrelien-Antikörper im Verlauf der Erkrankung oft schwierig ist. Entscheidend für den weiteren Verlauf ist, ob die Antikörperspiegel steigen oder fallen.

Im Jahr 1975 traten in dem amerikanischen Ort Lyme vermehrt Gelenkentzündungen in Verbindung mit Zeckenbissen auf. Die **Lyme-Erkrankung** verläuft in drei Stadien:

- **Stadium 1**: Nach 2 bis 3 Wochen tritt lokal an der Bissstelle ein roter Ring auf, manchmal begleitet von Allgemeinsymptomen wie Fieber, Kopfschmerzen, Krankheitsgefühl und Gelenkschmerzen.
- **Stadium 2**: Nach 4 bis 16 Wochen treten starke Schweißausbrüche, grippeähnliche Symptome und die typische Gesichtslähmung, die **Fazialisparese** auf, welche sich durch eine einseitige Lähmung der mimischen Gesichtsmuskulatur zeigt. Das Gesicht wirkt „schief". Zusätzlich treten Lymphknotenschwellungen sowie Muskel- und Gelenkschmerzen auf. Als weitere Komplikation können Gehirn und Rückenmark von Borrelien befallen sein, der sogenannten **Neuroborreliose**, was man durch eine Entnahme der Rückenmarksflüssigkeit belegen kann.
- **Stadium 3 (Spätstadium)**: Nach mehreren Monaten kann sich dieses Spätstadium durch Entzündungen in Gehirn (Enzephalitis), Rückenmark (Myelitis), den Skelettmuskeln, den Gelenken, den Nerven und den Sinnesorganen zeigen. Dabei können oft spezifische IgGs, IgMs und die Borrelien selbst im Blut nachgewiesen werden. Selbst nach monatelanger Gabe können oft noch Borrelien im Blut dargestellt werden, wobei angezweifelt wird, dass diese einen Krankheitswert haben. **Man geht davon aus, dass das Spätstadium eine Autoimmunerkrankung ist, die ursprünglich durch Borrelien getriggert wurde.**

Dies zeigt eindringlich den Zusammenhang zwischen Infektion und später auftretender Autoimmunerkrankung. **Das Vermeiden von Zeckenbissen, die frühzeitige Antibiotikagabe bei Verdacht auf Borreliose und die Stärkung des Immunsystems in allen Krankheitsstadien ist die Therapie der Wahl.**

Long-Covid/Post-Covid-Syndrom

Eine neue, seit 2020 bekannte Erkrankung, die sich in die **Erschöpfungssyndrome** einreiht, ist das dritte Stadium der Covid-19-Erkrankung, welches derzeit als **Long-Covid** oder **Post-Covid-Syndrom** bezeichnet wird.

1. Im Anfangsstadium stehen die Symptome eines grippalen Infektes mit Schnupfen, Husten, Fieber sowie dem typischen Geruchs- und Geschmacksverlust im Vordergrund.
2. Das nach zwei bis fünf Wochen einsetzende zweite Stadium bezeichnet das **CDC**, das US-amerikanische **Center for Disease Control**, als **postakuten hyperinflammatorischen Status** oder **multisystemisches inflammatorisches Syndrom (MIS)**. Hierbei treten starke Entzündungsreaktionen in vielen Organsystemen auf, auch in jenen, wo das Virus nicht seine Finger im Spiel hat. In diesem Stadium spielt das Immunsystem verrückt: **Es reagiert zu stark** – ähnlich wie bei einer Autoimmunerkrankung – und daraus resultieren Entzündungen vor allem in der Lunge (bis hin zur Lungenentzündung, Pneumonie) und in den Gefäßen (Vasculitis) und **das Blutgerinnungssystem wird verstärkt aktiviert**, wodurch es zu vermehrter Ausbildung von Blutgerinnseln (Thrombosen) in den Gefäßen kommt und dadurch zu Symptomen im Herzen, Magen-Darm-Trakt, Gehirn und in der Niere.
3. Laut einer britischen und einer italienischen Studie klagen 50–69 % der Covid-Patienten, die im Spital – auf Normal- und Intensivstationen – behandelt wurden, zwei bis drei Monate nach Erkrankungsbeginn noch immer über **Müdigkeit** und **Atemnot**, etwa ein Drittel über **Husten** und etwa 15 % über eine **Depression**. Bei den Laborwerten war bei etwa einem Drittel noch der Wert der sogenannten **D-Dimere** erhöht, bei 10 % noch des **C-reaktiven Proteins (CRP)**. **D-Dimere** sind Abbauprodukte von vernetztem Fibrin, welche während des Abbaus einer Thrombose im Blut bestimmt werden können. Ihr Nachweis bestätigt die Diagnose „Thrombose". **CRP** wird in der Leber gebildet und ans Blut abgegeben. Seine Blutkonzentration steigt bei Entzündungen im Körper an. Anhand des CRP kann man Verlauf und Genesung einer entzündlichen Erkrankung verfolgen.

Bei der weiteren Untersuchung von Long-Covid-Patienten zeigt sich, dass schwere Verläufe der Covid-Erkrankung, hohes Alter, ein hoher BMI (ein Body-Mass-Index von über 30 als Zeichen von schwerem Übergewicht) sowie vorbestehende Lungenerkrankungen häufiger zu körperlichen und psychischen Langzeitfolgen führen. Da es Hinweise auf vermehrte Entzündungen von Gefäßen (Vaskulitiden) gibt, wird eine dreimonatige Thromboseprophylaxe empfohlen.

Interessanterweise spielt es bei der **Post-Covid-Müdigkeit** keine Rolle, ob die Patienten stationär behandelt wurden oder nicht. Diese Form des Fatigue-Syndroms tritt gehäuft bei **Frauen, vorbestehender Angststörung** und **Depression** auf.

Da die Lungenproblematik bei der Covid-Erkrankung neben der Thrombosehäufung im Vordergrund steht, sollten auch bei Long-Covid, auch wenn es nur um die Müdigkeit geht, folgende Maßnahmen getroffen werden:

1. Konsequente Behandlung der **Lunge**, auch inhalativ entzündungshemmend (mit einem **cortisonhaltigen Asthmaspray**), mittels gezielter Atemgymnastik (auch mit Yoga) und Ausdauertraining (wie Gehen, Laufen, Schwimmen, Rudern oder Trampolinspringen). Müdigkeit hat viel mit der Atmung zu tun und mit der Frage, ob der Körper genug Sauerstoff bekommt, um das Essen zu verbrennen und schließlich „Energie" herzustellen.
2. Zusätzlich sollte das **Immunsystem** gestärkt werden, wie ich es in diesem Buch vorstelle:

- **Ernährung nach Biorhythmus** und zur Entlastung des Verdauungsapparates (wie warmes gekochtes Frühstück, vermehrtes Essen von Suppen bzw. abends nur eine Suppe);
- vergorene Lebensmittel und/oder Prä- und Probiotika, um das Darmmikrobiom zu stärken;
- Bluttestung der wichtigsten Mikronährstoffe, Aufsättigen des Vitamin D-Spiegels auf übernormale Werte, Normalisieren der Eisen- und Vitamin-B_{12}-Werte, Gabe von Antioxidantien wie Vitamin C, Vitamin E, Zink und Selen;
- weitere Unterstützung durch Krankenstand, Psychotherapie, psychologische Betreuung, Selbsthilfegruppe;
- chinesische und westliche Kräuter.

Long-Covid ist ein Krankheitsbild, das zeigt, wie anstrengend eine Infektion für den Körper und das Immunsystem sein kann. Seit Jahren landen immer wieder Patienten wegen chronischer Müdigkeit, Antriebsstörung, Kurzatmigkeit und Depression bei mir. Erst im längeren Gespräch kommt oft heraus, dass alle Symptome **nach einem Infekt**, meist einem harmlosen grippalen Infekt, für den man sich daher auch keine Zeit gegeben und keine Ruhe gegönnt hat, schleichend begonnen haben. Wenn man weiterdenkt, kann man den Infekt auch bereits als Symptom einer Überforderung des Körpers oder einer Schwäche des Immunsystems, was sich gegenseitig bedingt, interpretieren.

Ein kräftiges Immunsystem braucht nur einen Bruchteil seiner Ressourcen, um einen banalen Infekt abzuwehren. Wenn man jedoch körperlich am Limit ist, schon längere Zeit schon sehr schlecht schläft und in der Arbeit über seine eigene Grenze geht, wenn eine private Situation übermäßig belastet, man sich schlecht ernährt und sich kaum bewegt, man auch für eine routinemäßige Gesundenuntersuchung nie zum Arzt geht und allfällige Mängel der Mikronährstoffe nicht korrigiert werden, kann einen ein banaler Infekt vollkommen aus der Bahn werfen und das Gleichgewicht des Immunsystems zum Kippen bringen.

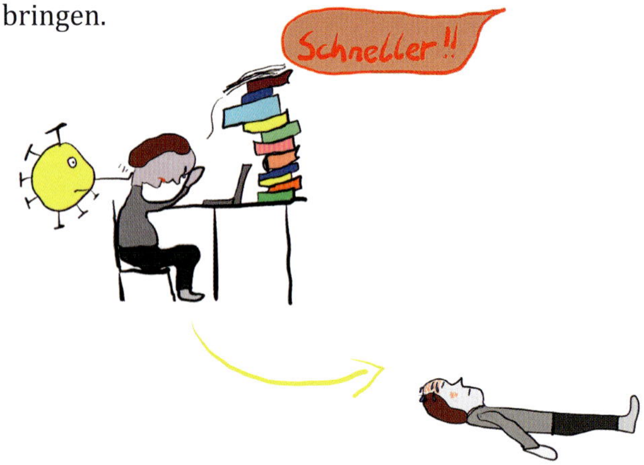

In der TCM erkennt man dann zum Beispiel einen „Infekt, der den Körper nie verlassen hat". Oft ist die monatelange Müdigkeit auch mit leichten Infektzeichen wie ständig verstopfter Nase, leichtem Fieber (sogenanntes **FUO**, *fever of unknown origin*, Fieber unbekannter Ursache) vor allem abends, müden, tränenden Augen und erhöhten Entzündungszeichen im Blut (wie das CRP) vergesellschaftet. Oft braucht dieser **verschleppte Infekt** neben den oben bei Long-Covid angeführten Maßnahmen auch einmal ein richtiges Fieber (siehe Kapitel „Fieber, Hyperthermie und das Immunsystem") oder die berühmte, weltweit bekannte und angewandte chinesische Kräutermischung **Xiao Chai Hu Tang** (siehe Kapitel „Chinesische Kräutermischungen und das Immunsystem").

Die Diagnose **Chronic Fatigue Syndrome**, chronisches Müdigkeitssyndrom, soll für Sie kein Urteil sein, sondern eine Chance, Ihr Leben konsequent zu ändern. Durch die Müdigkeit versucht Ihnen Ihr Körper ja zu sagen: „Leg dich hin! Ruh dich aus! Gib einmal Ruhe! Gib der Regeneration Zeit! Schlaf dich einmal so richtig aus!" Dies gilt für jede Form der Müdigkeit, auch bei einer Autoimmunerkrankung wie der Zöliakie oder dem Hashimoto-Syndrom.

Die Müdigkeit ernst zu nehmen bedeutet, alles zu tun, damit der Körper nicht mehr müde ist.

Es gibt Menschen, die nutzen die Müdigkeit als Möglichkeit, Gesprächen, Änderungen oder Entscheidungen im Leben zu entgehen. Chronische Entzündungen machen den Körper unendlich müde. Bei psychischen Problemen kann man sich oft nur in den Schlaf retten. Die Überarbeitung als Verdrängung eigener Probleme oder das viele Arbeiten, um sich einfach nicht mit sich selbst und den eigenen Wünschen und Träumen beschäftigen zu müssen, macht extrem müde. Ein seelisches Problem nicht lösen zu können, erschöpft extrem. Ständig Schmerzen zu haben und sehr verspannt zu sein, macht auf Dauer müde. Zu wenig oder zu viel Sport zu treiben, kann ebenfalls vollkommen erschöpfen. Eine aus ethischen oder missverstandenen gesundheitlichen Gründen gewählte Ernährungsform (wie Frutarier, Fruganer oder Veganer), die aber nicht zur eigenen Konstitution oder Lebensweise passt, kann auch unendlich erschöpfen und müde machen.

Oft weiß man nicht, wo man anfangen soll. Dann nehmen Sie sich die Vorschläge dieses Buches und fangen einmal an. Schulmedizinisch sollten Sie die häufigsten Ursachen mittels Blutbefund und eventueller Bildgebung ausschließen. Dabei wird Sie Ihr Hausarzt gerne begleiten. Und wenn da nichts herauskommt, wie es meistens der Fall ist, machen Sie weiter mit den Vorschlägen dieses Buches, denken Sie an Gluten und lassen Sie es einmal konsequent drei bis vier Wochen lang weg, lassen Sie auch einmal die Milchprodukte und generell das tierische Eiweiß für zwei bis drei Wochen weg, denken Sie an das warme Frühstück, an das leichte Abendessen (Suppe!) und so weiter.

Aus meiner Erfahrung als Allgemeinmediziner kann ich Ihnen berichten, dass man bei **Kindern** sehr schnell die Einflüsse von Ernährung und Lebensführung erkennt:

- Bei Kindern mit vielen Infekten, die dann Milchprodukte weglassen, kommt es zu einer sofortigen Besserung.
- Bei hyperaktiven und unkonzentrierten Kindern (wobei die Hyperaktivität oft Zeichen einer Erschöpfung ist: zu erschöpft, um zur Ruhe zu kommen ...), die Gluten und Zucker weglassen, kommt es zu einer sofortigen Normalisierung.
- Bei Kindern mit schwerer Neurodermitis, die probeweise Fleisch, Milchprodukte, Gluten und Zucker weglassen, kommt es zu einer sofortigen Besserung.

Und bei uns Erwachsenen ist das genauso. Es dauert nur ein bisschen länger ...

Stress und das Immunsystem

Der Begriff **Stress** ist untrennbar mit dem ursprünglich aus Wien stammenden Arzt und Wissenschaftler **Hans Selye** der McGill Universität in Montreal/ Kanada verbunden. Er entlehnte ihn aus der Materialkunde. Dort beschreibt „Stress" die Effekte auf ein Material, die durch äußere Kräfte oder Temperaturen ausgelöst werden. Das Material passt sich an die neue Gegebenheit an um den Preis, mehr Druck auf das Material auszuhalten. Diese **Anpassungsreaktion auf einen Druck von außen** gibt es auch beim Menschen. Diesen Druck erleben wir zum Beispiel, wenn wir vor einem Löwen stehen.

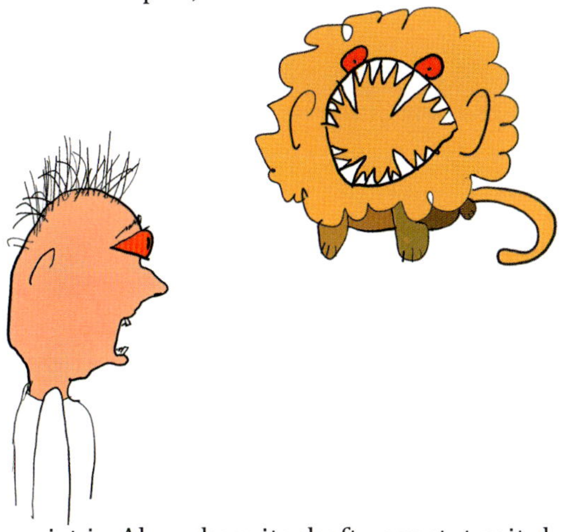

Der gesamte Körper ist in Alarmbereitschaft versetzt mit dem Ziel **zu kämpfen oder zu laufen**. Für diese „Kampf oder Flucht"-Reaktion **(Fight or Flight)** hat die Evolution eine komplexe Kaskade an Reaktionen in unseren Körper eingebaut, ohne dass wir einen einzigen Gedanken daran verschwenden müssten. Alles läuft automatisiert ab:

Das Gehirn sieht den Löwen, schaltet den Alarm ein und

- aktiviert die erregenden Neurotransmitter **Dopamin, Adrenalin** und **Noradrenalin** sowie die **Endorphine** (die körpereigenen Morphine) **im Gehirn**,
- aktiviert über das **vegetative Nervensystem** den **Sympathikus**,
- das vegetative Nervensystem setzt über das Nebennierenmark die Bluthormone **Adrenalin** und **Noradrenalin** frei und
- setzt über die Nebennierenrinde das Glukokortikoid **Cortisol**, aber auch das Mineralkortikoid **Aldosteron** sowie **Androgene**, die männlichen Sexualhormone wie das **Testosteron**, frei.

Diese gesamte Reaktion läuft innerhalb von Sekunden ab: Die Emotionslage wird **im Gehirn** auf **Aggression** und **schnelles Handeln** bei gleichzeitig **verminderter Schmerzempfindung, Euphorie** und **Selbstüberhöhung** umgestellt. Dies erfolgt mit dem Ziel, im Moment zu reagieren, schnell zu handeln, die Entscheidung nicht anzuzweifeln, denn für Zweifel ist gerade keine Zeit, wenn man verletzt ist und man weiter laufen oder kämpfen muss, und dabei aggressiv, groß und stark wirken soll. Wir kennen das **Imponiergehabe** aus der Tierwelt, welches nun auch in uns abläuft.

Im Stress verändern sich die Psyche und die eigene Persönlichkeit.

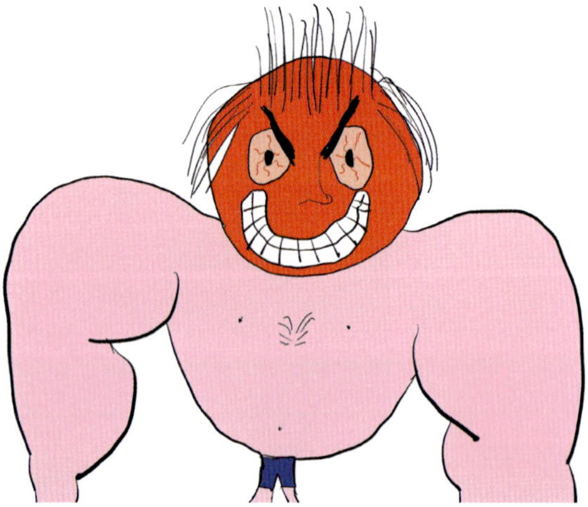

Im Körper wird zunächst einmal der Blutdruck erhöht und die Pumpleistung des Herzens gesteigert, um viel Blut zum Gehirn und den Skelettmuskeln zu befördern und schnell denken, laufen oder zuschlagen zu können. Die Atemfrequenz wird erhöht, damit auch genügend Sauerstoff im Blut vorhanden ist. Der Tonus der Muskulatur wird ebenfalls gesteigert, die Schultern werden gehoben und man atmet mehr ein als aus, um im Sinne des Imponiergehabes größer und kräftiger zu wirken.

Bei Stress bekommt man einen hohen Blutdruck, eine flache Atmung und Muskelverspannungen im oberen Rücken.

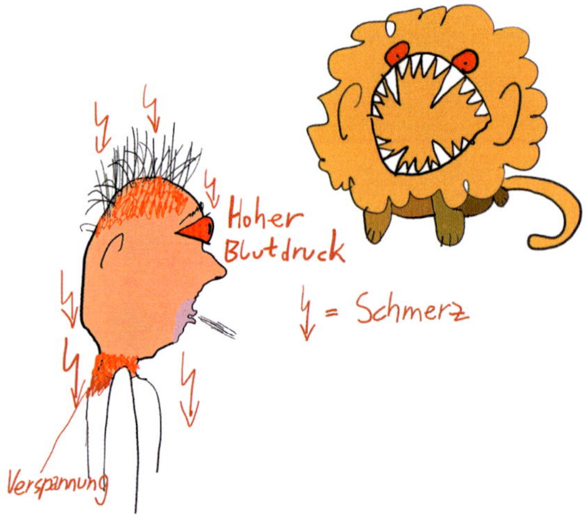

Gleichzeitig wird die Durchblutung im Verdauungsapparat vermindert und die Verdauung gestoppt. Steht man vor einem Löwen, kommt die Energie für die Alarmreaktion nicht aus der Verdauung, was zu lange dauern würde, sondern aus den **Glykogenreserven** von Leber und Muskulatur.

Bei Stress kann man nicht verdauen.

Cortisol und Adrenalin mobilisieren Glukose, sodass der Blutzuckerspiegel steigt. Dabei wird der Energielieferant Glukose für Gehirn und Muskulatur reserviert. Die anderen Gewebe stoppen die Aufnahme.

Durch Stress erhöht sich der Blutzuckerspiegel (was langfristig Diabetes mellitus Typ II und Insulinresistenz begünstigt).

Gleichzeitig wird das komplette Immunsystem gestoppt und seine gesamte Kraft in die Blutgerinnung gesteckt: Jetzt ist keine Zeit, das Haut- und Darmmikrobiom zu fördern, Infekte abzuwehren oder Krebszellen und abgestorbene Zellen zu vernichten und wegzuräumen.

Im Stress funktioniert unser Immunsystem nicht richtig.

Im Moment geht es darum, Blutungen durch Bisse oder Schläge sofort zu stoppen (Gefäße werden verengt und Blutgerinnsel auf Verletzungen gesetzt), dabei den Schmerz nicht zu empfinden und noch immer kämpfen oder laufen zu können. Dabei ist die Wundversorgung provisorisch, mit Hilfe der Blutplättchen, ohne stabile dauerhafte Bindegewebsrekonstruktion, weil das in der Akutsituation nicht zählt.

Im Stress kommt es zu vermehrten Blutgerinnseln und einer schlechten Wundheilung. Im Blut erkennt man eine Entzündung.

Die Alarmreaktion, die akute Stressreaktion, ist eine geniale Erfindung der Evolution. Ihr Ziel ist es, Angriff und Kampf **zu überleben**. Im Überlebenskampf zählen andere Dinge als im Alltag. Ist die Alarmreaktion effektiv, überlebt ein Individuum, ein Mensch, ein Tier und längerfristig die gesamte Tierart. Eine ineffektive Alarmreaktion würde über kurz oder lang zum Aussterben der Art führen. Das ist das Prinzip der Selektion, das Prinzip von „Survival of the Fittest", der Stärkste überlebt, etwas, das jede Sekunde überall auf dieser Welt stattfindet, von den komplexen Lebewesen wie den Warmblütern bis zu den Einzellern und Bakterien.

Die Anpassungsreaktion, der Stress, ist bis zu einem gewissen Grad überlebensnotwendig. Denken Sie an unser Immunsystem. Dieses sollte sich ständig an geänderte Lebenssituationen anpassen: an Kälte und Hitze von außen, an verschiedenste Angreifer, je nach Geographie, Klima und Jahreszeit, an sich ständig verändernde Nahrungsmittel, es sollte anhand verschiedener Krebszellen die innere Abwehr schulen und anhand von Wunden die Wundheilung perfektionieren.

Stress und die Anpassungsreaktion sind überlebensnotwendig.

Genau damit haben wir heute zu kämpfen, dass unser Immunsystem „verweichlicht". Wir leben in gut beheizten Räumen. Wir haben Gewand, um uns gegen Kälte zu schützen. Unseren Lebensraum halten wir frei von Schmutz, Bakterien und Viren. Dasselbe gilt für unsere Lebensmittel. Wir brauchen nicht viele verschiedene Bakterien in unserem Darm, weil wir sowieso immer etwa das Gleiche essen, in vergleichbarer steriler Qualität. Eigentlich sollte unser Immunsystem deshalb doch dankbar sein, oder nicht? Es hätte so ein schönes, ruhiges Leben in uns ...

Denken Sie an ein Kind mit Asthma, also Atemnot, vor allem bei Anstrengung. Wenn Sie dieses überbehüten, sich gar nicht mehr anstrengen lassen, wird es die Anstrengung meiden und die Lunge wird nie trainiert werden. Das Asthma wird das Leben des Kindes bestimmen und dominieren. Denken Sie an Eltern, die ihrem Kind gar nichts zutrauen, es überbeschützen und ständig vor den Gefahren der Welt warnen. Dieses Kind wird später mit hoher Wahrscheinlichkeit Ängste oder eine Angststörung entwickeln. Denken Sie an einen Beamten, der über Jahre hindurch in der Arbeit völlig unterfordert wird, kaum etwas zu tun hat, und die Zeit in der Arbeit möchte einfach nicht vergehen. Er landet vielleicht in einem **Bore-out**, einem Unterforderungssyndrom, und fühlt sich dann bei der leichtesten Anstrengung gleich überfordert.

Also, ein bisschen Stress, ein bisschen Anpassungsreaktion jeden Tag ist ja okay, aber muss es denn täglich ein Löwe sein?

Jede Anpassungsreaktion, die zu lange dauert, schädigt den Körper. Wenn in der Natur eine Gefahrensituation auftritt, muss zum Beispiel eine Antilope vor einem Löwen davonlaufen, ist diese Situation zeitlich begrenzt. Schafft es die Antilope, dem Löwen zu entrinnen, nimmt sie sich danach viel Zeit, um wieder zu Kräften zu kommen. So können Tage und vielleicht sogar Wochen vergehen, ohne dass die Antilope um ihr Leben rennen muss. Müsste die Antilope zwei- bis dreimal am Tag einem Löwen davonsprinten, würde sie irgendwann vor Erschöpfung zusammenbrechen.

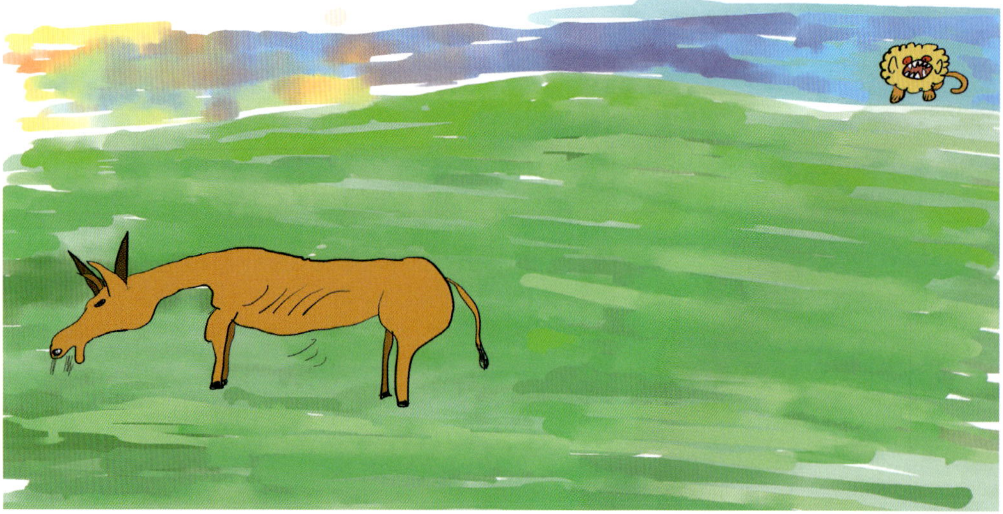

Ein Tier hört auf seinen Körper. Wenn der Körper sagt: „Gib Ruhe", dann gibt das Tier Ruhe. Wenn der Körper sagt: „Lauf um dein Leben", dann läuft es um sein Leben. Wenn der Körper sagt: „Zieh in eine andere Gegend um, hier ist es zu heiß und es gibt kein gutes Futter", dann zieht das Tier um.

Der Mensch ist da anders. Er hat seinen **Frontallappen**, den Stirnlappen des Großhirns, welcher deutlich größer entwickelt ist als bei anderen Säugetieren. Hier sitzt seine Persönlichkeit, sein Denken, sein Ich. Der Mensch hat (oft) verlernt, auf seinen Körper zu hören. Wenn der Körper sagt: „Geh aus dem Stress, das hältst du nicht lange durch", denkt der Frontallappen: „Was mich nicht umbringt, das macht mich härter" – die männliche Variante – oder „Das schaffe ich schon, ich muss ja besser sein als die anderen" – die weibliche Variante.

Unglücklicherweise können wir unseren **Serotonin-, Dopamin- und Endorphinspiegel** im Gehirn manipulieren. Wir nutzen sogar Stress, um *bewusst*, mit Hilfe unseres Frontallappens, unseren Serotonin- und Dopamin-Spiegel im gesamten Gehirn zu erhöhen, was uns zu Aussagen wie „Ich brauche den Stress – dann geht es mir erst so richtig gut!" verleitet. Serotonin und Dopamin sind wichtig, damit wir uns gut fühlen, damit wir glücklich und motiviert sind, Antrieb haben und in unserem Leben etwas weiterbringen. Aber ab einer gewissen Konzentration, die individuell sehr verschieden ist, geht man über seine eigene Grenze, was ein Teil der **Selbstüberschätzung der Stressreaktion** ist.

Eustress nennt man jenen Stress, den wir positiv bewerten. Und bis zu dem genannten individuellen Punkt ist Eustress auch notwendig, um die eigenen Vorhaben zu realisieren und dabei zufrieden zu sein. Doch Eustress ist auch **gefährlich**, weil er, wenn er länger anhält, Teil einer generalisierten Stressreaktion des Körpers mit all seinen negativen Auswirkungen, wie auch der Unterdrückung des Immunsystems und der Wundheilung, ist. Denken Sie zum Beispiel an eine Antilope, die vor einem Löwen davonläuft. Einmal alle paar Tage unter Stress laufen ist sicherlich körperlich machbar für die Antilope und sogar ein ganz wichtiges Training. Hätte diese Antilope nun plötzlich unseren Frontallappen und würde sich denken: „Das Wegrennen vor dem Löwen ist so geil!", provoziert sie nun bewusst den Löwen, weil sie sich selbst überschätzt, und läuft sie nun drei- bis viermal täglich vor dem Löwen davon, wird sie trotzdem irgendwann vor Erschöpfung umfallen, egal ob sie es „geil" findet oder nicht. Zu viel Stress geht uns immer „an die Nieren" ...

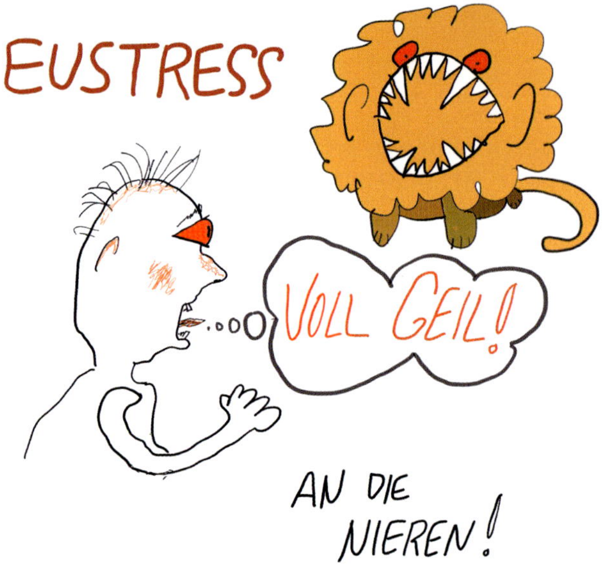

Denken Sie an Menschen, die sich bewusst immer wieder in (eine mehr oder weniger kontrollierte) Gefahr bringen, von Hochhäusern springen, Bungee-Jumping oder Vollkontakt-Kampfsportarten wie Boxen praktizieren, bei einem Ironman® teilnehmen oder einfach viel zu schnell mit dem Auto oder Motorrad unterwegs sind. Sie nutzen die Stressreaktion des Körpers, die eigentlich für die Begegnung mit einem Löwen reserviert ist, um „sich zu spüren", sich gut und lebendig zu fühlen und dem eigenen Leben durch immer neue Herausforderungen einen Sinn zu geben.

Doch durch die gehäuften Stressreaktionen ist das Immunsystem geschwächt, was vielen Krankheiten den Weg bereitet.

Ich habe jahrelang verschiedenste Spitzensportler als Arzt betreut und in ihrer Karriere begleitet. Viele von ihnen kamen primär zu mir, weil sie so erschöpft, ständig krank und verkühlt waren, ständig Verletzungen und Knochenbrüche hatten, die schlecht heilten, oder weil sie plötzlich Diabetes oder hohen Blutdruck entwickelten.

Spitzensport und Extremsport sind sehr oft, neben der Verletzungsgefahr und der Gefahr der Selbstüberschätzung, gesundheitsgefährdend und belasten das Immunsystem. Gründe dafür sind der **Missbrauch von Eustress** sowie der **Leistungsdruck**.

Sport ist das wichtigste Werkzeug, um Stress abzubauen und um die Belastungen der Arbeit und des Alltags, all den Ärger und die Sorgen wieder aus dem Körper herauszubekommen. Doch leider übernehmen wir oft das Muster der Arbeit, Leistung zu erbringen, auch in unserer Freizeit. Wir können dann nicht einfach nur laufen, sondern müssen auf die Zeit schauen, auf das Tempo, mit der Zeit des Vortages vergleichen und uns auch noch für einen Marathon anmelden. Die Gefahr ist, dass wir dem Körper nicht die Entspannung geben, wie es unser Biorhythmus in seinem **90-Minuten-Rhythmus** fordert, sondern wir verlängern sogar die Arbeit und den Stresspegel. Der

Effekt sind verschiedene Erkrankungen und vor allem ein **geschwächtes Immunsystem**.

Darum sage ich meinen Patienten gerne: **Eustress ist der gefährlichste Stress.** Da kann man einfach nicht aufhören, geht ständig über seine eigenen Grenzen, macht keine Pausen und schaltet auch in der Nacht irgendwann nicht mehr ab, sodass die Tiefschlafphasen kürzer werden. Dadurch wird die Ausschüttung der Wachstumshormone geringer, in der Folge wird die Regeneration des Körpers schlechter, das Immunsystem schwächer, die Infektabwehr schlechter und letztlich kommt es zu einem unvollständigen Abbau kaputter, verzuckerter und entarteter Zellen. Die Ergebnisse kennen Sie bereits ...

Dann gibt es noch den **Disstress**, den negativ empfundenen Stress. Im Körper spielt sich dasselbe ab wie bei jeder Stressreaktion, nur dass der Anstieg der euphorisierenden Hormone im Gehirn wegbleibt. Er führt dazu, dass man unglücklich wird, sich durch den Alltag quält, ständig angespannt ist, viele Muskelverspannungen hat, psychisch auch ständig gereizt und unberechenbar ist, weil man ständig an der Grenze der eigenen Belastbarkeit balanciert.

Aber einen großen Vorteil gegenüber dem Eustress hat der Disstress: Weil er so unangenehm ist, werden wir alles daransetzen, ihn zu vermeiden und das Leben so verändern, dass er nicht mehr vorkommt.

Doch manche Menschen warten richtiggehend auf körperliche Beschwerden, Symptome, die es ihnen unmöglich machen, weiterzuarbeiten, um ein Argument vor dem Chef zu haben, um zu kündigen, beziehungsweise vor der Partnerin oder dem Partner, um sich zu trennen, oder vor den Eltern, um Abstand zu gewinnen. Sie schaffen es aus eigener Kraft einfach nicht, den Schritt zu setzen.

Ich muss hier als Arzt einen kurzen Aufschrei loslassen: Falls Sie unter Disstress leiden, holen Sie sich Hilfe! Oft genügt schon ein freundschaftliches Gespräch, um zu erkennen, in welchen Schraubstock man da eingespannt ist. Leiden Sie ständig und regelmäßig unter Disstress, ist es nur eine Frage der Zeit, bis Ihr Immunsystem aufgibt.

Oft ist es bereits Stress für den Körper, nicht das eigene Leben zu leben, die eigenen Träume, die eigenen Wünsche und Vorstellungen. Leider stellen wir ein gutes Einkommen gerne über ein erfülltes, glückliches, Disstress-reduziertes Leben, aber um den Preis, mehr zu überleben als zu leben ...

Ich darf Ihnen ein Beispiel aus meiner Praxis erzählen. Herr B kam jahrelang in meine Arztpraxis wegen verschiedenster Beschwerden, nichts Schlimmem, meistens Kleinigkeiten. Er war sehr freundlich, immer ein Lächeln auf den Lippen, immer einen netten Spruch parat. Und doch umgab ihn etwas Schweres. Wenn er auf seine Frau zu sprechen kam, wurde er auf einmal ganz anders. Er schimpfte über sie, Wut platzte aus ihm heraus, er machte sie für alles Schlechte in seinem Leben verantwortlich. Dann ging er in Pension. Und drei Monate später bekam er die Diagnose Bachspeicheldrüsenkrebs. Erst, als er die Diagnose hatte, begann er *wirklich* zu reden. „Es wundert mich gar nicht, dass ich diese Erkrankung habe!", sagte er. Und dann brach es aus ihm heraus: Er hatte jung geheiratet, nicht aus Liebe, sondern aus einer Verpflichtung heraus. Kurze Zeit später hatte er die Liebe seines Lebens kennengelernt. Herr B war sehr konservativ aufgewachsen und katholisch erzogen worden. Er fühlte sich verpflichtet, bei seiner Frau zu bleiben. Über vierzig Jahre lang hatte er Kontakt mit dieser Frau, seiner Lebensliebe, hatte aber nie eine Beziehung mit ihr angefangen und es seiner Frau auch nicht erzählt. Unbewusst machte er aber immer seine Frau dafür verantwortlich, dass er so unglücklich war. Vierzig Jahre lang führten die zwei Liebenden heimlich eine platonische Liebe. Bis zur Pension wollte er noch warten und dann endlich den Schritt wagen, sich von seiner Frau scheiden zu lassen. Doch seine Liebe verstarb kurz davor. Sein Körper und sein Immunsystem hatten all den inneren Stress, all die Wut und Aggression, all die Glücklosigkeit vierzig Jahre lang ertragen. Doch nun konnte sein Körper nicht mehr und der Krebs konnte sich ungehemmt entwickeln. Sechs Monate später war Herr B tot.

Stressvermeidung hat nicht nur etwas mit dem Arbeitsstress, den wir reduzieren sollten, zu tun, sondern mit jeglicher Form von Stress, der unseren Körper in eine Situation bringt, wo wir am liebsten nur davonlaufen oder bis aufs Blut kämpfen wollen. Wenn wir das aber nicht tun, verschwindet der Stresspegel nicht. Der Körper leidet unter **Dauerstress** und das ist der **Killer Nummer eins für das Immunsystem**.

Hier ein **paar Tipps**, wie Sie dem Stress ein Schnippchen schlagen können:

- **Bewegen Sie sich täglich:** Es muss ja nicht immer gleich eine Stunde sein. Aber wenn Sie täglich Stress haben, sollten Sie diesen auch täglich abbauen. Der Körper wird es Ihnen danken. Ich sage bewusst **Bewegung, nicht Sport**, weil Sport bei uns immer gleich auch etwas mit Leistung zu tun hat. Viele Menschen beschreiben, dass sie so erschöpft sind, aber sobald sie sich bewegen, kommt die Energie wieder. **Das ist der Beweis, dass die Erschöpfung vom Stress kommt.** Bei Stress ist alles angespannt, durch gezielte Bewegung können Sie diese Spannung hingegen lösen.

- **Wenn Sie Stress lieben (Eustress), seien Sie doppelt vorsichtig:** Eustress verleitet Sie, ständig über Ihre eigene Grenze zu gehen. Dann lassen Sie sich von anderen etwas sagen, konzentrieren Sie sich mehr auf Ihr Familienleben, kommen Sie mehr in die Ruhe.

- **Wenn Sie unter Disstress leiden, reduzieren Sie diesen:** Ich weiß, das sagt sich leicht. Doch am Anfang einer Veränderung stehen die Worte, die das Problem *benennen*. Es bringt nichts, etwas schön zu reden nach dem Motto „Ist eh nicht so schlimm", weil Sie um das Problem wissen, aber Angst haben vor der Konsequenz, der Veränderung. Es gibt fast immer eine Möglichkeit, aus einer schlimmen Situation herauszukommen. An erster Stelle steht das Reden, dann das „Sich helfen lassen", dann die Veränderung.

- **Leben Sie Ihr eigenes Leben:** Ich weiß, auch das sagt sich leicht. Aber auch ich weiß, wovon ich spreche. Wir müssen alle Entscheidungen in unserem Leben treffen, und die schwersten sind wohl die, wenn wir uns gegen einen vordergründig leichten Weg entscheiden. Ich hätte in meinem Leben viel leichtere Wege einschlagen können. Ich hatte das Glück einer Erkrankung, meines schweren Asthmas, das mir genau vor Augen hielt, was geht und was nicht. Wenn ich am Ersticken war, wusste ich, das ist wohl der falsche Weg. Wenn ich wieder frei atmen konnte, war der Weg richtig.

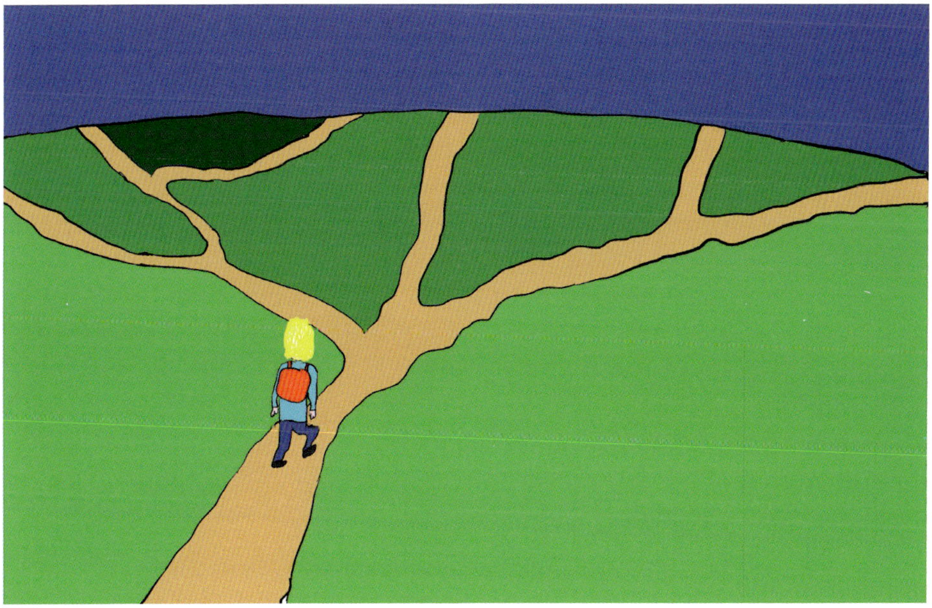

Ich kann Sie nur beschwören: Warten Sie nicht darauf, dass Ihnen Ihr Körper eine Erkrankung oder ein Symptom schickt, um Sie auf den rechten Weg zu bringen! Wir können uns diese leider nicht vorher aussuchen ... Es genügt schon, dass Sie kleinere Beschwerden haben, die Sie bisher vielleicht konsequent verdrängt haben, wie Kopfschmerzen, Heuschnupfen, Hashimoto-Thyreoiditis, Akne oder Erschöpfung. Mit der Selbstbeschwichtigung und dem „Kleinreden" von Beschwerden kommt man oft recht lange durch. Wir können aber unseren Frontallappen auch dazu nutzen, hinzusehen und das Leben zu verändern.

- **Ändern Sie Ihre Ernährung! Reduzieren Sie die Dinge, die den Körper stressen:** Lassen Sie zum Beispiel das späte schwere Abendessen weg. Reduzieren Sie tierische Produkte, Zucker, Weizenmehl, Gluten. Wenn der Körper durch Ihre Ernährung innerlich entspannt ist, vertragen Sie äußeren Stress auch viel besser.
- **Machen Sie eine Mittagspause und etwa alle 90 Minuten eine kurze Pause:** Achten Sie also auf Ihren Biorhythmus. Sie sollten zu Mittag in Ruhe essen und danach in Ruhe entspannen, sich hinlegen oder sogar schlafen können. Dadurch nehmen all Ihre Stresshormone ab, Sie sind danach leistungsfähiger und kommen am Abend nicht so überspannt aus der Arbeit nach Hause.
- **Entschleunigen Sie Ihr Leben:** Stress ist so gefährlich, weil er so schnell ist. Dafür wurde er von der Evolution auch entwickelt. Alles muss schnell gehen: kämpfen, laufen. Langsamkeit kann man erlernen: Langsam gehen, langsam essen, Vorbereitungen in Ruhe erledigen, rechtzeitig losfahren, um langsam fahren zu können.
- **Lernen Sie zu meditieren:** In der Stille, in der Ruhe, nichts zu tun, nichts zu erledigen, da kann man sich selbst gut kennenlernen. **Stress erlaubt es einem auch, ständig vor sich selbst davonzulaufen.** Wenn Sie ständig beschäftigt sind, geht es immer um die Arbeit, um andere, Ergebnisse, Abgabetermine, nie um Sie, nie darum, wer Sie wirklich sind, wie viel Ruhe Sie eigentlich brauchen, wohin Sie im Leben noch gelangen wollen. Solche Fragen können Sie sich nur in Ruhe und Stille beantworten, und das nicht nur im Urlaub, sondern täglich. Täglich sich für ein paar Minuten auf eine bequeme Matte zu setzen würde für den Anfang schon genügen.

- **Gehen Sie in die Natur, in den Wald:** Dort können Sie durchatmen, den Geist durchlüften, sich mit der Natur verbunden fühlen und die eigene Wichtigkeit relativieren.
- **Suchen Sie die Nähe zu Tieren:** Aus eigener Erfahrung kann ich Ihnen sagen, wenn Sie eine Stunde mit einem Pferd verbringen, sind Sie vollkommen ruhig und entspannt. Beobachten Sie Hunde, Katzen, Kühe, Schafe, wie sie ihr Leben meistern, mit wie viel Ruhe und Entspannung. Die Berührung von Tieren überträgt anscheinend die Ruhe des Tiers. Es muss nicht immer nur der Urlaub am Bauernhof sein, es kann auch die Spazierrunde mit dem Hund an den Schafen vorbei sein ...
- **Achten Sie auf Ihre Emotionen und Ihren Schlaf:** Das sehen wir uns im nächsten Kapitel genauer an.

Der Schlaf und das Immunsystem

Ausreichend Schlaf ist wichtig, um ein starkes Immunsystem zu haben. Diese Aussage kennen wir alle. 2019 konnte erstmals in einer Studie belegt werden, wie der Schlaf auf das Immunsystem wirkt. Wissenschaftler der Universität Tübingen und der Universität Lübeck führten mit Probanden folgendes Experiment durch: Eine Gruppe konnte nachts für acht Stunden schlafen, eine zweite Gruppe blieb während des gesamten Zeitraums wach. Dabei wurde den Teilnehmern regelmäßig Blut abgenommen. Die Wissenschaftler überprüften vor allem die Bindungsstärke der **T-Zellen** an ein Molekül namens **ICAM-1** (Interzelluläres Zelladhäsionsmolekül-1). Dieses ermöglicht ihnen, sich an andere Zellen anzuheften. Diese Adhäsion ist für die Funktion der T-Zellen wichtig: „T-Zellen zirkulieren ständig im Blutkreislauf und suchen nach Erregern. Die Adhäsion an andere Zellen erlaubt ihnen dabei, im Körper zu wandern und beispielsweise an infizierte Zellen anzudocken, um sie anschließend zu beseitigen", sagt Erstautor Stoyan Dimitrov. Wie die Studie zeigt, war die Adhäsionsfähigkeit der T-Zellen bei den Teilnehmern ohne Schlaf deutlich reduziert. **Bereits drei Stunden ohne Schlaf hemmt die Wirksamkeit verschiedener Immunzellen.**

Zusätzlich wurden in einem Experiment das Stresshormon **Adrenalin**, der Entzündungsmediator **Prostaglandin** und das Nukleosid **Adenosin** (welches im Körper verschiedene Botenstoffe des Gehirns blockiert) direkt auf die T-Zellen aufgebracht, was die Adhäsionsfähigkeit der T-Zellen und damit ihre Funktion in der Abwehr reduzierte. Das belegt zusätzlich, dass Stress und Entzündungen die Funktion der T-Zellen unterdrücken.

Stress und den Körper stressende Erkrankungen (wie Krebs) hemmen verschiedene Immunzellen.

In einer anderen Studie wurde belegt, dass bei Schlaf **unter sechs Stunden pro Nacht** die Anzahl der **natürlichen Killerzellen** *(Natural Killer Cells)*, einer Zellgruppe der unspezifischen Abwehr, im Blutplasma reduziert ist.

Diese Studien zeigen nur wenige von vielen möglichen Aspekten, wie Schlaf das Immunsystem stärkt und Stress das Immunsystem hemmt.

Wie Sie aus dem Kapitel „Biorhythmus" wissen, wird in der Nacht **Melatonin** ausgeschüttet, welches die Tiefschlafphasen einleitet. In diesen wird dann das Wachstumshormon Somatotropin aus dem Hypophysenvorderlappen ausgeschüttet, das im Körper in den entsprechenden Geweben auf Rezeptoren trifft, welche verschiedene Wachstumsfaktoren freisetzen, die wiederum diese Gewebe regenerieren.

Das Ziel ist die Regeneration des gesamten Körpers inklusive des Immunsystems. Dabei zeigen Studien, dass mindestens sieben Stunden Schlaf anzustreben sind.

Schlafhygiene

Der Schlaf muss geputzt und gewaschen werden wie unsere Zähne, wie unser ganzer Körper. Darum ist das Wort **Schlafhygiene** sehr passend: Schlafhygiene bedeutet, den Körper fertig zu machen, bereit zu machen, um schlafen zu gehen. Sie beginnt damit, **wie Körper und Geist am Abend des jeweiligen Tages ankommen**. Wenn man zum Beispiel untertags keine oder zu wenige Pausen macht, kommt man am Abend zu Hause erschöpft, aber innerlich fahrig und überhitzt an. Bleiben wir bei der Vorstellung eines Autos: Ein hektischer Arbeitstag ist wie Autofahren im Stadtverkehr. Viele Ampeln, immer wieder schnell anfahren und abrupt wieder stoppen, hohe Aufmerksamkeit, dann wieder Stau und stehen bleiben, dann kann man endlich wieder fahren und fährt dann vielleicht viel zu schnell bis zum nächsten Verkehrshindernis. Der Motor ist überhitzt, hat viel Benzin verbraucht, aber man hat nur eine geringe Strecke geschafft.

Wichtig ist, dass Sie untertags regelmäßig Pausen machen. Ideal ist auch die Mittagspause mit der Möglichkeit, sich kurz hinzulegen, um all Ihre Stresshormone einmal zu reduzieren. So kommen Sie am Abend entspannt nach Hause.

Schlafhygiene bedeutet auch, am Abend nicht mehr schwer und nicht zu spät essen. Darum ist es wichtig, dass Sie lernen, morgens zu essen, mittags zu essen und sich nicht den Hunger des ganzen Tages für den Abend aufzusparen. Durch ein großes und spätes Essen wecken Sie den Körper unnötig auf. Außerdem funktioniert die Verdauung schlechter, was man am nächsten Tag oft an einem veränderten Stuhl nach einem späten Abendessen erkennt. Ideal ist abends eine Suppe, ein Eintopf oder, wenn Sie abnehmen möchten, nur ein heißer Tee. Oft ist es leichter, abends gar nichts zu essen als wenig.

Schlafhygiene bedeutet auch, am späten Nachmittag und abends keinen Kaffee oder Energydrink mehr zu sich zu nehmen. Dadurch pushen Sie den Körper unnötig auf.

Schlafhygiene bedeutet, sich am Abend nicht mehr mit Problemen zu beschäftigen und die Arbeit in der Arbeit zu lassen. Ein Patient, ein Banker, hat mir erzählt, dass er am Abend immer ein Puzzle legt, um abzuschalten. Sobald er beginnt, an seinem Puzzle zu arbeiten, sind all der Stress und all der Ärger des Tages wie weggeblasen.

Schlafhygiene bedeutet auch, abends das Handy auszuschalten, den Computer zuzuklappen, den Fernseher auszuschalten und lieber Musik zu hören, ein entspannendes Gespräch zu führen, ein Spiel zu spielen, etwas zu lesen oder spazieren zu gehen. Es geht um **aktive Entspannung**. Sie sollen etwas tun, das Sie entspannt und sich **nicht passiv berieseln lassen**, wie beim Fernsehen oder Ansehen von Videos am Computer. Nur so bauen Sie Spannung ab.

Wichtig beim Schlaf ist auch die Regelmäßigkeit: Man sollte immer etwa zur gleichen Zeit schlafen gehen, idealerweise immer vor 24 Uhr, damit sich der Körper auskennt und weiß, wann von ihm verlangt wird, schlafen zu gehen. Ebenso von Bedeutung ist das **Zimmer**, in dem man schläft: Ein gutes Bett am rechten Platz, eine schöne Schlafnische (vermittelt das Gefühl von Geborgenheit), keine Elektrogeräte im Raum (sicher kein Fernseher, der Körper soll wissen, dass man in diesem Raum nur schlafen soll), keine störenden Nebengeräusche, wenn Pflanzen, dann „beruhigende", die zum Beispiel einen angenehmen Duft verbreiten. Diesen kann man auch durch Duftlampen und ätherische Öle herbeiführen.

Manche Menschen schlafen sehr schlecht, weil sie **keinen konstanten Schlafrhythmus** einhalten können und zum Beispiel ständig unterwegs sind, oft in verschiedenen Zeitzonen, oder abwechselnd tags und nachts arbeiten (Schichtarbeiter), wodurch der Körper dann einfach nicht weiß, wann von ihm verlangt wird, zu schlafen. In solchen Fällen kann zum Beispiel die **medikamentöse Gabe von Melatonin** helfen, jenem Hormon, das im Körper an der Aufrechterhaltung des zirkadianen Rhythmus (unseres Tag-Nacht-Rhythmus) beteiligt ist.

Vor allem, wenn Sie schlecht einschlafen können, gibt es Abhilfe mit westlichen Kräutern. In der Apotheke erhalten Sie verschiedenste Präparate mit **Baldrian, Hopfen, Johanniskraut, Kamille, Lavendel, Melisse** und **Passionsblume**, auch in den verschiedenen Kombinationen.

Beruhigende Tees und Schlaftees

Sie können sich aber auch einen Tee mit westlichen Kräutern selbst in der Apotheke zusammenstellen lassen. Sie ersparen sich dadurch industrielle Tabletten oder Kapseln und können auf heimische Kräuter in kontrollierter Apothekerqualität (und damit kontrollierter Wirkstoffquantität) zurückgreifen.

Die Zahlen neben den Kräutern sind Angaben für den Apotheker, welche Siebgröße für den Zerkleinerungsgrad zu verwenden ist. Zum Beispiel bedeutet „11200" Maschenweite 11,2 mm, was dem Zerkleinerungsgrad „grob geschnitten" entspricht, „180" wäre dann eine Maschenweite von 180 Mykrometer und ist der feinste Zerkleinerungsgrad mit der Bezeichnung „fein gepulvert".

Bitte verwenden Sie die Kräuter aus der Apotheke und nicht selbstgepflückte, außer Sie haben viel Erfahrung mit den Kräutern und sie stammen aus Ihrem Garten. Bei den Kräutern aus der Apotheke haben Sie die Garantie der korrekten Inhaltsstoffmenge und des Fehlens von Giftstoffen.

Sie können die Tees als schönes Abendritual am Abend trinken oder auch zur Beruhigung untertags. **Zubereitung:** Jeweils einen gehäuften Teelöffel pro Tasse mit kochendem Wasser übergießen, etwa zehn Minuten ziehen lassen und dann warm trinken.

Folgende Schätze westlicher Kräutermischungen verstecken sich im **Österreichischen Arzneibuch von 2015**. Diese sind bewährte Erfahrungsmischungen:

Beruhigender Tee 1 (Species sedativae I)

Melissenblätter (11200)	10 g
Pfefferminzblätter	10 g
Bitterorangenblüten (11200)	10 g
Bitterorangenschale (5600)	10 g
Baldrianwurzel (5600)	60 g

Beruhigender Tee 2 (Species sedativae II)

Hopfenzapfen	40 g
Melissenblätter (11200)	50 g
Lavendelblüten (5600)	10 g

Beruhigender Tee 3 (Species sedativae III)

Melissenblätter (11200)	40 g
Passionsblumenkraut (11200)	30 g
Kamillenblüten	20 g
Orangenblüten	10 g

Die letzte Mischung ist schon rein optisch eine Entspannung. Sie schmeckt auch wunderbar und ist daher für Kinder besonders geeignet.

Beruhigender Tee 4 (Species sedativae IV)

Johanniskraut (11200)	50 g
Melissenblätter (11200)	40 g
Orangenblüten	10 g

Bei **Johanniskraut** ist anzumerken, dass es eine wunderbare antidepressive Wirkung hat. Dabei wirkt es im Gehirn wie synthetische Serotonin-Wiederaufnahmehemmer: Es hebt den Serotoninspiegel. Bei depressiver Verstimmtheit sind auch Johanniskraut-Kapseln, meist mit 450 mg Extrakt pro Kapsel hergestellt, mit 450 mg bis 900 mg Tagesdosis sehr zu empfehlen. **Die gerne beschriebene Phototoxizität** (übermäßige Empfindlichkeit der Haut auf Sonnenbestrahlung bei Gabe von Johanniskraut) **ist bei Albinoschafen und übermäßigem Verzehr von Johanniskraut bewiesen und findet bei lokalem Aufbringen von Johanniskrautöl auf die Haut** (und wenn man sich nachher in die Sonne begibt) **statt**. Beim Menschen ist sie beim Verzehr nicht belegt. Trotzdem steht es in jedem Beipackzettel von Johanniskrautpräparaten. Vorsichtshalber sollten Sie also nicht übermäßig in die Sonne gehen, wenn Sie Johanniskrautkapseln zu sich nehmen. Wenn Sie Johanniskraut im Tee zu sich nehmen, ist es jedenfalls unbedenklich anwendbar, da die Dosierung gering ist.

Gute Erfahrung habe ich auch mit **Hanftee** in meiner Praxis gemacht. Handelsüblicher Hanftee ist THC-frei oder hat unter 0,2 % THC-Gehalt und ist legal erhältlich. **THC (Tetrahydrocannabinol)** ist psychisch aktiv, weshalb Hanf als Rauschmittel verwendet wird. Da wir hier den praktisch TCH-freien Hanftee verwenden, hat dieser keine berauschende Wirkung und gilt auch nicht als Rauschmittel. Bewährte Mischungen aus meiner Praxis sind folgende:

Beruhigender Hanftee

Melissenblätter	10 g
Pfefferminzblätter	10 g
Bitterorangenblüten	10 g
Bitterorangenschale	10 g
Hanf (THC-frei)	60 g

Schlaftee mit westlichen Kräutern

Johanniskraut	30 g
Hopfen	30 g
Hanf (THC-frei)	30 g
Süßholzwurzel	10 g

Die Atmung und das Immunsystem

Die Atmung ist ein komplexer Prozess des Körpers, der in Mund und Nase beginnt und in den Zellen des Körpers endet. Unser Organismus braucht in jeder Minute des Lebens Sauerstoff. Mit der Atemluft gelangt dieser über die **Atemwege** – Mund und Nase mit Mund- und Nasenhöhle, Rachen, Luftröhre, Bronchien und Bronchiolen (kleine Bronchien) – bis zu den **Alveolen**, wo die eigentliche Aufnahme des Sauerstoffs erfolgt.

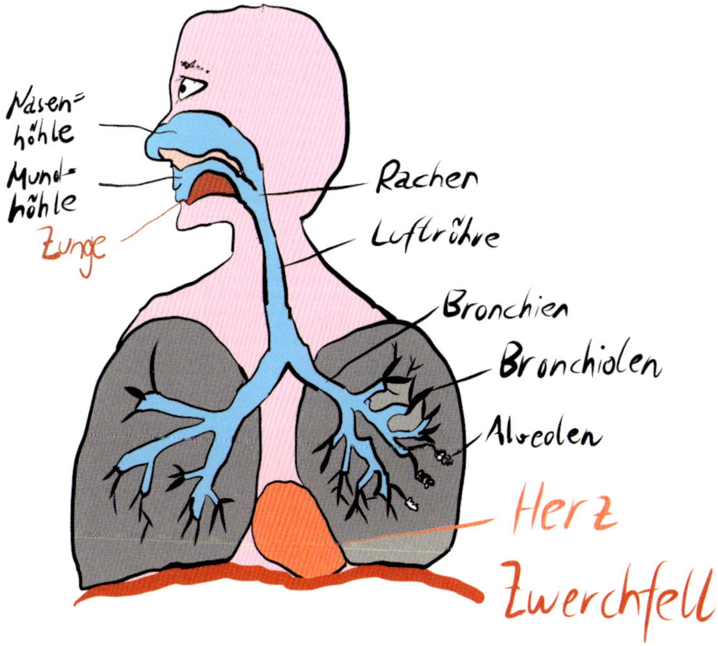

Einatmung und Ausatmung werden durch das **Atemzentrum** im verlängerten Mark, der **Medulla oblongata**, bedarfsorientiert geregelt. Die Atmung läuft so **unbewusst** ab. Wir atmen, auch wenn wir nicht daran denken oder wenn wir schlafen. Wir können aber immer in diese autonome Regulation eingreifen und bewusst atmen und damit auf unser **Vegetativum** (vegetatives Nervensystem, das autonom funktionierende Nervensystem) eingreifen. So kann man durch **bewusstes tiefes Einatmen** den **Sympathikus**, den Aktivator des vegetativen Nervensystems, **aktivieren**, durch **bewusstes langes Ausatmen** den **Sympathikus beruhigen** und gleichzeitig den **Parasympathikus aktivieren**, welcher die Darmtätigkeit regelt und koordiniert und dem Sympathikus ein verlässlicher Gegenspieler ist.

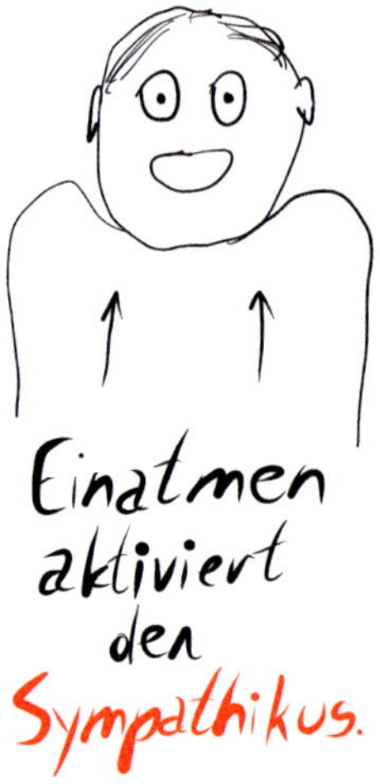

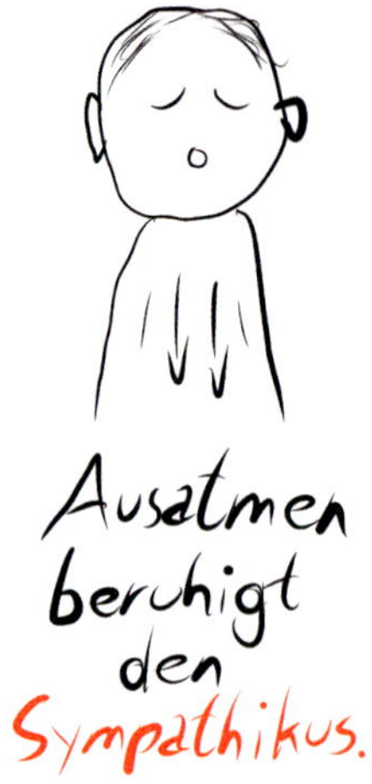

Zur Atmung nutzen wir die **Bauch-** und die **Brustatmung**.

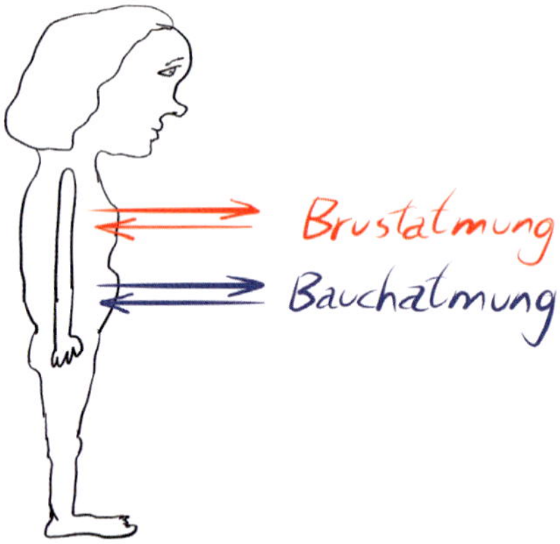

Atmen wir ein,

- weitet sich der **Brustkorb** (Thorax) und saugt Luft in die Lunge hinein **(Brustatmung)** und
- spannt sich das **Zwerchfell** (Diaphragma) und saugt Luft in die Lunge Richtung Bauchraum **(Bauchatmung)**.

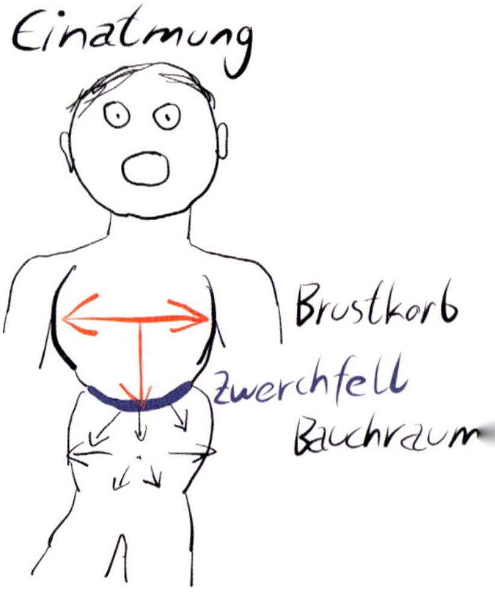

Das **Zwerchfell (Diaphragma)** ist eine Muskel-Sehnen-Platte, welche die Brusthöhle vom Bauchraum trennt. Es wird einerseits vom vegetativen Nervensystem (für die **unbewusste Atmung**) und andererseits, wie andere Skelettmuskeln auch, über die Spinalnerven versorgt (für die **bewusste Atmung**). **Das Zwerchfell ist unser wichtigster Atemmuskel.** Normalerweise laufen 60 bis 80 % der Atemarbeit über das Zwerchfell, der Rest über den Brustkorb.

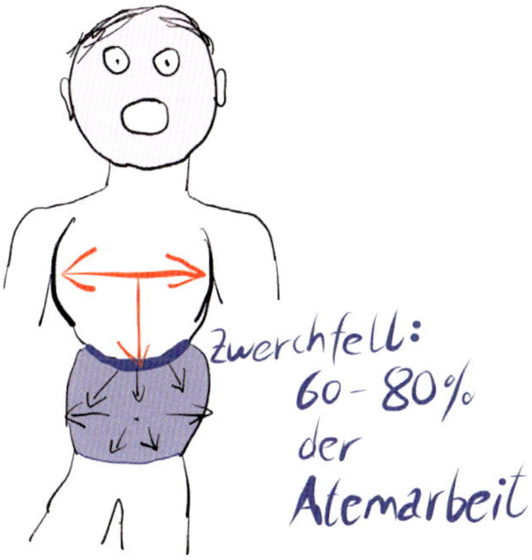

Die Bewegung des Zwerchfells ist auch wichtig für die **gesamte Verdauung**: Durch die Bauchatmung wird ein erhöhter Druck im Bauchraum ausgelöst, welcher die Nahrung **nach unten** schiebt. Diese Bewegungsrichtung ist wichtig, um eine normale Magen- und Darmtätigkeit aufrechtzuerhalten. Sodbrennen (Magensäure geht nach oben), Darmträgheit und Verstopfung (zu schwache Bewegung nach unten) und längerfristig **Zwerchfellhernie** (ein Bruchsack vom Bauchraum hinauf durch das Zwerchfell Richtung Speiseröhre) sind häufige Symptome einer **schlechten Bauchatmung**.

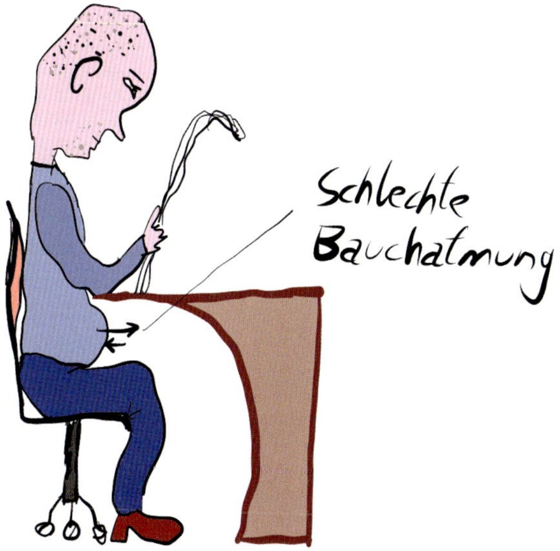

Die Ursachen für eine schlechte Bauchatmung sind:

- **sitzende Tätigkeit** in schlechter Sitzposition, sodass sich der Bauch bei der Atmung nicht nach unten ausdehnen kann;
- **zu wenig Bewegung**, sodass das Zwerchfell schlecht trainiert wird;
- **zu viel Stress**, welcher den Körper in der Einatmungsposition fixiert, da die Einatmung ja den Sympathikus aktiviert und wir die forcierte Einatmung missbrauchen, um den Körper zu pushen;
- **starke Verspannungen** im oberen Rücken, Schultergürtel- und Halswirbelsäulenbereich (sogenanntes **Zervikalsyndrom**, **CVS**) vor allem durch Stress. All diese Muskeln zählen zur **Atemhilfsmuskulatur**. Im Stress atmet man meist forciert über den Brustkorb, was zu einer schlechten Bauchatmung führt, und gleichzeitig verspannt man die Muskulatur des oberen Rüchens. Zusätzliche Symptome sind Kopfschmerzen, verstärkte Migräne, Nackenschmerzen bis hin zum Ohrgeräusch **(Tinnitus)** und Hörsturz.

Das Zwerchfell muss trainiert werden, wie jeder andere Skelettmuskel im Körper auch. **Eine gute und kräftige Bauchatmung ist notwendig,**

- um den Körper durch eine gute Sauerstoffversorgung zu kräftigen,
- um ein starkes Immunsystem zu haben,
- um eine normale Verdauung und ein gesundes Mikrobiom zu gewährleisten sowie
- um Spannung und Stress des Körpers abzubauen.

Dazu ist nicht viel notwendig. Bei einer sitzenden Tätigkeit sollten Sie regelmäßig (dem Biorhythmus folgend spätestens alle 90 Minuten) aufstehen, ein bisschen umhergehen und den Kreislauf aktivieren, kräftig einatmen und mit eine Vorbeuge kräftig ausatmen. Sie sollten sich täglich mindestens 20 Minuten lang gut bewegen. Jede vermehrte Bewegung und jede Ausdauersportart erhöhen die Atemfrequenz und trainieren dadurch indirekt die Atmung.

Sie können das richtige Atmen, sprich die Bauchatmung, auch mit Hilfe einer **Atemtherapie**, was häufig auch im Rahmen einer **physikalischen Therapie** angeboten wird, erlernen und trainieren oder Sie erlernen die richtige Atmung mittels **Qigong**, **asiatischem Kampfsport** oder **Yoga**.

Dazu darf ich Ihnen eine Geschichte unseres Yogalehrers **R. Sriram** weitergeben, so wie er sie uns selbst erzählt hat. Sriram hatte, nach eigener Angabe, noch nie Sport betrieben, war noch nie laufen gegangen. Dafür macht er täglich sein Yoga. Eines Tages zogen ihn Freunde damit auf, dass er doch einmal einen Marathon laufen könnte, wenn er schon ein Meister der guten Atmung sei. Gesagt, getan. Sriram lief tatsächlich einen Marathon, ohne je vorher laufen trainiert zu haben, und meisterte diesen auch ganz entspannt. Einzig der massive Muskelkater am nächsten Tag führte ihm seinen muskulären Trainingszustand vor Augen ...

So können wir sagen:

Tägliche körperliche Bewegung ist wichtig und mit der richtigen Atmung doppelt effektiv!

Wir atmen, um unsere Nahrung verdauen zu können. Mit Hilfe von Sauerstoff „verdaut" (verbrennt) jede einzelne Zelle im Körper die Nahrung. Über das Zwerchfell und die Bauchatmung sind Atmung und Verdauung zusätzlich miteinander gekoppelt.

Ebenso wie das Essen und das Kochen wieder einen höheren Stellenwert in unserem Leben haben sollten, hat sich das auch unsere bewusste Atmung verdient.

Der Sauerstoff, aufgenommen über die Alveolen der Lunge, gelangt ins Blut und wird dort, gekoppelt an das Hämoglobin der roten Blutkörperchen, zu den Zellen des Körpers transportiert. Die **innere Atmung** findet dann in der Zelle statt: Die Zelle nimmt sich den Sauerstoff. In den **Mitochondrien**, dem Kraftwerk der Zelle, werden dann Kohlenhydrate und Fette verbrannt. Im Rahmen der inneren Atmung entsteht **Kohlendioxid**, **CO_2**, welches über das Blut zurück zur Lunge transportiert und dort abgeatmet wird. Damit ist die Lunge ein wichtiges Instrument, um den **pH-Wert des Blutes** (und damit des ganzen Körpers) konstant zu halten. Der pH-Wert ist ein Maß für das **Säure-Basen-Gleichgewicht** des Körpers. Säuren und Basen (Laugen) sollen sich im Blut und Gewebe gut die Waage halten. Dafür gibt es unterschiedliche Puffersysteme im Körper. Das wichtigste Puffersystem ist das **Bikarbonat-Puffersystem der Lunge**, bei dem saure Stoffe als Kohlendioxid (CO_2) über die Lunge abgeatmet werden. Atmet man schlecht und wenig tief (bei schlechter Bauchatmung) ein, gelangt nun weniger Luft und damit Sauerstoff (O_2) in den Körper und gleichzeitig wird weniger Kohlendioxid (CO_2) aus dem Körper ausgeschieden, wodurch der Körper schlechter mit Sauerstoff (O_2) versorgt wird und sich der pH-Wert im Blut und dann im gesamten Körper verschiebt: Der pH-Wert sinkt und macht alles sauer, was man als **Azidose** bezeichnet. Umgekehrt steigt der pH-Wert im Blut, das Blut wird leicht basisch, wenn man im Stress oder bei Angst zu häufig und zu schnell atmet (hyperventiliert). Es kommt zur **Alkalose**.

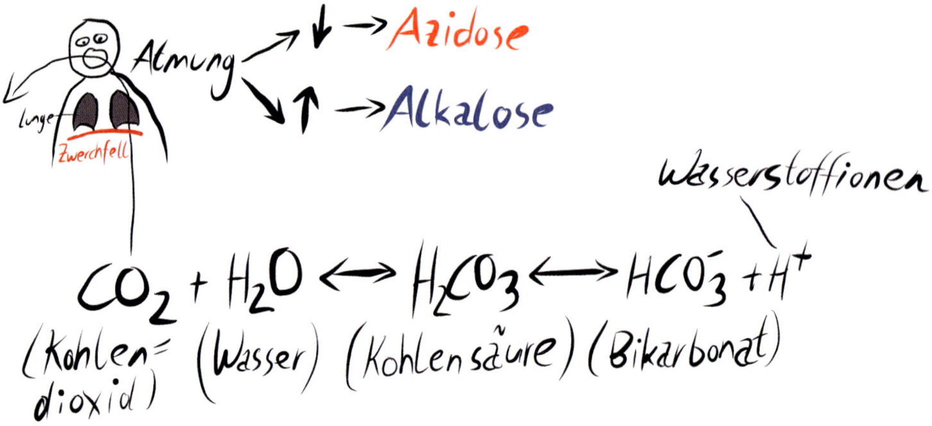

Dies müssen dann die anderen Puffersysteme, vor allem das **Ammoniumpuffersystem der Niere**, was sich dann längerfristig auch auf den Knochenstoffwechsel auswirken wird, das **Proteinpuffersystem des Hämoglobins** und die Pufferung von Wasserstoffionen (H^+) durch das Bluteiweiß Albumin ausgleichen. Zusätzlich können die Gewebe des Körpers auch noch ein paar Wasserstoffionen übernehmen und „abpuffern".

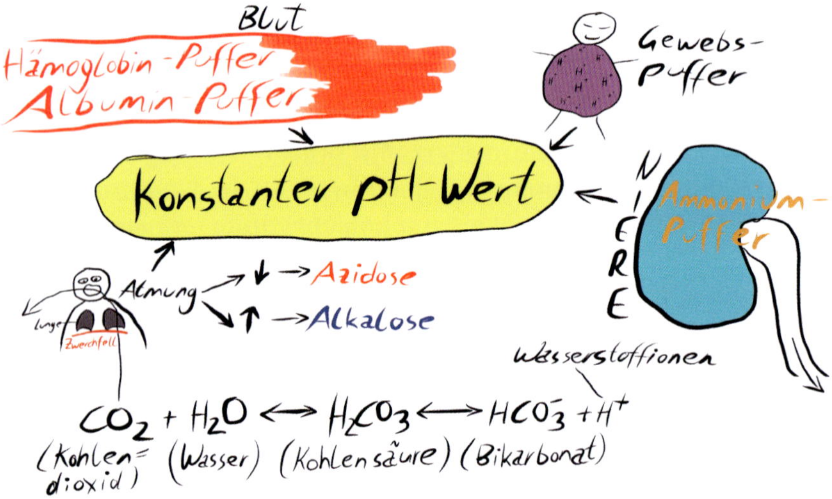

Eine gute Atmung hält den pH-Wert des Körpers konstant und ermöglicht dadurch einen reibungslosen Ablauf des Stoffwechsels.

Während der 15.000 bis 20.000 Atemzüge pro Tag gelangen einige Krankheitserreger in unsere Lunge. Die gesamten Schleimhäute des Atmungstraktes, inklusive der Nasennebenhöhlen, verfügen über Millionen von feinsten **Flimmerhärchen**, die Schmutz und Keime in einem feinen Schleimfilm gelöst gleich wieder Richtung Rachenraum schicken, um abgeatmet oder über den Verdauungsapparat „verdaut" zu werden. Überwinden Angreifer die oberste Schleimhautschicht, wartet eine riesige Armada des unspezifischen und spezifischen Immunsystems darauf, diese zu fressen und unschädlich zu machen. Wie aus neueren Studien hervorgeht, kommunizieren die Epithelzellen der Alveolen mit speziellen **T-Zellen** in der Schleimhaut, um als eine

Art „Frühwarnsystem" sehr früh vor Angreifern zu warnen und den Angriff zu koordinieren.

Vor allem durch **Zigarettenrauch** und andere inhalative Giftstoffe werden die Flimmerhärchen zerstört und die Epithelzellen geschädigt, sodass sich Schmutz und Keime wie Bakterien und Pilze vermehrt in den Bronchien und Alveolen ansammeln und Viren ungehinderter durch die Alveolenwand in Blut- und Körperzellen eindringen können.

Schwächt man das Immunsystem der Lunge, so schwächt man das gesamte Immunsystem.

Auffallend ist, dass Zigarettenraucher eine trockenere (und schlechter durchblutete) Haut haben als Nichtraucher, dass damit der Hautschutz nicht funktioniert und das Hautmikrobiom verändert ist, was das Gesamtmikrobiom des Körpers beeinflusst. Erkennbar ist die Schwächung des gesamten Körpers zum Beispiel durch Zigarettenrauchen an vermehrten Infektionen und Krebserkrankungen, die nicht nur die Lunge betreffen. **Raucher haben ein deutlich vermehrtes Auftreten von Lungenkrebs, aber auch von Krebs der Mundhöhle, der Nasenschleimhaut, des Kehlkopfes, der Speiseröhre, des Magens, der Bauchspeicheldrüse, der Nieren, der Leber, der Harnblase, der Gebärmutter, der Brust, des Knochenmarks und des Dickdarms.**

Raucher haben außerdem deutlich häufiger bakterielle Infektionen, die auch deutlich schwerer verlaufen. Grund dafür ist, dass die verschiedenen Inhaltsstoffe des Tabakrauchs sowohl das unspezifische als auch das spezifische Immunsystem schwächen. So können Makrophagen Bakterien schlechter fressen. Auch können sie schlechter andere Zellen um Hilfe rufen, da weniger Botenstoffe, Zytokine, gebildet werden. Auch sind die, die um Hilfe kommen könnten, in Zahl und Qualität reduziert. B-Zellen zum Beispiel bilden deutlich weniger Antikörper.

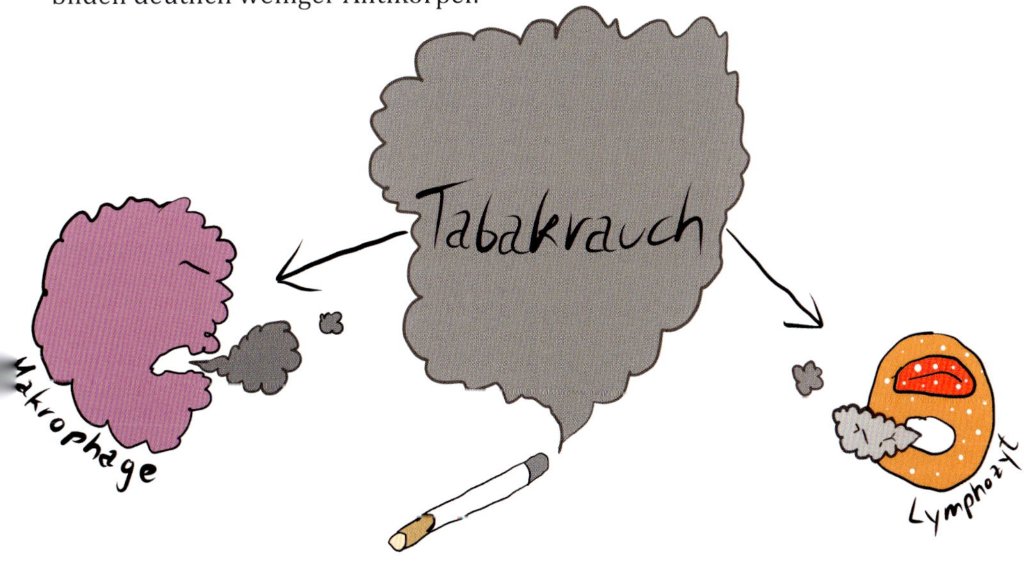

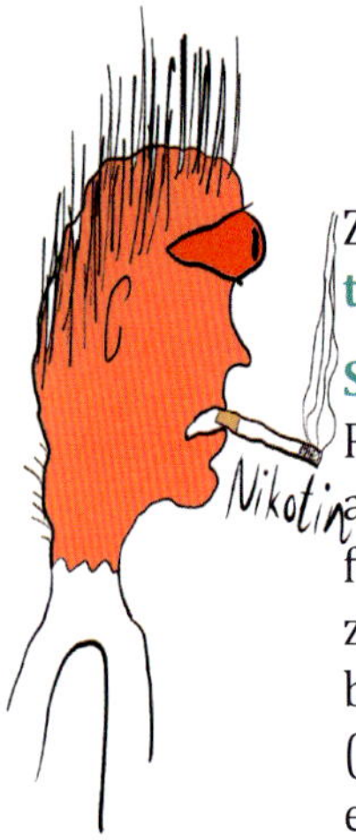

Zur Verschlechterung dieser Situation trägt noch der Tabakinhaltsstoff **Nikotin** bei. Dieser wirkt wie ein mit Adrenalin angereicherter Energydrink.

Stresshormone wie Adrenalin, Noradrenalin und Oxytocin werden beim Rauchen freigesetzt. Dabei verengen sich die Gefäße, der Blutdruck steigt an, das Herz schlägt schneller, was kurzfristig zu einer erhöhten Leistungsfähigkeit und im Gehirn zu einem kurzen „Hochgefühl" führt. In hohen Konzentrationen (beim Kettenraucher) wirkt Nikotin sogar entspannend und beruhigend. Leider setzt Nikotin auch den Botenstoff **Dopamin** im Gehirn (genauer gesagt im sogenannten Nucleus accumbens) frei. Dadurch aktiviert es das „Belohnungssystem", was zu einer schnellen Entwicklung einer **Sucht** mit psychischer und körperlicher Abhängigkeit führt. Tatsächlich wird das Abhängigkeitspotenzial von Nikotin im Tabakrauch Forschern zufolge nur noch von dem von Kokain und Heroin übertroffen.

Das Immunsystem stärken zu wollen und trotzdem weiter zu rauchen ist genauso absurd wie sich im Auto anzuschnallen und willentlich mit 200 km/h über eine Klippe zu rasen.

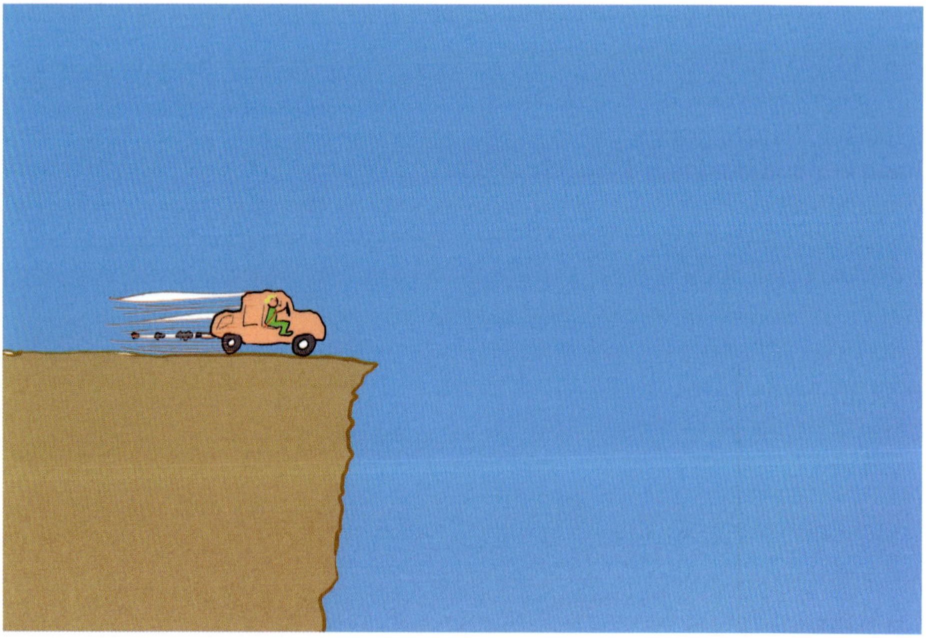

Hört man mit dem Rauchen auf, verschwinden die körperlichen Entzugserscheinungen wie Unruhe, Reizbarkeit, Schlafstörungen und Kopfschmerzen innerhalb von zwei bis drei Wochen. **Die psychische Abhängigkeit kann noch lange fortbestehen.** Ein Grund hierfür ist das sogenannte Suchtgedächtnis, das bestimmte Situationen oder Erlebnisse mit der Zigarette verbindet – die Belohnungszigarette, die Zigarette zum Kaffee oder die berühmte Zigarette danach.

Die **Raucherentwöhnung** sollte man daher professionell und nicht leichtfertig angehen. Fängt man nämlich immer wieder an, wird man ein Profi beim Aufhören und hält sich immer die Hintertüre offen. Jede Methode muss recht sein, die jemanden zu hundert Prozent von der Zigarette wegbringt. Das geht von Medikamenten (Antidepressiva) über Hypnose, Akupunktur, Psychotherapie, Selbsthilfegruppen und Entwöhnungsseminare. Wichtig ist, die eine Sucht nicht durch eine andere, wie Fresssucht oder Sportsucht, zu ersetzen. Zumeist ist eine tiefgreifende Verhaltens- und Lebensführungsänderung der Schlüssel zum dauerhaften Erfolg.

Luftsauberkeit und Luftfeuchtigkeit

Eine gute Lunge braucht eine gute Luft zum Atmen. Leider können wir nicht alle in die Berge ziehen, um in den Genuss der Bergluft zu kommen. Aber wir können die Luftqualität in unserem Lebens- und Arbeitsbereich verbessern, zum Beispiel mit regelmäßigem Lüften, regelmäßiger Wartung der Klima- oder Belüftungsanlage oder durch den Gebrauch von **Luftreinigern**. Ein Beispiel dafür ist der **Luftwäscher**, bei dem Kunststofflamellen mit Wasser benetzt werden. Luft wird über einen feinen Ventilator über die Lamellen geblasen, Rauch, Schmutz, Pollen und Feinstaub lösen sich wie von Geisterhand auf und landen im Wasser. Wenn man den Wasserbehälter täglich gut reinigt, sind auch keine chemischen Zusätze oder Silberstäbe für die Hygiene notwendig. Nebenbei sättigt der Luftwäscher die Luftfeuchtigkeit auf **50 bis 60 %** auf, was der idealen Raumluftfeuchtigkeit entspricht.

Der Luftwäscher ist ein großartiges Gerät für Allergiker, um die Raumluft allergenfrei und gut befeuchtet zu halten, Asthmatiker und Passivraucher. Falls die Luftfeuchtigkeit von Haus aus zwischen 50 und 60 % liegt, sollte man auf einen Luftreiniger mit Filtersystem zurückgreifen. Bei einer **Luftfeuchtigkeit über 60 %** besteht die Gefahr der Schimmelbildung, welche die Lunge mit **Schimmelsporen** infizieren kann. Da gilt es, das Gebäude zu sanieren und trockenzulegen beziehungsweise mit einem Luftentfeuchter Normalwerte der Luftfeuchtigkeit zu erzielen.

Die Luft in der Höhe ist das perfekte Training für Lunge und Immunsystem.

Dabei ist es egal, ob man sich in 4000 Metern Höhe aufhält oder in eine sogenannte **hypobare hypoxische Klimakammer** setzt, welche die Luftdruck- und Sauerstoff-Bedingungen von 4000 Metern Seehöhe imitiert.

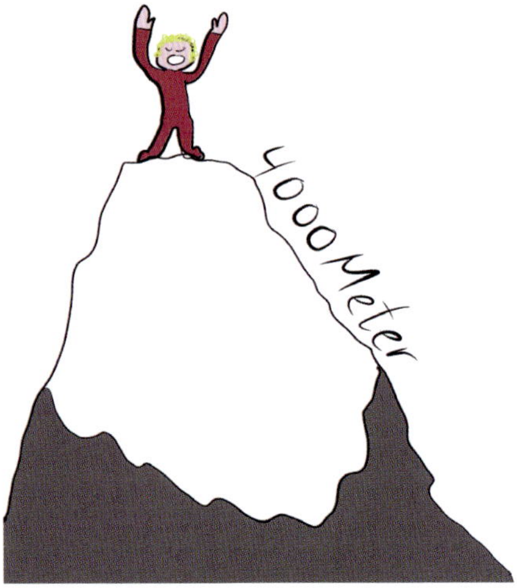

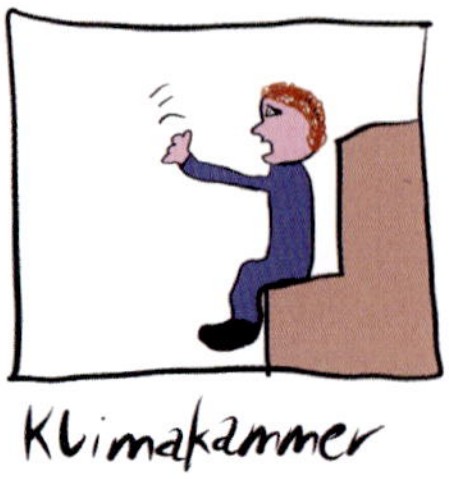

Der Körper wird gezwungen, sich an die neuen Verhältnisse anzupassen. Die Atmung wird tiefer und effektiver, das Herz schlägt häufiger und das Blut fließt schneller, um den erniedrigten Sauerstoffgehalt im Blut durch gehäufte Lieferungen an die Endverbraucher, die Zellen, auszugleichen. Die Lunge wird vermehrt durchblutet. Innerhalb von drei Wochen in der Höhe erhöht sich die Anzahl der roten Blutkörperchen, die Zahl der weißen Blutkörperchen, die Effektivität der spezifischen und unspezifischen Abwehr, die Mitochondriendichte in der Muskulatur steigt an, ebenso erhöht sich die Zahl der Kapillaren in den Muskeln.

Höhentraining ist nicht nur für Spitzensportler sinnvoll, sondern für alle, um die Lunge und das Immunsystem zu stärken. In die **hypobare Kammer** geht man zum Beispiel dreimal die Woche je eine Stunde. Dies führt zu einer belegbaren Senkung der Infektrate bei Infektanfälligkeit sowie zu einer Verbesserung von Allergien, Asthma bronchiale und anderen Lungenerkrankungen. Auch ist die Verbesserung von Ohrgeräuschen beschrieben.

Der **Aufenthalt in der Höhe** hat den Vorteil,

- dass man gleich Urlaub vom Alltag macht, was den Stress reduziert,
- dass es ab etwa 1000 Metern Seehöhe deutlich weniger Allergene gibt,
- dass nicht nur Druck und Sauerstoffgehalt der Luft, sondern auch Schmutz und Staub deutlich weniger als in den Städten vorhanden sind.

Früher gab es die **Lungenheilanstalten**, die sich zumeist am Berg ab einer Höhe von 1000 Metern befanden. Dort konnte man beobachten, dass Tuberkulose in der Höhe besser ausheilt als in der Tiefe. Hauptfaktoren dafür dürften die Stärkung der Lunge, der Immunabwehr in der Lunge und des allgemeinen Immunsystems sein.

Allergiker und **Asthmatiker** beschreiben eine Besserung ihrer Symptomatik am Berg und am Meer. Gründe dafür dürften, neben der geringeren Belastung durch Allergene und der oben angeführten Argumente, die **Trocken-**

heit der Luft am Berg (was die Schleimhäute der Atmungstraktes positiv reizen und zu vermehrter Schleim- und Reinigungstätigkeit anregen kann) und die **Feuchtigkeit der Luft am Meer** (was, vergleichbar mit der Inhalation, die Lunge besser reinigen kann) sein.

Ozontherapie

Ozon ist wohl eines der aggressivsten Umweltgifte, welches unsere Atemwege belasten und schädigen sowie unser Immunsystem schwächen kann. Ozon entsteht in Bodennähe aus der Kombination von Abgasen aus Verkehr und Industrie mit der Sonneneinstrahlung. Ozon ist heute der Inbegriff von **Luftverschmutzung**.

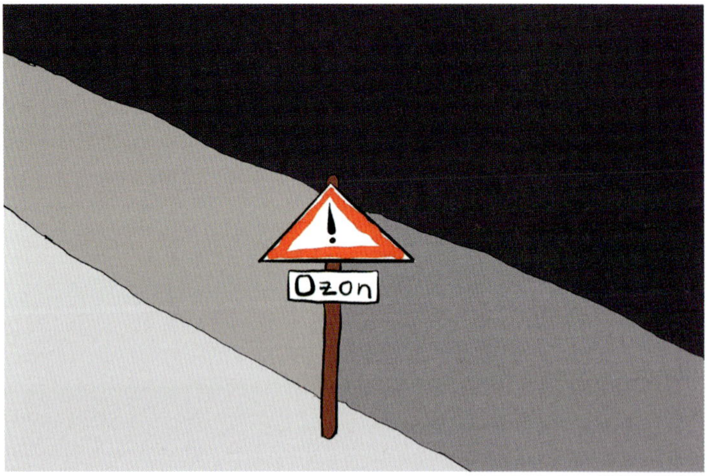

Ozon (griechisch *ozein* „riechen"), **O_3**, hat einen ganz eigenen Geruch und ist ein starkes und giftiges **Oxidationsmittel**. Die **Ozonschicht** in unserer Atmosphäre (genauer gesagt in der Stratosphäre) schützt alle Lebewesen auf der Erde vor ultravioletter Strahlung.

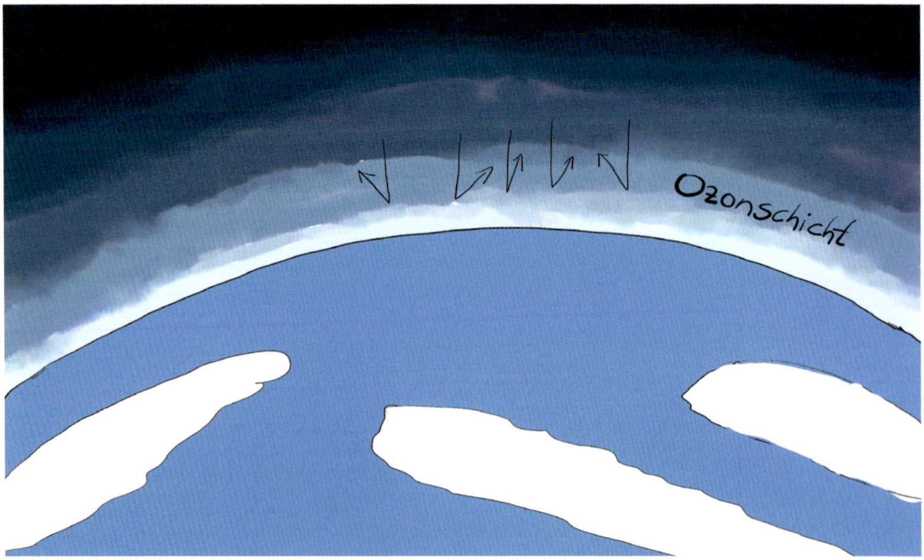

Oxidationsmittel, die im Stoffwechsel entstehen, sind aggressive Substanzen (sie wollen, wie die freien Radikale, unbedingt ein Elektron erhalten, siehe „Vitamin E“) und müssen durch **Antioxidantien** neutralisiert werden. Und genau dieses „Verletzungspotenzial“ macht man sich bei der Ozontherapie zunutze. **Oberflächlich** angewandt tötet Ozon Keime ab und regt die Wundheilung an, **im Blut** (mit Ozon angereichertes venöses Eigenblut) aktiviert es alle Antioxidantien im Körper und macht sie dadurch „scharf“ für den Kampf gegen Infekte, Entzündungen und Krebszellen.

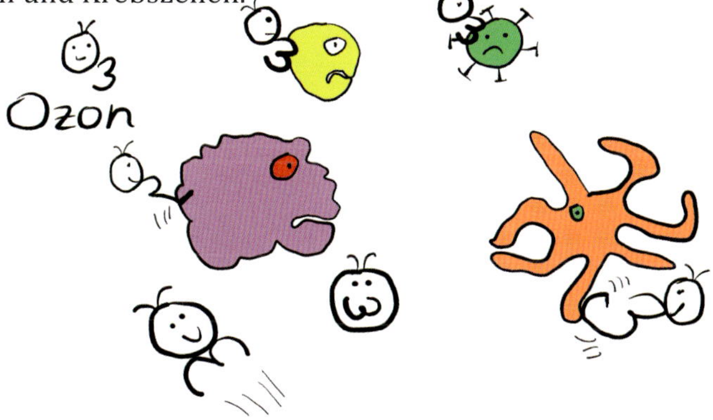

Sie kennen ja bereits die **reaktiven Sauerstoffspezies (ROS)**, jene Waffen, welche das unspezifische Immunsystem (wie die Makrophagen) nutzt, um „Fremdes“ zu zerstören und zu verdauen. Doch diese „Verdauungssäfte“ zusammen mit den Überresten des Kampfes (die sogenannten Kollateralschäden) müssen nach dem Kampf im Körper beseitigt werden. Offensichtlich fördert Ozon, selbst eine reaktive Sauerstoffspezies, diese Müllentsorgungsaktion des Immunsystems.

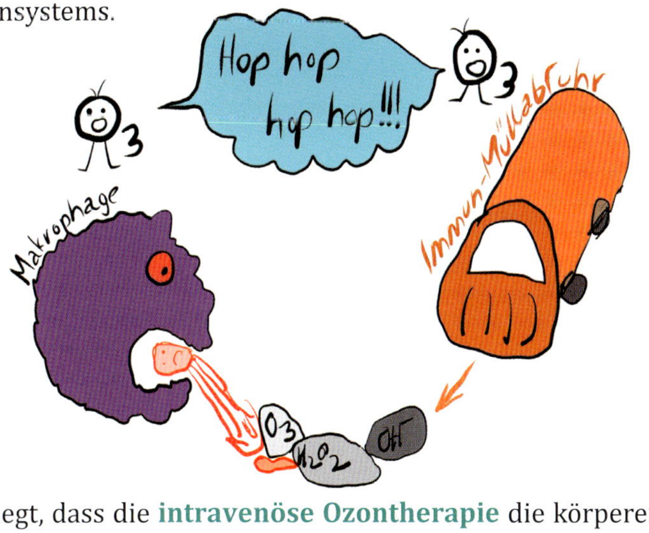

In Studien ist belegt, dass die **intravenöse Ozontherapie** die körpereigene Produktion von Antioxidantien ankurbelt, die Durchblutung fördert, die Sauerstoffversorgung von Geweben verbessert und die Immunantwort unseres Immunsystems verbessert. Zusätzlich konnte belegt werden, dass die altersbedingte Schwächung der Mitochondrien, welche alle Zellen mit zunehmendem Alter mit immer weniger Energie versorgen, teilweise umgekehrt werden kann. Dies soll den Alterungsprozess im Körper verlangsamen.

Die Ozontherapie hat mittlerweile weitreichende Anwendungen. So zum Beispiel konnte in Studien die erfolgreiche Anwendung bei MS, der Multiplen Sklerose, einer Autoimmunerkrankung, belegt werden.

Trotz vermehrter Forschung fehlen noch weitere Studien, um die Ozontherapie endgültig aus dem Bereich der **Alternativmedizin** herauszuheben. Das Potenzial dazu hat sie. Schulmedizinisch achtsam angewandt (zum Beispiel mit einem **Thromboseschutz** wie Heparin, um die Komplikation der Therapie, die Thrombose, zu verhindern) und in Kombination mit der Gabe von Antioxidantien und synergistischen Methoden wie der Hyperthermie (siehe dort) oder der Immuntherapie (siehe dort) könnte sie in Zukunft standardmäßig das Immunsystem beim Kampf gegen chronische Entzündungen, schwere Infektionen und Krebs unterstützen.

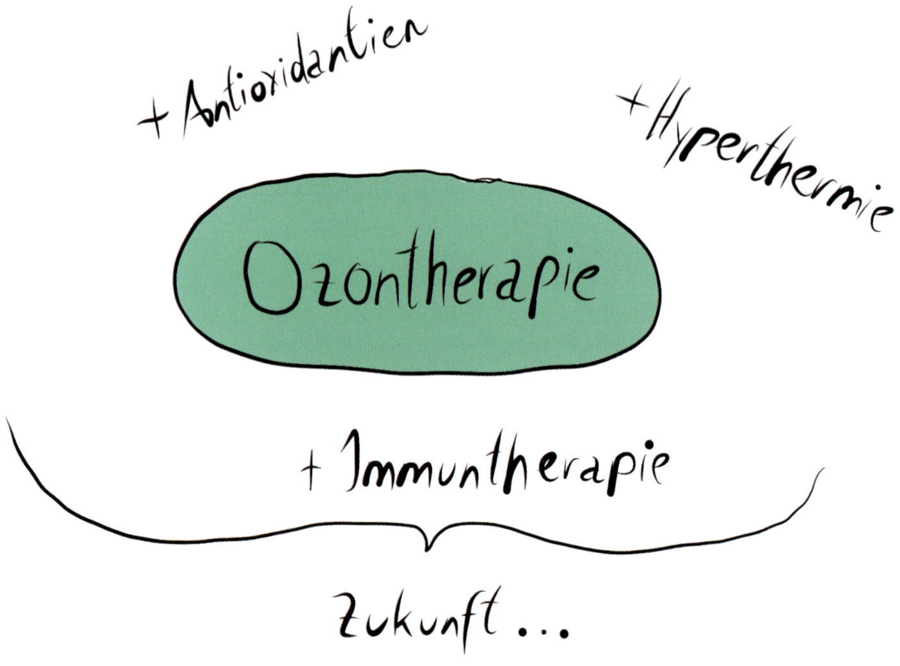

Die Psyche und das Immunsystem

Es gibt ein eigenes Forschungsgebiet, die **Psychoneuroimmunologie**, kurz **PNI**, welches die Zusammenhänge zwischen Psyche, Nerven und Immunsystem untersucht. Die PNI ist wichtig, um uns einen neuen Blick auf unseren Körper und das Wechselspiel zwischen Psyche, Geist und Umwelt zu vermitteln.

Jeder Gedanke und jedes Gefühl entsprechen einem **biochemischen Prozess**, welcher Teil der Summe aller biochemischen Prozesse unseres Körpers, unseres Stoffwechsels, ist. Unsere **Psyche** ist quasi die Momentaufnahme der Summe aller Gefühle und Emotionen, erfasst von dem „Sinnesorgan Gehirn". Diese Momentaufnahme sagt uns zum Beispiel: „Ich fühle mich gut!", was wir auch im gesamten Körper erleben können, zum Beispiel an einem angenehmen Gefühl in der Magengegend, wo sich das Nervengeflecht **Plexus solaris** (der **Solarplexus**) befindet, an einer entspannten Muskulatur und Schmerzfreiheit im ganzen Körper, an einer ruhigen Atmung, an angenehm warmen Händen und Füssen.

Dies beschreibt das Prinzip der **Psychosomatik**: **zuerst die Psyche, dann als Effekt der Körper.** So kann eine große seelische Belastung zu Atemnot und Asthma bronchiale führen. Das Gefühl, ständig unter Strom zu stehen, kann einen hohen Blutdruck verursachen. Angst kann zu Schlaflosigkeit und Infektanfälligkeit führen.

Umgekehrt ist die Psyche die Summe aller körperlichen Empfindungen. Das beschreibt das **Prinzip der Somatopsyche: zuerst der Körper, dann die Psyche.** Denken Sie daran, wie Sie sich fühlen, wenn Ihnen alles weh tut: schlecht. Das beschreibt die Situation der **reaktiven Depression** (Depression als Reaktion auf körperliche Zustände wie Schmerzen, Krebs oder Amputationen). Und dann stellen Sie sich vor, dass auf einmal alle Schmerzen weg sind: Sie fühlen sehr gut.

Ob man von der Psyche ausgeht oder dem Körper ist nur eine Sache des Blickwinkels, da Körper und Psyche untrennbar miteinander verbunden sind.

Ein gesunder Körper ist ein stiller Körper. Organe oder Gewebe, die gut funktionieren, nehmen wir nicht wahr. Wenn Sie sagen: „Ich spüre meine linke Niere", dann kann das die Vorstufe zu einer Störung sein, die sich auf die Niere bezieht oder auf das Muskel- und Bindegewebe der Nierengegend.

Eine gesunde Psyche ist eine stille Psyche. Es braucht nicht die Intensität ständiger Gefühle und Gedanken, um sich gut und wohl zu fühlen. Tatsächlich fühlt man sich am besten, wenn die Gefühle still sind, wenn die Gedanken zur Ruhe kommen und damit der gesamte Körper zur Ruhe kommen kann. Auf diese Weise ist eine Regeneration des Körpers während Pausen untertags und einem guten und tiefen Schlaf in der Nacht möglich. Dieser Verbindung von Psyche und Körper bedient man sich zum Beispiel beim **Yoga** und in der **Meditation**. Durch gezieltes langsames Ausatmen mit einer Atempause am Ende der Ausatmung bringt man den Sympathikus zur Ruhe, beruhigt damit den Körper und den Geist, weg von jeglicher Stressreaktion, und gelangt in ein Gefühl der Zufriedenheit. In der Meditation übt man durch Konzentration auf eine Sache (wie die eigene Atmung, eine brennende Kerze oder eine Vorstellung), den Geist zur Ruhe zu bringen. Gelingt die Konzentration auf eine Sache, kann man diese schließlich auch loslassen und frei werden von Gedanken, was zu einer tiefen Ruhe, ohne Gefühle und Gedanken, führt.

Unsere westliche Gesellschaft ist darauf ausgerichtet, einzelne Gefühle zu manipulieren, um den Konsum von Gütern anzukurbeln. So zum Beispiel wird uns suggeriert (durch Werbung, Zeitschriften), dass dieses oder jenes zu besitzen, zu essen oder zu erleben glücklich macht. Der Wunsch, dieses oder jenes zu besitzen, zu essen oder zu erleben, macht uns unzufrieden, bis wir endlich dieses oder jenes besitzen, essen oder erleben. Doch selbst wenn wir das versprochene Glück erleben, ist dieses nur sehr kurzfristig und lässt uns gleich wieder auf die Suche nach dem nächsten Produkt aufbrechen. Allein schon diese **Unzufriedenheit**, etwas nicht zu haben, beeinflusst unseren Körper und unser Immunsystem negativ.

Der amerikanische Psychologe und Wissenschaftler **Robert Ader** (1932–2011) war einer der Mitbegründer der Psychoneuroimmunologie. Er konnte in Versuchen belegen, dass das Immunsystem nicht, wie ursprünglich angenommen, autonom funktioniert, sondern dass es **Verbindungen zwischen dem Immunsystem und dem Gehirn** gibt. Botenstoffe des Gehirns, die **Neurotransmitter**, wirken auf das Immunsystem und das Immunsystem auf die Neurotransmitter. Dabei bedient sich das Gehirn der **Hirnanhangsdrüse**, der **Hypophyse**, um Hormone freizusetzen und körperliche Effekte auszulösen. Über den Einfluss von Stress auf das Immunsystem haben wir schon gesprochen: Befindet sich der Körper in einer Stresssituation, fährt er das Immunsystem herunter. Akut ist das eine geniale Lösung der Evolution – wenn man vor einem Löwen steht, muss man rennen oder kämpfen können, nicht den Schnupfen oder die Darmentzündung kurieren –, dauerhaft und ständig wohl die **Dummheit des Menschen**. Und Sie wissen, wie man sich emotional im Stress fühlt: im **Eustress** gut (aber gefährlich!), im **Disstress** schlecht (ebenfalls gefährlich; siehe das Kapitel „Stress und das Immunsystem"). Das wissen Sie bereits:

Stress schwächt das Immunsystem. Und die Stressreaktion, die dann im Körper abläuft, ist sehr komplex.

Doch was passiert, wenn es nicht still ist in der Psyche, wenn ständig Emotionen wie Angst, Sorge, Trauer, Panik, Wut, Zorn, Aggression vorhanden sind? **Dann entsteht Stress im Körper, genau so, als ob der Löwe vor einem steht, genau so, als müsste der Körper gerade viele Krankheitserreger wie Bakterien und Viren abwehren, obwohl gar niemand angreift!**

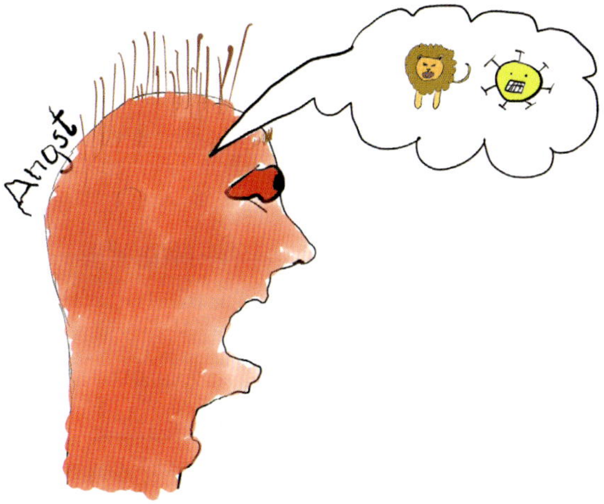

Angst dürfte dabei einer der stärksten Stressoren (Stressauslöser) des Immunsystems sein. Das unspezifische Abwehrsystem wird alarmiert und Botenstoffe, wie das **Interleukin-6**, werden freigesetzt, um den ganzen Körper auf eine bevorstehende Infektion, einen Angriff von außen, vorzubereiten. Interleukin-6 koordiniert die Abtötung von Keimen, lockt weitere Makrophagen und dendritische Zellen in verschiedene Gewebe und provoziert dadurch **Entzündungen**. Auch die Wundheilung wird durch Interleukin-6 aktiviert. Zusätzlich kann es Fieber auslösen, um Keime abzutöten.

Die gutgemeinte Reaktion des Immunsystems auf einen möglichen Angriff führt zu verschiedensten Entzündungen im Körper und damit zu einer Schwächung des Immunsystems. Das wiederum erschöpft den Körper, wir fühlen uns müde und abgeschlagen und die Psyche bekommt noch einen zusätzlichen Dämpfer aufgesetzt.

Angst entsteht als Beiwerk, wenn man vor einem Löwen steht. Da sieht man den Feind und kann darauf reagieren. Angst lässt uns doppelt so schnell rennen und doppelt so fest zuschlagen. Ist der Feind dann besiegt oder außer Reichweite, geht die Angst wieder weg. Sie hat ihren Zweck erfüllt.

Doch was passiert, wenn uns jemand vor einem Feind Angst macht, den man nicht sieht? **Was passiert, wenn uns Angst gemacht wird vor einem Krankheitserreger,** wie es in der Coronapandemie weltweit der Fall war? Gerade in dieser Situation war und ist ein gesundes Immunsystem notwendig, um eine gute Infektabwehr zu haben, um das SARS-CoV-2-Virus effektiv eliminieren zu können.

Angst schwächt das Immunsystem, unseren Körper und unsere Psyche.

Das haben zahlreiche Studien der Psychoneuroimmunologie eindeutig belegt. So wie die Werbung Gefühle des Glücks nutzt, um uns Produkte zu verkaufen, nutzen Politik und Propaganda die Angst, um Maßnahmen kritiklos durchzusetzen. Wenn man den Feind nicht sieht, wie soll man gegen ihn ankämpfen? Die Angst bestimmt dann unsere weiteren Handlungen.

Angst ist ein natürlicher Selbstschutz, um sich nicht unnötig in Gefahr zu begeben. Gesundheitsgefährdend wird sie, wenn sie den Alltag dominiert und ein normales, gesundes Leben unmöglich macht. Dann spricht man von **Angststörung**.

Jedes negative Gefühl wie Angst, Ängstlichkeit, Sorge, Wut, Aggression oder Trauer, das man nicht mehr unter Kontrolle bekommt, schwächt nicht nur das Immunsystem und löst im Körper einen Dauerstress aus, sondern gefährdet tiefgreifend das eigene Leben.

In diesen Fällen ist es unbedingt notwendig, sich Hilfe zu holen. Sprechen Sie ehrlich mit Ihrem Hausarzt, wenden Sie sich an einen Psychotherapeuten, vertrauen Sie sich Menschen an und reden Sie sich Ihre Emotionen von der Seele! Lassen Sie sich helfen! Das Wichtigste ist, aus langjähriger ärztlicher Erfahrung, nicht alleine das Problem lösen zu wollen! Sie sind nicht alleine! In unserer Gesellschaft gibt es so viele Möglichkeiten, sich helfen zu lassen. Viele Menschen genieren sich für psychische Probleme. Doch diese sind, wie Sie oben gelesen haben, auch nur „biochemische Reaktionen Ihres Körpers". Schon lange ist die psychische Erkrankung kein Tabu mehr.

Tatsächlich wird die unterdrückende Wirkung negativer Emotionen auf das Immunsystem bei uns deutlich unterschätzt.

Stellen Sie es sich vielleicht so vor: Der Körper will spüren, dass es Ihnen gut geht, dass es einen Sinn macht, gegen Angreifer von innen und außen zu kämpfen. Positive Emotionen wie Glück, Freude, Liebe und Geborgenheit sind für den Körper Signale, dass der eingeschlagene Lebensweg der richtige ist. Negative Emotionen zeigen dem Körper auf, dass der eingeschlagene Weg falsch ist oder dass er jetzt gegen (unsichtbare) Feinde kämpfen muss. Die Folgen sind weitreichende, da das Immunsystem, wenn es gerade damit beschäftigt ist, Entzündungen im Körper zu verursachen (in diesen könnten ja Angreifer hinein wollen ...), sich dann schlechter um die Instandhaltung des Körpers und das Eliminieren von verzuckerten Zellen, die uns altern lassen (**Glykierung**, Sie erinnern sich ...) und entarteten Zellen, die **Krebs** verursachen, kümmern kann. In Studien ist auch belegt, dass der Zustand der Psyche die Krebshäufigkeit beeinflusst. Dies ist verständlich, wenn man den Zusammenhang von „zu viele negative Emotionen", „Stress im Körper" und „Unterdrückung des unspezifischen und spezifischen Immunsystems durch Stress" verstanden hat ...

Abschließend kann man daher sagen:

Ein kräftiges Immunsystem braucht eine gesunde Psyche.

Richten Sie Ihre Aufmerksamkeit nicht auf die negativen Emotionen in Ihnen, sondern auf die positiven. Gegen **Angst** helfen Mut und Vertrauen. **Wut** und **Aggression** können Sie für künstlerische Tätigkeiten oder Kreatives nutzen. **Viele Sorgen** könnten Sie umwandeln in „sich um andere kümmern" und sozial für schlechter Gestellte oder Benachteiligte einsetzen. **Trauer** könnten Sie, nachdem Sie sich genügend Zeit zum Trauern gegeben haben, nutzen, um die Vergangenheit abzuschließen und mit Kraft und Mut Ihr eigenes „neues" Leben anzugehen. Vermitteln Sie Ihrem Körper eine positive Emotion, damit er weiß, dass Gesundheit und ein langes Leben noch gefragt und gewollt sind.

Lachen ist Teil der universellen Sprache, die jeder Mensch versteht. Herzliches Lachen bedeutet: „Mir geht es gut! Alles ist gut! Wir schaffen das! Du kannst mir vertrauen!" Jeder, der mit kranken Menschen arbeitet oder in der Erziehung und dem Unterrichten von jungen Menschen tätig ist, kennt die Kraft des Lachens. Lachen stärkt die Gesundheit und fördert das Lernen.

Humor und Lachen reduzieren nachweislich Stress und Angst.

Lachen setzt mehrere Prozesse **im Gehirn** in Gang:

- Lachen reduziert Stresshormone (über die Freisetzung eines Hypophysenhormons) wie Adrenalin, Noradrenalin und Cortisol.
- Lachen erhöht positiv wirkende Neurotrasmitter wie Dopamin (für Motivation, zielgerichtete motorische Aktivität), Serotonin (das „glücklich machende Hormon"), Oxyticin (das Hormon der Bindung, für Gefühle wie Liebe, Zuneigung).
- Lachen erhöht die Produktion von Endorphinen (körpereigene, Morphium-artige Substanzen) und unterdrückt daher Schmerz.

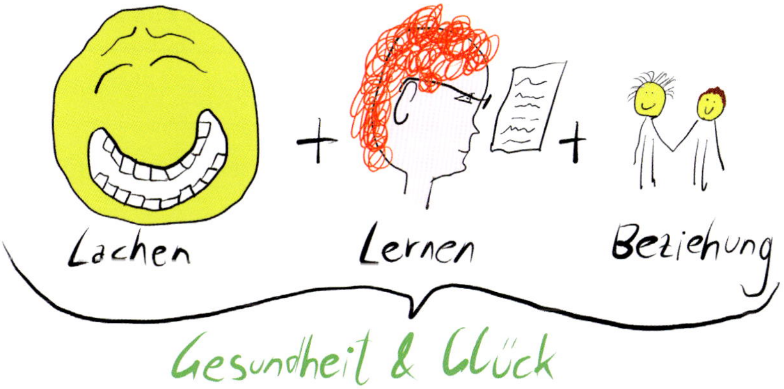

Bei der **Depression** ist es umgekehrt: Die positiv wirkenden Neurotransmitter wie Dopamin und Serotonin sind im Gehirn vermindert. Der Effekt davon ist auch, dass man Stress deutlich weniger aushält und sich Stress negativer auf das Immunsystem auswirkt.

Lachen und Humor und gute Laune stärken das Immunsystem,

- indem sie Stress und all seine negativen Einflüsse auf die Immunzellen vermindern,
- indem Stress durch die vermehrten positiven Neurotransmitter als weniger dramatisch bewertet und damit auch erlebt wird,
- indem sie die Zahl der **T-Lymphozyten**, den Zellen der spezifischen Immunantwort, im Blut erhöhen.

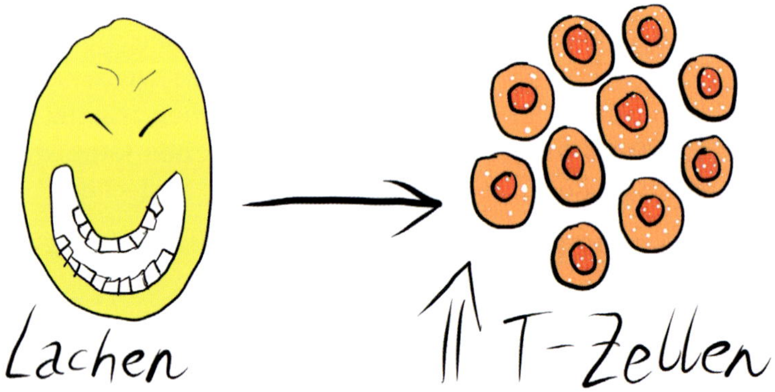

Die Therapie, die sich aus all diesen Erkenntnissen ergibt, um das Immunsystem zu kräftigen, um Stress abzubauen und eine Depression zu behandeln, ist keine unangenehme:

Lachtherapie, Lachyoga oder einfach mehrmals am Tag herzhaft lachen.

Mehr zu lachen im Leben hat man dann, wenn man einen **Sinn** im eigenen Leben, in der Arbeit, in der Freizeit und in der Beziehung sieht. Lachen kann man viel leichter, wenn man Ziele und Träume hat und danach strebt, sie zu verwirklichen. Dabei geht es weniger darum, diese Ziele auch tatsächlich zu erreichen. Alleine schon die Erkenntnis, dass man im Leben am richtigen Weg ist, macht einen glücklich.

Wer glücklich und zufrieden ist, wird lächeln und öfter lachen.

Denken Sie an das einfache Beispiel vom halbvollen oder halbleeren Glas. Es liegt nur an uns, was wir sehen: ein **halbvolles Glas** und ich erkenne, dass noch immer viel da ist, worüber ich mich freue, oder ein **halbleeres Glas** und ich interpretiere, dass schon die Hälfte weg ist und bald alles weg sein wird.

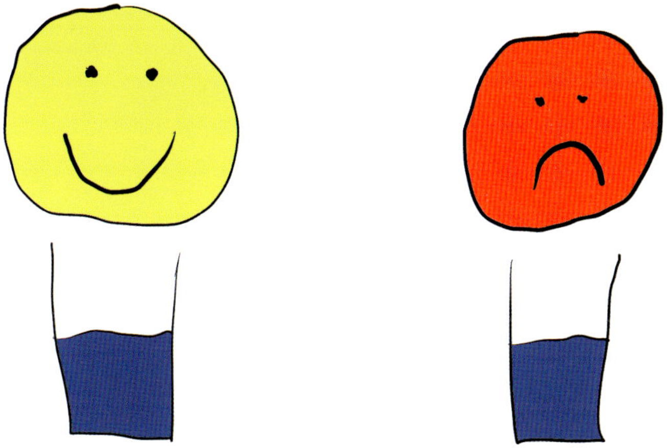

Ihre Sicht der Dinge entscheidet, ob Sie Ihr Immunsystem motivieren, weiter und noch kräftiger gegen alle Feinde von außen und innen zu kämpfen, oder ob Sie ihm mitteilen, dass der Kampf schon verloren ist und dass nichts mehr etwas bringt.

Mein Lehrer in der TCM, Dr. François Ramakers, hat uns erzählt, dass er jedem Patienten und jeder Patientin, die zu ihm kam, zunächst einmal einen Witz erzählte. Wenn er oder sie dann lachte, vorausgesetzt der Witz war gut, dann hatte er oder sie eine **gute Prognose** ... Das ist das, was wir in der TCM als **Shen** bezeichnen. Shen ist der Geist des Herzens. Man kann ihn auch als Lebensfreude, Lebenssinn, Glaube an das Gute und an Träume, bezeichnen. In der Tradition der Chinesischen Medizin wusste man immer schon um die heilende Kraft der Freude und des Glücks. Die oberste Maxime für einen TCM-Arzt ist es, dem Patienten niemals den Shen zu rauben, ihm niemals die Hoffnung und das Vertrauen zu nehmen, etwas, wovon sich unsere westliche Medizin einiges abschauen könnte ...

Also, sehen Sie folgende, wissenschaftlich mehrfach bestätigte Aussage als Zusammenfassung letzterer Erkenntnisse:

Eine wichtige Maßnahme, um dauerhaft Ihr Immunsystem zu stärken und Stress in Ihrem Körper abzubauen, ist es, glücklich zu werden und zu sein, Lebensfreude zu empfinden, Träume und Ziele im Leben zu haben, Ihr eigenes Leben zu leben, sich von Ihren Gefühlen im Leben leiten zu lassen, viel zu lachen und zu lächeln, zufrieden und dankbar zu sein.

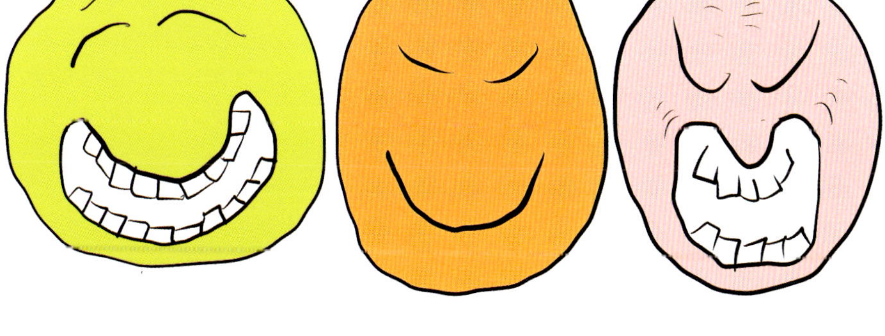

Fieber, Hyperthermie und das Immunsystem

Tauchen wir nochmals in die Tiefen unseres Immunsystems ein: Stellen wir uns eine Gruppe von Bakterien vor, die über die Haut in unseren Körper eindringen wollen. Zuallererst schickt der Körper **Granulozyten**, eine Unterkategorie der Leukozyten, der weißen Blutkörperchen. Diese sind vollgefüllt mit **Granula**, kleinen Säckchen, die sich mit organischen Farbstoffen (die man verwendet, um die Zellen im Mikroskop ansehen zu können) unterschiedlich anfärben. So gibt es drei Untergruppen: **neutrophile, eosinophile** und **basophile Granulozyten**.

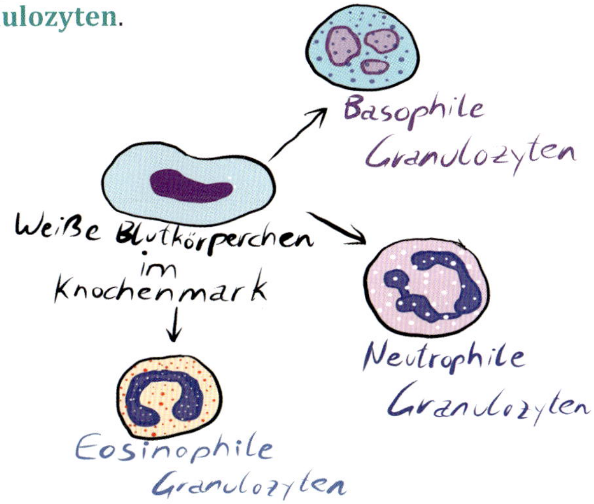

Die **neutrophilen Granulozyten** machen mit 50–65 % den Hauptteil der ständig im Blut zirkulierenden Leukozyten aus. Am Namen dieser Zellen erkennt man auch schon, was sie mitführen: **Granula**. Das sind kleine Säcke in der Zelle, vollgefüllt mit Giften gegen die Angreifer (Lysozym, Peroxidasen, Defensin) sowie Enzymen, die so ziemlich alles auflösen und zerlegen können, woraus Zellen und Gewebe bestehen: Elastase, Gelatinase, saure Phosphatase, Sialidase, Heparanase. Dieser Cocktail wird über das Bakterium gegossen und dann das Ganze gefressen. Nach dem Abtöten der Keime sterben auch die neutrophilen Granulozyten. **Eiter** entsteht zu einem Großteil aus abgestorbenen neutrophilen Granulozyten. Die neutrophilen Granulozyten sind quasi das Bauernopfer der Immunabwehr. Ihr Tod ist mitkalkuliert.

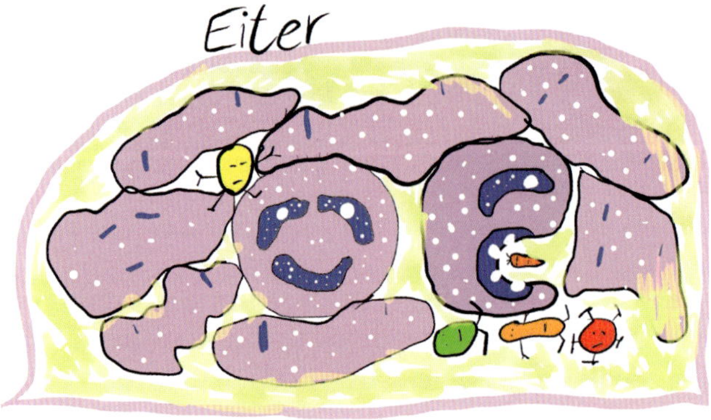

Es gibt dann noch die **eosinophilen Granulozyten**, welche vor allem die Schleimhäute der Atemwege und des Magen-Darm-Traktes besiedeln. Dort kümmern sie sich um eindringende **Parasiten**, die man nicht so leicht phagozytieren („fressen") kann. Eosinophile Granulozyten reagieren auf **IgE-Antikörper**, welche bei Parasiten, aber auch bei Allergien, gebildet werden. Setzt sich ein IgE auf den passenden Rezeptor auf einem eosinophilen Granulozyten, stülpt dieser den Inhalt seiner Granula mit all den Inhaltsstoffen auf den Parasiten und dieser geht dadurch zugrunde. Passiert dies in der Lunge, ausgelöst durch eine IgE-getriggerte Allergie, verursacht das lokale Entzündungen und Gewebsschädigungen und damit ein **allergisches Asthma bronchiale**.

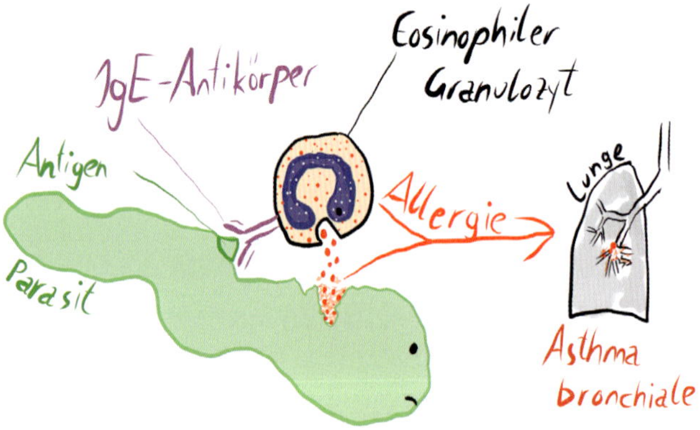

Weiters gibt es noch die seltenen **basophilen Granulozyten** (weniger als 1 % der Leukozyten). Ihre Aufgabe ist nicht genau bekannt. Sie haben den gleichen Rezeptor für IgE wie die eosinophilen Granulozyten, was für ihre Aufgabe in der Parasitenabwehr spricht. Setzt sich ein IgE auf die Zelle, entleeren diese ihre Säckchen, und darin finden sich vor allem **Histamin** und **Heparin**. Damit sind sie wie die Mastzellen, die Sie bereits kennengelernt haben, und triggern die **Entzündungsreaktion**.

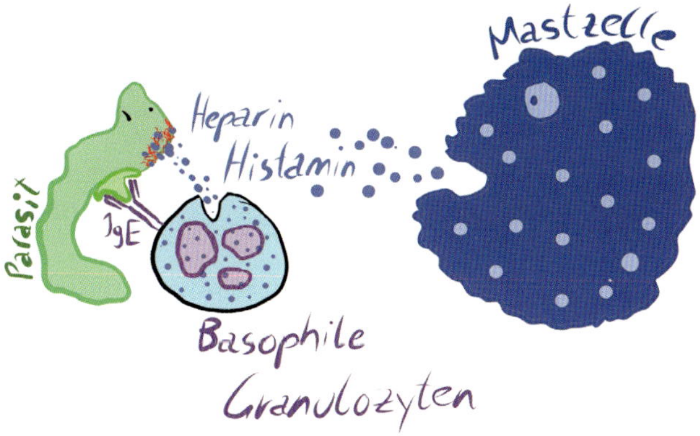

Als zweite Verteidigungslinie der unspezifischen Abwehr kommen die **Makrophagen** und **dendritischen Zellen** ins Spiel. Im Gegensatz zu den neutrophilen Granulozyten sterben diese Zellen nach Keimkontakt nicht ab. Neben dem Fressen von Bakterien und all dem Dreck, den die Granulozyten hinterlassen haben, besteht ihre Aufgabe auch darin, den Antikörpern das Antigen (des Bakteriums) zu präsentieren.

Makrophagen verbinden also unspezifisches mit spezifischem Immunsystem.

Zusätzlich setzen sie Faktoren frei, welche die lokale Entzündung sowie die im ganzen Körper fördern **(Tumornekrosefaktor TNF, Interleukin-1, Interleukin-6)**. So wissen bald alle im Körper von dem Angriff und der Körper bekommt **Fieber**. Jene Botenstoffe, wie Interleukin-1 und TNF, die Fieber auslösen können, nennt man **Pyrogene** (griechisch *pyr* „Feuer", „Fieber"). Zu den Pyrogenen, den „Fiebererzeugern", zählen auch Teile von Bakterien, Viren oder Pilze, Prostaglandine (die im Rahmen von Entzündungsreaktionen freigesetzt werden), aber auch anorganische Substanzen wie Gummiabrieb von Injektionsflaschen oder chemische Substanzen.

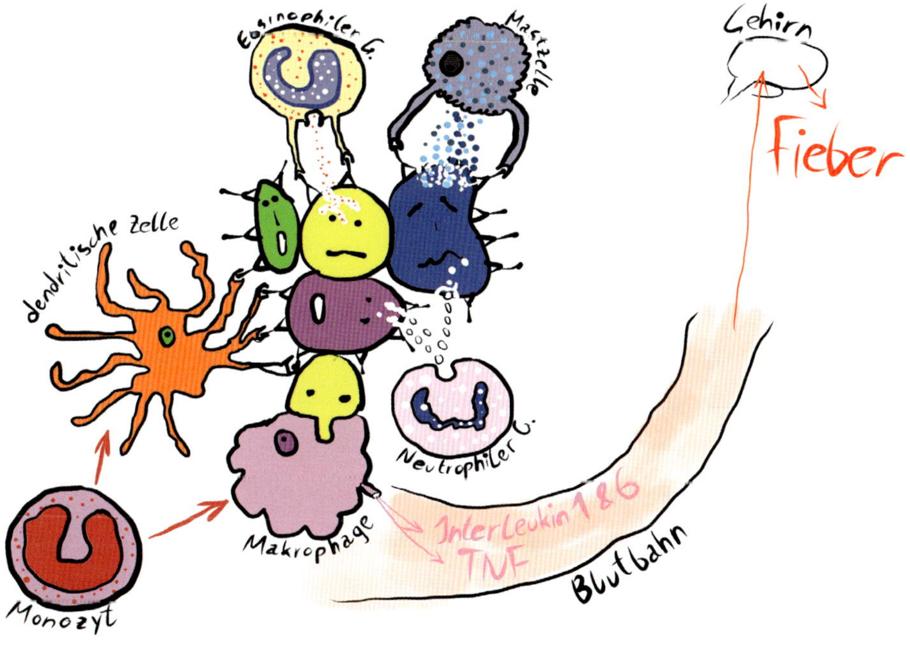

Im Gehirn, genauer gesagt im Hypothalamus, gibt es das sogenannte **Wärmeregulationszentrum**. Es stellt sicher, dass in Gehirn, Herz, Nieren und Leber immer eine weitgehend konstante Temperatur herrscht, indem Wärmeproduktion und Wärmeabgabe je nach Bedarf gesteuert werden. Dieser **Temperatur-Sollwert** ist auf rund **37 °C** eingestellt. Bei einer **Infektion** oder sonstigen **Entzündung** wird dieser Sollwert verstellt und liegt höher als die normalen 37 °C. Folglich gibt der Hypothalamus den Befehl, den „Istwert" an den **neuen „Sollwert"** anzupassen und den Körper stärker „aufzuheizen". Dabei steigert der Körper den gesamten Stoffwechsel und die Muskelarbeit, um mehr Wärme zu produzieren. **Schüttelfrost** erzeugt mehr Wärme durch Muskelzittern. Das Herz schlägt schneller und kräftiger, das vegetative Nervensystem schreit „Alarm!", aktiviert den **Sympathikus** und setzt Adrenalin und Noradrenalin aus dem Nebennierenmark frei. Der Körper hat Stress. Der Löwe ist in diesem Fall ein Bakterium. (Diese Form des Stresses spart die Nebennierenrinde aus. Da der Feind der Infekt selbst ist, wird die Infektabwehr nicht durch Cortisol unterdrückt.)

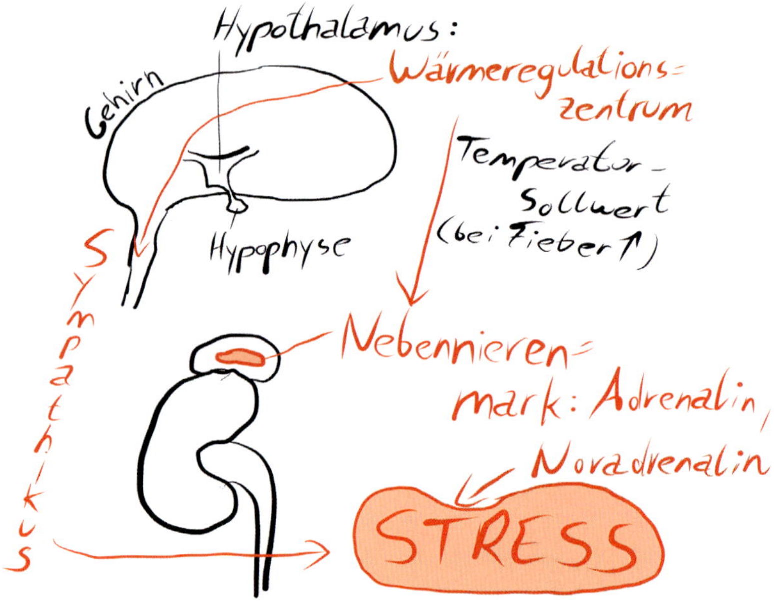

Gleichzeitig wird die Wärmeabgabe über die Haut vermindert, indem sich die Gefäße verengen und damit das warme Blut im Inneren des Körpers gehalten wird. Zusätzlich bekommen wir das Gefühl **„Mir ist kalt!"** vermittelt, wir wickeln uns in dicke Decken ein, machen uns ganz klein und ziehen die Beine an den Körper, um noch weniger Wärme nach außen abzugeben.

Ist einmal der neue Sollwert erreicht, öffnet der Körper die Gefäße in der Peripherie wieder, der Haut und den nicht so lebenswichtigen Organen, und gibt so Wärme nach außen hin ab. Zusätzlich schaltet der Körper sein Wasserkühlsystem ein und wir **schwitzen**. Wir bekommen das Gefühl vermittelt

„Mir ist heiß!", ziehen die Decke wieder weg vom Körper oder werfen die Wärmeflasche von uns.

Mit diesen Maßnahmen kann der Körper, je nach momentanem Bedürfnis und dirigiert vom Wärmeregulationszentrum, die Körpertemperatur auch mit einem erhöhten Istwert konstant halten.

Fieber ist extrem anstrengend für den Körper. Der Körper verheizt in kurzer Zeit, je nach Höhe des Fiebers, Unmengen an Kalorien. Die große Frage, die sich stellt:

Wozu der ganze Aufwand?!

Studien haben ergeben, dass die Überlebenschance bei einer Infektion mit Fieber deutlich höher ist als ohne Fieber. Dies gilt auch für schwerkranke Menschen wie Krebspatienten, die nicht anfiebern. Ihr Heilungsprozess ist verlangsamt und ihre Prognose, die Erkrankung gut zu überstehen, deutlich schlechter.

Fieber ist ein Maß für die Kraft des Immunsystems.

Fieber ist wie der Befehl des Gehirns an den ganzen Körper: „Lauf um dein Leben!" Und wenn der Körper Vollgas rennt, dann rennt das Immunsystem Vollgas mit: Alle Vorgänge des Immunsystems werden viel schneller durchgeführt: Sehr schnell werden die Immunzellen auf die Suche nach dem Ort der Pyrogenfreisetzung geschickt. Dort wird dann der Makrophage, der das Ganze ins Rollen gebracht hat, durch eine ganze Armee des spezifischen und unspezifischen Immunsystems unterstützt.

Fieber steigert die Effektivität des Immunsystems, egal ob es um Angreifer von außen oder von innen geht. Das wissen die ganzen Immunzellen ja anfangs noch nicht, wenn sie lossprinten. Wenn sie dann bei dem Pyrogen sind, werden die Spezialisten, Antikörper, T-Zellen, mehr Monozyten oder mehr Granulozyten, beigezogen, durch weitere Botenstoffe herbeigerufen. **Gleichzeitig** startet die Müllabfuhr, wiederum die Makrophagen und dendritischen Zellen, um so schnell wie möglich alle Zellleichen, alle Botenstoffe und Enzyme wegzuräumen, die ja weiteren Schaden anrichten könnten, wenn sie weiter ins Blut oder in weitere Gewebe gelangen würden. Damit wird die Gefahr der **Sepsis** (Antigene im ganzen Körper verteilt), der **Gewebsnekrose** (zerstörte Gewebe) und des **Schocks** eingedämmt. Schock bedeutet eine lebensbedrohliche Kreislaufstörung mit Blutdruckabfall und Durchblutungsstörungen.

Die meisten Bakterien, die uns belagern wollen, fühlen sich bei 36 bis 37 °C richtig wohl. Temperaturen darüber schwächen sie und machen sie leichter angreifbar für unser Immunsystem.

Weiters wird bei Fieber Eisen im Blut vermehrt an Eiweißkörper gebunden, sodass weniger freies Eisen als Nahrung für Bakterien zur Verfügung steht.

Die neuere Forschung hat ergeben, dass T-Lymphozyten bei Fieber ein **Hitzeschockprotein**, das sogenannte **Hsp90**, bilden, das sich an der Oberfläche mit sogenannten **Integrinen** verbindet, welche die Bindung von Lymphozyten an Bakterien deutlich verbessern. Außerdem dürften die aktivierten Integrine dazu führen, dass Lymphozyten effektiver zusammenarbeiten und leichter ins Gewebe vordringen können. Das bei Fieber aktivierte Hsp90 dürfte auch in der Abwehr von **Krebszellen** und der Abwehr von **Autoimmunerkrankungen** durch T-Lyphozyten eine Rolle spielen.

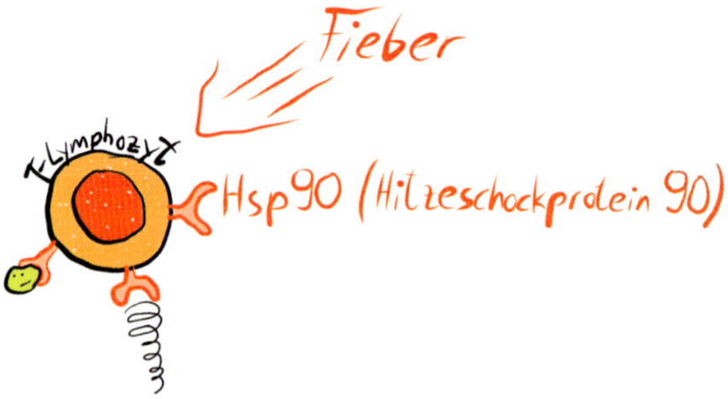

Alle Effekte von Fieber im Körper sind sicherlich noch nicht bekannt und Gegenstand weltweiter Forschungen.

Der Umgang mit Fieber

Fieber ist die beste Therapie gegen Infekte. Es ist oft ein Zeichen von Erschöpfung des Immunsystems, wenn Menschen berichten, dass sie niemals Fieber bekommen. Diese Menschen brauchen dann verstärkt ein **Training ihres Immunsystems**, zum Beispiel durch Hitze-Kälte-Behandlungen (siehe gleich), durch mehr Bewegung oder Höhentraining, durch eine bessere, den Körper weniger erschöpfende Ernährung (also zum Beispiel ohne Gluten und mit deutlich weniger tierischem Eiweiß, vor allem weniger Milchprodukten).

Fieber sollte man nicht frühzeitig unterdrücken. Ein gesunder Erwachsener kann 39,5 °C problemlos für ein bis zwei Tage aushalten. Typischerweise verläuft ein Infekt des oberen Atmungstraktes schneller, wenn man anfiebert. Der große Vorteil von Fieber ist auch, dass man vom eigenen Körper ins Bett gezwungen wird. Mit Fieber kann man nicht (vernünftig) arbeiten gehen. In dem Fall ist es ganz wichtig, auf den Körper zu hören und ihm die Bettruhe gönnen. Das, was man an Zeit „verliert", gewinnt man danach bei der Erholungsphase.

„Verschleppte Infekte" entstehen typischerweise deshalb, weil man nicht auf seinen Körper gehört hat und trotz grippalen Infekts mit Fieber oder echter Grippe weiter arbeiten geht. Dabei werden Antibiotika als Fiebersenker sowie fiebersenkende Medikamente, welche weitläufige Entzündungsreaktionen im Körper kurzfristig hemmen, oft missbraucht, um nicht im Bett bleiben zu müssen. *Doch Antibiotika sind keine Fiebersenker*, sondern Killer von Bakterien, im Idealfall von „bösen" Bakterien. Und für nichts anderes sollten sie verwendet werden, sonst raubt man dem Körper die Möglichkeit des für das Immunsystem so wichtigen Trainings und wenn dann später einmal das Virus wieder im Körper vorbeischaut, agiert dieser so, als hätte er es noch nie gesehen.

Wenn wir als Ärzte Infektionskrankheiten zu früh antibiotisch und symptomatisch behandeln, sind wir Mitverursacher eines schwachen, nicht trainierten Immunsystems. Vielmehr wäre es unsere Aufgabe, unseren Patienten klarzumachen, dass der Infekt einen Sinn hat, ein **lebenswichtiges Training für das Immunsystem** ist und wir erst dann eingreifen sollten, wenn unser Körper es aus eigener Kraft nicht schafft oder wenn er aufgrund einer Erschöpfung für eine generalisierte Fieberreaktion gerade einfach zu schwach ist. Den Patienten sollte klar werden, dass der Infekt meist dann auftritt, wenn der Körper sowieso gerade eine Pause braucht, und diese sollte man dem Körper auch gönnen, um danach wieder bei Kräften zu sein. Hört man nicht auf den Körper, kann sich das Spiel mit „immer wieder verkühlt" auch über Monate hinziehen.

Zum **Fiebersenken** bei Erschöpfung oder wenn das Fieber schon mehr als drei Tage unverändert anhält, sollte man zunächst auf einfache Hausmittel wie **Essigwickel (österreichisch „Essigpatschen")** nutzen: Verdünnen Sie Essig (zum Beispiel Apfelessig) mit lauwarmem Wasser, tauchen Sie anschließend Stofftücher ins Essigwasser und wickeln Sie die Tücher straff um beide Waden, vom Knöchel bis zur Kniekehle. Wickeln Sie nun eine zweite Schicht trockene Frottiertücher um die Waden. Lassen Sie die Wickel aufliegen, bis sie körperwarm geworden sind (nach etwa 15 bis 20 Minuten). Wenn die Waden wieder warm geworden sind, können Sie die Prozedur wiederholen. Es genügen meist drei Wickelvorgänge, um das Fieber zu senken. Messen Sie, während die Wickel angelegt sind, regelmäßig die Körpertemperatur. Diese sollte pro Anwendung nicht um mehr als 1 °C sinken, da der Kreislauf sonst zu stark belastet wird.

Bei Kindern ist Fieber senken ein Thema, da wir Kinder, vor allem zwischen dem sechsten Lebensmonat und dem sechsten Lebensjahr, nicht über 39,5 °C anfiebern lassen wegen der Gefahr von **Fieberkrämpfen**. Dies sind Krampfanfälle, die wie epileptische Anfälle aussehen, meist unter einer Minute dauern und spontan enden, manchmal aber auch bis zu fünf Minuten dauern können. In dieser Zeit atmen die Kinder nicht. Der Sauerstoffmangel kann zu bleibenden Schäden, vor allem des Gehirns führen. Darum sollte man bei Kindern dieses Alters **ab 39 °C** das Fieber senken, zunächst mit den kalten Essigwickeln, bei Nicht-Ansprechen mit fiebersenkenden Zäpfchen oder Tabletten (sogenannte *nichtsteroidale Antirheumatika*), welche man deshalb immer zu Hause haben sollte.

Ein wichtiges Hausmittel, um Infekte schneller zu bewältigen, sind **heiße Wickel**. Dabei taucht man ein Tuch in heißes Wasser, wickelt es in trockene Handtücher und das Ganze um den Brustkorb. Im Bett liegend kommt dann die Decke darüber und man soll in Ruhe „den Infekt ausschwitzen". Wenn man merkt, dass nicht mehr Schwitzen möglich ist, sollte man sich duschen und dann wieder trocken ins Bett legen.

Wenn man Fieber imitiert, also künstlich herbeiführt, wirkt es dann genauso gut wie das vom Körper selbst gemachte Fieber?

Im Prinzip kann ich **Fieber erzeugen**,

1. indem ich dem Körper ein Pyrogen verabreiche, also einen Infekt, einen körpereigenen Botenstoff wie Interleukin-1 oder TNF oder eine chemische Substanz, auf die der Körper mit Fieber reagiert,
2. indem ich den Körper überhitze und verhindere, dass die Hitze gleich wieder hinausgeschwitzt wird.

Die erste Methode hat man in der TCM schon vor mehr als 2000 Jahren angewandt, um „Infekte an die Oberfläche zu bringen". Dabei wurde eine Pflanze wie **Ephedra** (Pinyin MA HUANG, lateinisch *Herba Ephedrae*) verabreicht, um Kinder anfiebern zu lassen, damit eine im Körper feststeckende Kinderkrankheit wie Masern oder Röteln an die Oberfläche gelangen kann. Sobald der Hautausschlag der Erkrankung ausgeprägt vorhanden ist, kann die Erkrankung gut abheilen. Das funktioniert übrigens auch mit allen grippalen Infekten. Früher, in Zeiten stärkerer Immunsysteme, waren grippale Infekte als Zeichen der Heilung immer mit Hautausschlägen kombiniert. Wenn mir ein Patient in der Praxis ganz entsetzt erzählt, dass er zum letzten Infekt, gleichzeitig mit dem Fieber, das er auch schon ewig nicht mehr gehabt hat, einen starken Hautausschlag entwickelt hat, kann ich ihn damit beruhigen, dass das ganz normal ist und sogar ein Zeichen einer guten Abwehr.

Das Anfiebern-Lassen „auf Chinesisch" funktioniert, was tausendfach seit über 2000 Jahren dokumentiert ist.

Hyperthermie

Bei dieser zweiten Methode handelt es sich ja um kein echtes Fieber, weil kein Pyrogen, kein „Fiebererzeuger" im Spiel ist. Bei **Fieber** korrigiert das Wärmeregulationszentrum im Hypothalamus den Sollwert. Bei der **Hyperthermie** kommt es durch äußere oder innere Störgrößen zur Erhöhung der

Körperkerntemperatur, sodass ein Missverhältnis von Wärmebildung oder Wärmezufuhr und Wärmeabgabe besteht. Es kommt zu einer Art **Hitzestau**.

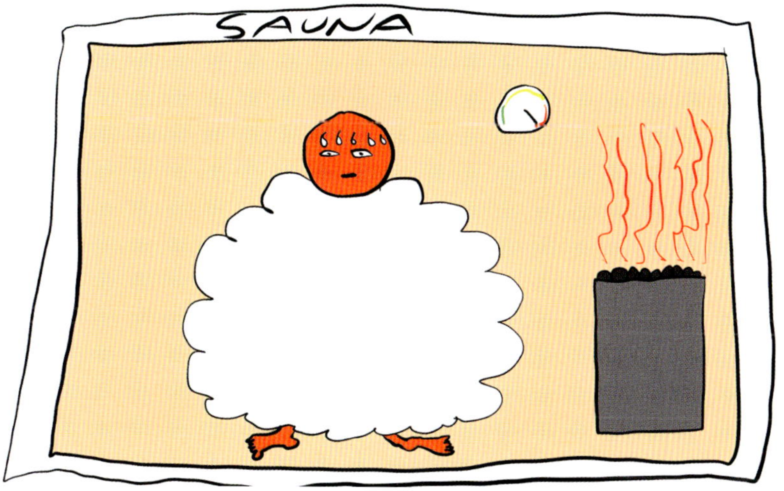

Finnische Sauna

Diese ist wohl die bekannteste Form der Hyperthermie. „Die Sauna ist die Apotheke der Armen", lautet ein finnisches Sprichwort. Die Sauna, auch Schwitzstube oder finnisches Bad genannt, ist ein Raum, der mithilfe eines Saunaofens auf 80 bis 110 °C aufgeheizt wird. Jeder von uns kennt den **Entspannungseffekt** der Sauna, bekannt ist auch ihr **Immunsystem stärkender Effekt**. Mutterland der Sauna ist Finnland, zu dessen Kultur sie gehört. Im Dezember 2020 wurde die finnische Sauna als Immaterielles Kulturerbe von der UNESCO anerkannt.

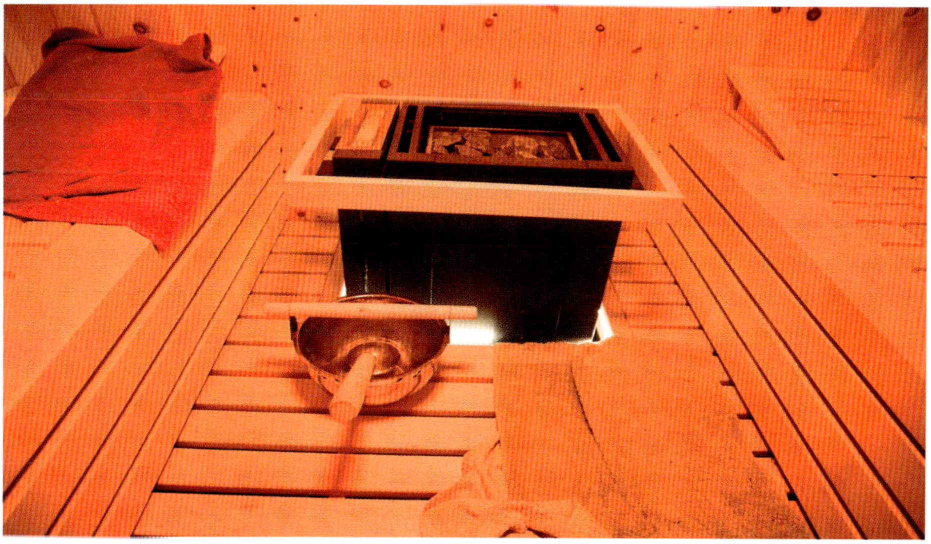

Beim Saunieren kann man innerhalb von einer halben Stunde bei etwa 100 °C die Körperkerntemperatur auf bis zu 39,6 °C (was sich in meinem Selbstversuch bestätigt hat) erhitzen. Dabei passiert im Körper das Gleiche, was auch bei Fieber passiert: Die Zahl der Hitzeschockproteine steigt an, es kommt zu einer erhöhten Aktivität von Immunzellen wie neutrophiler und basophiler Granulozyten, Makrophagen und Lymphozyten. Mittlerweile wurden auch einige Studien zum Nachweis der positiven Effekte der Sauna auf das Immunsystem durchgeführt, natürlich in Finnland. So konnte in einer Studie von 2013 belegt werden, dass der stärkste Immuneffekt durch den Saunagang passiert, wenn man sich danach stark abkühlt, also zum Beispiel ins **kalte Wasser** oder ins **Eisbecken** springt. Dabei wurden all die oben genannten Immunzellen schon nach einem einzigen Saunagang deutlich erhöht. Spannend war auch die Erkenntnis, dass **Athleten**, also sportlich gut trainierte Menschen, einen deutlich stärkeren Anstieg der Immunzellen zeigten.

Sport und Sauna zusammen potenzieren ihre positive Wirkung auf das Immunsystem.

Eine weitere finnische Studie von 2021 untersuchte die verschiedenen Hormonwerte junger Männer nach wiederholten Saunagängen mit anschließender Abkühlung. Dabei kam heraus, dass **Testosteron**, das männliche Sexualhormon, mit zunehmender Hitze deutlich anstieg. Nach mehreren Saunagängen kam es bei jenen, die regelmäßig in die Sauna gingen, zu einem deutlichen **Abfall des Cortisolspiegels**. Dieser zeigte sich nur bei Menschen, die regelmäßig saunieren. Dies lässt folgende Schlussfolgerung zu:

Regelmäßiges Saunieren baut körperlichen Stress ab.

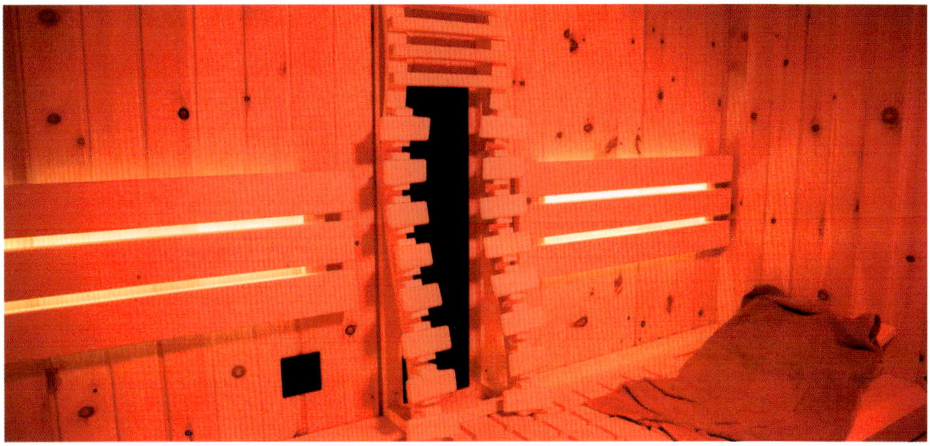

Bei einer größer angelegten finnischen Studie (1688 Teilnehmer) wurden Menschen höheren Alters (mittleres Alter 63 Jahre, zwischen 53 und 74 Jahre) mit etwa gleichmäßiger Geschlechtsverteilung (51,4 % waren Frauen) mehr als 15 Jahre lang mit dem Fokus auf Herz-Gefäß-Erkrankungen beobachtet und ihre Saunafrequenz wurde dokumentiert. Dabei konnte festgestellt werden, dass regelmäßiges Saunieren das Risiko einer Herz-Gefäß-Erkrankung senkt, vor allem, je öfter und länger man in die Sauna geht.

Regelmäßiges Saunieren senkt das Risiko, an einer Herz-Gefäß-Erkrankung zu sterben.

Eine weitere finnische Studie zeigt auf, dass es Menschen, die regelmäßig in die Sauna gehen, seelisch deutlich besser geht und diese seltener psychische Probleme erleben.

Damit haben wir schon vier Faktoren, wie die Sauna das Immunsystem stärkt. Wenn man also regelmäßig in die Sauna geht, je öfter und länger desto besser,

- nimmt die Anzahl der Immunzellen der unspezifischen und spezifischen Abwehr zu,
- sinkt der Cortisolspiegel im Blut (als Zeichen von Stressabbau), wodurch das Immunsystem weniger gehemmt wird,
- verbessert sich die Herz-Kreislauf-Leistung (niedrigerer Blutdruck, niedrigeres Schlaganfalls- und Herzinfarktrisiko), wodurch es zu einer besseren Durchblutung aller Gewebe kommt,
- geht es einem seelisch besser und die positiven Emotionen stärken das Immunsystem.

Weitere positive Effekte des regelmäßigen Saunierens wurden bei **chronischen Schmerzen**, **Rheumatismus** und **COPD** (chronische Bronchitis) beschrieben.

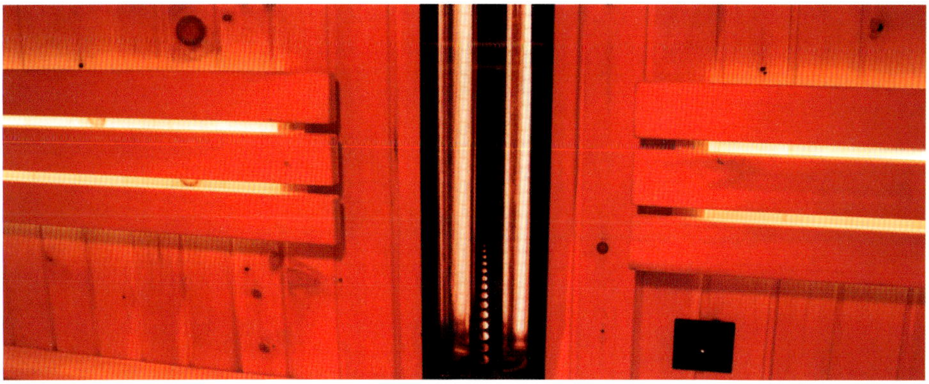

Übrigens werden die gleichen Effekte bei regelmäßigen Besuchen einer **Infrarotsauna** beschrieben. Diese hat den Vorteil, dass die Kreislaufanstrengung während des Saunaganges geringer ist und daher besser vertragen wird. Auch das **Dampfbad** (oder **Dampfsauna**), mit einer Temperatur von etwa 45 bis 55 °C und einer sehr hohen Luftfeuchtigkeit, zeichnet sich durch bessere Verträglichkeit und leichteres Schwitzen aus. Der immunstärkende Effekt wird vergleichbar der finnischen Sauna sein.

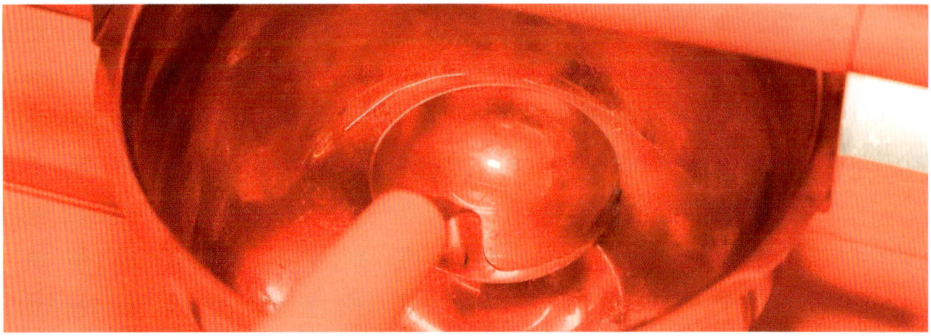

Auch bei diesen beiden Varianten der Hitzetherapie ist das Abkühlen nach dem Saunagang essenziell für die immunsteigernde Wirkung. (Die wunderbare Studienlage verdanken wir jedoch den Finnen mit ihrer trockenen, wirklich heißen finnischen Sauna ...)

In Finnland wird weiter fleißig am Kulturerbe „Sauna" geforscht, was uns gestressten Menschen weltweit noch mehr Lust auf regelmäßige Saunagänge machen sollte. Mittlerweile bekommt man in Baumärkten kleine preisgünstige Sauna- und Infrarotkabinen, die schnell zusammengebaut sind und an Normalstrom angesteckt werden, klein genug, um in Wohnungen und der kleinsten Hütte Platz zu finden. So kann ich als Arzt **Sauna als Therapie** verordnen, da **mindestens drei Saunagänge pro Woche**, wie sie zum Beispiel bei deutlicher Immunschwäche, bei Fibromyalgie (Schmerzen in Muskeln und Bindegewebe am ganzen Körper) und Rheumatismus notwendig sind, am einfachsten zu Hause zu bewerkstelligen sind. Und ganz ehrlich, es gibt Schlimmeres als sich dreimal die Woche für eine Stunde (mit Pause, je nach Hitze) in einer warmen Kammer zur Entspannung zurückzuziehen, oder?

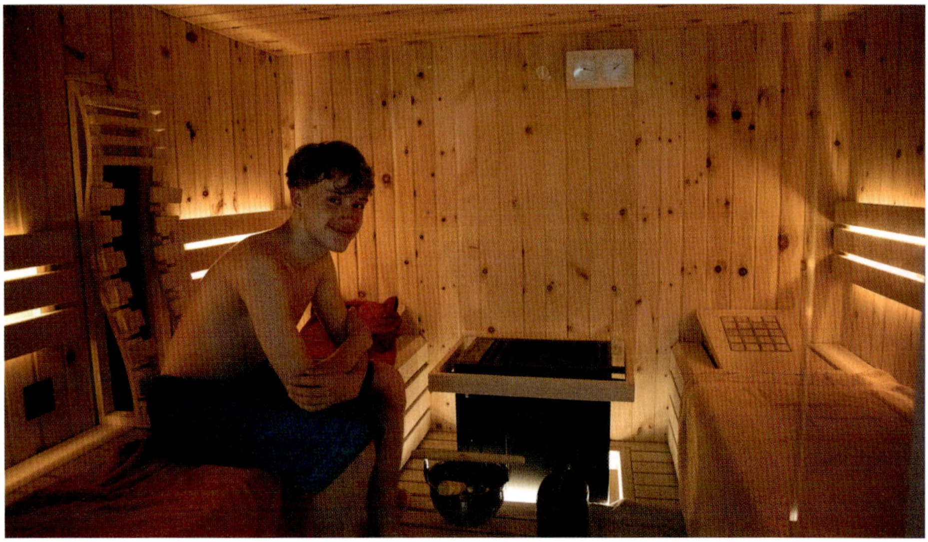

Als persönlicher Tipp: Wenn Sie die Sauna als „Hyperthermie-Therapie" (siehe gleich) nutzen wollen, dann bitte nur, wenn Sie „Saunaprofi" sind, regelmäßig in die Sauna gehen und wissen, wie Ihr Körper auf diese Anstrengung reagiert. Bleiben Sie dann mindestens eine halbe Stunde bei etwa 100 °C (oder mehr) in der Sauna, nehmen Sie sich Wasser (am besten auch warm oder heiß, nicht kalt!) in die Sauna mit, trinken Sie reichlich, aber machen Sie keinen Aufguss. Dieser würde die Hitze viel heißer wirken lassen, was das „Durchhalten“ erschwert. Sagen Sie jemandem „draußen“, dass Sie in der Sauna sind und dass er bitte regelmäßig nach Ihnen sieht. Sicherheit geht vor!

So können Sie durchaus bis 39,6 °C Ihre Körpertemperatur anheben, womit Sie eine „kleine systemische Hyperthermie“ verursachen, welche all die Immunsystem-aktivierenden Eigenschaften verstärkt sowie die Abtötung der Krebszellen erleichtert.

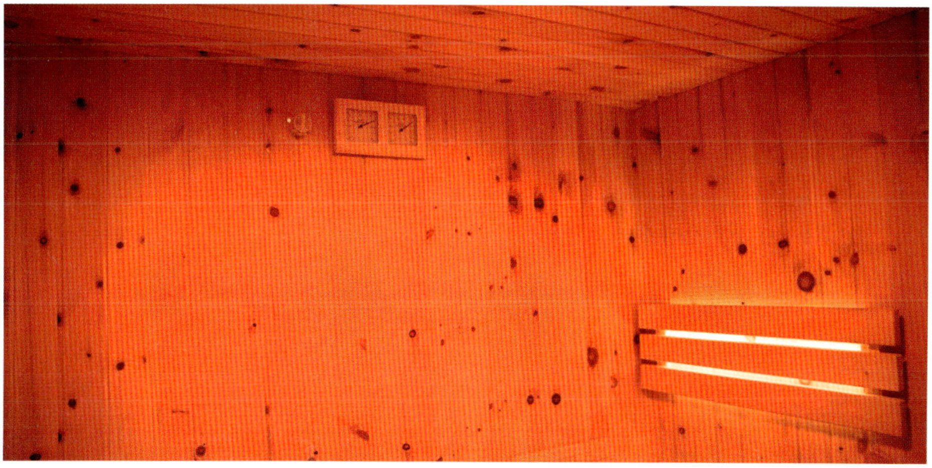

Hyperthermie, die Wärmetherapie

Die moderne Krebstherapie im Westen steht mittlerweile auf fünf Säulen: **Operation, Chemotherapie, Strahlentherapie, Immuntherapie und Hyperthermie**.

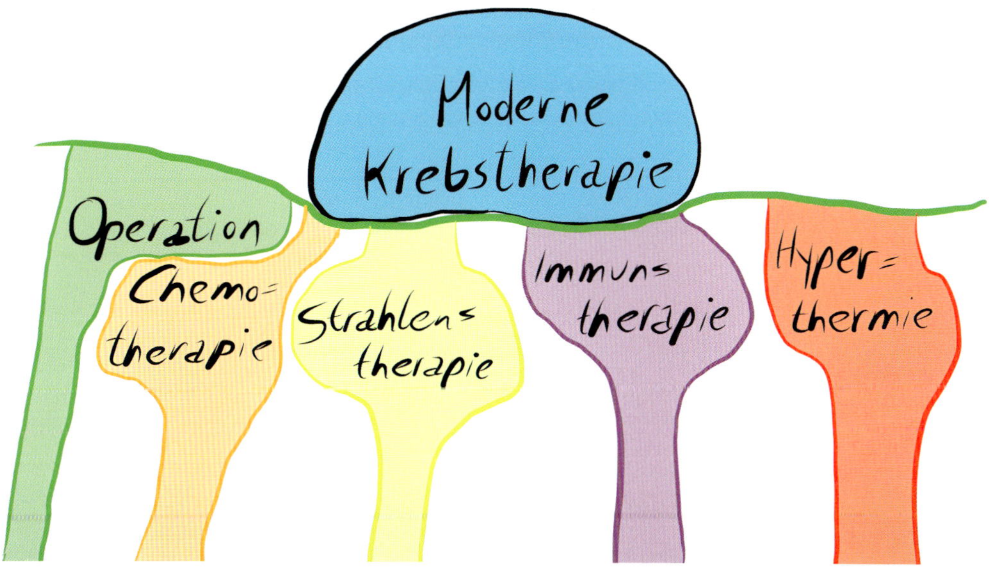

Dabei ist die Gewichtung von Land zu Land sehr verschieden. In **Japan** gilt sie als Schlüsseltherapie bei Krebs, in ganz Asien wird sie als vorrangige Therapie bei Krebs betrachtet. Das belegen über 400 Hyperthermie-Zentren in Japan und über 500 in China. Dieser Tatsache verdanken wir umfangreiche Studien und vor allem in Japan eine sehr gute ständig wachsende Studienlage zu Anwendung und Wirksamkeit der Hyperthermie.

Prinzipiell unterschiedet man **mehrere Formen der Hyperthermie**:

1. Bei der **Ganzkörperhyperthermie** wird die Körperkerntemperatur im gesamten Körper erhöht. Meist erzielt man das durch Infrarotlampen oder ein erhitztes Wasserbad. Hier kann die Köpertemperatur mild (auf 38 °C) bis extrem (auf 42 °C) erhöht werden. Dabei werden das Herz-Kreislauf-System und die Atmung sehr genau überwacht. Bei der 42-°C-Hyperthermie wird die Patientin in Narkose versetzt.
2. Bei der **Perfusionshyperthermie** wird gezielt nur ein Organ oder eine Körperregion, zum Beispiel die Leber, ein Bein oder der Bauchraum, über einen äußeren Kreislauf auf etwa 42 °C erhitzt.
3. Bei der **lokalen Hyperthermie** wird ausschließlich eine lokale Region des Körpers überhitzt. Das kann invasiv mit feinen heißen Nadeln von außen zum Beispiel in eine Lebermetastase hinein passieren oder rein von außen: Dabei wird gerne die Kombination von Strom und Hitze gewählt, um gezielt ein Areal wie in einer Art Mikrowellenherd zu überwärmen.

Die Effekte, die im Bereich eines Tumors ausgelöst werden, sind vielfältig. Zum einen ist ein Tumor mit seinem selbstgebauten Gefäßsystem, mit dem er das Körpergefäßsystem anzapft, nicht gut gegen Überhitzung geschützt. Unser Körper kann bei Hitze gut gegensteuern und die Hitze aus den Geweben abtransportieren. Das gelingt dem Tumor nicht, die Hitze staut sich in ihm und richtet Schaden an. Unter anderem werden Sauerstoffradikale freigesetzt, offensichtlich aus dem Krebs selbst, welche zu einer **Selbstzerstörung des Tumors** führen.

Einen weiteren Effekt macht man sich in der **Kombination mit Medikamenten, Chemotherapie** und **Bestrahlung** zunutze: Durch die lokale Hyperthermie ist das Gebiet des Tumors deutlich besser durchblutet, sodass gezielt viel mehr Medikament oder Chemotherapie in den Tumor hineingelangt beziehungsweise die Bestrahlung stärker wirken kann.

Den Haupteffekt der **Ganzkörperhyperthermie** kennen Sie schon von der Fieberwirkung: Das gesamte Immunsystem läuft auf Hochtouren und greift den Krebs dadurch viel effektiver an, der oft durch die hohe Temperatur bereits geschwächt oder durch die eigene Freisetzung von Radikalen verwundet ist. Der Nachteil der Ganzkörperhyperthermie liegt in der Anstrengung der Behandlung, welche nur bei gutem körperlichen Zustand zugemutet werden kann.

Große Hoffnung ruht derzeit auf der **Kombination von Hyperthermie mit Immuntherapie**. Durch die Hyperthermie könnte das Immunsystem deutlich angekurbelt und der Tumor geschwächt werden und durch die Immuntherapie könnte das Immunsystem deutlich gezielter gegen den Tumor vorgehen. Berichte über Erfolge gibt es bereits bei Melanomen, Blasen-, Kopf- und Halskrebs. Der große Vorteil dieser Kombination: **Das Immunsystem wird nicht mehr durch Chemotherapie und Strahlentherapie geschwächt und die Verträglichkeit der Therapie wäre deutlich besser.** Die Hauptwirkung der Krebstherapie wäre dann, den Körper dabei zu unterstützen, den Krebs mithilfe des eigenen Immunsystems selbst zu zerstören.

In Kombination mit einer vorhergehenden Operation, um den Tumor möglichst ganz zu entfernen, würden diese drei Säulen (Immuntherapie, Hyperthermie, Operation) die Zukunft einer neuen Generation der Krebstherapie einläuten, die ihren Schrecken verloren hat ...

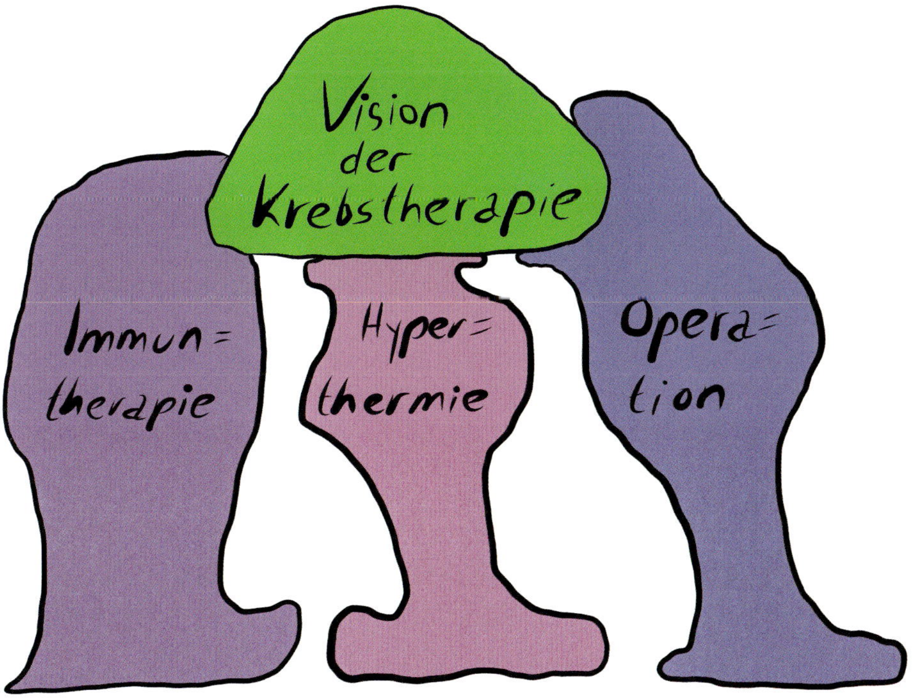

Kälte und das Immunsystem

400 vor Christus erwähnte **Hippokrates** erstmalig die Anwendung von Kälte als Therapie in seinen Schriften. Seither taucht diese als **Kryotherapie** bezeichnete Therapieform in der Medizin immer wieder auf. Der aus Bayern stammende katholische Priester **Sebastian Kneipp** (1821 bis 1897) machte die Kaltwasseranwendung als Therapie bekannt. Er litt unter einer Lungenkrankheit, vermutlich Tuberkulose. Nachdem er zufällig ein Buch von Johann Siegemund Hahn in die Hände bekommen hatte, „Unterricht von Krafft und Wirkung des frischen Wassers in die Leiber der Menschen", badete er wöchentlich zwei- bis dreimal in der eiskalten Donau, nahm kalte Bäder, übergoss sich mit Kaltwasser und wurde so nach eigenen Angaben gesund. Die heute bekannten **Kneipp-Anwendungen** inkludieren das Wassertreten (Gehen in kaltem Wasser) und Übergießen mit kaltem Wasser, welche in Kuranstalten in ganz Europa zur Anwendung kommen.

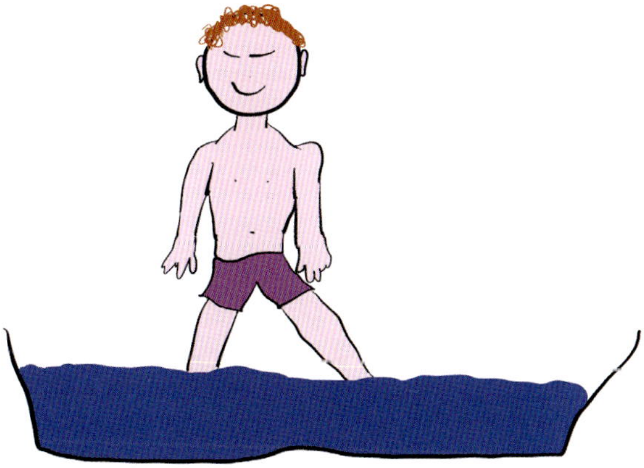

Die Ganzkörper-Kältekammer, die **Kryokammer**, wurde in den 1970er Jahren von dem Japaner **T. Yamauchi** entwickelt und zunächst bei der rheumatischen Arthritis angewandt. Diese kann man sich als einen großen Kühlschrank vorstellen, in den man eintreten kann. Bei dieser sogenannten **Ganzkörperkältetherapie** hält man sich für wenige Sekunden bis ein paar Minuten in einer Kälte von minus 80 bis 110 °C auf. Bei einer annähernden Luftfeuchtigkeit von null Prozent ist die **gefühlte Temperatur** nicht so kalt wie zum Beispiel das Eintauchen in ein Kaltwasserbecken nach dem Saunagang. Nach dem Verlassen der Kabine ist die Haut meist leicht gerötet und kribbelt.

Kälte wirkt gegen die Entzündungsreaktion (Überwärmung, Rötung, Schwellung und Schmerz).

In Studien wurde belegt, dass zum Beispiel der Spiegel der Entzündungsmediatoren **Interleukin-1** und **Tumornekrosefaktor TNF** unter Kälteeinwirkung sinkt. In einer Studie konnte der deutliche Abfall von **Cortisol**, einem der Stresshormone im Körper, bereits bei drei Kälteanwendungen pro Woche (entweder Winterschwimmen im eiskalten See oder Ganzkörperkältekammer) nach vier Wochen nachgewiesen werden. Gleichzeitig stieg das Noradrenalin, ein Stresshormon, das vermutlich für die schmerzstillende Wirkung dieser Anwendung verantwortlich ist.

In Studien wurde weiters die erfolgreiche Anwendung der Ganzkörperkältetherapie bei rheumatischen Beschwerden, chronischen Schmerzen, im Leistungssport (über die belegte Wirkung der gesteigerten Testosteronausschüttung), bei psychischen Erkrankungen (wie Depression, Panikstörung und Schlaflosigkeit) belegt.

Entscheidend sowohl in der Hitze- als auch Kältetherapie ist das Training der **Anpassungsreaktion des Körpers** auf geänderte Temperaturverhältnisse. Der Quotient warm/kalt wird beim Saunagang durch das kalte Wasser danach deutlich vergrößert, vergleichbar groß wie der Quotient kalt/warm bei der Kältetherapie zur normalen Raumtemperatur. Dieser Trainingseffekt verschwindet wieder, wenn man mit den Anwendungen aufhört. Daher ist für die Daueranwendung entscheidend, wie gut Sie die Hitze- oder Kälteanwendungen in Ihren Alltag integrieren können und wie sehr Ihnen die Behandlungen Freude bereiten. Wenn Sie einen eiskalten Bach vor der Haustüre haben, wird eine tägliche Kneipp-Anwendung leicht umsetzbar sein, wenn die Sauna im Haus ist, kann das regelmäßige Saunieren, zum Beispiel nach dem Sport, leicht Teil Ihres Lebens werden.

Altern und das Immunsystem

Immer schon sucht die Menschheit die Quelle ewiger Jugend. Anscheinend haben wir schon einiges verstanden, um älter oder besser alt zu werden. Um 1900 lag die Lebenserwartung noch bei 60 Jahren. Heute liegt sie, je nach Geschlecht und Land, bei etwa **80 Jahren**. Als wesentliche Gründe dafür können wir die verbesserten hygienischen Bedingungen, verbesserte Wohn- und Arbeitsverhältnisse, bessere Behandlungsmöglichkeiten von Wunden und Infektionskrankheiten, die geringere Kindersterblichkeit und eine ausreichend gute Ernährung nennen. Die Konsequenz daraus ist, dass wir älter werden und auch mehr **Erkrankungen des höheren Alters** bekommen. Auffallend ist die Zunahme von chronischen Beschwerden und Erkrankungen, welche sich parallel mit unserem Wohlstand entwickeln. Die westliche Medizin kann zumeist verhindern, dass man an diesen Erkrankungen stirbt, schafft aber dadurch die Zunahme dieses schwebenden Zustandes „nicht gesund und auch nicht krank", welcher Auswirkung auf die Lebensqualität und das Wohlbefinden hat.

Wenn wir altern, verändert sich viel im Körper:

- Im Alter wird die Produktion von **Stammzellen im Knochenmark** geringer. Damit werden weniger rote Blutkörperchen **(Erythrozyten)** für den Sauerstofftransport im Blut, und weniger weiße Blutkörperchen **(Leukozyten)** für die Immunabwehr hergestellt. Die **Anämie** (Blutarmut) nimmt im Alter zu, ebenso die **Infektanfälligkeit**. Die **Reparaturkapazität** des Immunsystems wird geringer, sodass Wunden schlechter verheilen. Die **Müllabfuhrfunktion** des Immunsystems, alles Kaputte und Entartete (abgestorbene Zellen, Krebszellen) wegzuräumen, wird ebenfalls schwächer.

- Im Alter wird weniger Wachstumshormon (über die Achse des Hypophysenvorderlappens) gebildet. Das führt in der Leber zu einer verminderten Freisetzung von **Insulin-like growth factor 1 (IGF-1, Insulinähnlicher Wachstumsfaktor 1)**. Dieser Wachstumsfaktor ist ein Leben lang dafür zuständig, die Muskulatur und die Knochen des Körpers kräftig zu halten. Im Alter kommt es daher zu einer Abnahme der Muskel- und Knochenmasse (Knochendichte). Gleichzeitig nimmt das Fettgewebe im Körper zu, da IGF-1 Fettgewebe abbaut.

- Ab der **Menopause** bleibt bei der Frau die Monatsblutung aus. Die Eierstöcke produzieren fortan deutlich **weniger Östrogene**. Durch den geringen Östrogenspiegel kommt es zu einem langsamen Abbau der Knochendichte mit der Gefahr der Entstehung von Osteoporose und zu vermehrten Ablagerungen in den herzversorgenden Gefäßen (**Koronarsklerose**). Durch den geringeren Östrogenspiegel ist der Körper (und damit die Psyche) generell weniger belastbar. Die **Hormonersatztherapie** mit Östrogen wäre die Lösung des Problems, würde die Gabe von Östrogen in der Menopause nicht deutlich das **Brustkrebsrisiko** erhöhen. Beim Mann kommt es hingegen zu einem weniger dramatischen Abfall des Testosteronspiegels mit oft erhaltener Zeugungsfähigkeit bis ins hohe Alter. Fällt der Spiegel schließlich ab, kommt es zu einem Muskelabbau, zu einer Blutarmut (Anämie) und zu Stimmungsschwankungen.

- Im **Herz-Kreislauf-System** gibt es auch einige Veränderungen: Die maximal mögliche Herzfrequenz sinkt im Alter, das Auswurfvolumen wird langsam weniger, sodass die Leistungsfähigkeit des Herzens im Alter eingeschränkt ist. Bei zunehmendem Alter nehmen die Gefäßverkalkungen **(Arteriosklerose, Atherosklerose)** zu, wodurch die entsprechenden Gewebe und Organe schlechter mit Blut versorgt werden und die Wahrscheinlichkeit für einen Herzinfarkt oder einen Schlaganfall steigt. Die **Elastizität der Gefäße** nimmt im Alter ab. Der Effekt ist ein **Blutdruckanstieg** proportional mit dem Alter, was wiederum das Herzinfarkt- und Schlaganfallrisiko erhöht.

- Im Alter nehmen die **AGE**s zu, die *Advanced glycosylation endproducts*, welche Sie schon im Zusammenhang mit Diabetes mellitus und dem HbA1c kennengelernt haben. Das Immunsystem muss ständig „verzuckerte Moleküle“ im Körper wegräumen. Im Alter schafft es das Immunsystem nicht mehr so gut, die verzuckerten Moleküle bilden Querverbindungen, „organisieren“ sich zu verzuckerten Ketten und hinterlassen starres, nicht reaktionsfähiges Gewebe.

Nun sind wir auch schon mittendrin in den **Ursachen für das Altern**. Die **AGE**s gelten heute als repräsentativ dafür, wie schnell wir altern. Das mobile AGE, das **verzuckerte Hämoglobin HbA1c**, kann leicht im Blut bestimmt werden und gilt als Richtwert für die allgemeine Verzuckerung und damit Alterung des Körpers. Ideal ist ein HbA1c unter 5 % des Gesamthämoglobins. Hier ist die Reparaturkapazität des Immunsystems optimal. Steigt der HbA1c, so steigt die Gewebsverzuckerung exponentiell an, das Immunsystem kommt in der Folge nicht mehr nach mit seiner Reparaturleistung.

Im Alter nehmen **freie Radikale** zu. Diese entstehen im normalen Zellstoffwechsel (in der Atmungskette der Mitochondrien) und werden normalerweise durch Redox-Systeme („Elektronentransfer-Systeme“) auf Sauerstoff übertragen und „unschädlich“ gemacht. Im Alter werden die Redox-Systeme fehleranfälliger, die freien Elektronen der Radikale werden unvollständig übertragen und es entstehen **Sauerstoffradikale** (wie das Superoxidanion O_2^-). Neben der Entstehung freier Radikale aus der Atmungskette können diese auch durch **Tabakrauch, UV-** und **Röntgenstrahlung** entstehen.

Freie Radikale sind sehr reaktionsfreudig. Sie reagieren mit **Eiweißen** (Proteinen), **Nukleinsäuren** (Teil unseres genetischen Materials, der DNA) und **Fetten** (Lipiden). Reagieren sie mit Eiweißen, ändert sich die Struktur von Geweben und die Funktion von Hormonen und Botenstoffen, was zu einem (hoffentlich sehr lokalen) Chaos führt. Die Reaktion mit Nukleinsäuren führt zu **Mutationen** im Genmaterial und dadurch zu weitreichenden Veränderungen einer Zelle bis hin zur Krebszelle. Die Reaktion mit Fetten, die vor allem die Zellmembranen bilden, führt zur Veränderung der Elastizität der Zelle und damit zu einem Funktionsverlust.

Der Effekt ist **Chaos pur** für unser Immunsystem. Dieses im Alter durch die geringe Produktion von Immunzellen sowieso schon geschwächte System muss jetzt noch mehr Schäden reparieren und noch mehr Müll entsorgen. Hilfe bekommt das Immunsystem von sogenannten **Radikalfängern** wie Vitamin C, Vitamin E und Betacarotin, womit wir wieder bei den Vitaminen angelangt sind.

Auf die **Theorie der reduzierten Kalorienzufuhr** ist man durch Untersuchungen bei Tieren seit den 1930er Jahren draufgekommen. So konnte man zeigen, dass Ratten bei reduzierter Kalorienzufuhr nicht nur eine höhere Lebenserwartung hatten, sondern auch älter werden konnten (vermehrte Lebensspanne). Außerdem traten Erkrankungen der Tiere erst verspätet auf. Diese Theorie dürfte eng mit den anderen Erkenntnissen wie den vermehrt auftretenden AGEs, gehäuften freien Radikalen, der Abnahme des IGF-1 und dem nachlassenden Immunsystem aufgrund der geringeren Stammzellendichte im Knochenmark zusammenhängen. *Weniger Kalorienzufuhr bedeutet weniger Zucker für die AGEs und weniger Stoffwechselaktivität mit weniger Stoffwechselendprodukten und damit weniger freie Radikale und damit weniger Sauerstoffradikale.*

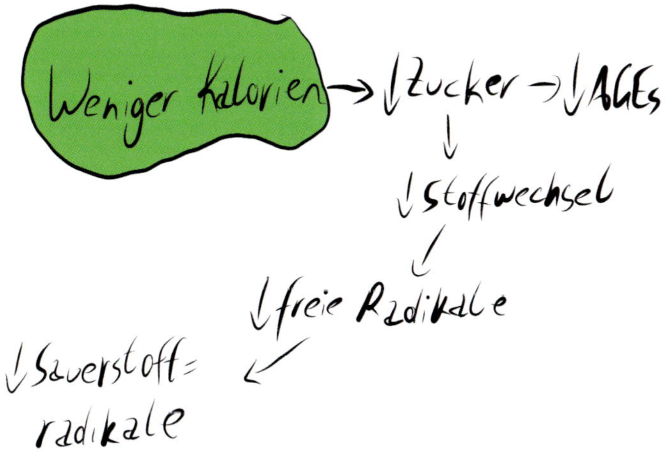

Als Beispiel: **Wenn man im Alter mehr frisches Obst isst, damit man mehr Vitamin C zu sich nimmt, ist das lange nicht so gesund wie wenn man einfach deutlich weniger isst.** Das Mehr an Vitamin C braucht man, wenn der Körper mehr freie Radikale produziert. Wenn man viel weniger isst, entstehen viel weniger freie Radikale und das „Abpuffern“ dieser Radikale mit Vitamin C wird überflüssig ...

Aus meiner Praxis: Viele Frauen beschreiben auch im Wechsel, also am Übergang zur Menopause, dass sie deutlich zunehmen, obwohl sie gar nicht mehr essen. Durch die Abnahme des Östrogenspiegels wird der gesamte Stoffwechsel weniger aktiv, sodass auch weniger Kalorien verbrannt und daher auch weniger Kalorien benötigt werden. Wenn Frauen, die unter starken Wechselbeschwerden leiden, abends das Essen weglassen, auch untertags nicht zu viel essen und dann auch noch den Stress reduzieren, weil sie ab sofort auch weniger Stress vertragen, werden die Wechselbeschwerden meist deutlich besser.

In Bezug auf unsere **Gene** geht man davon aus, dass im Laufe eines individuellen Lebens einige DNA-Schäden, also Schäden unseres genetischen Materials, zusammenkommen. Ein kräftiges Reparatursystem ist bei jedem Schaden sofort vor Ort und kann ihn reparieren. Ein älteres, trägeres Reparatursystem wird langsamer und fehleranfälliger, sodass vermehrt falsche Eiweißkörper gebildet werden, welche dann im Körper falsche Signale senden. Es liegt an der Kapazität des Reparatursystems, wie lange das im Körper gut gehen kann.

Spannend ist die Entdeckung, dass das an sich harmlose **Zytomegalievirus (CMV)** aus der Gruppe der Herpesviren verantwortlich dafür sein soll, dass im Alter das Immunsystem mit dessen Abwehr sehr beschäftigt ist und deshalb andere Infekte vernachlässigt. Die Ursache liegt darin, dass es viele T-Zellen vor allem in den Lymphknoten braucht, um das Zytomegalievirus in Schach zu halten. Die T-Zellen bilden dabei das Bindeglied zwischen der unspezifischen und der spezifischen Abwehr. Im Alter nimmt die Zahl der T-Zellen ab. Wenn zu viele von ihnen fix rekrutiert sind, um CMV abzuwehren, haben andere Keime im Körper leichtes Spiel.

Dies erklärt die Zunahme von Infektionskrankheiten im Alter und könnte auch einen Beitrag zum generellen Altern des Körpers liefern. Hier könnte vielleicht die gerade in Erprobung befindliche **Impfung gegen Zytomegalie** Abhilfe schaffen. Die Zukunft wird weisen, ob diese Impfung auch einen positiven Einfluss auf den Alterungsprozess hat.

Fasten und das Immunsystem

In vielen Studien wird der positive Effekt des Fastens, der Nahrungskarenz, auf Körper und Seele beschrieben. Dabei stützen sich die Ergebnisse vor allem auf die Gewichtsreduktion, die durch das Fasten erzielt wird. Über die Gewichtsreduktion und die Entlastung des gesamten Verdauungsapparates können all die negativen Effekte des vermehrten Fettgewebes mit seinem Hormonsystem, die Veränderungen im Darmmikrobiom sowie die Verbesserung der Blutwerte mit Abnahme von Entzündungszeichen wieder gut gemacht werden. Gerade unser Immunsystem wird durch Fasten deutlich entlastet.

Doch Fasten ist viel mehr.

Erinnern Sie sich an die „Ernährung nach Biorhythmus". So wie man seine Ernährungsgewohnheiten an den Tagesbiorhythmus anpassen sollte, sollte man das auch über den Jahreskreis tun. In der Natur bedeutet „Herbst" meist „Einlagern", „für den Winter sammeln", „für den Winterschlaf Speck anlegen". Denken Sie an einen Igel, der sich mit den überreifen Früchten des Spätherbstes anisst, um dann im Winter seinen Winterschlaf halten zu können und im Frühjahr schlank zu erwachen.

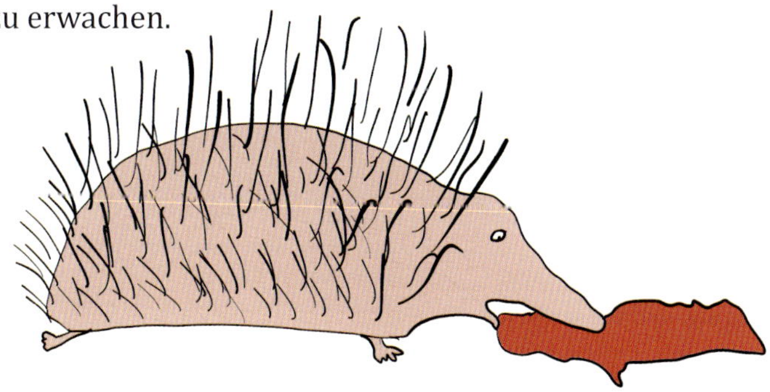

In der Natur bedeutet Winter „Rückzug", „Nahrungskarenz" (weil einfach weniger Nahrung vorhanden ist), verminderte Aktivität, sparsames Umgehen mit den Ressourcen. Da wir auch Teil dieser Natur sind, sollte das auch für uns gelten: So kann man den Winter nutzen, um kürzer zu treten, länger zu schlafen, weniger zu essen oder die allgemeinen Aktivitäten zu reduzieren.

Winter bedeutet Rückzug und Reduktion.

In China gibt es die Tradition, „Infekte auszuhungern". Wenn man verkühlt ist, soll man wenig essen. Dadurch entlastet man den Körper und er kann all seine Ressourcen für die Infektabwehr, für das Immunsystem, nutzen. Selbst gestillte Säuglinge bekommen in der Zeit des Infektes nur Reismilch statt der Brustmilch.

Verschiedene Diäten wie die **Breuß-Diät** (nach Rudolf Breuß) „hungern" Krebs aus. Viele Fallberichte beschreiben wundersame Heilungen verschiedener Krebserkrankungen.

Wissenschaftlich belegt ist bereits, dass **Fasten vor eine Chemotherapie** die Effektivität der Therapie deutlich steigert und die Nebenwirkungen deutlich reduziert.

Frühling bedeutet Fülle in der Natur.

Alles sprießt und gedeiht. Alles vermehrt sich. Genau in dieser Zeit setzen viele Religionen eine Fastenzeit an. Es ist die Zeit, um den noch überständigen Winterspeck wieder loszuwerden.

Im Sommer beginnt die Ernte und der Schutz vor der Hitze.

In unseren Regionen wird das erste Getreide reif, die ersten Früchte sind zu ernten. Im Süden hilft die **Siesta**, die Mittagsruhe, über den heißen Tag zu kommen.

Der Herbst ist die Zeit der Ernte und die Vorbereitung auf den Winter.

Die Früchte werden eingebracht und gelagert, damit man gut über den bevorstehenden Winter kommt.

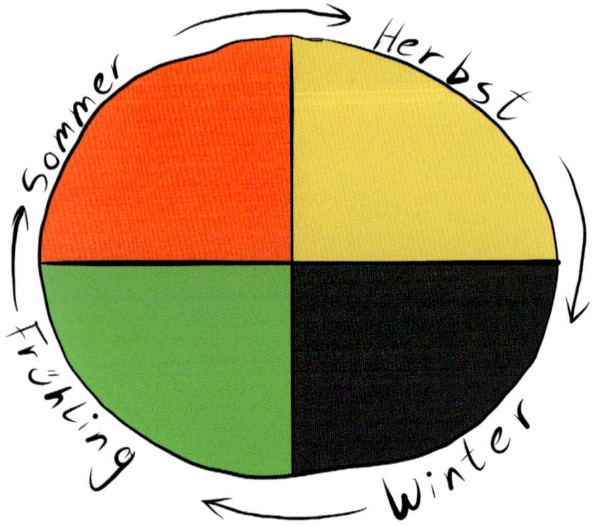

Die ganze Natur ist an die Jahreszeiten angepasst. Je nach Geographie sind die Ausprägungen der Jahreszeiten verschieden. Die Beobachtung der Natur lehrt uns den sorgsamen Umgang mit den Ressourcen, den eigenen und denen der Welt.

Fasten kann helfen, aus der Überfülle unserer westlichen Welt zurück zur Reduktion der Natur zu finden. Genauso wie wir die Nähe zum globalen Mikrobiom suchen sollten, um selbst mit den natürlichen Miroorganismen bevölkert zu werden, kann die Ausrichtung des eigenen Lebens auf die natürlichen Abläufe in der Natur helfen, unsere eigene Natur und unsere Gesundheit wiederzuentdecken.

Fasten ist eine Möglichkeit, körperlich und geistig leer zu werden und die eigene Natur wieder zu spüren.

Dabei hilft es, nicht einfach nur ein paar Wochen weniger zu essen, sondern sich auch geistig an eine Religion, eine Meditation oder Yoga anzulehnen.

Wenn Sie fasten, lassen Sie sich von einem Arzt, einer Ärztin begleiten.

Dies gilt vor allem, wenn Sie noch nie gefastet haben. Fasten sollte gelernt sein, um nicht über die eigene körperliche Grenze zu gehen und sich einen Schaden zuzufügen.

Sie können Fasten auch mit wöchentlichen Fasttagen in Ihren Alltag integrieren.

Die chinesische Variante ist der **Suppentag**: drei- bis fünfmal täglich eine klare heiße Suppe zu sich nehmen und auch sonst viel heiß trinken an diesem Tag sowie gut und sanft Bewegung machen, wie lange Spaziergänge, Nordic Walking, sanftes Wandern, entspanntes Radfahren, langsames Laufen. Klare Suppe bedeutet, dass Sie sich einen großen Topf Suppe mit allem, was Ihnen so schmeckt – Gemüse, Gewürze, vielleicht auch ein bisschen Hafer für die Kraft, eventuell auch Knochen und Fleisch – kochen und nach dem Kochvorgang durch ein Sieb abschöpfen, sodass Ihnen als Mahlzeit eben nur die klare Suppe bleibt. So ist der Magen vollkommen entlastet. Auch der gesamte Darm wird sich gut entspannen und leeren, zumal er seine Schlacken gleich in der Flüssigkeit auflösen kann.

Eine Alternative ist der **Getreidetag**. Dabei essen Sie drei- (bis fünf)mal täglich ein und dasselbe Getreide mit wenig Zusätzen, damit es auch schmeckt. Also machen Sie zum Beispiel einen Reistag: dreimal täglich Reis, zum Beispiel morgens mit ein wenig Apfelkompott, mittags mit ein wenig gedünstetem Gemüse, abends mit reiner Sojasauce („BioTamari"). Fünfmal täglich zu essen ist auch immer dann erlaubt, wenn man es vor Hunger gar nicht aushält oder wenn bereits leichter Diabetes vorliegt. Dann achten Sie aber darauf, ganz langsam zu essen und nur kleine Portionen zu sich zu nehmen.

Neben dem Reistag geht zum Beispiel auch ein Hafer- oder Hirsetag. Wichtig: An diesem einen Tag nur ein einziges Getreide. So schwemmt der Körper besser aus. Und die Nährstoffe, die er an diesem Fasttag nicht bekommt, holt er sich dann am nächsten Tag wieder zurück. Ideal ist ein Fasttag am Freitag vor dem Wochenende – so kann man sich am Wochenende leichter etwas gönnen – und/oder am Montag nach dem Wochenende – so baut man die mögliche Fülle des Wochenendessens gleich wieder ab.

Fasten ist die Chance, durch den Verzicht die eigenen Bedürfnisse wieder zu spüren.

Fasten hat nachweislich positive Effekte auf die Psyche. Oft ist das Fasten der Beginn, aus einer vorbestehenden Sucht wie Fresssucht, Kaufsucht oder Drogensucht auszusteigen. Durch das Fasten trainiert man seinen Geist, seinen Willen, die eigene Stärke. Fasten kann helfen, seine Ausrichtung im Leben wieder zu finden, eine Art „Reset" der Psyche zu drücken und aus der Leere heraus neu zu beginnen.

Wenn Sie erstmalig zum Beispiel für ein bis vier Wochen fasten möchten, nehmen Sie sich dafür Urlaub, fahren Sie an einen wunderschönen Ort, in ein Fastenhotel, zu einer Ayurveda-Kur. Längeres Fasten kann man nicht nebenbei machen, sondern braucht Zeit und viel Ruhe. Und wenn Sie merken, dass es Ihnen guttut, dass Sie so dem Alltag entfliehen können, dass Sie so Ihren Blutdruck, Ihr Gewicht, Ihre Blutwerte, Ihre Erschöpfung, Ihre häufigen Infekte in den Griff bekommen können, dann planen Sie ein- bis zweimal im Jahr fix eine Fastenkur ein, am besten in der Zeit der Ruhe, im Winter, oder in der Zeit der Fülle, im Frühling. So finden Sie zurück zu sich und Ihrer Natur, zurück in den Kreislauf der Jahreszeiten, zurück in die Gesundheit.

Fasten im weiteren Sinne bedeutet nicht nur, Essen wegzulassen, sondern alles, was zu viel ist. Dafür möchte ich Ihnen ein **Beispiel aus meiner Praxis** erzählen. Herr W. kam vor vielen Jahren wegen seines Asthmas, seiner chronischen Nebenhöhlenentzündung und seinen ständigen Infekten zu mir. Nach langen Gesprächen offenbarte sich seine tiefe Erschöpfung und sein ständiges Über-die-eigene-Grenze-Gehen. Sein Motor: die Begeisterung für Neues. Da er bereits seit Jahren nur noch mit peroraler Cortisongabe (also über den Mund) durch das Jahr kam, schlug ich ihm eine Lebensänderung vor: Er müsse jedes Jahr ein bis zwei Monate in den Bergen leben, ein reduziertes Leben in luftiger Höhe, dort, wo keine Allergene hinkommen und wo die Luft gut ist. Herr W. setzte das sofort um, reiste bereits die darauffolgende Woche in die österreichischen Alpen und blieb einen Monat dort. Natürlich hatte er seine Arbeit mit dabei. Trotzdem entfernte ihn diese Änderung von dem eingetretenen Pfad seines Lebens. Und tatsächlich besserte sich sein Zustand so dramatisch, dass er fortan kein Cortison mehr brauchte und seither auch jedes Jahr ein bis zwei Monate in den Bergen verbringt.

Fasten ist ein Weg, seinen eigenen Weg wiederzufinden. Es ist nicht der leichteste Weg, aber mit Begleitung wohl einer der gesündesten ...

Meditation und das Immunsystem

In Form der **Achtsamkeitsmeditation nach Jon Kabat-Zinn** liegt eine standardisierte Form der Meditation vor, deren Wirkung in verschiedenen Studien belegt ist. Jon Kabat-Zinn ist emeritierter Professor an der University of Massachusetts Medical School in Worcester in den USA. Er gründete 1979 die **Stress Reduction Clinic** und begann, die positiven Auswirkungen der Meditation auf Körper und Psyche zu erforschen. Er begann das Programm der **Mindfulness-Based Stress Reduction (MBSR)** zu vermitteln und mittels umfangreicher Forschung zu untersuchen. MBSR ist ein achtwöchiger Kurs, in dem teilweise aus **Hatha Yoga, Vipassana** und **Zen** stammende, aufeinander abgestimmte Aufmerksamkeitsübungen und die Achtsamkeitsmeditation miteinander verbunden sind.

Jon Kabat-Zinn verdanken wir es, dass **Meditation**, welche seit Jahrtausenden von Menschen aller Kulturen praktiziert wird, heute wissenschaftlich erforscht ist.

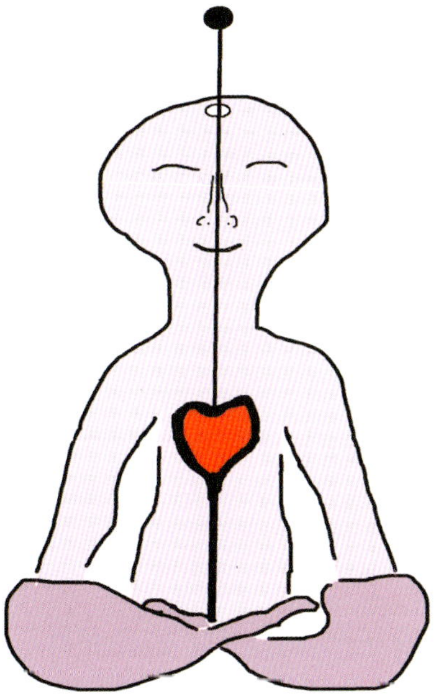

In Bezug auf das Immunsystem haben die Forschungen bei **regelmäßiger Meditation** Folgendes ergeben:

- Als Zeichen der Abnahme von Entzündungen sinken das **CRP**, der **TNF-α** (Tumornekrosefaktor-α) und **Il-6** (Interleukin-6).
- Als Zeichen der Aktivierung der spezifischen Immunität steigt die Anzahl der **T-Lymphozyten**, vor allem der **T-Helfer-Zellen**, welche eine entscheidende Rolle in der Infektabwehr und der Krebszellenbekämpfung spielen. Weiters konnte bei mehreren Studien der vermehrte Anstieg von **Antikörpern** bei grippalen Infekten verzeichnet werden.
- Als Zeichen des verlangsamten Alterns steigt die Aktivität der **Telomerase** an, eines Enzyms, das bei der Reparatur der Chromosomen in den Zellkernen sämtlicher Körperzellen beteiligt ist.

In weiteren Studien sind die Verbesserung des **Darmmikrobioms** beschrieben, der **effektive Stressabbau** und die Verbesserung **psychischer Erkrankungen**, alles Faktoren, die indirekt das Immunsystem stärken.

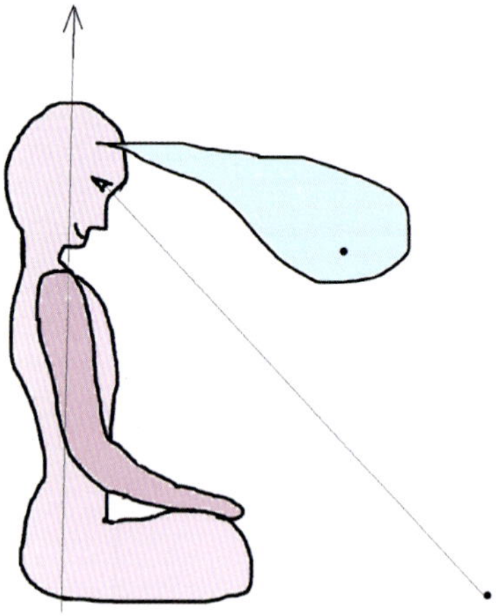

Die Techniken der Meditation sind je nach Tradition verschieden. Sie reichen von der modernen sachlichen Herangehensweise über die yogischen Traditionen, die buddhistischen Traditionen, über Gebete (wie auch das Rosenkranz-Beten in der katholischen Kirche) und Tänze (wie im Sufismus) bis hin zu „sich einfach in Stille hinsetzen und nichts tun“.

Falls Sie mit Meditation beginnen wollen, ist es sinnvoll, sich einer Meditationsgruppe anzuschließen oder sich Ratschläge von in der Meditation Erfahrenen zu holen. Auch ist es sinnvoll, sich nicht einfach die gesundheitlichen positiven Aspekte der Meditation als Ziel zu nehmen, sondern sich auch als Mensch und Person von der Meditation führen und inspirieren zu lassen. Die Meditation bietet die Chance, sich selbst nicht mehr nur als rein materiell wahrzunehmen, sondern die Welt darüber hinaus zu erleben. Der Meditation kann man nicht in der Theorie begegnen, die Meditation muss man praktizieren, da das Erleben im Vordergrund steht.

MBSR ist mittlerweile eine Standardtherapieform und wird so verschrieben wie eine Tablette. MBSR ist weltweit Teil der Krebstherapie, Teil der Rehabilitation nach schwerer psychischer und physischer Erkrankung und Teil der Gesundheitsprävention.

Auch wenn MBSR nur einen kleinen Aspekt der Fülle der Meditationsmöglichkeiten darstellt, kann sie ein wunderbarer Einstieg in die große Welt der seelischen Freiheit sein ...

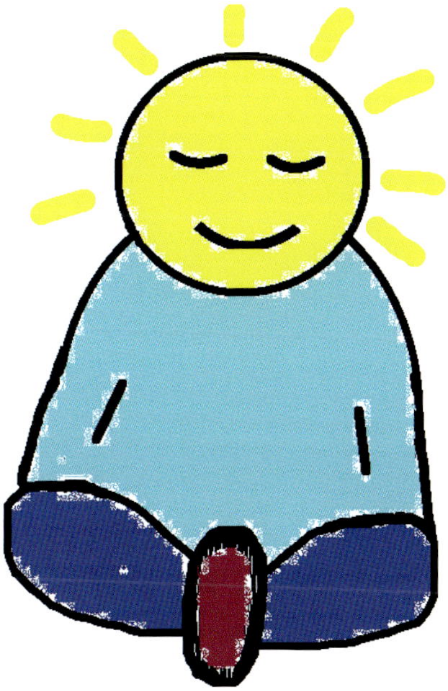

Akupunktur und das Immunsystem

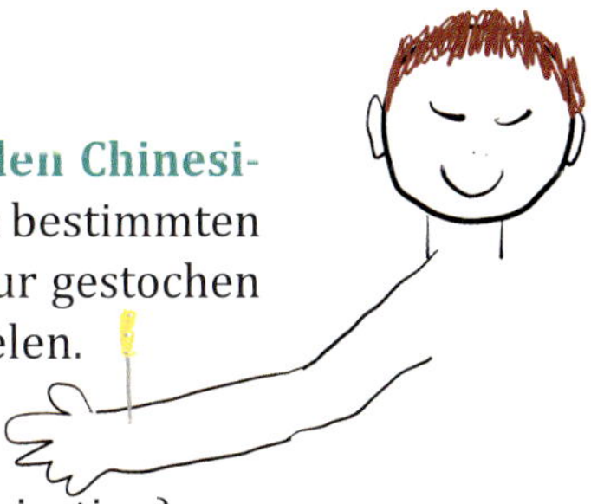

Akupunktur ist jene Therapie als Teilbereich der **Traditionellen Chinesischen Medizin (TCM)**, bei der Nadeln verwendet werden, die an bestimmten Punkten des Körpers in die Haut und teilweise in die Muskulatur gestochen werden, um einen körperlichen oder psychischen Effekt zu erzielen.

Die Akupunktur ist eine von der WHO (Weltgesundheitsorganisation) anerkannte Heilmethode. Ihre Wirkung wurde in zahlreichen Studien bestätigt. Am bekanntesten bei uns ist die **GERAC-Studie** („German Acupuncture Trial", 2002–2007), welche die Überlegenheit der Akupunktur gegenüber der konventionellen Therapie bei chronischen Knie- und Kreuzschmerzen belegt. Seither ist die Akupunktur eine Kassenleistung in Deutschland bei diesen Indikationen.

Doch Akupunktur kann viel mehr. In Studien zeigte sich, dass Akupunktur eine vermehrte **Endorphinausschüttung** im Gehirn verursacht, was Teil des schmerzstillenden und psychisch aufhellenden Effektes der Akupunktur ausmacht. Weiters konnte belegt werden, dass Akupunktur **gegen Stress und Angst** wirksam ist, beides Hemmfaktoren des Immunsystems, das **autonome Nervensystem** reguliert (den Sympathikus, den „Erreger", entspannt) und auch direkt das **Immunsystem** stärkt. Dabei setzt die Akupunktur an mehreren Stellen der Immunregulation an: die Leukozyten steigen an, Makrophagen und Natural Killer Cells werden mehr, T-Helfer-Lymphozyten werden vermehrt gebildet.

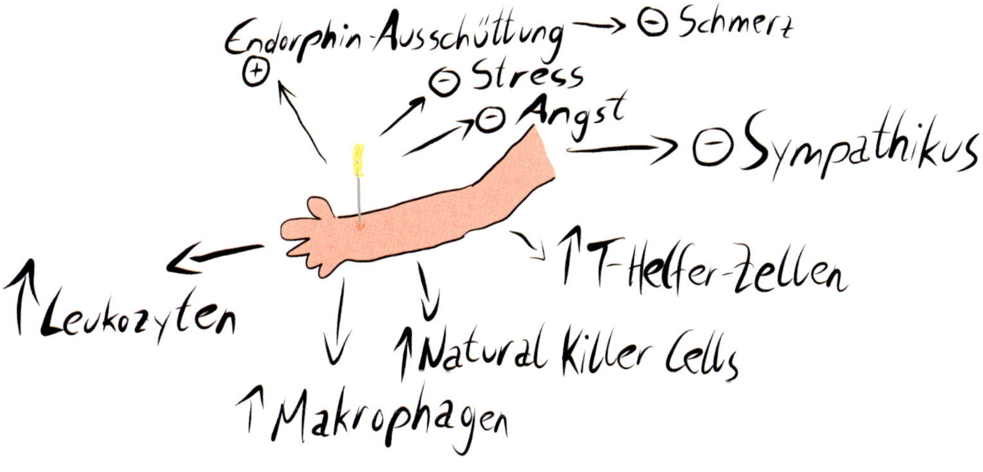

Stellen Sie sich die Akupunktur wie ein Training des Immunsystems vor. Mit jeder einzelnen Nadel macht man eine **ganz kleine Wunde**, die der Körper verheilen muss. Dabei nimmt die Nadel auch einzelne Hautkeime von der Oberfläche in die Tiefe mit, die zusätzlich abgetötet werden müssen. Ich provoziere also mit jedem Nadelstich eine **Mini-Wundheilung** und **Mini-Infektionsbekämpfung** und kurble dadurch die allgemeine Heilungstendenz des Immunsystems an. Lokal erkennt man die Zeichen der Entzündung **Rötung** (Rubor), **Schwellung** (Tumor), **Wärme** (Calor), **Schmerz** (Juckreiz, Dolor).

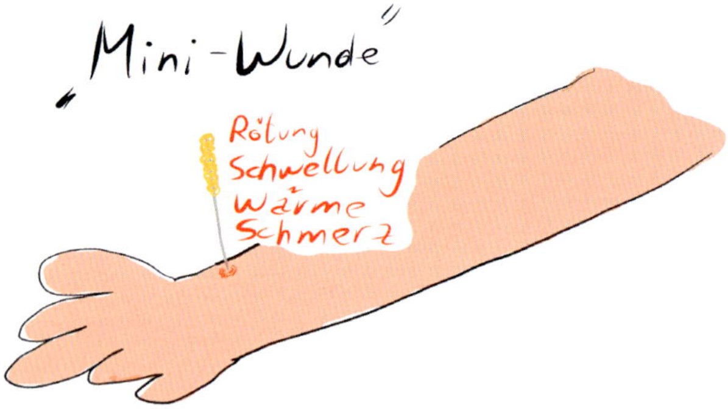

Man kann das auch mit dem **Baumschnitt** vergleichen. Schneide ich die Äste eines Obstbaumes genau an der richtigen Stelle ab, wird der Baum deutlich besser und kräftiger austreiben und mehr Frucht tragen.

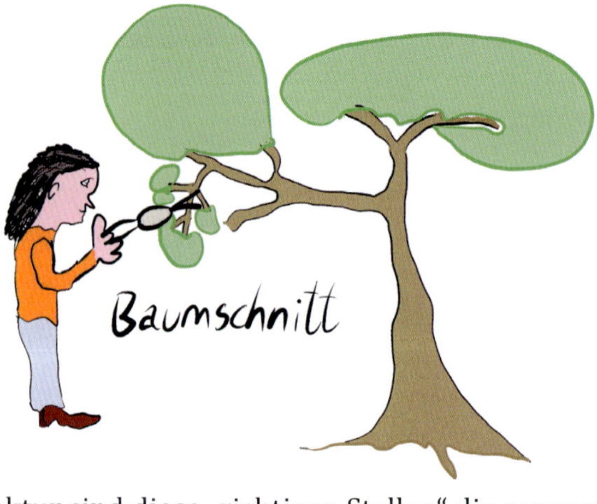

In der Akupunktur sind diese „richtigen Stellen" die sogenannten **Akupunkturpunkte**, welche sich auf gedachten Verbindungslinien, den sogenannten Meridianen, befinden. Unter dem Mikroskop erkennt man, dass genau in den Akupunkturpunkten Nerven und Gefäße zusammenkommen und in die Tiefe führen. Der **Stich in einen Akupunkturpunkt** verursacht also nicht nur eine kleine Wunde und einen kleinen Infekt, sondern löst einen Nerven- und Gefäßimpuls aus, der zum Gehirn und zu den inneren Organen weitergeleitet wird.

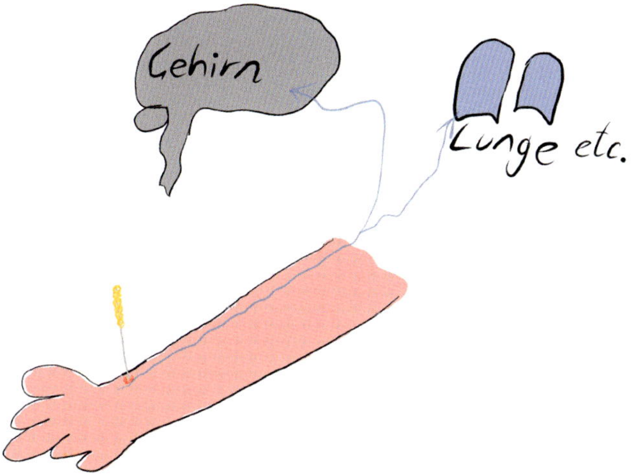

Das Wissen, welche Punkte was im Körper bewirken, ist über 3000 Jahre (und wahrscheinlich schon viel länger davor) rein empirisch gewachsen, was so viel heißt wie: ausprobieren und sehen, was passiert, und dann gut aufschreiben und weitergeben. So hat sich ein komplexes Wissen über insgesamt **72 Meridiane** und ihre Wirkungsweise auf den gesamten Körper entwickelt, was dann als deutlich vereinfachtes System (12 reguläre Meridiane plus Sondermeridiane) ab den 50er Jahren des 20. Jahrhunderts zu uns gelangt ist.

Entscheidend für die **Wirksamkeit** der Akupunktur dürfte laut Studien die Rötung an der Einstichstelle der Akupunkturnadel sein, welche etwa nach 15 bis 20 Minuten wieder verschwindet. So lange verbleiben die Nadeln in der Haut. Diese Reaktion kann dadurch verstärkt werden,

- dass man **dickere** Nadeln verwendet,
- dass die Oberfläche der Nadeln **rauer** ist (und so die Wunde ein bisschen mehr „aufreißt"),
- dass man **Strom** an die Nadel anlegt (die sogenannte **Elektroakupunktur**),
- dass man die Nadel **erwärmt**, was man traditionell mit brennendem **Moxakraut** (verwendet wird der **Beifuß**, *Artemisia*) macht, was aber auch mit Laser oder anderer Wärme wie einem Wärmestab möglich ist.

Aus meiner Praxis: Dieses „bewusst Wunden setzen, um eine Heilung zu provozieren" kennen wir in der Schulmedizin auch. Bei der **Infiltration** wird mit einer Injektionsnadel zum Schmerz, zum Beispiel bei Kreuzschmerzen zum Ischiasnerv, hin gestochen und dann noch ein lokales Betäubungsmittel (Procain, Lidocain) meist mit einem Cortison kombiniert hingespritzt. Aus meiner Erfahrung wirkt die Nadel alleine! Das Betäubungsmittel mit dem Cortison zusammen empfindet man subjektiv als sehr angenehm, weil der Schmerz danach sofort weg ist und das Cortison die Entzündung der

Schmerzregion unterdrückt. Mit der Nadel zum Schmerz gestochen und ein paar Minuten belassen, ohne ein Medikament zu injizieren, provoziert eine zusätzliche Entzündungsreaktion am Ort des Schmerzes (was man an der Zunahme der Schmerzen für zwei bis drei Tage erkennt), führt aber zu einer stärkeren Wundheilung und damit zum Verschwinden des Schmerzes.

Bei der **Neuraltherapie** wird ein lokales Betäubungsmittel (Lidocain, Procain) in die oberste Hautschicht gespritzt, sodass eine **Quaddel** entsteht. Erzeugt man solche Quaddeln im Gebiet von Schmerzen, löst das darunterliegende Muskelverspannungen und Schmerzen. Die Quaddeln kann man auch an Akupunkturpunkten setzen. Aus meiner Erfahrung ist der Effekt vergleichbar mit der Akupunktur selbst. Auch hier kommt es zu einer deutlichen lokalen Entzündungsreaktion mit Rötung und Schwellung.

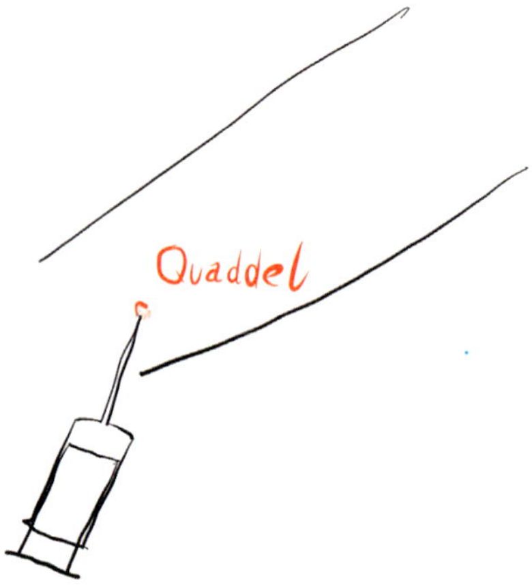

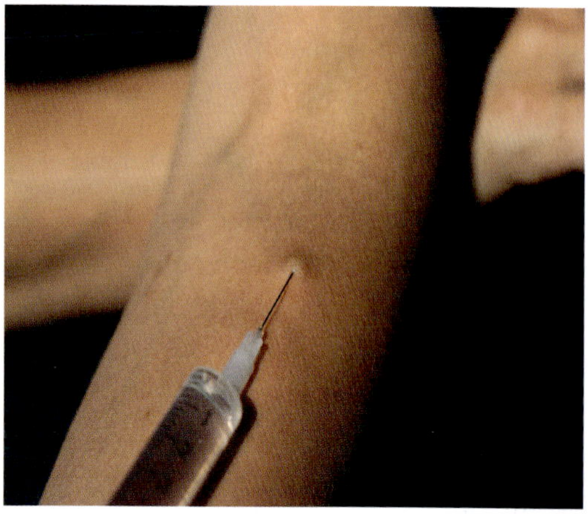

Aus mittlerweile mehreren Studien geht hervor, dass die Akupunktur ein wichtiges Verfahren ist, um das Immunsystem zu stärken. In der **TCM** wird sie jedoch vor allem in Kombination mit **Lebensführungsänderungen** (wie einer besseren Ernährung, mehr Bewegung, weniger Stress und einer positiven Lebenseinstellung) und **chinesischen Kräutern** angewandt.

Unser Immun-Akupunktur-Programm

Ich möchte Ihnen hier ein paar Akupunkturpunkte nennen, die Sie an Ihrem Körper selbst aktivieren können. Dafür brauchen Sie keine Nadel. Bei Kindern zeige ich gerne den Eltern jene für das Kind wichtigen Akupunkturpunkte, die sie dann ein oder besser mehrmals täglich massieren sollen. Sie können die Punkte (fest) **massieren**, die Haut gut **reiben** oder mit einem **Stäbchen** oder einer **Münze** (oder zum Beispiel einem Plektrum für die Gitarre) **kratzen**. Wenn Sie das etwa ein bis zwei Minuten pro Punkt machen, sollte die Stelle sichtbar rot sein.

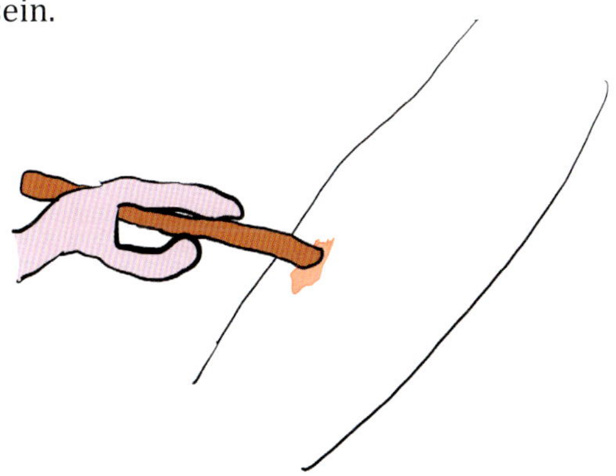

So imitieren Sie die Akupunkturwirkung mit Techniken der **Tuina**, der chinesischen Massage, und lösen eine vermehrte Durchblutung (Hyperämie, „Calor“ und „Rubor“, Wärme und Rötung), und oft auch eine leichte Schwellung („Tumor“) an der Stelle aus, alles Faktoren der **Entzündungsreaktion**.

Wenn Sie oder die Eltern bei ihren Kindern das mehrmals täglich durchführen, hat man auch durch die Frequenz der Anwendung einen stärkeren Effekt als ich es mit den Nadeln oder einem Akupunkturlaser einmal die Woche erzielen kann …

Die hier angeführten Punkte kann man, ein- oder beidseitig bearbeitet, als **Programm zur Aktivierung der körpereigenen Abwehr** nehmen. Eine Tradition in China behandelt bei Frauen nur die Punkte der rechten, bei **Männern** nur die Punkte der linken Körperhälfte. Bei **Frauen** sei die stärkere Seite die Qi-Seite des Körpers und diese ist rechts. Bei Männern sei die stärkere Seite die Blute-Seite des Körpers und diese ist links. Einseitig können Sie aber auch bei sich selbst gut behandeln, wenn Sie sich als Rechtshänderin links massieren und als Linkshänderin rechts …

Der große Vorteil, wenn Sie diese Punkte selbst bearbeiten, ist, dass Sie genau spüren können, wo der Punkt „empfindlich“, „druckschmerzhaft“ oder „intensiv wahrzunehmen“ ist. Genau dort sollen Sie dann drücken, reiben und massieren. Der heilsame Effekt dieser Behandlung entsteht schon alleine deshalb, weil Sie sich Ihrem eigenen Körper intensiv zuwenden, ganz egal, ob

Sie den Akupunkturpunkt hundertprozentig treffen oder nicht.

Ein Akupunktur-Arzt, eine Akupunktur-Ärztin, wird natürlich das Programm speziell an den Patienten oder die Patientin anpassen, vor allem nach der TCM-Puls-Zungen-Diagnose. Für Studien werden aber solche standardisierten Programme definiert, um eine Vergleichsmöglichkeit der Akupunkturwirkung bei verschiedenen Menschen zu haben. Ein Programm, um speziell das Immunsystem zu stärken, würde dann zum Beispiel so lauten:

Unser Immun-Aku-Programm lautet: Ma36, Mi6, Di4, Lu7, Ren17, Du20

Magen 36 (Ma36, Chinesisch Zusanli)

Dieser wohl berühmteste und auch wichtigste Punkt der chinesischen Akupunktur hat mehrere Spitznamen: „Drei Entfernungen am Fuß" und „3-Dörfer-Punkt" weisen auf seine Wirkung hin, dass man, wenn man ihn akupunktiert, noch drei Dörfer weiter gehen kann. Die Namen „Göttlicher Gleichmut" und „Die asiatische Ruhe" weisen auf seine Wirkung des allgemeinen Ausgleichs im Körper hin.

Sie finden ihn, wenn Sie Ihren Fuß zum Körper hin kippen. Dann entsteht ein Muskelbauch des Musculus tibialis anterior, etwa einen Querfinger neben der vorderen Tibiakante (dem Schienbein). Auf der höchsten Stelle des Muskelbauches befindet sich Ma36. Man sagt, dass er etwa so groß wie eine Münze ist, also fast nicht zu verfehlen ...

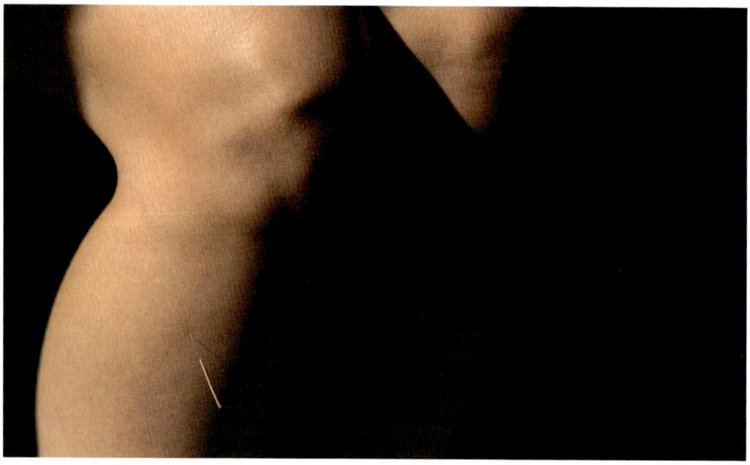

In der TCM sagt man, dass er das Leben verlängert. Also muss er bei jedem Akupunkturprogramm dabei sein! Wie der Name sagt, kümmert sich der Punkt um den Magen und damit um den Beginn der Verdauungstraktes und damit um die Bereitstellung des Qi (der Energie) des Körpers. **„Die Mitte**

stärken“ bedeutet in der TCM, den Verdauungsapparat stärken und damit die **Mutter der Lunge**, und die Lunge beherbergt chinesisch gedacht das Immunsystem.

Milz 6 (Mi6, Sanyinjiao, „Treffpunkt der drei Yin“)

Der Punkt Mi6 befindet sich an der Innenseite des Unterschenkels etwa vier Querfinger über der höchsten Stelle des Innenknöchels an der Hinterkante der Tibia, des Schienbeins. Dort, wo es am empfindlichsten ist, befindet sich der Punkt.

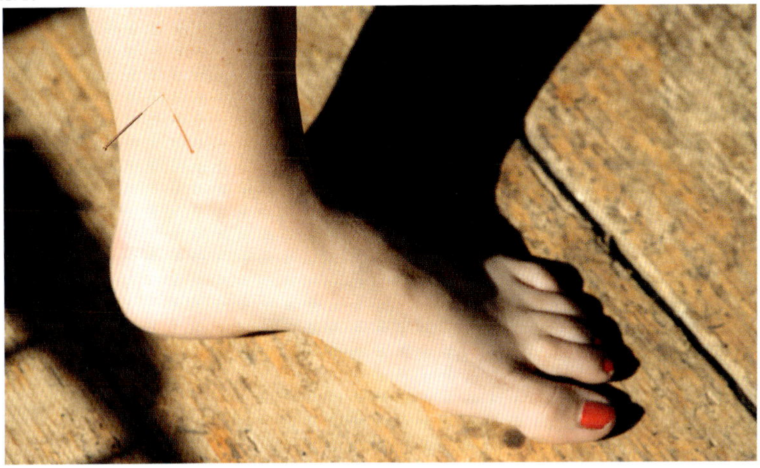

Mi6 hat auch den Beinamen „Herr des Blutes“. Der Punkt kümmert sich um Yin, die Substanz der Körpers, wie der Name schon sagt, und um das **Blut**, die „fließende“ Substanz des Körpers. In der Chinesischen Medizin geht es immer um Ausgleich. In unserem Programm verwenden wir den Hauptpunkt für Qi (Ma36) zusammen mit einem Hauptpunkt des Blutes (Mi6), um Qi und Blut zu stärken und gleichzeitig Yang (steht für die „warme Energie“) mit Yin (steht für die kühle Substanz) auszugleichen. „Milz“ steht in diesem Zusammenhang für den gesamten Verdauungsapparat. Die Kombination **Ma36 + Mi6** ist die Standardkombinationen für alle Probleme des Verdauungsapparates inklusive Lebensmittelunverträglichkeiten und -allergien.

Dickdarm 4 (Di4, Hegu, „Talverbindung“)

Di4 finden Sie dadurch, dass Sie den Daumen Richtung Zeigefinger pressen. Dabei entsteht ein Muskelwulst (des Musculus interosseus dorsalis). Auf der höchsten Stelle dieses Wulstes befindet sich Di4.

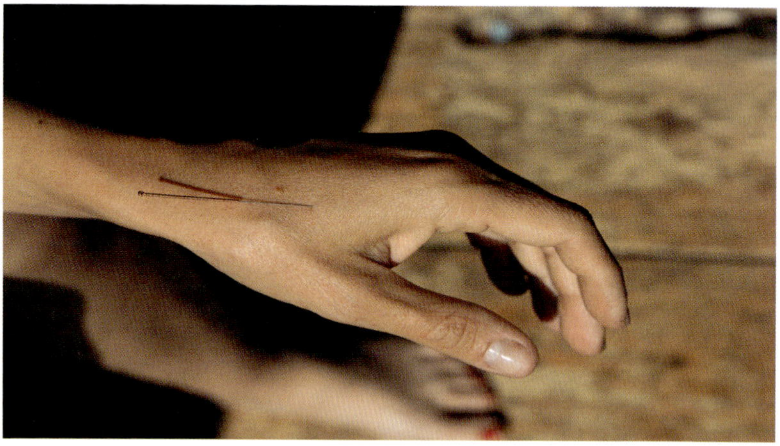

Er ist wohl nach Ma36 der zweitberühmteste Punkt der Akupunktur und muss für alles herhalten, was mit „Immunsystem“ und „Anspannung im Kopfbereich“ wie Kopfschmerzen zu tun hat. In der TCM gehört der Dickdarm zur Lunge, welche ja das Immunsystem stellt. Hier kann man hineininterpretieren, dass die alten Chinesen bereits um die Bedeutung des **Dickdarms** (mit seinem Darmmikrobiom und dem großflächigen lymphatischen Gewebe als Teil der Darmabwehr) **für das gesamte Immunsystem** wussten. Bei jedem Programm zur Fiebersenkung oder Immunstärkung ist auf jeden Fall Di4 dabei. Gerade diesen Punkt können Sie wunderbar massieren und dabei ruhig sanft in den Schmerz des Muskels hineingehen. Das löst allgemein sehr viel Spannung im Körper.

Lunge 7 (Lu7, Lieque, „Lückenspalte“)

Er findet sich an der Pulstaststelle des Radialispulses (der Arteria radialis). Stecken Sie die Finger wie am Bild gezeigt ineinander. So gelangt Ihr Zeigefinger zur Daumenseite des Unterarmes und ertastet den Griffelfortsatz der Speiche (Processus styloideus radii), einen Knochenvorsprung. Darüber findet sich eine Rinne und darin Lu7.

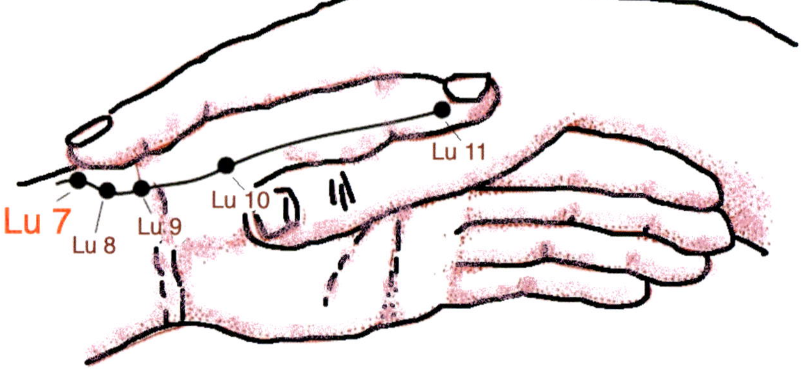

Auch in dieser kleinen Kombination von Di4 mit Lu7 gleichen wir Yin und Yang aus: Wir nehmen die äußeren „Yang"-Punkt Di4, und kombinieren ihn mit dem inneren „Yin"-Punkt Lu7, dabei gleichen wir das Hohlorgan Dickdarm mit seinem Vollorgan Lunge aus.

Lu7 kann Ihnen einen Konzertbesuch retten: Drücken Sie fest mit der Daumennagelkante der anderen Hand auf den Punkt und ein Hustenanfall und Hustenreiz wird sofort gestillt.

Die Kombination Di4 plus Lu7 stärkt laut TCM stark das Immunsystem.

Ren Mai 17 (Ren17, Shanzhong/Danzhong, „Mitte der Brust")

Der Meridian **Ren Mai** wird bei uns auch als **Konzeptionsgefäß** bezeichnet, da er mit der Fruchtbarkeit des Unterleibs von Mann und Frau und dem „Empfang der Frucht" in der Gebärmutter (Konzeption bedeutet „Empfängnis") von Bedeutung ist. Er heißt auch **See des Yin**, da er alles Yin, die ganze Substanz des Körpers, kontrolliert.

Ren17 befindet sich in der Mitte des Brustbeins auf Höhe der Brustwarzen beziehungsweise etwa eine Handbreit über dem Griffelfortsatz des Brustbeins.

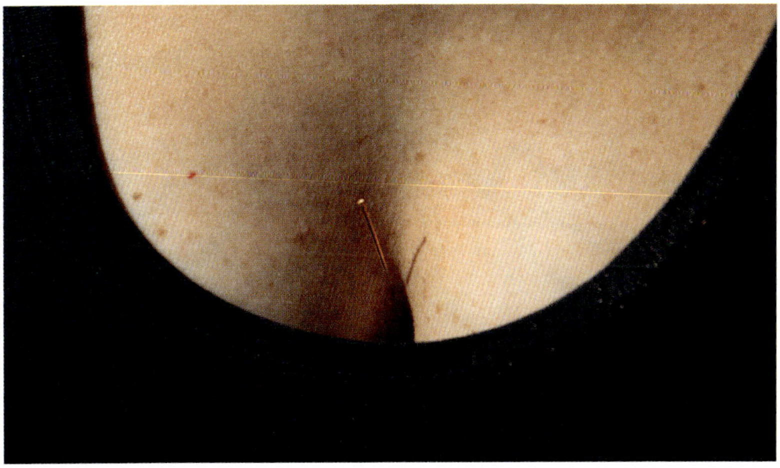

Ren17 wird auch **Meisterpunkt des Brustkorbes und der Atmung** genannt. Er löst jede Form der Spannung im Brustkorb. Sie werden ihn leicht finden: Dort, wo es so richtig weh tut, sitzt er! Diesem Punkt sollten Sie Ihre volle Aufmerksamkeit widmen und ihn gut massieren. Er sitzt über dem **Thymus**, dort, wo in unseren Kindheits- und Jugendjahren T-Lymphozyten („T" für Thymus) gebildet und trainiert werden. Das erklärt auch die Wirkung von

Ren17 auf das Immunsystem: Ren17 erinnert den Körper an seinen Thymus und aktiviert dadurch das Immunsystem. In der TCM sagt man, dass dort die **Ahnen** sitzen: Sie entscheiden darüber, was „fremd“ und „eigen“ ist, was in den Körper hineindarf und was nicht. In der Chinesischen Medizin hatte man bereits vor zwei- bis dreitausend Jahren eine klare Vorstellung von Funktion und Ausmaß unseres Immunsystems …

Du Mai 20 (Du20, Baihui, „Hundert Treffen“, „Zusammenkunft aller Leitbahnen“)

Der Meridian **Du Mai** wird auch als **Lenkergefäß** bezeichnet. Sein Beiname ist **See des Yang**, da sich hier alle Yang-Leitbahnen treffen und er alles Yang des Körpers, der warmen Energie, kontrolliert.

Du20 befindet sich am höchsten Punkt des Schädels, am Kreuzungspunkt der gedachten Verbindungslinie zwischen beiden Ohrenspitzen und der Schädeldachmittellinie.

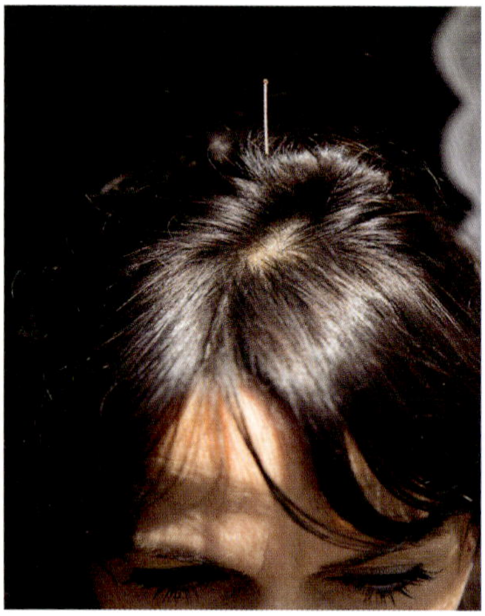

Diesen Punkt bearbeiten Sie bitte nur ganz sanft, der er ein wichtiger psychisch ausgleichender Punkt ist! Er ist verantwortlich für einen Großteil des Entspannungseffektes durch Akupunktur. Er baut **Stress** ab und **löst Spannungen** (TCM: „beseitigt inneren Wind“, „besänftigt aufsteigendes Leber-Yang“, „beruhigt den Shen“, den Geist des Herzens) und er bündelt die Wirkung der anderen (vor allem der Yang-)Akupunkturpunkte.

In der Gesamtheit ist dies ein einfaches, **ausgewogenes** (Yin und Yang, Blut und Qi, vorne und hinten, innen und außen) und damit **harmonisierendes Akupunkturprogramm**. **Harmonisierend** meint das Gleiche wie **immunmodulierend**: *Stärken, wo Stärke gebraucht wird, abschwächen, wo Schwäche benötigt wird.*

Mit diesem Programm können Sie sich oder Ihre Kinder (oder Ihren Partner, Ihre Partnerin) regelmäßig behandeln und dadurch selbst aktiv werden. **Selbst die Form der massierenden, reibenden oder kratzenden Akupressur-Anwendung setzt einen sanften Reiz für das Immunsystem und trainiert dieses.** Üben Sie bitte immer zunächst bei sich selbst. Dann bekommen Sie ein Gefühl für Stärke und Intensität der Anwendung.

Viel Freude damit!

Medikamente, Pflanzen und das Immunsystem

Immunsuppressiva

Es gibt mittlerweile einige Krankheitsbilder, welche den Einsatz von sogenannten **Immunsuppressiva** notwendig machen. Immunsuppressiva (Mehrzahl, aus dem Lateinischen, die Einzahl lautet *Immunsuppressivum*) sind Medikamente, welche gezielt das Immunsystem unterdrücken. Diese kommen vor allem bei **Organtransplantationen** vor, um zu verhindern, dass das als „fremd" erkannte transplantierte Organ vom eigenen Immunsystem zerstört wird, und bei **Autoimmunerkrankungen**, um den Schaden, den das Immunsystem bei der Zerstörung körpereigener Zellen und Strukturen anrichtet, möglichst klein zu halten.

Je nach **Ausmaß der Immunsuppression**, der Unterdrückung des Immunsystems, können die körpereigenen Abwehrkräfte nur geschwächt oder sogar völlig außer Kraft gesetzt sein. Einerseits kann die Immunsuppression die gewünschte Therapie sein, wie zum Beispiel bei der Autoimmunerkrankung, andererseits „Nebenwirkung" einer anderen Therapie, wie einer **Chemotherapie** in der Krebsbehandlung.

Es gibt jedoch auch die **Immunsuppression als Teil einer Erkrankung**, wie das zum Beispiel bei der **Leukämie** („Blutkrebs"), dem **Lymphom** („Tumore des Lymphsystems") oder bei **AIDS** auftritt. Bei der Leukämie produziert der Körper fehlerhafte weiße Blutkörperchen, im Falle von AIDS befällt das HI-Virus die T-Helferzellen und setzt sie außer Kraft, wodurch sowohl das unspezifische als auch das spezifische Immunsystem deutlich schlechter funktioniert. Auch nach großer körperlicher oder seelischer Anstrengung kann das Immunsystem regelrecht unterdrückt sein.

Bei der Organtransplantation muss man lebenslang das Immunsystem unterdrücken. Dabei wird ein Medikament zunächst höher dosiert verabreicht und dann eine **Erhaltungsdosis** angestrebt. Bei den Autoimmunerkrankungen versucht man, die Dosis des Immunsuppressivums möglichst gering zu halten. Da fast alle Autoimmunerkrankungen in Schüben verlaufen, dient das Medikament dazu, den Schub schnell und frühzeitig zu beenden. Zwischen den Schüben strebt man eine geringe Erhaltungsdosis an, um möglichst Schubfreiheit zu garantieren.

Im Schub einer Autoimmunerkrankung muss die Entzündung möglichst schnell beendet werden. Hier sind Immunsuppressiva notwendig

und wichtig.

Zum Beispiel bei der MS, der Multiplen Sklerose, kann der Schub oft sofort mit einer hohen Dosis Cortison beendet werden. Das ist notwendig, um zu verhindern, dass es durch die körpereigene Reparatur der Entzündungsreaktion zu einer **Narbenbildung** kommt, was in Gehirn und Rückenmark **Defektheilung mit Funktionsverlust** bedeutet.

Zwischen den Schüben sollten alle Möglichkeiten ausgeschöpft werden, um das Immunsystem stärker zu machen und damit die Erkrankung zu schwächen.

In diesem Buch finden Sie all diese Möglichkeiten. Wenn Sie und Ihr Arzt es im Team schaffen, durch Ernährung, Bewegung, Stressabbau, Vitamingaben, Wärme- und Kälte-Behandlungen etc. schubfrei zu werden, kann das Immunsuppressivum auf eine Minimaldosis reduziert oder sogar abgesetzt werden. Viele Kolleginnen und Kollegen sind immer wieder erstaunt, wie sehr man als Patientin oder Patient mit all den Maßnahmen tatsächlich die Erkrankung in den Griff bekommt …

Die wichtigsten Immunsuppressiva:

- **Calcineurinhemmer:** Calcineurin ist ein Enzym, das in vielen Zellen des Körpers und Immunsystems vorkommt. Calcineurin ist notwendig für die Synthese von **Interleukin-2**, auch bekannt als **T-Zell-Wachstumsfaktor** (englisch *T-cell growth factor*, TCGF). Interleukin-2 bindet sich an den IL-2-Rezeptor auf T-Lymphozyten, wenn diese durch ein Antigen aktiviert wurden, und dann wird eine Kaskade an Reaktionen der Immunantwort ausgelöst: B- und T-Lymphozyten werden vermehrt gebildet und aktiviert, andere Interleukine und der Tumornekrosefaktor werden freigesetzt, verschiedene Killerzellen werden aktiviert. Calcineurinhemmer verhindern die Bildung von Interleukin-2 und damit diese komplexe Aktivierung des Immunsystems. Die bekanntesten Medikamente dieser Gruppe sind **Ciclosporin** und **Tacrolimus**. Diese Medikamente kommen bei Organtransplantationen und bei schweren Verläufen von Psoriasis zur Anwendung. Äußerlich werden sie bei Neurodermitis als Ersatz von Cortison eingesetzt (Protopic®, Elidel®)
- **Zellproliferations-Inhibitoren (Zellteilungshemmer):** Nach Kontakt mit einem Antigen vermehren sich die Immunzellen. Diese Reaktion wird durch die Medikamente dieser Gruppe verhindert. Das bekannteste ist **Azathioprin**. Es wird bereits seit 50 Jahren in der Medizin eingesetzt. Weiters in dieser Gruppe: Mycophenolsäure (MPA), Mycophenolatmofetil (MMF), Everolimus und Sirolimus. Zellteilungshemmer wirken leider nicht selektiv auf das Immunsystem, sondern auf alle Zellen, die

sich schnell teilen wie T- und B-Lymphozyten, Knochenmarkszellen und Darmzellen. Die Nebenwirkungen sind recht häufig: jeder zehnte bis hundertste Patient bekommt einen gut- oder bösartigen Tumor, die weißen Blutkörperchen und die Blutplättchen fallen ab, ebenso die roten Blutkörperchen (Anämie). Weiters kann es zu Entzündungen der Bauchspeicheldrüse und der Leber kommen.

Azathioprin zeigt eindringlich, wie sehr die Krebsentstehung mit dem Immunsystem gekoppelt ist.

Je länger und höher dosiert es angewandt wird, desto wahrscheinlicher tritt ein bösartiger Tumor auf.

- **Antikörper (Biologicals):** Künstlich hergestellte Antikörper gegen Proteine von Immunzellen hemmen die Immunreaktion an verschiedenen Stellen. Beispiele sind Rituximab („ab" am Ende für englisch *anti**body***), Infliximab, Adalimumab. Diese sehr stark immunhemmenden Medikamente werden bei Krebs und schweren Autoimmunerkrankungen eingesetzt. **Rituximab** heftet sich auf das Protein CD20 auf der Oberfläche von B-Lymphozyten und signalisiert dadurch anderen Immunzellen, diese zu zerstören. **Infliximab** heftet sich auf den Tumornekrosefaktor (TNF), wodurch dieser abgebaut wird und so entzündungshemmend wirkt. Eine Infusion inaktiviert den TNF für Wochen. Zum Einsatz kommt es bei rheumatoider Arthritis, Psoriasis-Arthritis, Colitis ulcerosa und Morbus Crohn (den beiden autoimmunen Darmerkrankungen). **Adalimumab** ist ebenfalls ein TNF-Blocker.

- **Cortison, Steroide, Glukokortikoide:** In der Medizin verwenden wir den Begriff „Steroide" für „cortisonartige Substanzen" und den umgangssprachlichen Begriff „Cortison" als Überbegriff für eine Gruppe von Arzneistoffen, die in der Medizin als **Glukokortikoide** bezeichnet werden. Cortison, welches als Cortisol im Körper vorkommt und von der Nebennierenrinde hergestellt wird, ist ein potentes, relativ schnell (innerhalb von Minuten bis einer Stunde, je nach Darreichungsform) wirksames Mittel, das dazu dient, verschiedene Reaktionen der Immunantwort zu unterdrücken. Entdeckt wurde es um 1935 in der Nebennierenrinde von Menschen, 1937 konnte es erstmalig synthetisch hergestellt werden. Verabreicht man Cortison, so muss es erst in der Leber zu **Cortisol** umgebaut werden, um im Körper über die Glukokortikoid-Rezeptoren wirken zu können.

Das körpereigene Cortison **„Cortisol"** spielt eine entscheidende Rolle in unserem Immunsystem: **Cortisol unterdrückt Abwehrreaktionen, wirkt entzündungshemmend und erschwert die Wundheilung.** Damit kann der Körper selbst eine zu starke Immunreaktion bremsen und modulieren. Weiters steigt die Körpertemperatur an, der Energiestoffwechsel wird aktiviert und die Schmerzempfindung unterdrückt. Diese Effekte von Cortison haben Sie schon im Rahmen der **Stressreaktion** kennengelernt.

Cortisol ist ein Teil der Stressreaktion. Wenn Sie vor dem Löwen stehen, soll Ihr Körper keine Infekte abwehren und keine Wunden dauerhaft verheilen, sondern RENNEN ...!

Als Medikament zur Unterdrückung des Immunsystems macht man sich das bei Cortison zunutze.

- **Kurzfristig** und hochdosiert angewandt ist es eines der wichtigsten Medikamente in der **Notfallmedizin**, um akute lebensbedrohliche allergische Reaktionen und Entzündungsreaktionen zu stoppen.
- **Mittelfristig** und niedriger dosiert hemmt es Autoimmunreaktionen und Allergien, wobei hier die **lokale (topische) Anwendung** bevorzugt wird (wie das cortisonhaltige Zäpfchen bei entzündlichen Darmerkrankungen, der cortisonhaltige Spray bei Asthma bronchiale und COPD, die cortisonhaltige Hautsalbe bei entzündlichen Hauterkrankungen, die cortisonhaltigen Augentropfen bei entzündlichen Augenerkrankungen). Dadurch kann man Nebenwirkungen im ganzen Körper vermeiden.
- **Langfristig** und so niedrig wie möglich dosiert, wenn man eine chronisch entzündliche Erkrankung (wie eine Autoimmunerkrankung) oder eine chronische Allergie nicht anders in den Griff bekommt. Hier wird auch vor allem die lokale Anwendung bevorzugt.

Limitierend für die Cortison-Gabe sind seine **Nebenwirkungen bei längerer Anwendung:** Osteoporose (Knochenschwund), hoher Blutdruck, Ödeme (Wasseransammlungen im Gewebe) und Störungen des Wasserhaushaltes, Entzündungen und Geschwüre des Magens, Muskel- und Bindegewebsabbau, pergamentartige trockene Haut, vermehrte Infekte, Trübung der Augenlinse (grauer Star), Augeninnendrucksteigerung (grüner Star), die typische Fettverteilung im Körper mit Stammfettsucht und Vollmondgesicht (Cushing-Syndrom).

Wendet man die Immunsuppression als Therapie an, muss man einerseits das Immunsystem drosseln, damit es keinen Schaden anrichtet, andererseits darf es nicht zu schwach werden, um sich gegen Angreifer von innen und außen, Infektionen und Tumorzellen, nicht zur Wehr setzen zu können.

Jeder Mensch braucht ein funktionierendes Immunsystem.

Darum wird jeder Arzt und jede Ärztin bemüht sein, Immunsuppressiva nur da einzusetzen, wo sie unbedingt erforderlich sind oder andere Therapien im Moment nicht greifen. Bei jedem einzelnen Immunsuppressivum kommt dann noch das jeweils individuelle Nebenwirkungsspektrum dazu ...

Leider wirken Immunsuppressiva nie so selektiv, dass sie nur den Teil des

Immunsystems abstellen, der für die Erkrankung wichtig ist, sondern fahren den gesamten Apparat herunter. Im Vordergrund der Nebenwirkungen stehen daher vermehrte virale und bakterielle Infektionen sowie Pilzinfektionen.

Das Ziel der Medizin ist die Gesundheit und das Wohlergehen der Patientinnen und Patienten, und das mit so wenig Nebenwirkungen wie möglich. Manchmal müssen jedoch einige Nebenwirkungen in Kauf genommen werden, um das Leben eines Menschen zu schützen. In diesem Fall gilt der Kompromiss:

Wenn Sie ein Medikament nehmen müssen, das Ihr Immunsystem unterdrückt, kümmern Sie sich doppelt und dreifach um Ihr Immunsystem!

Die Hauptwirkung des Medikaments gegen die Erkrankung bleibt ja bestehen, doch all die Nebeneffekte können Sie minimieren durch Ihre Lebensführung, den gesunden Schlaf, das an den Biorhythmus angepasste Essen, die tägliche Bewegung, der tägliche Stressabbau, Erholungsphasen, Vitamin D, Selen, Sauna und noch viel mehr …

Chemotherapeutika

Damit bezeichnet man eine Substanzgruppe in der Medizin, welche möglichst genau Mikroorganismen und Krebszellen abtötet. Sie sollen also *chemisch* das tun, was unser Immunsystem normalerweise *selbst* erledigt. Die Unterteilung erfolgt in folgende Wirkstoffe:

- **Antibiotika** (Einzahl Antibiotikum): Diese töten Bakterien ab.
- **Zytostatika** (Einzahl Zytostatikum): Diese töten Krebszellen ab.

Umgangssprachlich wird der Begriff „Chemotherapeutika“ (Einzahl Chemotherapeutikum) gleichgesetzt mit **„Zytostatika“**, mit den möglichst selektiv gegen Krebszellen wirkenden Substanzen.

Der Einsatz von **Antibiotika** bringt zumeist das gesamte Körper-Mikrobiom durcheinander. Man versucht zwar, ein „böses“ Bakterium, welches eine bakterielle Infektion im Körper verursacht, möglichst selektiv zu erwischen, tötet dadurch aber viele andere Bakterien im Körper ab, was das Immunsystem, vor allem im Darm, deutlich schwächt.

Zytostatika sind giftige chemische Substanzen, welche im Rahmen der Chemotherapie in der Krebsbehandlung eingesetzt werden und die Krebszelle an der Vermehrung und Verbreitung hindern wollen. Dabei führen die meisten von ihnen zu einem DNA-Schaden, sodass sich die Zielzelle nicht mehr teilen kann.

Diese Hemmung der Zellteilung gelingt nicht selektiv bei Tumorzellen, sondern betrifft alle Zellen im Körper, die sich **schnell teilen.** Zu diesen zählen die **Darmzellen**, sodass es zu Übelkeit, Erbrechen und Verdauungsstörungen kommt, die **Haare**, sodass es zu Haarausfall kommt, und vor allem das **Knochenmark** und die **Immunzellen**. Und genau hier beißt sich die Katze in den Schwanz:

Zytostatika zielen darauf ab, Krebszellen zu töten, schwächen dadurch aber das eigene Immunsystem, welches man für den Kampf gegen die Krebszellen benötigt.

Die Zukunft liegt wohl in jenen Verfahren, in denen die zerstörerische Kraft der Chemotherapie ganz gezielt nur auf den Tumor wirkt (zum Beispiel wird das Zytostatikum über die zuführende Arterie des Tumors verabreicht und an der abführenden Vene wieder aufgefangen und aus dem Blut herausgefiltert) und auf den anderen Verfahren: Immuntherapie, Hyperthermie und der „Krebs-Impfung".

Virostatika

Diese sind Wirkstoffe, die gegen Viren wirksam sind. Viren haben keinen eigenen Stoffwechsel. Sie borgen sich diesen von einer Wirtszelle, um sich zu vermehren. Virostatika hemmen zum Beispiel das Andocken eines Virus an die Wirtszelle oder die Vermehrung innerhalb derselben. Auf diese Weise verkürzt sich die Erkrankungsdauer und -intensität einer Viruserkrankung. Virostatika wirken nur dann, wenn sich das Virus tatsächlich vermehren will. Schlummernde, inaktive Viren können durch Virostatika nicht angegriffen werden. So verbleiben manche Viren wie die Herpesviren in ihrem **Schlafzustand** meist ein Leben lang im Körper. Ein starkes Immunsystem verhindert dann, dass sie in den aktiven Zustand übergehen.

Es gibt zahlreiche **natürliche Mittel gegen Viren** bei den Pflanzen. Sie haben den großen Vorteil, dass sie meistens keine Nebenwirkungen verursachen. Viele von ihnen stärken auch das Immunsystem. Hier ein paar Beispiele:

Sonnenhut, Echinacea

Drei Arten stehen in Verwendung: Echinacea purpura, der Purpur-Sonnenhut, Echinacea pallida (blasser Sonnenhut) und Echinacea angustifolia (schmalblättriger Sonnenhut).

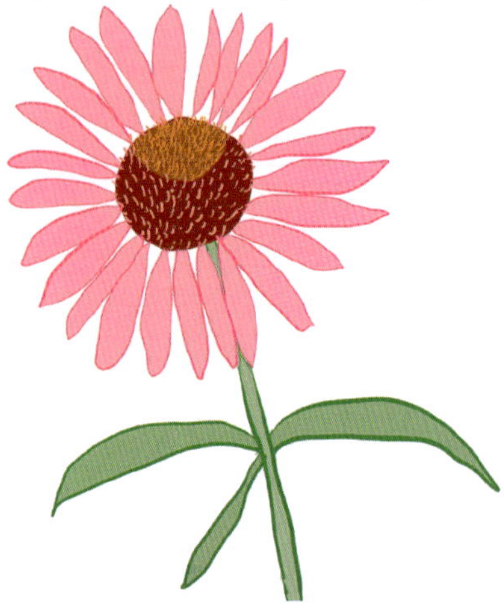

Der Sonnenhut gilt als der wichtigste Vertreter sogenannter **Immunmodulatoren**, welche die Immunantwort auf ein Virus „modulieren“, anpassen. Wie das genau funktioniert, ist noch Gegenstand der Forschung. Verschiedene chemische Inhaltsstoffe wie Kaffeesäure-Abkömmlinge, Alkamide, Polyacetylene und Flavonoide helfen offensichtlich dem Immunsystem, das Virus effektiver zu bekämpfen. In **Echinacea-Fertigpräparaten** finden sich die getrockneten Wurzeln und das getrocknete Kraut (der oberirdische Teil der Pflanze) aller drei Echinacea-Arten.

Schwarzer Holunder, Sambucus nigra

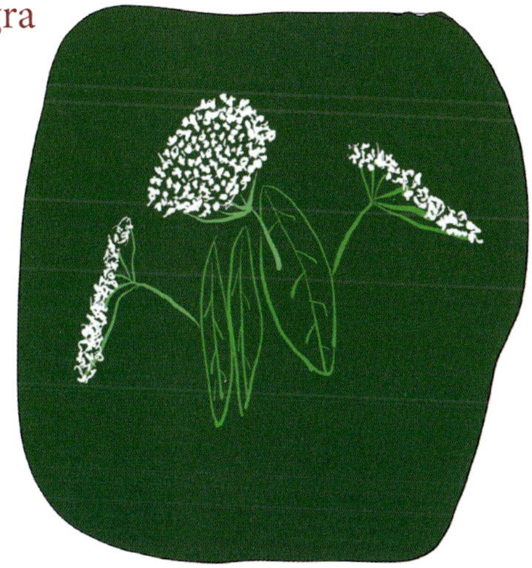

Er wird seit dem Mittelalter bei Infektionen der oberen Atemwege verwendet. Dabei werden die Blüten zur Linderung von Symptomen eines grippalen Infektes eingesetzt. Der schwarze Holunder enthält ätherische Öle, die für seine antivirale Wirkung verantwortlich sind, sowie Flavonoide, Triterpene, Schleimstoffe und Abkömmlinge der Hydroxyzimtsäure. Holunder wirkt schweißtreibend, stoffwechselfördernd und harntreibend.

Die Beeren des Holunder enthalten viel Vitamin C und Anthocyane, beides Antioxidantien, die das Immunsystem unterstützen.

Ingwer, Rhizoma zingiberis

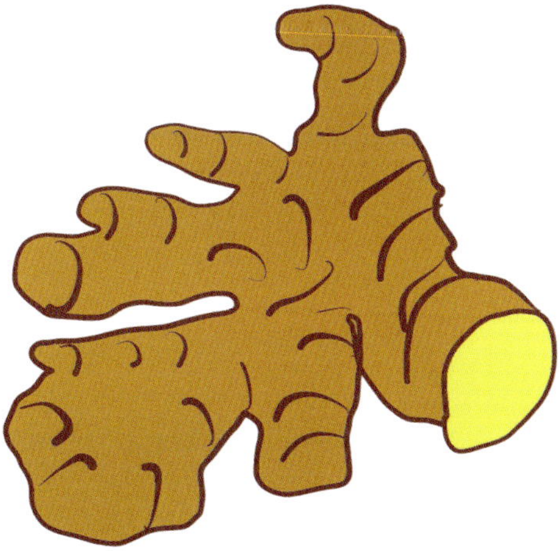

Die Ingwerwurzel ist ein wichtiges pflanzliches Hilfsmittel zur **Stärkung des Immunsystems**. Verschiedene ätherische Öle (Citral, Neral, Zingiberol) und Scharfstoffe wie Gingerol dürften für seine antivirale Wirksamkeit verantwortlich sein. Ingwer wird auch verwendet gegen Reisekrankheit, Übelkeit jeglicher Form, auch bei Schwangerschaftsübelkeit, Magen- und Darmbeschwerden.

Ingwer fördert stark den Speichelfluss sowie die Produktion der Verdauungssäfte in Magen und Dünndarm und regt den Appetit an.

Man kann ihn als **Tee** zubereiten (zwei bis drei Scheiben Ingwer mit kochendem Wasser übergießen und fünf bis zehn Minuten ziehen lassen) oder Ingwerscheiben einfach kauen. Bei **Übelkeit** hackt man zwei bis drei Scheiben Ingwer klein, gießt ihn mit warmem Wasser auf, gibt ein bisschen Honig dazu und trinkt das Ganze hinunter. Gerade in den Wintermonaten sollte man bei **Infektanfälligkeit** täglich Ingwertee trinken und Ingwer auch fleißig zum Kochen verwenden. In der **TCM** gilt Ingwer als eines der wichtigsten Heilkräuter überhaupt.

Süßholz, Radix Glycyrrhizae

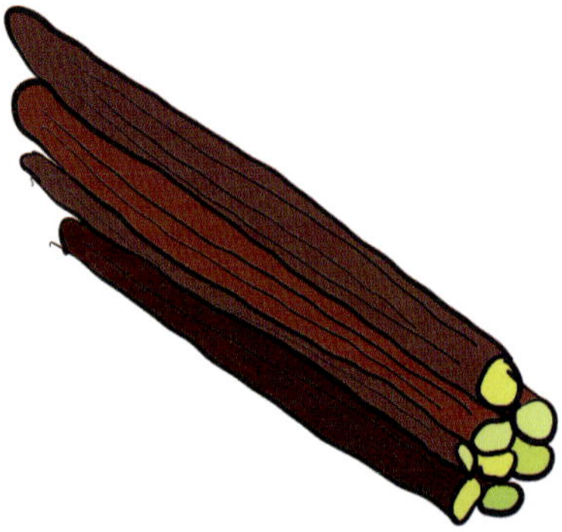

Aus der süßen, wie Holzästchen aussehenden Wurzel wird die Lakritze hergestellt. Süßholz wirkt nachgewiesenerweise **entzündungshemmend** und **gegen Viren** (antiviral) und fördert den **Heilungsprozess** von Magengeschwüren.

Es werden verschiedene Zubereitungen für Verkühlungen, Magenbeschwerden und als Hustenmittel angeboten. **Hochdosiert** imitiert Süßholz die Wirkung von Cortison und sollte genauso wie dieses nur kurzfristig angewendet werden. Seine aktiven Bestandteile sind Flavonoide wie Liquiritin und Saponine wie Glyzyrrhizin.

Man erhält Süßholz als getrocknete, kleingeschnittene Wurzel. Davon kann man sich bei Magen-Darm-Beschwerden und Erkältungssymptomen einen Tee zubereiten: Ein bis zwei Teelöffel der Wurzelstücke werden mit einer Tasse kochendem Wasser übergossen und für zehn bis fünfzehn Minuten ziehen gelassen. Alternativ dazu kann man die Süßholzwurzelstücke auch kurz aufkochen. Nach Abseihen der Wurzelstücke hat man einen sehr süß schmeckenden, bei den Kindern sehr beliebten Tee.

Thymian

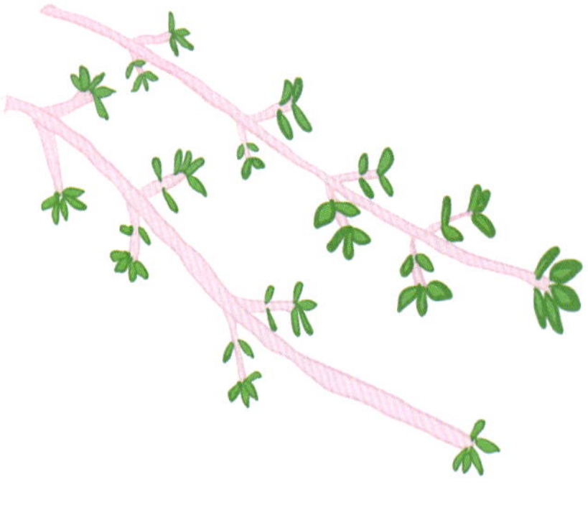

Er wird traditionell seit Jahrhunderten bei grippalen Infekten mit Husten, Auswurf und Halsschmerzen verwendet. Seine ätherischen Öle sind gegen Bakterien, Viren und Pilze wirksam.

Sie können Thymian zur Inhalation verwenden. Dazu nehmen Sie das **ätherische Öl von Thymian**: Bereiten Sie kochendes Wasser in einer Schüssel vor, geben Sie ein bis zwei Tropfen Thymianöl dazu, dann halten Sie den Kopf über die Schüssel und geben noch ein Handtuch über Ihren Kopf. Inhalieren Sie für ein paar Minuten.

Den Thymiantee bereiten Sie mit einem gehäuften Teelöffel getrockneten Thymiankrauts pro Tasse, mit kochendem Wasser übergießen und etwa fünf Minuten ziehen lassen. Mit dem Tee können Sie bei Halsschmerzen auch gurgeln. Das ätherische Öl können Sie auch als Badezusatz für ein Vollbad bei Erkältung verwenden, bei dem Sie automatisch ausreichend inhalieren.

Knoblauch, Allium sativum

Knoblauch wird schon seit der Steinzeit als Heilmittel verwendet. Er wirkt gegen Bakterien, Viren und Pilze, senkt die Blutfette, schützt die Arterien vor Verkalkung (Arteriosklerose), wirkt blutdrucksenkend und durchblutungsfördernd und antioxidativ (enthält Vitamin C).

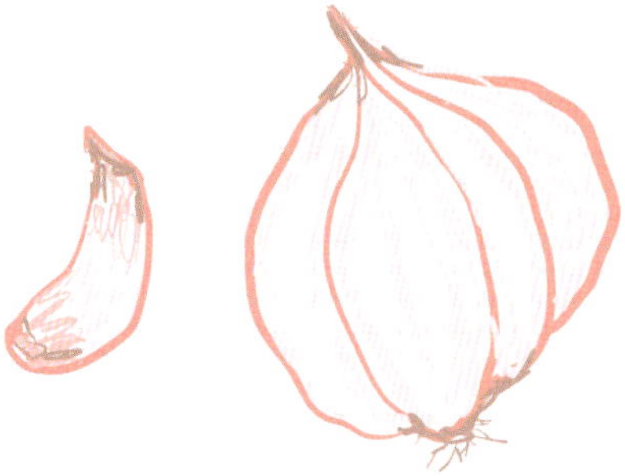

Der Verzehr frischer Knoblauchzehen hat den Nachteil des intensiven Mundgeruchs. Daher gibt es heute Dragees und Tabletten des pulverisierten Knoblauchs und Kapseln mit dem öligen Auszug von Knoblauch.

Immunsystem stärken mit Medikamenten und Pflanzen

Präbiotika

Da das Mikrobiom ein lebenswichtiger Bestandteil unseres Immunsystems ist, sollten wir all die guten Mikroorgansimen auf und in uns regelmäßig gut füttern. „Präbiotika" sind Futter für Mikroorganismen, vor allem jene im Darm. Ein bekanntes und bewährtes Mittel ist der **Milchzucker**, welcher die **Laktobazillen** im Darm füttert. Gerne gefüttert werden auch die **Bifidobakterien**, was man mit verschiedenen Kohlenhydraten tun kann wie Inulin, Di-, Oligo- und Polysacchariden, Lactulose, Lactitol, Raffinose, Stachyose, Fructane und Oligofructose.

Präbiotika kommen natürlicherweise in verschiedenen pflanzlichen Lebensmitteln vor: Chicorée, Yacón, Schwarzwurzeln, Topinambur.

Probiotika

Dies sind Präparate, welche lebende Mikroorganismen, vor allem Laktobakterien und Bifidobakterien, enthalten. Sehr beliebt ist Lactobazillus acidophilus, da bereits einige Studien seine gesundheitsfördernde Wirkung belegen. Der Markt der Probiotika ist in den letzten Jahren regelrecht explodiert und es wird zunehmend schwieriger für Konsumenten, den Überblick nicht zu verlieren. Daher ist es ratsam, sich von einem Arzt oder Apotheker über das für einen optimale Präparat beraten zu lassen. Doch erinnern Sie sich, dass diese Präparate vielleicht gar nicht notwendig sind, wenn Sie sich gesund ernähren, vermehrt vergorene Lebensmittel zu sich nehmen und auf die Buntheit und Vielfalt Ihrer Nahrung achten. Dann werden die gesunden Bakterien gerne in Ihrem Darm verbleiben …

Scheidenmikrobiom

Bei vermehrten **Infektionen der Scheide**, vor allem nach einer Antibiotika-Therapie oder einer lokalen Gabe eines Desinfektionsmittels in der Scheide (wie Gyno-Pevaryl®) sollte man die Scheidenflora wieder gut aufbauen. Dafür gibt es Zäpfchen, Tabletten und flüssige Anwendungen, welche Döderlein-Bakterien, Laktobakterien, teilweise auch präbiotische Kohlenhydrate und Vitamin C enthalten. Auch sollten Sie der Scheide immer wieder eine „Erinnerung an die guten Bakterien" gönnen, also immer wieder eine Kur mit einem Probiotikum machen, um über die Stärkung des Scheidenmikrobioms auch Viren wie HPV (Humane Papillomviren) in Schach zu halten. So verhindern Sie das Überwuchern schädlicher Bakterien, Hefen, Pilze und den Befall von schädlichen Viren.

Immunstimulanzien

Diese sind eine Gruppe von Wirkstoffen und pflanzlichen Heilmitteln, welche das Immunsystem aktivieren und damit auf Infektionen vorbereiten sollen. Das Ziel ist die Abnahme der Infektionshäufigkeit, was umgangssprachlich oft mit „Immunschwäche" gleichgesetzt wird, vor allem bei grippalen Infekten, den „Verkühlungen", und Harnwegsinfekten.

Bakterienlysate

Hierbei werden Bakterien an ihrer äußeren Membran so geschädigt, dass sie zerfallen. Die entstehenden Bruchstücke nennt man in ihrer Summe **Bakterienlysat**. Zum Schlucken als eine Art **Schluckimpfung** verabreicht sollen sie den Darm mit seinem umfangreichen Immunsystem und dem Darmmikrobiom gegen häufig vorkommende Keime trainieren und für zukünftige Infektionen wappnen.

Bakterienlysate sind Trainingsprogramme für das Darm-Immunsystem.

Am Markt angeboten werden vor allem

- Kombinationen lysierter Bakterien des Atmungstraktes zur **Prävention von Atemwegsinfektionen** (zum Beispiel Broncho-Vaxom®, Luivac®) und
- Kombinationen lysierter Bakterien des harnableitenden Traktes (Urogenitaltrakt) zur **Prävention von Infektionen der harnableitenden Wege** („Blasenentzündung", „Harnwegsinfekt") und **bakteriellen Infektionen der Scheide** („bakterielle Vaginitis"), zum Beispiel Uro-Vaxom®.

Die **Bakterienlysate für den Atmungstrakt** enthalten die zerstückelten Teile von Haemophilus influenzae, Streptococcus (Diplococcus) pneumoniae, Klebsiella pneumoniae ssp. pneumoniae und ssp. ozaenae, Staphylococcus aureus, Streptococcus pyogenes und sanguinis (viridans), Moraxella (Branhamella/Neisseria) catarrhalis. Da auch normale Hautkeime wie Staphylococcus aureus dabei sind, die Auslöser der banalen Akne **(Akne vulgaris)** sind, sollte dieses Immun-Training auch positive Wirkung auf eine bestehende Akne haben.

Die **Bakterienlysate für den Urogenitaltrakt** enthalten die Bruchstücke von **Escherichia coli** (E. coli), einem zu etwa einem Prozent normalerweise im Darmmikrobiom vorkommenden Bakterium, welches als **Fäkalindikator** gilt. Sind Lebensmittel mit Fäkalien gedüngt oder verunreinigt worden, finden sich Escherichia-coli-Bakterien auf den Lebensmitteln.

E. coli zählt zu den häufigsten Verursachern von menschlichen Infektionskrankheiten.

E. coli ist für die **meisten Harnwegsinfekte** verantwortlich. Eine Beteiligung bei den entzündlichen Darmerkrankungen **Colitis ulcerosa** und **Morbus Crohn** wird vermutet, ebenso seine Beteiligung bei verschiedensten Infektionen im Körper, vor allem, wenn das **Immunsystem geschwächt** ist. Eine funktionierende Schluckimpfung gegen E. coli wäre also eine großartige Hilfe bei vielen Erkrankungen.

Da Italien am 18. Juli 2018 Zweifel an der Wirksamkeit dieser Präparate (speziell jene für den Atmungstrakt) der **EMA**, der European Medicines Agency (**Europäische Arzneimittel-Agentur**) vorgetragen hat, wurden diese umfangreich geprüft und die aktuelle Studienlage begutachtet. Unter Abwägung des Nutzen-Risiko-Verhältnisses, unter Berücksichtigung der sehr geringen und äußerst seltenen schweren Nebenwirkungen und der Abnahme der Infektionszahlen nach Verabreichung der Präparate, sprach sich die EMA für die weitere Nutzung dieser Präparate aus.

Aus der **Erfahrung meiner Arztpraxis** der letzten knapp 25 Jahre und der Rückmeldungen von Patientinnen und Patienten habe ich nur Positives zu berichten. Diese relativ harmlosen Präparate trainieren aktiv das Immunsystem und führten bei meinen Patientinnen und Patienten zu einer deutlichen Verbesserung der Lebensqualität. Bakterielle und virale Infekte nahmen deutlich ab. Zu beachten sind auch die **positiven Trainingsnebeneffekte** für wiederkehrende bakterielle Hautentzündungen (Broncho-Vaxom®, Luivac®) und entzündliche Darmerkrankungen (Uro-Vaxom®), vor allem bei Kindern und Jugendlichen.

Vitamine & Spurenelemente

Verschiedenste Kombinationen wie das laut Spiegel-Umfage am häufigsten empfohlene **Orthomol Immun®** werden sehr gerne als Immuntraining vor der kalten Jahreszeit empfohlen. Ob dieses oder ähnliche Präparate tatsächlich die Infekthäufigkeit vermindern, konnte bisher wissenschaftlich nicht belegt werden. Wie in dem Kapitel *„Mikronährstoffe und das Immunsystem“* ausführlich beschrieben, ist die Ergänzung mancher Vitamine und Spurenelemente sinnvoll, andere sollten dem Blutspiegel entsprechend aufgefüllt werden.

Pflanzliche Immunbooster

Zu diesen zählen vor allem Ingwer und Knoblauch. Ich habe sie oben bei den *Virostatika* erwähnt.

Speziell Ingwer gilt in der TCM als das wichtigste natürliche Mittel zur Prophylaxe von Infekten (speziell in der kalten Jahreszeit) und zur Behandlung von Atemwegs- und Magen-Darmverkühlungen.

In der TCM sagt man, dass der Ingwer den Verdauungsapparat stärkt und der gesunde Verdauungsapparat die Voraussetzung für eine gute Infektabwehr ist. In der TCM hat man schon vor knapp 3000 Jahren erkannt, dass sich **die Gesundheit des Immunsystems durch die Gesundheit des Magen-Darm-Traktes definiert.** Das gibt mir die Gelegenheit, Sie an Ihre Hausaufgaben der Hege und Pflege Ihres Verdauungsapparates und Ihres Mikrobioms mittels Ernährung und Lebensführung zu erinnern …

Ginseng (Panax Ginseng, chinesisch REN SHEN)

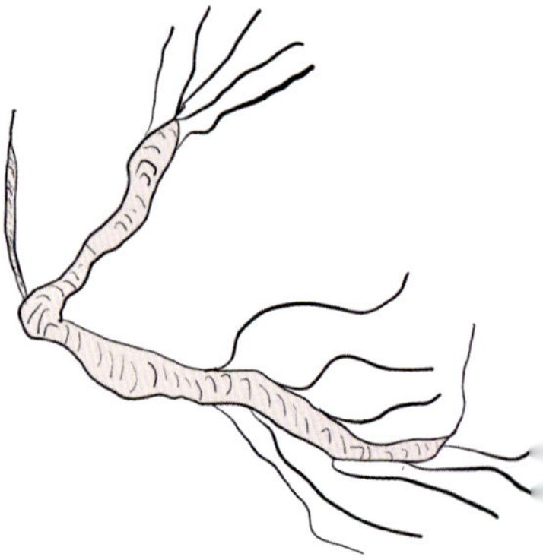

Tausende Literatureinträge und hunderte durchgeführte Studien zeigen das weltweite Interesse an dieser ursprünglich aus dem nördlichen Korea, nordöstlichen China und dem südöstlichen Sibirien stammenden Wurzel.

Ginseng spielt bei sehr vielen Systemen in unserem Körper eine Rolle. Unter anderem

- wirkt er blutdrucksenkend, aber auch blutdruckhebend,
- verbessert er die Insulinresistenz bei Diabetes mellitus Typ II,
- wirkt er psychisch aufhellend und antidepressiv,

- wirkt er krebshemmend,
- stärkt er das unspezifische und spezifische Immunsystem auf mehreren Ebenen,
- wirkt er **immunmodulierend**,
- wirkt er beim Fatigue-Syndrom und den verschiedenen Müdigkeitssyndromen,
- stärkt er den Verdauungsapparat und wirkt dort entzündungshemmend,
- hat er kaum nennenswerte Nebenwirkungen.

Immunmodulierend bedeutet, dass Ginseng das Immunsystem so stärkt, dass dieses dann selbst entscheidet, was gemacht und repariert werden muss, wo gestärkt und wo abgedämpft wird, hier ein Makrophage und ein Antikörper, da ein bisschen Cortison ...

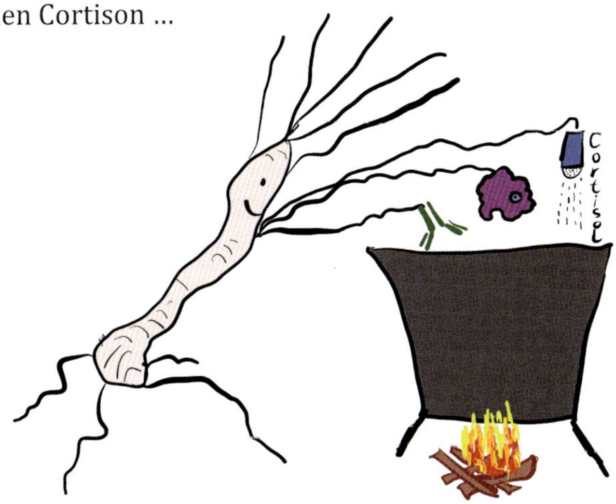

Wenn man das liest, denkt man, man hat endlich die **eierlegende Wollmilchsau** entdeckt. Tatsächlich sind gerade die asiatischen Berichte zu Ginseng überschwänglich und oft schwer nachzuvollziehen. Hält man sich an die Studienlage, findet man hunderte Labor- und Tierversuchsergebnisse zu Ginseng, die fast alle oben angeführten Effekte bestätigen. Alleine die große Studie am Menschen fehlt noch.

Doch Ginseng hat es in die Apotheken- und Drogeriemarktregale geschafft. Alterstonika und Immunstärker werben mit dem Inhaltsstoff „Ginseng“. Bei genauer Betrachtung der Etiketten erkennt man jedoch, dass Ginseng in dem Präparat nur einmal kurz vorbeigesehen hat ... Die Dosierung liegt meist im niedrigen Milligramm-Bereich. Um wirklich einen Effekt durch Ginseng zu erzielen, braucht man mindestens 3–9 g Ginseng als Rohdroge pro Tag, und das ist bei guter Qualität teuer. Schon im alten China galt der Ginseng als das **Kraut für den Kaiser**. Das normale Volk musste sich mit billigen Kräutervarianten begnügen. Eine solche billige Variante ist die Wurzel **Codonopsis**. Sie hat alle Effekte des Ginseng, bis auf die psychischen, wirkt sogar stärker und verlässlich blutdrucksenkend, braucht dafür aber 6–12 g Rohdroge pro Tag.

Eine US-amerikanische Studie hat ergeben, dass bei einer Dosierung von 5 g Ginseng täglich **als Einzelmittel** etwa ein Drittel der Patienten innerhalb von einem Monat einen erhöhten Blutdruck entwickelten. Das zeigt, dass alles, was wirkt, auch „nebenwirken" kann. Der Blutdruck ist auch einer der Gründe, warum ich oft lieber den billigeren Codonopsis verwende …

In der TCM hat man Ginseng nie alleine, sondern immer **in Kombination mit anderen Kräutern** verabreicht, um die Hauptwirkung zu verstärken und die Nebenwirkungen gering zu halten.

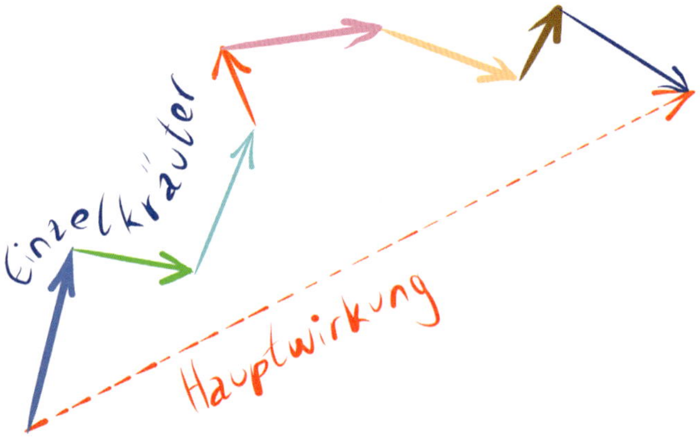

Wenn wir westlich den Blutdruck mit dem Salzkonsum heben wollen, essen wir das Salz ja auch nicht pur, sondern verwenden das Salz in einer ausgewogenen Mahlzeit. So eine „ausgewogene Mahlzeit" ist dann eine **chinesische Kräutermischung**.

Im Kapitel „Chinesische Kräutermischungen und das Immunsystem" finden Sie solche Mischungen.

Westlich werden chinesische Wurzeln wie Ginseng oder Astragalus gerne als **Extrakte** in Nahrungsergänzungsmitteln angeboten. Dies sind (wässrige oder alkoholische) Auszüge der ursprünglichen Wurzel. Wichtig bei solchen Präparaten ist die Angabe, wie viel Milligramm des Extrakts wie viel Gramm der Wurzel entsprechen. So kennt man die Wirksamkeit des Extrakts in Bezug auf die Wurzel.

Astragalus (Radix Astragali membranacei, Tragant, Bocksdorn)

Astragalus membranaceus stammt ursprünglich aus dem nördlichen China und der Mongolei. In der TCM verwendet man die Wurzel des Tragant seit mindestens 3000 Jahren zur **Stärkung des Immunsystems**. Und, wie bei Ginseng auch, passiert diese Stärkung vor allem durch die Stärkung des Verdauungsapparates. Die chemisch wirksamen Inhaltsstoffe sind die sogenannten **Astragaloside**, aber auch Selen ist in der Wurzel enthalten.

Eine Studie von 2017 zeigt, dass Astragalus sowohl das **Immunsystem stärkt** (indem es Lymphozyten vermehrt bildet und auch aktiviert), gleichzeitig **entzündungshemmend** wirkt und die Immunreaktion bremst (über die Regulation verschiedener T-Zellen). Somit ist Astragalus, wie Ginseng, ein **Immunmodulator**.

Eine Studie von 2013 belegt die Wirksamkeit der Astragaloside auf die T-Lymphozyten, wobei die Astragaloside die Wirksamkeit von Interleukinen und Interferonen beeinflussen.

Der Hauptanwendung von Astragalus in verschiedenen chinesischen Kräutermischungen gegen **Allergien** (chinesisch „Wind") geschuldet gibt es ein Medikament mit Astragaluswurzel auf dem Markt: **Lectranal®**. Eine 2020 durchgeführte österreichische Studie der Universität Wien mit 314 Studienteinehmern und -teilnehmerinnen bestätigt seine antiallergische Wirksamkeit.

Die Forschung in diesem Gebiet lässt hoffen, dass Pflanzen und Pflanzenbestandteile mehr und mehr Einzug finden in das Regime der Schulmedizin, um mehr Instrumente in der Hand zu haben und den Patienten noch spezifischer helfen zu können. Gerade wenn es um das Immunsystem geht, kann man sich das jahrtausendalte Wissen der Chinesischen Medizin zunutze machen.

Vergleichbar dem Ginseng strebt man eine wirksame Dosis von 6–12 g Astragaluswurzel pro Tag an. In chinesischen Kräutermischungen ist die Dosierung meist geringer, da andere Kräuter die Gesamtwirkung des Astragalus verstärken. Nebenwirkungen treten bei Astragalus praktisch nicht auf.

Gynostemma pentaphyllum (chinesisch JIAOGULAN)

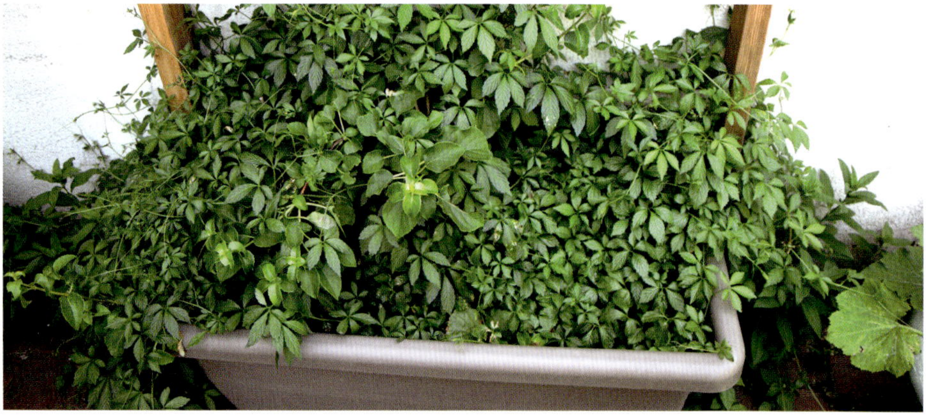

Jiaogulan stammt aus Südchina und ist bei uns erst seit etwa 15 Jahren bekannt. Es wird auch **Kraut der Unsterblichkeit** genannt. Der Beiname geht darauf zurück, dass man in einer südchinesischen Bergregion auffällig viele Hundertjährige vorfand und sie fragte, was denn ihr Geheimnis sei. „Wir trinken täglich den Jiaogulan-Tee!“, war die Antwort.

Jiaogulan enthält ähnliche Inhaltsstoffe wie Ginseng. In China wird es für eine breite Palette an Erkrankungen angewandt: **Diabetes mellitus, hohe Blutfettwerte, Herz-Gefäß-Erkrankungen** und **Hepatitis**. In der modernen Chinesischen Medizin kommt es in der **Krebstherapie** zur Anwendung. Die Studienlage zeigt Ergebnisse aus dem Labor und bei Tieren. Umfangreiche Ergebnisse beim Menschen sind noch ausständig.

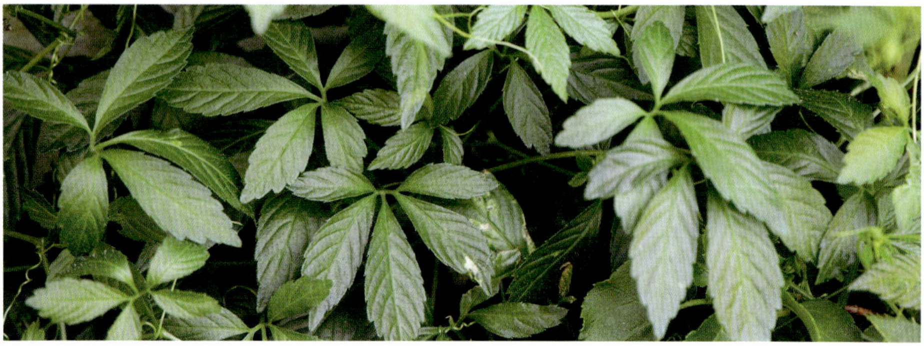

In Asien gilt Jiaogulan als Lebensmittel. Die Blätter, welche reich an Vitamin C und Nährstoffen sind, werden sowohl roh zum Beispiel als Salat, oder zubereitet (gedünstet) als eine Art Spinat gegessen.

Für den Tee verwendet man die ganze Pflanze. Bei der Zubereitung nimmt man einen gehäuften Teelöffel getrocknete Pflanze oder ein paar frische Blätter pro Tasse, gießt sie kochend auf und lässt sie fünf bis zehn Minuten ziehen.

Aus meiner Praxis: Ich empfehle den Tee allgemein gerne, da er auch leicht entspannend und ausgleichend wirkt. Vor allem empfehle ich ihn Menschen mit Atemnot wie mit Asthma bronchiale, da er die Bronchien sanft entspannt. Aufgrund der Immunstärkung und der Entspannung (als eine Art Stressabbau) kann man ihn bei uns allgemein empfehlen.

Jiaogulan lässt sich leicht auf dem Balkon und im Garten anpflanzen (siehe die Bilder von unserer Terrasse). So hat man ein bisschen „Unsterblichkeit für jeden Tag" ...

Mistel und Misteltherapie

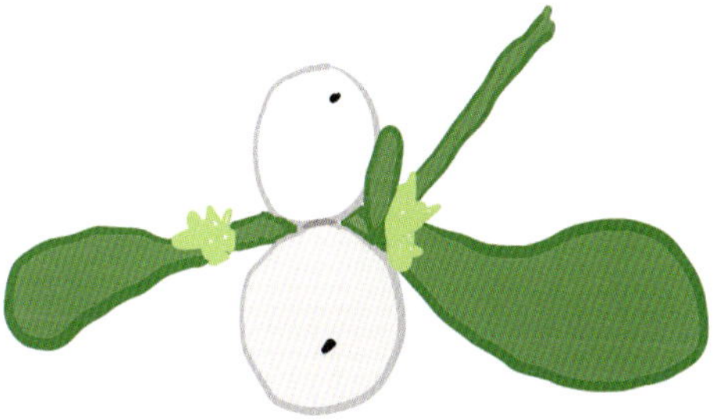

Die Weißbeerige Mistel (Viscum album), meist Mistel genannt, lebt auf verschiedenen Bäumen, je nach Art, und bedient sich ihrer Nährstoffe.

Sie ist ein Halbschmarotzer, „halb" deshalb, weil sie grüne Blätter mit Chlorophyll hat und damit einen Teil ihres Stoffwechsels selbst versorgen kann.

Die **Misteltherapie** (zum Beispiel Iscador®, Helixor®) gehört zu den im deutschsprachigen Raum am häufigsten angewandten komplementärmedizinischen Verfahren während einer Krebstherapie. Sie geht auf den Anthroposophen **Rudolf Steiner** und die Ärztin **Ita Wegmann** zurück. Die Studienlage ist unübersichtlich und zeigt vor allem, dass die Misteltherapie die Lebensqualität der Patienten verbessern kann. Eine sinnvolle Anwendung hat sich vor allem bei Brustkrebs, Eierstockkrebs, Gebärmutterkrebs und Bauchspeicheldrüsenkrebs gezeigt. Nicht sinnvoll ist die Anwendung bei Melanomen und Leukämie.

Sinnvoll wäre die Anwendung der Mistel unabhängig von Krebs auch bei Immunschwäche und Fatigue-Syndrom, was sich aber bisher nicht durchgesetzt hat.

Die aktiven Wirkstoffe der Mistel sind die Mistellektine und die Viscotoxine. Die Mistellektine stimulieren das Immunsystem. Dabei wird das unspezifische Immunsystem durch Erhöhung der **Natural Killer Cells** (natürliche Killerzellen) aktiviert. Bei den Viscotoxinen konnte bisher nur im Laborversuch (in vitro) die Wirkung, **Tumorzellen zu töten**, nachgewiesen werden.

80 bis 90 % der Patienten beschreiben eine Besserung der Kraft und eine Stimmungsaufhellung. Das dürfte auch die Hauptwirkung der Mistel sein. Darum kann diese Therapie auch erfolgreich beim chronischen Fatigue-Syndrom, dem chronischen Müdigkeitssyndrom, eingesetzt werden. Die Misteltherapie kann nur als Spritzentherapie wirksam angeboten werden, entwe-

der unter die Haut oder in die Vene. Üblich ist eine Gabe einmal die Woche. Die Therapie kann vor oder nach einer Chemotherapie begonnen werden, nicht zu einer solchen, um den Körper nicht zu überfordern. Auch gibt es gehäuft lokale und systemische allergische Reaktionen, sodass die Misteltherapie nicht bei jedem angewandt werden kann.

In der Chinesischen Medizin ist die **Mistel (SANG JI SHENG)** ein Yin-Tonikum, ein „Substanz-Aufbauer", wobei speziell die Mistel vom Maulbeerbaum verwendet wird. Sie wird angewandt gegen Schmerzen des Bewegungsapparates und um Knochen und Sehnen zu stärken. Insofern passt die chinesische Anwendung zu den Ergebnissen der Anwendung bei uns: Die Mistel stärkt und baut auf. In der Chinesischen Medizin hat sie keine spezielle Verwendung in der Krebstherapie.

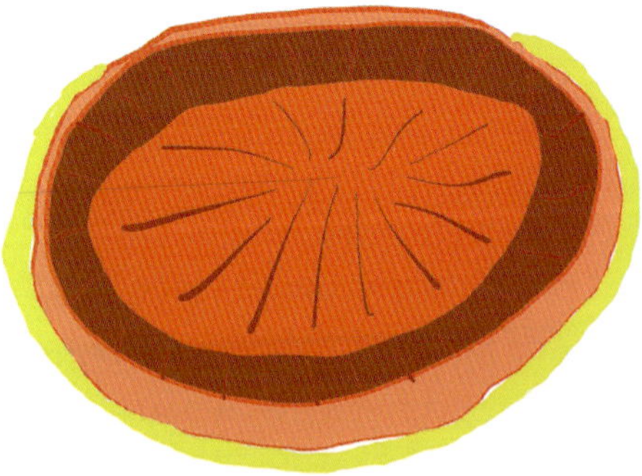

Ling Zhi/Reishi (Ganoderma Lucidum/ Ganoderma Japonicum)

Ling Zhi, der glänzende Lackporling, wird auch der **König der Heilpilze** genannt. In China und Japan ist er fester Bestandteil der **Anti-Krebs-Therapie**.

Ling Zhi stärkt das Immunsystem und wirkt direkt antineoplastisch.

Dabei wird sowohl das unspezifische als auch das spezifische Immunsystem gestärkt. Nachgewiesen ist eine Zunahme der verschiedenen Zellen des Immunsystems: Monozyten, Makrophagen, T-Lymphozyten. Weiters werden vermehrt Zytokine, Interleukin, Tumornekrosefaktor und Interferon produziert.

Ling Zhi hat einen psychisch aufhellenden Effekt. Ling Zhi wirkt bei Allergien immunberuhigend, bei Autoimmunerkrankungen (wie Morbus Crohn) und chronisch entzündlichen Erkrankungen immunmodulierend und entzündungshemmend. Eine weitere starke Wirkung betrifft die Atmung: Ling Zhi ist ein effektives Mittel gegen Asthma und bei COPD. Dabei verschwinden Husten und Atemnot und der Schleim wird weniger. Ling Zhi hat des Weiteren Leber schützende, Diabetes behandelnde und schmerzstillende Eigenschaften.

Ling Zhi ist also vergleichbar mit der westlichen Misteltherapie zur Stärkung des Patienten, seines Immunsystems, seines Wohlbefindens und seiner Psyche, wobei Ling Zhi ein stärkeres Anti-Krebs-Potenzial zugesprochen wird.

Die Hauptwirkung dürfte auf die in dem Pilz enthaltenen Polysaccharide zurückzuführen sein. Seit ein paar Jahren werden Extrakte von Heilpilzen hergestellt, welche diese Polysaccharide erhalten und ideal verabreichbar machen. Außerdem ist dadurch der Preis für eine Ling-Zhi-Therapie deutlich gesunken. Früher war schnell einmal von ein paar hundert Euro pro Monat die Rede. Heute bewegen wir uns für eine effektive Therapie mit Ling-Zhi-Extrakten in Kapselform (wodurch die Polysaccharide heil an der Magensäure vorbeigeführt werden) von 1–2 g pro Tag bei etwa 10–15 Euro pro Monat. Dabei gibt es keine Überdosierung. Ling Zhi ist in keiner Weise toxisch.

Aus meiner Praxis: Ich habe persönlich über die Jahre nur gute Erfahrung bei meinen Patienten mit diesem Heilpilz, seit ein paar Jahren vor allem auch mit dem Pilz-Extrakt in Kapselform gemacht, sodass ich generell präventiv und immunstärkend, begleitend zur Krebstherapie und zur Nachsorge Ling Zhi empfehle.

Chinesische Kräutermischungen und das Immunsystem

Ich möchte Ihnen an dieser Stelle drei traditionelle chinesische Kräutermischungen vorstellen, die nachweislich das Immunsystem stärken und den Körper aufbauen. Diese drei Mischungen sind so formuliert, dass man bei ihrer Anwendung (fast) nichts falsch machen kann.

Ich habe in meinem Buch **„Die chinesische Hausapotheke"**, erschienen 2014 im Goldmann Verlag, die aus meiner persönlichen Erfahrung in meiner TCM-Praxis wichtigsten 25 chinesischen Kräutermischungen angegeben. Diese habe ich an die Bedürfnisse hier im Westen so angepasst, dass sie auch ohne ärztliche Verschreibung über viele Apotheken in Österreich, Deutschland und eine Luxemburger Firma für den gesamteuropäischen Versand erhältlich sind. **Dabei stelle ich den Apotheken dieses Wissen frei zur Verfügung und bin weder finanziell beteiligt noch aus anderen Interessen bevorteilt.** Mein Anliegen ist es, wichtige Medizin, in diesem Falle chinesische Kräutermischungen, für alle Interessierten verfügbar zu machen. Das Buch „Die chinesische Hausapotheke" hat damit die Serie der **W-Mischungen** („W" im doppelten Sinne, nämlich für „Westen" oder „Weidinger") begründet, welche mittlerweile Basis einer Reihe anderer Bücher darstellt. Die W-Mischungen werden auch gerne von Ärzten als Basis ihrer an die Patienten angepassten Rezepturen verwendet.

Als Darreichungsform für die W-Mischungen verwenden wir **Granulate**, da sie aus hygienischen, lager- sowie transporttechnischen Gründen sicherer sind als Rohdrogen.

Alle weiteren Informationen, inklusive aller W-Mischungen zum „Hinüberziehen" (copy & paste) am Computer, Dosierung und Art der Verabreichung, Vorsichtsmaßnahmen, Listen der verwendeten Kräuter sowie einer Liste aller Apotheken, welche die W-Mischungen rezeptfrei hergeben, finden Sie unter **www.georgweidinger.com**. Die Informationen dienen auch für all jene Apotheken, welche selbst die W-Mischungen herrichten und anbieten wollen.

Wichtig ist, dass Sie chinesische Kräuter nur über Apotheken beziehen!

Natürlich bekommt man diese über das Internet oder andere zweifelhafte Quellen viel billiger. Aber diese Kräuter sind zumeist nicht auf Insektizide, Pestizide, Schwermetalle und Radioaktivität getestet. Die Apotheke garantiert Ihnen, dass die ausgegebenen Kräuter auf Insektizide, Pestizide, Schwermetalle und Radioaktivität getestet sind und übernimmt dafür auch die Verantwortung. Chinesische Kräuter sind Medikamente. Andere Medikamente schlucken Sie ja auch nicht einfach hinunter, wenn Sie nicht wissen, woher diese stammen und was da genau drinnen ist …!

Die TCM, die Anwendung der Akupunktur und der chinesischen Kräuter, ist eine komplexe Wissenschaft und gehört in die Hände von Spezialisten!

Schlecht und falsch angewendet passiert meist nichts Schlimmes, aber es wirkt auch nicht, was dann den Ruf dieser alten, traditionellen Medizinform zerstört.

Alle in den Medien aufgetauchten Berichte über Schädigungen von Patienten durch Akupunktur oder chinesische Kräuter gehen auf Unwissenheit, grob fahrlässige Anwendungsfehler und schlechte und unzureichende Ausbildung zurück.

In der westlichen Medizin lassen Sie sich ja auch nicht von Ihrem Automechaniker behandeln, nur weil er so sympathisch ist, oder?

Für eine umfassende TCM-Behandlung wenden Sie sich bitte an Spezialisten.

„Gehen Sie zum Schmied, nicht zum Schmiedl!“, lautet ein österreichisches Sprichwort. Über die Ärztekammern, Standesvertretungen und Krankenkassen, erhalten Sie Auskunft über TCM-Ärztinnen und -Ärzte, in Deutschland zusätzlich über Heilpraktikerinnen und Heilpraktiker mit fundierter TCM-Aus- und Weiterbildung.

Die drei hier dargestellten Kräutermischungen in der westlich angepassten Form der „W-Mischung“ können Sie bedenkenlos ohne ärztliche Begleitung anwenden. Trotzdem sollten Sie Ihren Arzt oder Ihre Ärztin über die Einnahme der entsprechenden Mischung informieren, falls er oder sie Ihnen gerade eine andere Therapie verabreicht. So kann man die unterschiedlichen Ansätze aufeinander abstimmen.

Falls irgendwelche Beschwerden unter der Einnahme der Kräuter plötzlich auftreten, beenden Sie sofort die Einnahme und kontaktieren Sie Ihren Arzt oder Ihre Ärztin.

Da all die hier angebotenen Kräuter mindestens eine Stunde abgekocht sind, ist das Auftreten von Allergien durch die Kräuter sehr unwahrscheinlich, aber trotzdem möglich.

Xiao Chai Hu Tang

(XCHT, „kleines Bupleurum-Dekokt“, japanisch sho-saiko-to), W-Mischung Nummer 7 (W7)

Es finden sich etwa 200 wissenschaftliche Studien auf einschlägigen medizinischen Internetseiten. Die meisten beschäftigen sich mit den Hauptanwendungen für diese Mischung im asiatischen Bereich: Abwehr bakterieller und viraler Infekte, chronische Hepatitis B und C, ein krebshemmender Effekt. Die meisten Studien stecken noch im Labor- oder Tiermodell-Stadium. Ungeachtet dessen ist **Xiao Chai Hu Tang** im asiatischen Bereich eine seit Jahrhunderten bekannte und häufig angewandte Kräutermischung. Erste Beschreibungen finden sich vor etwa 2000 Jahren.

In der TCM ist die Hauptindikation das sogenannte **Shaoyang-Syndrom**. Dabei bleibt ein Infekt, der von außen eindringen möchte, in einer Art Zwischenschicht des Immunsystems (der Shaoyang-Schicht, der kleineren Yang-Schicht) stecken.

In unserem Denken entspricht das oft

- einem **verschleppten Infekt**,
- **FUO (Fieber unbekannter Ursache, englisch** *fever of unknown origin***)** nach einem Infekt,
- der **Erschöpfung und Müdigkeit** nach einem Infekt,
- einer **chronische Hepatitis B und C**,
- dem **Erschöpfungszustand** nach einer SARS-CoV-2-Infektion, bekannt als **Long-Covid**,
- einer **saisonalen** (und damit immer wiederkehrenden und „nie ausgeheilten“) **Allergie**.

Xiao Chai Hu Tang ist die klassische Kindermischung für verschiedenste Beschwerden, wenn es um „Schwäche und Infekt“ geht, um Kinderkrankheiten, die nicht gut ausbrechen, um vermehrte Verschleimung in Nase, Rachen, Nasennebenhöhlen und im Bronchienbereich. Diese Mischung hat auch einen **spannungslösenden, stressabbauenden Effekt** (in der TCM: „entspannt die Leber“).

In der Mischung **W7** baue ich Xiao Chai Hu Tang ein wenig um: Statt Ginseng verwende ich Codonopsis (Erklärung siehe unter „Ginseng“), statt der leicht giftigen und rezeptpflichtigen Pinellia verwende ich Bambusstreifen und Alantblüten. Die Wirkung von XCHT bleibt gleichwertig erhalten.

W7, Weidinger-Mischung Nummer 7: „Kleines Bupleurum ganz groß" (modifiziertes Xiao Chai Hu Tang)

CHAI HU	Bupleuri Radix	20,00 %
HUANG QIN	Scutellariae Baicalensis Radix	15,00 %
XUAN FU HUA	Inulae Flos	17,00 %
ZHU RU	Bambusae in Taenia Caulis	10,00 %
DANG SHEN	Codonopsitis Radix	30,50 %
DA ZAO	Zizyphi Jujubae Fructus	2,50 %
ZHI GAN CAO	Glycyrrhizae Uralensis Radix	5,00 %

Yu Ping Feng San

(YPFS, „Jade-Windschutz-Pulver"), W-Mischung Nummer 9 (W9)

Etwa 40 Studien untersuchen die häufigen modernen Anwendungen dieser Mischung bei **Allergien, allergischer Rhinitis, Neurodermitis, Asthma bronchiale, COPD** („chronisch verengende Lungenerkrankung") und den **allgemein immunstärkenden und vor Infekten schützenden Effekt**. All diese Effekte sind im Labor und im Tiermodell belegt, am Menschen sind die durchgeführten Studien nicht sehr aussagekräftig.

Traditionell chinesisch wird **Yu Ping Feng San** angewendet, um vor **Wind** zu schützen. In der TCM sagt man: **Wind ist die Mutter aller Erkrankungen.** Wind trägt Infekte, **Viren** und **Bakterien**, und genauso **Pollen**, **Gräser** und **Staub** herbei. Und auch **Stress** ist nichts anderes als Wind. **Blähungen** sind „innerer Wind im Bauch". Die Anwendungen sind daher: Schutz („Windschutz") vor Allergien, Schutz vor Infekten (der immunstärkende Effekt), Bauchschmerzen durch Blähungen und Verdauungsstörung.

Yu Ping Feng San ist die perfekte Mischung, um sich im Winter vor Infekten zu schützen und im Frühling vor Allergien.

Wenn wir uns die Kräuter in der Mischung ansehen, welche in W9 ident sind mit der Originalmischung (nur die Relationen der Kräuter sind verschoben), sehen wir, dass der Hauptbestandteil die **Astragalus-Wurzel** (HUANG QI), Tragant, ist, welche als Immunmodulator und antiallergisches Mittel Anwendung findet. Der zweite Bestandteil, die **Atractylodis-Wurzel,** stärkt den Verdauungsapparat und leitet sanft Feuchtigkeit aus, wie sie in der Nasen- und Rachengegend bei Infekten und Allergie vermehrt auftritt. Die dritte Wurzel, **Ledebouriella**, gilt als wichtiges „Anti-Wind-Kraut" (Feng im Namen ist der Wind).

W9, Weidinger-Mischung Nummer 9: „Jade-Windschutz" (modifiziertes Yu Ping Feng San)

HUANG QI	Astragali Membranacei Radix	40,00 %
BAI ZHU	Atractylodis Macrocephalae Rhizoma	30,00 %
FANG FENG	Ledebouriellae Divaricatae Radix = Saposhnikoviae Divaricatae Radix	30,00 %

Bu Zhong Yi Qi Tang

(BZYQT, Dekokt, das die Mitte tonisiert und das Qi vermehrt), W-Mischung Nummer 16 (W16)

Etwa 150 Studien suchen die wissenschaftliche Bestätigung der in China häufigsten Anwendungen dieser Mischung: **tiefe Erschöpfung mit allgemeiner Müdigkeit, Appetitverlust und Verdauungsprobleme, Magenbeschwerden, Sodbrennen, Magenkrebs, Neurodermitis, Verstärkung der Wirksamkeit von Cisplatin, einem Zytostatikum, in der Krebstherapie, Erschöpfungssyndrom während einer Chemotherapie, Schutzwirkung des gesunden Gewebes gegen Bestrahlung bei der Krebstherapie, Verbesserung der Wundheilung bei chronischen Wunden, Allergien, Autoimmunerkrankungen (vor allem Colitis ulcerosa).**

Wie der Name der Mischung schon sagt, stärkt Bu Zhong Yi Qi Tang die Mitte (den Verdauungsapparat) und mehrt das Qi, die Energie, die aus dem Stoffwechsel entsteht. Sie ist wohl eine der wichtigsten chinesischen Kräutermischungen überhaupt, um die sich in China Mythen ranken wie etwa, dass sie Lebende von den Toten erwecke.

Die Hauptanwendung von BZYQT ist die **tiefe Erschöpfung**, das **Burnout**, die **Begleitung einer Krebserkrankung vor, zu** und **nach der westlichen Therapie** (Operation, Chemotherapie und Bestrahlung). Die Hauptkräuter der Mischung kennen wir schon: Ginseng (in W16 durch Codonopsis ersetzt), Astragalus (Tragant) und Atractylodis. Zusammen machen sie fast zwei Drittel der Mischung aus. Zusätzlich sind Blut-stärkende Kräuter (wie die chinesische Engelswurz, Angelica) darin, welche das rote Blutbild aufbauen und positiv auf die Gerinnung einwirken, und „hebende Kräuter" (wie die Hasenwurz, Bupleurum, und Cimicifuga), wobei die Hebefunktion sowohl den Körper (wirkt gegen „Senkungen") als auch die Psyche (wirkt gegen „Depression") meint.

Diese Mischung ist die Parademischung für unser westliches **Burnout** und tiefe Erschöpfung nach Infekten, wie das **Long-Covid-Syndrom**.

W16, Weidinger-Mischung Nummer 16: „Qi-Heber der Mitte" (modifiziertes Bu Zhong Yi Qi Tang)

HUANG QI	Radix Astragali Membranacei	26,00 %
DANG SHEN	Radix Codonopsitis	20,00 %
BAI ZHU	Rhizoma Atractylodis Macrocephalae	12,00 %
ZHI GAN CAO	Radix Glycyrrhizae Uralensis (grillé au miel)	5,00 %
DANG GUI	Radix Angelicae Sinensis	12,00 %
CHEN PI	Pericarpium Citri Reticulatae	10,00 %
GE GEN	Radix Puerariae	5,00 %
CHAI HU	Radix Bupleuri	10,00 %

W7, W9 und W16 können jeweils **bis zu drei Monate** durchgehend genommen werden. Dabei sollte die Tagesdosis bei Erwachsenen mindestens 6 g (wenn man von den handelsüblichen Granulaten ausgeht), aufgeteilt auf zwei bis drei Portionen täglich, betragen. Da diese Kräuter eine Art **Supernahrung** sind und eine Stärkung des Körpers bewirken, können Dosen auch bis 12 oder sogar 18 g täglich eingenommen werden. Nach drei Monaten sollte mindestens eine dreiwöchige Kräuterpause eingehalten werden. Diese Zeit könnte man beim Immunaufbau zum Beispiel für eine Kur mit Reishi, Vitamin D oder Mistel nutzen. Durch die Abwechslung wird garantiert, dass die Leber mit ihrer Entgiftungsfunktion nicht überlastet wird.

Der Schatz der Chinesischen Kräuterrezepturen ist schier unendlich, die wissenschaftliche Aufarbeitung und Prüfung der Wirksamkeit nach westlichen wissenschaftlichen Kriterien ist voll im Gange und steckt oft noch im Labor- und Tiermodell fest.

Trotzdem darf man nicht außer Acht lassen, dass eine **2200-jährige dokumentierte Anwendung** dieser Rezepturen auch eine Form der Wissenschaft, nämlich der **empirischen Wissenschaft**, darstellt. Wenn Sie von einer medizinischen Anwendung hören, die bereits seit vielen Generationen erfolgreich angewendet wird, werden Sie der Methode gerne eine Chance geben, oder …?

Ein persönliches Schlusswort

Ich freue mich, dass Sie mir den langen Weg durch dieses Buch bis hierher gefolgt sind!

Mein Hauptanliegen war es, Ihnen das Wunder unseres Immunsystems zu vermitteln, seine Beteiligung nicht nur an der Infektabwehr, der Abwehr von Angreifern von außen, sondern auch an der Blutgerinnung, der Wundheilung, dem Alterungsprozess und der Abwehr von innen, gegen verschiedenste innere Erkrankungen, gegen Autoimmunerkrankungen und Krebs.

So viele Faktoren spielen mit, damit sich unser Immunsystem wohl fühlt: das Essen, die tägliche Bewegung, unsere Gefühle, unsere Träume und Ziele, unser Stresspegel, unser Schlaf sowie unsere Beziehungen.

Und so viel können wir alle tun, damit es unserem Immunsystem gut geht: auf unseren Biorhythmus hören und nach diesem essen und schlafen, auf Essen auch immer wieder zu verzichten, vor allem abends, täglich Bewegung zu praktizieren, die wirklich Spaß macht, das Leben so einzurichten, dass es für uns einen Sinn ergibt und es uns täglich freut, morgens aufzustehen, uns mit Tieren umgeben oder ihre Nähe entdecken, weil sie uns erden und uns mahnen, dass wir auch Tiere sind und Teil der großen Natur unseres Planeten, viel mehr lachen, weniger waschen, mehr im Schmutz und der Erde wühlen, uns um unser Mikrobiom auf der Haut und im Darm sorgen, in die Sauna gehen und danach ins kalte Wasser, Mikronährstoffe im Blut kontrollieren lassen und entsprechend auffüllen, die Gesundenuntersuchung nicht versäumen, gesunde Kräutertees wie den Jiaogulan-Tee täglich trinken, um genug zu trinken und zusätzlich heilende und entspannende Effekte im Körper auszulösen, den Stress des Alltags regulieren, hinterfragen und allenfalls zu verändern, an der Paarbeziehung arbeiten und mit dem Partner oder der Partnerin und den Kindern viel mehr lachen, und dann noch sinnvolle Nahrungsergänzungen nehmen wie chinesische Kräuter und Kräutermischungen oder westliche Kräuter, und das alles, wenn Sie gesund sind und einfach nur gesund leben wollen, und das alles doppelt, wenn Sie immununterdrückende Medikamente (wie Cortison) regelmäßig nehmen müssen, und das alles dreifach, wenn Sie Krebs haben oder eine schwere chronische Krankheit.

Wir Ärzte wissen nicht alles. Gott behüte! Ärztinnen auch nicht. Gott sei Dank!

Aber was wir wissen und was wir erfahren und lernen durften, all das, was uns all die Jahre unseres Berufslebens aufgefallen ist, was wir endlich verstanden haben, auch die Zusammenhänge, die andere vielleicht noch nicht sehen, all das geben wir an unsere Patientinnen und Patienten weiter, und damit es erhalten bleibt, schreibe ich es dann auch noch auf, wie meine werten Kollegen im alten China.

Was wir auf jeden Fall wissen, wenn man einmal ein paar Jahre in diesem Beruf tätig ist, ist, dass unser Leben ein Geschenk ist, dass es unendlich wertvoll ist, dass jeder einzelne Moment unendlich wertvoll ist, und dass es ein Geschenk ist, wenn man sich dessen bewusst wird. Denn dann beginnt das *richtige* Leben, mit einem tiefen Lachen und unendlicher Dankbarkeit im Herzen, dass wir hier im Westen zu dieser Zeit geboren wurden, mit all den Annehmlichkeiten unserer modernen Welt, unserer fortschrittlichen Medizin, unseren beheizten Wohnungen und kontrollierten Lebensmitteln.

Was wir ganz sicher wissen, ist, dass dieses Leben einmal endet. Das hat es bisher immer. Und es ist gerade unser Immunsystem, das alles daransetzt, damit das nicht gleich morgen, sondern erst viel später geschieht. Unser Immunsystem ist unser wichtigster Verbündeter, unser größter Fan und stärkster Bodyguard. Und das jeden Tag, jede Stunde, sogar jede Sekunde unseres Lebens. Und dafür hat es sich unser Immunsystem verdient, dass wir alles, wirklich alles, daransetzen, es in jeder Sekunde unseres Lebens zu unterstützen.

Und das heißt tägliches Training!

Das nämlich sind die kleinen Infekte, die uns immer wieder belästigen. Nehmen Sie sie ernst und ruhen Sie sich gut in dieser Zeit aus. Geben Sie Ruhe, wenn der Körper nach Ruhe schreit. Das nämlich sind Allergien, die Schreckhaftigkeit unseres Körpers wegen Nichtigkeiten wie Pollen oder Gräsern, und das meist, weil wir unserem Körper täglich viel zu viel zumuten, „stresstechnisch" und essenstechnisch, waschtechnisch und schlaftechnisch.

Das nämlich sind die kleinen Wunden und das Fallen vom Baum, die rinnende Nase und der Hautausschlag mit der Kinderkrankheit, der viele Schmutz und die Erde im Mund, das Weinen und das Getröstet-Werden, das kurz Alleine-Sein und das baldige Wiedersehen, alles, was in einer **gesunden Kindheit** erlaubt sein soll und auf die großen Hürden für unser Immunsystem, die großen Infekte und die bösen Bakterien von außen, den wirklichen seelischen Stress und das Alleine-gelassen-Werden in der Arbeit, das Verlassen-Werden in der Beziehung, die Krebszellen und die Autoimmunzellen, die Verzuckerungen in unserem Gewebe und die bösen Bakterien in unserem Darm, die Hitze im Sommer und die Kälte im Winter, die großen Wunden und die noch größeren Verletzungen vorbereiten soll.

Das nämlich ist Leben. Genau dafür brauchen wir ihn, unseren Beschützer, unser Immunsystem.

Ein Überleben ohne Immunsystem ist nicht möglich,

ein gutes Leben ist nur mit einem kräftigen Immunsystem möglich.

Ein großes Mysterium, dieses Immunsystem, und alles läuft ganz still und leise im Hintergrund ab.

Ein Wunder, oder nicht ...?!

Vielen Dank für Ihre Zeit!

Ihr

Georg Weidinger

Forchtenstein, 24. Mai 2021

Literatur, Links und Studien

Teil 1: Wie es funktioniert ...

Bücherliste – Folgende Bücher bilden das Basiswissen für den ersten Teil dieses Buches:

„Basic Immunology“, Abul K. Abbas, Andrew H. Lichtman, Shiv Pillai, sixth edition 2020, Elsevier

„Biochemie und Pathobiochemie“, Peter C. Heinrich, Matthias Müller, Lutz Graeve, 9. Auflage 2014, Springer

„Chinesische Medizin gegen Krebs“, Georg Weidinger, 1. Auflage 2020, OGTCM

„Der Goldene Weg der Mitte“, Georg Weidinger, 4. Auflage 2020, OGTCM

„Kompendium der Psychiatrischen Pharmakotherapie“, Otto Benkert, Hanns Hippius, 12. Auflage 2018, Springer

„Physiologie“, Hans-Christian Pape, Armin Kurtz, Stefan Silbernagl, 7. Auflage 2014, Thieme

„Taschenatlas Pathophysiologie“, Stefan Silbernagl, Florian Lang, 6. Auflage 2020, Thieme

„Vitamine, Spurenelemente und Minerale“, Hans Konrad Biesalski, 2. Auflage 2019, Thieme

Kapitel: Das Immunsystem

Siehe Bücherliste

Kapitel: Die Haut/Effektive Mikroorganismen

https://www.die-wirtschaft.at/die-wirtschaft/so-nuetzlich-koennen-mikroorganismen-sein-162696

https://www.multikraft.com/de/effektive-mikroorganismen/funktion-wirkung/

https://de.wikipedia.org/wiki/Effektive_Mikroorganismen

Kapitel: Das Darmmikrobiom

https://de.wikipedia.org/wiki/Darmflora

https://navimol.de/studie-das-darmmikrobiom-koennte-einfluss-auf-die-auftritts-wahrscheinlichkeit-von-ms-haben/

https://www.charite.de/service/pressemitteilung/artikel/detail/nature_studie_wie_eine_diaet_die_darmflora_beeinflusst/

https://www.openscience.or.at/hungryforscienceblog/darmmikrobiom-warum-wir-mikroorganismen-im-verdauungstrakt-brauchen/

https://www.trillium.de/zeitschriften/trillium-immunologie/archiv/ausgaben-2019/heft-12019/aus-der-grundlagenforschung/mikrobiom-der-lange-weg- von-der-korrelation-zur-kausalitaet.html

Kapitel: Die Stuhltransplantation

https://de.wikipedia.org/wiki/Stuhltransplantation

https://www.i-med.ac.at/mypoint/news/703701.html

https://www.trillium.de/zeitschriften/trillium-diagnostik/ausgaben-2018/td-heft-12018/mikrobiologie/faekaler-mikrobiota-transfer-stuhltransplantation-der-goldene-sirup.html

Kapitel: Prä- und Probiotika

https://www.gesundheitsforschung-bmbf.de/de/klinische-studie-uber-die-wirksamkeit-von-probiotika-zur-vermeidung-einer-ungunstigen-7527.php

https://www.lifeline.de/ernaehrung-fitness/gesund-essen/galerie-praebiotika-id157026.html#bild2

https://www.ndr.de/ratgeber/gesundheit/Probiotika-und-Praebiotika-Darmflora-aufbauen,darmgesundheit100.html

https://www.omni-biotic.com/at/darmgesundheit/probiotika-und-praebiotika/

Kapitel: Das menschliche Virom

https://de.abcdef.wiki/wiki/Human_virome

https://jem.at/2020/_startseite-featured-2-expertenartikel/das-intestinale-virom/

https://www.virologie.meduniwien.ac.at/fileadmin/virologie/files/Epidemiologie/2017/2417s.pdf

Kapitel: Das Blut, ein flüssiges Organ

Siehe Bücherliste

Kapitel: Entzündung

Siehe Bücherliste

Kapitel: Systemische Entzündungsreaktion

Siehe Bücherliste

Kapitel: Die Coronavirus-Erkrankung

Alexander J, Tinkov A, Strand TA, Alehagen U, Skalny A, Aaseth J. Early Nutritional Interventions with Zinc, Selenium and Vitamin D for Raising Anti-Viral Resistance Against Progressive COVID-19. Nutrients. 2020 Aug 7;12(8):2358. doi: 10.3390/nu12082358. PMID: 32784601; PMCID: PMC7468884.

Lambert PH, Ambrosino DM, Andersen SR, Baric RS, Black SB, Chen RT, Dekker CL, Didierlaurent AM, Graham BS, Martin SD, Molrine DC, Perlman S, Picard-Fraser PA, Pollard AJ, Qin C, Subbarao K, Cramer JP. Consensus summary report for CEPI/BC March 12-13, 2020 meeting: Assessment of risk of disease enhancement with COVID-19 vaccines. Vaccine. 2020 Jun 26;38(31):4783-4791. doi: 10.1016/j.vaccine.2020.05.064. Epub 2020 May 25. PMID: 32507409; PMCID: PMC7247514.

Mc Intyre K, Lanting P, Deelen P, Wiersma HH, Vonk JM, Ori APS, Jankipersadsing SA, Warmerdam R, van Blokland I, Boulogne F, Dijkema MXL, Herkert JC, Claringbould A, Bakker O, Lopera Maya EA, Bültmann U, Zhernakova A, Reijneveld SA, Zijlstra E, Swertz MA, Brouwer S, van Ooijen R, Angelini V, Dekker LH, Sijtsma A, Scherjon SA, Wijmenga C, Dekens JAM, Mierau J, Boezen HM, Franke L. Lifelines COVID-19 cohort: investigating COVID-19 infection and its health and societal impacts in a Dutch population-based cohort. BMJ Open. 2021 Mar 17;11(3):e044474. doi: 10.1136/bmjopen-2020-044474. PMID: 33737436; PMCID: PMC7977080.

Radzikowska U, Ding M, Tan G, Zhakparov D, Peng Y, Wawrzyniak P, Wang M, Li S, Morita H, Altunbulakli C, Reiger M, Neumann AU, Lunjani N, Traidl-Hoffmann C, Nadeau KC, O'Mahony L, Akdis C, Sokolowska M. Distribution of ACE2, CD147, CD26, and other SARS-CoV-2 associated molecules in tissues and immune cells in health and in asthma, COPD, obesity, hypertension, and COVID-19 risk factors. Allergy. 2020 Nov;75(11):2829-2845. doi: 10.1111/all.14429. Epub 2020 Aug 24. PMID: 32496587; PMCID: PMC7300910.

Kapitel: Wundheilungsstörung

https://www.draco.de/sekundaere-wundheilungsstoerung/
https://www.netdoktor.de/krankheiten/wundheilungsstoerung/
https://www.wundambulanz.at/wundheilungsstoerung-stoerung-der-wundheilung/

Wickenheisser VA, Zywot EM, Rabjohns EM, Lee HH, Lawrence DS, Tarrant TK. Laser Light Therapy in Inflammatory, Musculoskeletal, and Autoimmune Disease. Curr Allergy Asthma Rep. 2019;19(8):37. Published 2019 Jul 2. doi:10.1007/s11882-019-0869-z

Kapitel: Allergien

Siehe Bücherliste
https://www.netdoktor.at/krankheit/allergie-7612

Baek JO, Hong S, Son DK, Lee JR, Roh JY, Kwon HJ. Analysis of the prevalence of and risk factors for atopic dermatitis using an ISAAC questionnaire in 8,750 Korean children. Int Arch Allergy Immunol. 2013;162(1):79-85. doi: 10.1159/000351403. Epub 2013 Jun 27. PMID: 23816852.

Ciprandi G, Alesina R, Ariano R, Aurnia P, Borrelli P, Cadario G, Capristo A, Carosso A, Casino G, Castiglioni G, Cesinaro Di Rocco P, Colangelolo C, Di Gioacchino M, Di Paola MG, Errico G, Fiorina A, Gambuzza F, Gangemi S, Gasparini A, Giugno R, Iemoli E, Isola S, Maniero G, Marengo F, Mazzali P, Minelli M, Mosca M, Pellegrino R, Piconi S, Pravettoni V, Quaglio L, Ricciardi L, Ridolo E, Sillano V, Valle C, Varin E, Verini M, Zambito M, Riario-Sforza GG, Incorvaia C, Puccinelli P, Scurati S, Frati F. Characteristics of patients with allergic polysensitization: the POLISMAIL study. Eur Ann Allergy Clin Immunol. 2008 Nov;40(3):77-83. PMID: 19334371.

Halken S. Prevention of allergic disease in childhood: clinical and epidemiological aspects of primary and secondary allergy prevention. Pediatr Allergy Immunol. 2004 Jun;15 Suppl 16:4-5, 9-32. doi: 10.1111/j.1399-3038.2004.0148b.x. PMID: 15125698.

Kim HH, Lee CS, Jeon JM, Yu SD, Lee CW, Park JH, Shin DC, Lim YW. Analysis of the association between air pollution and allergic diseases exposure from nearby sources of ambient air pollution within elementary school zones in four Korean cities. Environ Sci Pollut Res Int. 2013 Jul;20(7):4831-46. doi: 10.1007/s11356-012-1358-2. Epub 2013 Jan 9. PMID: 23299970.

Lee J, Yun S, Oh I, Kim MH, Kim Y. Impact of Environmental Factors on the Prevalence Changes of Allergic Diseases in Elementary School Students in Ulsan, Korea: A Longitudinal Study. Int J Environ Res Public Health. 2020 Nov 27;17(23):8831. doi: 10.3390/ijerph17238831. PMID: 33261111; PMCID: PMC7731005.

Linneberg A, Henrik Nielsen N, Frølund L, Madsen F, Dirksen A, Jørgensen T; Copenhagen Allergy Study. The link between allergic rhinitis and allergic asthma: a prospective population-based study. The Copenhagen Allergy Study. Allergy. 2002 Nov;57(11):1048-52. doi: 10.1034/j.1398-9995.2002.23664.x. PMID: 12359002.

Kapitel: Autoimmunerkrankungen

Siehe Bücherliste

https://www.msdmanuals.com/de/heim/immunst%C3%B6rungen/allergische-reaktionen-und-andere-hypersensitivit%C3%A4tsst%C3%B6rungen/autoimmunerkrankungen

https://www.nature.com/subjects/autoimmune-diseases

https://www.netdoktor.de/krankheiten/autoimmunerkrankung/

Crow MK, Olferiev M, Kirou KA. Type I Interferons in Autoimmune Disease. Annu Rev Pathol. 2019 Jan 24;14:369-393. doi: 10.1146/annurev-pathol-020117-043952. Epub 2018 Oct 17. PMID: 30332560.

Fujita Y. [Leptin and autoimmune disease]. Nihon Rinsho Meneki Gakkai Kaishi. 2017;40(3):155-159. Japanese. doi: 10.2177/jsci.40.155. PMID: 28747601.

Stojanovich L, Marisavljevich D. Stress as a trigger of autoimmune disease. Autoimmun Rev. 2008 Jan;7(3):209-13. doi: 10.1016/j.autrev.2007.11.007. Epub 2007 Nov 29. PMID: 18190880.

Toussirot É, Bereau M. Vaccination and Induction of Autoimmune Diseases. Inflamm Allergy Drug Targets. 2015;14(2):94-8. doi: 10.2174/1871528114666160105113046 . PMID: 26728772.

Wang L, Wang FS, Gershwin ME. Human autoimmune diseases: a comprehensive update. J Intern Med. 2015 Oct;278(4):369-95. doi: 10.1111/joim.12395. Epub 2015 Jul 25. PMID: 26212387.

Yasunaga M. Antibody therapeutics and immunoregulation in cancer and autoimmune disease. Semin Cancer Biol. 2020 Aug;64:1-12. doi: 10.1016/j.semcancer.2019.06.001. Epub 2019 Jun 7. PMID: 31181267.

Kapitel: Krebs

https://de.wikipedia.org/wiki/Krebsimmuntherapie#cite_note-asemissen2004-9

Anticancer Res. 2013 Dec;33(12):5495-500. Wilms' Tumor Gene 1 (WT1), loaded dendritic cell immunotherapy in patients with uterine tumors: a phase I/II clinical trial. Coosemans A, Vanderstraeten A, Tuyaerts S, Verschuere T, Moerman P, Bern-

eman ZN, Vergote I, Amant F, VAN Gool SW.
Cancer Immunol Immunother. 2014 Oct;63(10):1061-71. doi:10.1007/s00262-014-1575-2. Epub 2014 Jul 4. A phase I clinical trial combining dendritic cell vaccination with adoptive T cell transfer in patients with stage IV melanoma. Poschke I, Lövgren T, Adamson L, Nyström M, Andersson E, Hansson J, Tell R, Masucci GV, Kiessling R.
Chen DS, Mellman I. Elements of cancer immunity and the cancer-immune set point. Nature. 2017 Jan 18;541(7637):321-330. doi: 10.1038/nature21349. PMID: 28102259.
Dunn GP, Bruce AT, Ikeda H, Old LJ, Schreiber RD. Cancer immunoediting: from immunosurveillance to tumor escape. Nat Immunol. 2002 Nov;3(11):991-8. doi: 10.1038/ni1102-991. PMID: 12407406.
E. F. Solomayer u. a.: Influence of adjuvant hormone therapy and chemotherapy on the immune system analysed in the bone marrow of patients with breast cancer. In: Clin Cancer Res 9, 2003, S. 174–180. PMID 12538466
F. R. Eilber u. a.: Results of BCG adjuvant immunotherapy for melanoma of the head and neck. In: Am J Surg 132, 1976, S. 476–479. PMID 1015538
Gicobi JK, Barham W, Dong H. Immune resilience in response to cancer therapy. Cancer Immunol Immunother. 2020 Nov;69(11):2165-2167. doi: 10.1007/s00262-020-02731-4. PMID: 33011909.
Grosser R, Cherkassky L, Chintala N, Adusumilli PS. Combination Immunotherapy with CAR T Cells and Checkpoint Blockade for the Treatment of Solid Tumors. Cancer Cell. 2019 Nov 11;36(5):471-482. doi: 10.1016/j.ccell.2019.09.006. PMID: 31715131; PMCID: PMC7171534.

Immunotherapy. 2012 Jul;4(7):703-18. doi:10.2217/imt.12.40. Dendritic cell engineering for tumor immunotherapy: from biology to clinical translation. Bhargava A, Mishra D, Banerjee S, Mishra PK.
Lei X, Lei Y, Li JK, Du WX, Li RG, Yang J, Li J, Li F, Tan HB. Immune cells within the tumor microenvironment: Biological functions and roles in cancer immunotherapy. Cancer Lett. 2020 Feb 1;470:126-133. doi: 10.1016/j.canlet.2019.11.009. Epub 2019 Nov 12. PMID: 31730903.
Science. 2006 Oct 6;314(5796):126-9. Epub 2006 Aug 31. Cancer regression in patients after transfer of genetically engineered lymphocytes. Morgan RA, Dudley ME, Wunderlich JR, Hughes MS, Yang JC, Sherry RM, Royal RE, Topalian SL, Kammula US, Restifo NP, Zheng Z, Nahvi A, de Vries CR, Rogers-Freezer LJ, Mavroukakis SA, Rosenberg SA.
T. E. Starzl u. a.: Reversibility of lymphomas and lymphoproliferative lesions developing under cyclosporin-steroid therapy. In: The Lancet 8377, 1984, S. 583–587. PMID 6142304

Teil II: ... und was es stärkt

Kapitel: Ernährung und das Immunsystem

www.eatthis.com
https://www.deutsche-diabetes-gesellschaft.de/

Bi H, Gan Y, Yang C, Chen Y, Tong X, Lu Z. Breakfast skipping and the risk of type

2 diabetes: a meta-analysis of observational studies. Public Health Nutr. 2015 Nov;18(16):3013-9. doi: 10.1017/S1368980015000257. Epub 2015 Feb 17. PMID: 25686619.

Bonnet JP, Cardel MI, Cellini J, Hu FB, Guasch-Ferré M. Breakfast Skipping, Body Composition, and Cardiometabolic Risk: A Systematic Review and Meta-Analysis of Randomized Trials. Obesity (Silver Spring). 2020 Jun;28(6):1098-1109. doi: 10.1002/oby.22791. Epub 2020 Apr 18. PMID: 32304359; PMCID: PMC7304383.

Campbell, T. Colin, The China Study: The Most Comprehensive Study of Nutrition Ever Conducted And the Startling Implications for Diet, Weight Loss, And Long-term Health, BenBella Books, 2004

Monzani A, Ricotti R, Caputo M, Solito A, Archero F, Bellone S, Prodam F. A Systematic Review of the Association of Skipping Breakfast with Weight and Cardiometabolic Risk Factors in Children and Adolescents. What Should We Better Investigate in the Future? Nutrients. 2019 Feb 13;11(2):387. doi: 10.3390/nu11020387. PMID: 30781797; PMCID: PMC6412508.

Rong S, Snetselaar LG, Xu G, Sun Y, Liu B, Wallace RB, Bao W. Association of Skipping Breakfast With Cardiovascular and All-Cause Mortality. J Am Coll Cardiol. 2019 Apr 30;73(16):2025-2032. doi: 10.1016/j.jacc.2019.01.065. PMID: 31023424.

Kapitel: Unser Biorhythmus & Ernährung nach Biorhythmus

Alexander DD, Cushing CA, Lowe KA, Sceurman B, Roberts MA. Meta-analysis of animal fat or animal protein intake and colorectal cancer. Am J Clin Nutr. 2009 May;89(5):1402-9. doi: 10.3945/ajcn.2008.26838. Epub 2009 Mar 4. PMID: 19261724.

Cabanillas B. Gluten-related disorders: Celiac disease, wheat allergy, and nonceliac gluten sensitivity. Crit Rev Food Sci Nutr. 2020;60(15):2606-2621. doi: 10.1080/10408398.2019.1651689. Epub 2019 Aug 12. PMID: 31402697.

Frank J, Gupta A, Osadchiy V, Mayer EA. Brain-Gut-Microbiome Interactions and Intermittent Fasting in Obesity. Nutrients. 2021 Feb 10;13(2):584. doi: 10.3390/nu13020584. PMID: 33578763; PMCID: PMC7916460.

Kaczmarek JL, Thompson SV, Holscher HD. Complex interactions of circadian rhythms, eating behaviors, and the gastrointestinal microbiota and their potential impact on health. Nutr Rev. 2017 Sep 1;75(9):673-682. doi: 10.1093/nutrit/nux036. PMID: 28938796; PMCID: PMC5914376.

Leonard MM, Sapone A, Catassi C, Fasano A. Celiac Disease and Nonceliac Gluten Sensitivity: A Review. JAMA. 2017 Aug 15;318(7):647-656. doi: 10.1001/jama.2017.9730. PMID: 28810029.

Linsell CR, Lightman SL, Mullen PE, Brown MJ, Causon RC. Circadian rhythms of epinephrine and norepinephrine in man. J Clin Endocrinol Metab. 1985 Jun;60(6):1210-5. doi: 10.1210/jcem-60-6-1210. PMID: 3998066.

Naghshi S, Sadeghi O, Willett WC, Esmaillzadeh A. Dietary intake of total, animal, and plant proteins and risk of all cause, cardiovascular, and cancer mortality: systematic review and dose-response meta-analysis of prospective cohort studies. BMJ. 2020 Jul 22;370:m2412. doi: 10.1136/bmj.m2412. PMID: 32699048; PMCID: PMC7374797.

Naik RD, Seidner DL, Adams DW. Nutritional Consideration in Celiac Disease and Nonceliac Gluten Sensitivity. Gastroenterol Clin North Am. 2018 Mar;47(1):139-154.

doi: 10.1016/j.gtc.2017.09.006. Epub 2017 Dec 7. PMID: 29413009.
Sluijs I, Beulens JW, van der A DL, Spijkerman AM, Grobbee DE, van der Schouw YT. Dietary intake of total, animal, and vegetable protein and risk of type 2 diabetes in the European Prospective Investigation into Cancer and Nutrition (EPIC)-NL study. Diabetes Care. 2010 Jan;33(1):43-8. doi: 10.2337/dc09-1321. Epub 2009 Oct 13. PMID: 19825820; PMCID: PMC2797984.
Song M, Fung TT, Hu FB, Willett WC, Longo VD, Chan AT, Giovannucci EL. Association of Animal and Plant Protein Intake With All-Cause and Cause-Specific Mortality. JAMA Intern Med. 2016 Oct 1;176(10):1453-1463. doi: 10.1001/jamainternmed.2016.4182. Erratum in: JAMA Intern Med. 2016 Nov 1;176(11):1728. PMID: 27479196; PMCID: PMC5048552.
Trine MR, Morgan WP. Influence of time of day on psychological responses to exercise. A review. Sports Med. 1995 Nov;20(5):328-37. doi: 10.2165/00007256-199520050-00004. PMID: 8571006.
Voigt RM, Forsyth CB, Green SJ, Engen PA, Keshavarzian A. Circadian Rhythm and the Gut Microbiome. Int Rev Neurobiol. 2016;131:193-205. doi: 10.1016/bs.irn.2016.07.002. Epub 2016 Sep 6. PMID: 27793218.
Wu J, Zeng R, Huang J, Li X, Zhang J, Ho JC, Zheng Y. Dietary Protein Sources and Incidence of Breast Cancer: A Dose-Response Meta-Analysis of Prospective Studies. Nutrients. 2016 Nov 17;8(11):730. doi: 10.3390/nu8110730. PMID: 27869663; PMCID: PMC5133114.

Kapitel: Mikronährstoffe und das Immunsystem

https://www.verbraucherzentrale.de/wissen/lebensmittel/nahrungsergaenzungsmittel/mindestmengen-so-viel-von-vitaminen-oder-mineralstoffen-muss-drin-sein-39095
Normwertetabelle von Vitaminen und Mineralien: www.dge.de

Kapitel: Mikronährstoffe und das Immunsystem/Fettlösliche Vitamine/Vitamin A

https://www.minimed.at/medizinische-themen/stoffwechsel-verdauung/vitamin-a/

Huang, X., Gao, Y., Zhi, X. et al. Association between vitamin A, retinol and carotenoid intake and pancreatic cancer risk: Evidence from epidemiologic studies. Sci Rep 6, 38936 (2016). https://doi.org/10.1038/srep38936
Vijayaraghavan K. National control programme against nutritional blindness due to vitamin A deficiency: Current status & future strategy. Indian J Med Res. 2018 Nov;148(5):496-502. doi: 10.4103/ijmr.IJMR_1781_18. PMID: 30666976; PMCID: PMC6366267.

Kapitel: Mikronährstoffe und das Immunsystem/Fettlösliche Vitamine/Provitamin A

https://www.gesundheit.gv.at/lexikon/p/lexikon-beta-carotin

Nestel P, Trumbo P. The role of provitamin A carotenoids in the prevention and control

of vitamin A deficiency. Arch Latinoam Nutr. 1999 Sep;49(3 Suppl 1):26S-33S. PMID: 10971840.
Souganidis E, Laillou A, Leyvraz M, Moench-Pfanner R. A comparison of retinyl palmitate and red palm oil β-carotene as strategies to address Vitamin A deficiency. Nutrients. 2013 Aug 15;5(8):3257-71. doi: 10.3390/nu5083257. PMID: 23955382; PMCID: PMC3775252.

Kapitel: Mikronährstoffe und das Immunsystem/Fettlösliche Vitamine/Vitamin D

https://borsche.de/page/benskin?preferredlang=de

Bikle DD. Vitamin D metabolism, mechanism of action, and clinical applications. Chem Biol. 2014 Mar 20;21(3):319-29. doi: 10.1016/j.chembiol.2013.12.016. Epub 2014 Feb 13. PMID: 24529992; PMCID: PMC3968073.
de La Puente-Yagüe M, Cuadrado-Cenzual MA, Ciudad-Cabañas MJ, Hernández-Cabria M, Collado-Yurrita L. Vitamin D: And its role in breast cancer. Kaohsiung J Med Sci. 2018 Aug;34(8):423-427. doi: 10.1016/j.kjms.2018.03.004. Epub 2018 Apr 5. PMID: 30041759.
Lappe JM, Travers-Gustafson D, Davies KM, Recker RR, Heaney RP. Vitamin D and calcium supplementation reduces cancer risk: results of a randomized trial. Am J Clin Nutr. 2007 Jun;85(6):1586-91. doi: 10.1093/ajcn/85.6.1586. Erratum in: Am J Clin Nutr. 2008 Mar;87(3):794. PMID: 17556697.
Trump DL, Aragon-Ching JB. Vitamin D in prostate cancer. Asian J Androl. 2018 May-Jun;20(3):244-252. doi: 10.4103/aja.aja_14_18. PMID: 29667615; PMCID: PMC5952478.

Ul Afshan F, Nissar B, Chowdri NA, Ganai BA. Relevance of vitamin D3 in COVID-19 infection. Gene Rep. 2021 Sep;24:101270. doi: 10.1016/j.genrep.2021.101270. Epub 2021 Jul 7. PMID: 34250314; PMCID: PMC8260490.
Werneke U, Gaughran F, Taylor DM. Vitamin D in the time of the coronavirus (COVID-19) pandemic - a clinical review from a public health and public mental health perspective. Ther Adv Psychopharmacol. 2021 Jul 9;11:20451253211027699. doi: 10.1177/20451253211027699. PMID: 34290856; PMCID: PMC8274110.
Zhang Y, Fang F, Tang J, Jia L, Feng Y, Xu P, Faramand A. Association between vitamin D supplementation and mortality: systematic review and meta-analysis. BMJ. 2019 Aug 12;366:l4673. doi: 10.1136/bmj.l4673. Erratum in: BMJ. 2020 Sep 22;370:m2329. PMID: 31405892; PMCID: PMC6689821.

Kapitel: Mikronährstoffe und das Immunsystem/Fettlösliche Vitamine/Vitamin E

https://www.gesundheit.gv.at/leben/ernaehrung/info/vitamine-mineralstoffe/fettloesliche-vitamine/vitamin-e
https://www.verbraucherzentrale.de/wissen/lebensmittel/nahrungsergaenzungsmittel/vitamin-e-zum-schutz-vor-herzinfarkt-und-krebs-13834 https://www.eucell.de/ernaehrung/ernaehrungslexikon/vitamine/vitamin-e/lebensmittel.html

Khadangi F, Azzi A. Vitamin E - The Next 100 Years. IUBMB Life. 2019 Apr;71(4):411-

415. doi: 10.1002/iub.1990. Epub 2018 Dec 14. PMID: 30550633.
Pekmezci D. Vitamin E and immunity. Vitam Horm. 2011;86:179-215. doi: 10.1016/B978-0-12-386960-9.00008-3. PMID: 21419272.
Ulatowski LM, Manor D. Vitamin E and neurodegeneration. Neurobiol Dis. 2015 Dec;84:78-83. doi: 10.1016/j.nbd.2015.04.002. Epub 2015 Apr 22. PMID: 25913028.

Kapitel: Mikronährstoffe und das Immunsystem/Fettlösliche Vitamine/Vitamin K

https://www.netdoktor.de/laborwerte/vitamin-k/
https://www.verbraucherzentrale.de/wissen/lebensmittel/nahrungsergaenzungsmittel/vitamin-kprodukte-was-ist-sinnvoll-26574

Fusaro M, Gallieni M, Rizzo MA, Stucchi A, Delanaye P, Cavalier E, Moysés RMA, Jorgetti V, Iervasi G, Giannini S, Fabris F, Aghi A, Sella S, Galli F, Viola V, Plebani M. Vitamin K plasma levels determination in human health. Clin Chem Lab Med. 2017 May 1;55(6):789-799. doi: 10.1515/cclm-2016-0783. PMID: 27732556.
Palermo A, Tuccinardi D, D'Onofrio L, Watanabe M, Maggi D, Maurizi AR, Greto V, Buzzetti R, Napoli N, Pozzilli P, Manfrini S. Vitamin K and osteoporosis: Myth or reality? Metabolism. 2017 May;70:57-71. doi: 10.1016/j.metabol.2017.01.032. Epub 2017 Feb 4. PMID: 28403946.
Villa JKD, Diaz MAN, Pizziolo VR, Martino HSD. Effect of vitamin K in bone metabolism and vascular calcification: A review of mechanisms of action and evidences. Crit Rev Food Sci Nutr. 2017 Dec 12;57(18):3959-3970. doi: 10.1080/10408398.2016.1211616. PMID: 27437760.
Xv F, Chen J, Duan L, Li S. Research progress on the anticancer effects of vitamin K2. Oncol Lett. 2018;15(6):8926-8934. doi:10.3892/ol.2018.8502

Kapitel: Mikronährstoffe und das Immunsystem/Wasserlösliche Vitamine/Vitamin C

https://www.cancer.gov/about-cancer/treatment/cam/patient/vitamin-c-pdq
https://www.cancer.gov/research/key-initiatives/ras/ras-central/blog/2020/yun-cantley-vitamin-c
https://www.verbraucherzentrale.de/wissen/lebensmittel/nahrungsergaenzungsmittel/vitamin-c-erstaunlich-gesund-1915

Abiri B, Vafa M. Vitamin C and Cancer: The Role of Vitamin C in Disease Progression and Quality of Life in Cancer Patients. Nutr Cancer. 2020 Jul 21:1-11. doi: 10.1080/01635581.2020.1795692. Epub ahead of print. PMID: 32691657.
Ang A, Pullar JM, Currie MJ, Vissers MCM. Vitamin C and immune cell function in inflammation and cancer. Biochem Soc Trans. 2018 Oct 19;46(5):1147-1159. doi: 10.1042/BST20180169. Epub 2018 Oct 8. PMID: 30301842; PMCID: PMC6195639.
Ang AD, Vissers MCM, Burgess ER, Currie MJ, Dachs GU. Gene and Protein Expression Is Altered by Ascorbate Availability in Murine Macrophages Cultured under Tumour-Like Conditions. Antioxidants (Basel). 2021 Mar 11;10(3):430. doi: 10.3390/

antiox10030430. PMID: 33799728; PMCID: PMC7998289.
Carr AC, Maggini S. Vitamin C and Immune Function. Nutrients. 2017 Nov 3;9(11):1211. doi: 10.3390/nu9111211. PMID: 29099763; PMCID: PMC5707683.
Roa, F. J., Peña, E., Gatica, M., Escobar-Acuña, K., Saavedra, P., Maldonado, M., Cuevas, M. E., Moraga-Cid, G., Rivas, C. I., & Muñoz-Montesino, C. (2020). Therapeutic Use of Vitamin C in Cancer: Physiological Considerations. Frontiers in pharmacology, 11, 211. https://doi.org/10.3389/fphar.2020.00211

Kapitel: Mikronährstoffe und das Immunsystem/Wasserlösliche Vitamine/B-Vitamine/Vitamin B1 (Thiamin)

https://www.gesundheit.gv.at/leben/ernaehrung/info/vitamine-mineralstoffe/wasserloesliche-vitamine/vitamin-b1
https://www.qi-2.com/de/wissen/naehrstoffe/vitamin-b1/

Tylicki A, Siemieniuk M. Tiamina i jej pochodne w regulacji metabolizmu komórek [Thiamine and its derivatives in the regulation of cell metabolism]. Postepy Hig Med Dosw (Online). 2011 Jul 6;65:447-69. Polish. doi: 10.5604/17322693.951633. PMID: 21734329.

Kapitel: Mikronährstoffe und das Immunsystem/Wasserlösliche Vitamine/B-Vitamine/Vitamin B2 (Riboflavin)

https://www.gesundheit.gv.at/leben/ernaehrung/info/vitamine-mineralstoffe/wasserloesliche-vitamine/vitamin-b2

Revuelta JL, Ledesma-Amaro R, Lozano-Martinez P, Díaz-Fernández D, Buey RM, Jiménez A. Bioproduction of riboflavin: a bright yellow history. J Ind Microbiol Biotechnol. 2017 May;44(4-5):659-665. doi: 10.1007/s10295-016-1842-7. Epub 2016 Sep 30. PMID: 27696023.
Suwannasom N, Kao I, Pruß A, Georgieva R, Bäumler H. Riboflavin: The Health Benefits of a Forgotten Natural Vitamin. Int J Mol Sci. 2020 Jan 31;21(3):950. doi: 10.3390/ijms21030950. PMID: 32023913; PMCID: PMC7037471.

Kapitel: Mikronährstoffe und das Immunsystem/Wasserlösliche Vitamine/B-Vitamine/Vitamin B3 (Niacin)

https://www.netdoktor.at/laborwerte/vitamin-b3-niacin-6684759

Xu XJ, Jiang GS. Niacin-respondent subset of schizophrenia – a therapeutic review. Eur Rev Med Pharmacol Sci. 2015;19(6):988-97. PMID: 25855923.
Romani M, Hofer DC, Katsyuba E, Auwerx J. Niacin: an old lipid drug in a new NAD+ dress. J Lipid Res. 2019 Apr;60(4):741-746. doi: 10.1194/jlr.S092007. Epub 2019 Feb 19. PMID: 30782960; PMCID: PMC6446705.

Kapitel: Mikronährstoffe und das Immunsystem/Wasserlösliche Vitamine/B-Vitamine/Pantothensäure (Vitamin B5)

https://www.verbraucherzentrale.de/wissen/lebensmittel/nahrungsergaenzungsmittel/sind-vitamin-b5produkte-sinnvoll-oder-unnoetig-28565

Lanska DJ. The discovery of niacin, biotin, and pantothenic acid. Ann Nutr Metab. 2012;61(3):246-53. doi: 10.1159/000343115. Epub 2012 Nov 26. PMID: 23183297.
Tahiliani AG, Beinlich CJ. Pantothenic acid in health and disease. Vitam Horm. 1991;46:165-228. doi: 10.1016/s0083-6729(08)60684-6. PMID: 1746161.

Kapitel: Mikronährstoffe und das Immunsystem/Wasserlösliche Vitamine/B-Vitamine/Vitamin B6

https://www.gesundheit.gv.at/leben/ernaehrung/info/vitamine-mineralstoffe/wasserloesliche-vitamine/vitamin-b6

Hellmann H, Mooney S. Vitamin B6: a molecule for human health? Molecules. 2010 Jan 20;15(1):442-59. doi: 10.3390/molecules15010442. PMID: 20110903; PMCID: PMC6257116.
Rosenberg J, Ischebeck T, Commichau FM. Vitamin B6 metabolism in microbes and approaches for fermentative production. Biotechnol Adv. 2017 Jan-Feb;35(1):31-40. doi: 10.1016/j.biotechadv.2016.11.004. Epub 2016 Nov 24. PMID: 27890703.
Ueland PM, McCann A, Midttun Ø, Ulvik A. Inflammation, vitamin B6 and related pathways. Mol Aspects Med. 2017 Feb;53:10-27. doi: 10.1016/j.mam.2016.08.001. Epub 2016 Sep 1. PMID: 27593095.

Kapitel: Mikronährstoffe und das Immunsystem/Wasserlösliche Vitamine/B-Vitamine/Biotin (Vitamin B7)

https://www.netdoktor.at/laborwerte/biotin-6798769
https://www.verbraucherzentrale.de/wissen/lebensmittel/nahrungsergaenzungsmittel/sorgt-biotin-fuer-gesunde-haut-glaenzende-haare-und-feste-naegel-13635

IJpelaar A, Beijers A, van Daal H, van den Ouweland JMW. Prevalence of detectable biotin in The Netherlands in relation to risk on immunoassay interference. Clin Biochem. 2020 Sep;83:78-80. doi: 10.1016/j.clinbiochem.2020.05.009. Epub 2020 May 27. PMID: 32473152.
Kuroishi T. Regulation of immunological and inflammatory functions by biotin. Can J Physiol Pharmacol. 2015 Dec;93(12):1091-6. doi: 10.1139/cjpp-2014-0460. Epub 2015 Mar 26. PMID: 26168302.
Said HM. Biotin: biochemical, physiological and clinical aspects. Subcell Biochem. 2012;56:1-19. doi: 10.1007/978-94-007-2199-9_1. PMID: 22116691.

Kapitel: Mikronährstoffe und das Immunsystem/Wasserlösliche Vitamine/B-Vitamine/Folsäure (Vitamin B9)

https://www.gesundheit.gv.at/leben/ernaehrung/info/vitamine-mineralstoffe/wasserloesliche-vitamine/folsaeure

Hwang SY, Kang YJ, Sung B, Jang JY, Hwang NL, Oh HJ, Ahn YR, Kim HJ, Shin JH, Yoo MA, Kim CM, Chung HY, Kim ND. Folic acid is necessary for proliferation and differentiation of C2C12 myoblasts. J Cell Physiol. 2018 Feb;233(2):736-747. doi: 10.1002/jcp.25989. Epub 2017 Jun 7. PMID: 28471487.
Sijilmassi O. Folic acid deficiency and vision: a review. Graefes Arch Clin Exp Ophthal-

mol. 2019 Aug;257(8):1573-1580. doi: 10.1007/s00417-019-04304-3. Epub 2019 Mar 27. PMID: 30919078.

Yila TA, Araki A, Sasaki S, Miyashita C, Itoh K, Ikeno T, Yoshioka E, Kobayashi S, Goudarzi H, Baba T, Braimoh T, Minakami H, Endo T, Sengoku K, Kishi R. Predictors of folate status among pregnant Japanese women: the Hokkaido Study on Environment and Children's Health, 2002-2012. Br J Nutr. 2016 Jun;115(12):2227-35. doi: 10.1017/S0007114516001628. Epub 2016 Apr 28. PMID: 27121118.

Kapitel: Mikronährstoffe und das Immunsystem/Wasserlösliche Vitamine/B-Vitamine/Vitamin B12 (Cobalamin)

https://www.gesundheit.gv.at/leben/ernaehrung/info/vitamine-mineralstoffe/wasserloesliche-vitamine/vitamin-b12#:~:text=Vitamin%20B12%20(auch%3A%20Cobalamin),darunter%20am%20Abbau%20von%20Fetts%C3%A4uren.

https://www.netdoktor.de/laborwerte/vitamin-b12/mangel/

https://www.quarks.de/gesundheit/ernaehrung/vitamin-b12-und-vegane-ernaehrung/

Gille D, Schmid A. Vitamin B12 in meat and dairy products. Nutr Rev. 2015 Feb;73(2):106-15. doi: 10.1093/nutrit/nuu011. PMID: 26024497.

Oh R, Brown DL. Vitamin B12 deficiency. Am Fam Physician. 2003 Mar 1;67(5):979-86. PMID: 12643357.

Zeuschner CL, Hokin BD, Marsh KA, Saunders AV, Reid MA, Ramsay MR. Vitamin B_{12} and vegetarian diets. Med J Aust. 2013 Aug 19;199(S4):S27-32. doi: 10.5694/mja11.11509. PMID: 25369926.

Kapitel: Mikronährstoffe und das Immunsystem/Mineralien und Spurenelemente/Cobalt

https://www.rewe.de/ernaehrung/wissen/kobalt/

Heffern MC, Yamamoto N, Holbrook RJ, Eckermann AL, Meade TJ. Cobalt derivatives as promising therapeutic agents. Curr Opin Chem Biol. 2013 Apr;17(2):189-96. doi: 10.1016/j.cbpa.2012.11.019. Epub 2012 Dec 24. PMID: 23270779; PMCID: PMC3622775.

Munteanu CR, Suntharalingam K. Advances in cobalt complexes as anticancer agents. Dalton Trans. 2015 Aug 21;44(31):13796-808. doi: 10.1039/c5dt02101d. PMID: 26148776.

Kapitel: Mikronährstoffe und das Immunsystem/Mineralien und Spurenelemente/Eisen

https://www.eisenmangel-hilfe.ch/eisenmangel-symptome-behandlung/

https://www.minimed.at/medizinische-themen/stoffwechsel-verdauung/eisenmangel/

Kang CK, Pope M, Lang CC, Kalra PR. Iron deficiency in heart failure: Efficacy and safety of intravenous iron therapy. Cardiovasc Ther. 2017 Dec;35(6). doi: 10.1111/1755-5922.12301. Epub 2017 Sep 25. PMID: 28836730.

Musallam KM, Taher AT. Iron deficiency beyond erythropoiesis: should we be concerned? Curr Med Res Opin. 2018 Jan;34(1):81-93. doi:

10.1080/03007995.2017.1394833. Epub 2017 Nov 3. PMID: 29050512.
Ning S, Zeller MP. Management of iron deficiency. Hematology Am Soc Hematol Educ Program. 2019 Dec 6;2019(1):315-322. doi: 10.1182/hematology.2019000034. PMID: 31808874; PMCID: PMC6913441.

Kapitel: Mikronährstoffe und das Immunsystem/Mineralien und Spurenelemente/Kalzium

https://www.gesundheit.gv.at/leben/ernaehrung/info/vitamine-mineralstoffe/mengenelemente/calcium
https://www.pharmazeutische-zeitung.de/ausgabe-092012/bedeutung-von-calcium/
https://www.pharmazeutische-zeitung.de/ausgabe-092012/bedeutung-von-calcium/#:~:text=Die%20durch%20Calciumionen%20induzierte%20Senkung,der%20Nasenschleimhaut%20bei%20allergischer%20Rhinitis.

Bristow SM, Bolland MJ, Gamble GD, Leung W, Reid IR. Dietary calcium intake and change in bone mineral density in older adults: a systematic review of longitudinal cohort studies. Eur J Clin Nutr. 2021 Jun 15. doi: 10.1038/s41430-021-00957-8. Epub ahead of print. PMID: 34131304.
Reid IR, Bolland MJ. Controversies in medicine: the role of calcium and vitamin D supplements in adults. Med J Aust. 2019 Nov;211(10):468-473. doi: 10.5694/mja2.50393. Epub 2019 Nov 3. PMID: 31680267.
US Preventive Services Task Force, Grossman DC, Curry SJ, Owens DK, Barry MJ, Caughey AB, Davidson KW, Doubeni CA, Epling JW Jr, Kemper AR, Krist AH, Kubik M, Landefeld S, Mangione CM, Silverstein M, Simon MA, Tseng CW. Vitamin D, Calcium, or Combined Supplementation for the Primary Prevention of Fractures in Community-Dwelling Adults: US Preventive Services Task Force Recommendation Statement. JAMA. 2018 Apr 17;319(15):1592-1599. doi: 10.1001/jama.2018.3185. PMID: 29677309.

Kapitel: Mikronährstoffe und das Immunsystem/Mineralien und Spurenelemente/Magnesium

de Baaij JH, Hoenderop JG, Bindels RJ. Magnesium in man: implications for health and disease. Physiol Rev. 2015 Jan;95(1):1-46. doi: 10.1152/physrev.00012.2014. PMID: 25540137.
Garrison SR, Allan GM, Sekhon RK, Musini VM, Khan KM. Magnesium for skeletal muscle cramps. Cochrane Database Syst Rev. 2012 Sep 12;2012(9):CD009402. doi: 10.1002/14651858.CD009402.pub2. Update in: Cochrane Database Syst Rev. 2020 Sep 21;9:CD009402. PMID: 22972143; PMCID: PMC7025716.

Kapitel: Mikronährstoffe und das Immunsystem/Mineralien und Spurenelemente/Selen

Duffield-Lillico AJ, Dalkin BL, Reid ME, Turnbull BW, Slate EH, Jacobs ET, Marshall JR, Clark LC; Nutritional Prevention of Cancer Study Group. Selenium supplementation, baseline plasma selenium status and incidence of prostate cancer: an analysis of the complete treatment period of the Nutritional Prevention of Cancer Trial. BJU Int. 2003 May;91(7):608-12. doi: 10.1046/j.1464-410x.2003.04167.x. PMID:

12699469.
Lippman SM, Klein EA, Goodman PJ, et al. Effect of selenium and vitamin E on risk of prostate cancer and other cancers: the Selenium and Vitamin E Cancer Prevention Trial (SELECT). JAMA. 2009;301(1):39-51. doi:10.1001/jama.2008.864

Kapitel: Mikronährstoffe und das Immunsystem/Mineralien und Spurenelemente/Zink

Black RE. Therapeutic and preventive effects of zinc on serious childhood infectious diseases in developing countries. Am J Clin Nutr. 1998 Aug;68(2 Suppl):476S-479S. doi: 10.1093/ajcn/68.2.476S. PMID: 9701163.
Singh M, Das RR. Zinc for the common cold. Cochrane Database Syst Rev. 2011 Feb 16;(2):CD001364. doi: 10.1002/14651858.CD001364.pub3. Update in: Cochrane Database Syst Rev. 2013;6:CD001364. PMID: 21328251.

Kapitel: Chronisches Erschöpfungssyndrom & Long-Covid

https://www.aerzteblatt.de/archiv/217002/Long-COVID-Der-lange-Schatten-von-COVID-19
https://www.netdoktor.de/krankheiten/borreliose/

Carfì A, Bernabei R, Landi F, for the Gemelli Against COVID-19 Post-Acute Care Study Group. Persistent Symptoms in Patients After Acute COVID-19. JAMA. 2020;324(6):603–605. doi:10.1001/jama.2020.12603
Mandal S, Barnett J, Brill SE ARC Study Group, et al 'Long-COVID': a cross-sectional study of persisting symptoms, biomarker and imaging abnormalities following hospitalisation for COVID-19 Thorax 2021;76:396-398.
Rimoldi SG, Merli S, Bestetti G, Giacomet V, Cislaghi G, Grande R, Zanzani S, Pagani C, Trevisan G, De Faveri E, Gismondo MR, Ruzić-Sabljić E; Exodes Study Group. Occurrence of Lyme disease infection in a non-endemic area in Northern Italy. G Ital Dermatol Venereol. 2020 Jun;155(3):320-324. doi: 10.23736/S0392-0488.18.05941-2. Epub 2018 Mar 29. PMID: 29600690.
Trevisan G, Bonin S, Ruscio M. A Practical Approach to the Diagnosis of Lyme Borreliosis: From Clinical Heterogeneity to Laboratory Methods. Front Med (Lausanne). 2020 Jul 23;7:265. doi: 10.3389/fmed.2020.00265. PMID: 32793606; PMCID: PMC7390863.

Kapitel: Stress und das Immunsystem

https://www.neurologen-und-psychiater-im-netz.org/psychiatrie-psychosomatik-psychotherapie/ratgeber-archiv/meldungen/article/chronischer-stress-schwaecht-das-immunsystem/
https://www.tk.de/techniker/magazin/life-balance/stress-bewaeltigen/stress-immunsystem-2006916?tkcm=aaus
https://www.usz.ch/news/Mitteilungen/Seiten/Stress-Immunsystem.aspx

Dragoş D, Tănăsescu MD. The effect of stress on the defense systems. J Med Life. 2010 Jan-Mar;3(1):10-8. PMID: 20302192; PMCID: PMC3019042.
Vitlic A, Lord JM, Phillips AC. Stress, ageing and their influence on functional, cellular

and molecular aspects of the immune system. Age (Dordr). 2014 Jun;36(3):9631. doi: 10.1007/s11357-014-9631-6. Epub 2014 Feb 25. PMID: 24562499; PMCID: PMC4082590.

Kapitel: Der Schlaf und das Immunsystem

https://www.aerztliches-journal.de/medizin/allgemein-medizin//wie-schlaf-das-immunsystem-staerkt/c969ab100ef108490a95039bcb4a19d2/

Besedovsky L, Lange T, Haack M. The Sleep-Immune Crosstalk in Health and Disease. Physiol Rev. 2019 Jul 1;99(3):1325-1380. doi: 10.1152/physrev.00010.2018. PMID: 30920354; PMCID: PMC6689741.

Dimitrov S, Lange T, Gouttefangeas C, Jensen ATR, Szczepanski M, Lehnnolz J, Soekadar S, Rammensee HG, Born J, Besedovsky L. Gαs-coupled receptor signaling and sleep regulate integrin activation of human antigen-specific T cells. J Exp Med. 2019 Mar 4;216(3):517-526. doi: 10.1084/jem.20181169. Epub 2019 Feb 12. PMID: 30755455; PMCID: PMC6400544.

He S, Chen XX, Ge W, Yang S, Chen JT, Niu JW, Xia L, Chen GH. Are Anti-Inflammatory Cytokines Associated with Cognitive Impairment in Patients with Insomnia Comorbid with Depression? A Pilot Study. Nat Sci Sleep. 2021 Jun 29;13:989-1000. doi: 10.2147/NSS.S312272. PMID: 34234602; PMCID: PMC8254552.

Ren CY, Rao JX, Zhang XX, Zhang M, Xia L, Chen GH. Changed signals of blood adenosine and cytokines are associated with parameters of sleep and/or cognition in the patients with chronic insomnia disorder. Sleep Med. 2021 May;81:42-51. doi: 10.1016/j.sleep.2021.02.005. Epub 2021 Feb 9. PMID: 33636543.

Kapitel: Die Atmung und das Immunsystem

https://www.dkfz.de/de/tabakkontrolle/download/Publikationen/FzR/FzR_Bakterielle_Infektionen_I.pdf

https://www.lungenaerzte-im-netz.de/news-archiv/meldung/article/wie-lungenzellen-das-immunsystem-beeinflussen/

https://www.dasgehirn.info/entdecken/drogen/steckbrief-nikotin#:~:text=Effekte%20auf%20K%C3%B6rper%20und%20Psyche,kurzfristig%20zu%20einer%20h%C3%B6heren%20Leistungsf%C3%A4higkeit.

Kapitel: Ozontherapie

Ameli J, Banki A, Khorvash F, Simonetti V, Jafari NJ, Izadi M. Mechanisms of pathophysiology of blood vessels in patients with multiple sclerosis treated with ozone therapy: a systematic review. Acta Biomed. 2019;90(3):213-217. Published 2019 Sep 6. doi:10.23750/abm.v90i3.7265

Juchniewicz H, Lubkowska A. Oxygen-Ozone (O2-O3) Therapy in Peripheral Arterial Disease (PAD): A Review Study. Ther Clin Risk Manag. 2020 Jun 29;16:579-594. doi: 10.2147/TCRM.S255247. PMID: 32636631; PMCID: PMC7334138.

Molinari F, Simonetti V, Franzini M, Pandolfi S, Vaiano F, Valdenassi L, Liboni W. Ozone autohemotherapy induces long-term cerebral metabolic changes in multiple sclerosis patients. Int J Immunopathol Pharmacol. 2014 Jul-Sep;27(3):379-89. doi: 10.1177/039463201402700308. PMID: 25280029.

Mumby S, Chung KF, Adcock IM. Transcriptional Effects of Ozone and Impact on Airway Inflammation. Front Immunol. 2019;10:1610. Published 2019 Jul 10. doi:10.3389/fimmu.2019.01610

Rowen RJ, Robins H. Ozone Therapy for Complex Regional Pain Syndrome: Review and Case Report. Curr Pain Headache Rep. 2019;23(6):41. Published 2019 May 6. doi:10.1007/s11916-019-0776-y

Scassellati C, Galoforo AC, Bonvicini C, Esposito C, Ricevuti G. Ozone: a natural bioactive molecule with antioxidant property as potential new strategy in aging and in neurodegenerative disorders. Ageing Res Rev. 2020;63:101138. doi:10.1016/j.arr.2020.101138

Smith NL, Wilson AL, Gandhi J, Vatsia S, Khan SA. Ozone therapy: an overview of pharmacodynamics, current research, and clinical utility. Med Gas Res. 2017;7(3):212-219. Published 2017 Oct 17. doi:10.4103/2045-9912.215752

Kapitel: Die Psyche und das Immunsystem

https://www.orthomol.com/de-at/lebenswelten/immunsystem/psychoneuroimmunologie#was-bedeutet-psychoneuroimmunologie

Cui B, Peng F, Lu J, He B, Su Q, Luo H, Deng Z, Jiang T, Su K, Huang Y, Ud Din Z, Lam EW, Kelley KW, Liu Q. Cancer and stress: NextGen strategies. Brain Behav Immun. 2021 Mar;93:368-383. doi: 10.1016/j.bbi.2020.11.005. Epub 2020 Nov 5. PMID: 33160090.

Dai S, Mo Y, Wang Y, et al. Chronic Stress Promotes Cancer Development. Front Oncol. 2020;10:1492. Published 2020 Aug 19. doi:10.3389/fonc.2020.01492

Fujisawa A, Ota A, Matsunaga M, Li Y, Kakizaki M, Naito H, Yatsuya H. Effect of laughter yoga on salivary cortisol and dehydroepiandrosterone among healthy university students: A randomized controlled trial. Complement Ther Clin Pract. 2018 Aug;32:6-11. doi: 10.1016/j.ctcp.2018.04.005. Epub 2018 Apr 12. PMID: 30057059.

Kumar S, Subramaniam E, Bhavanani AB, Sarkar S, Balasundaram S. Effect of adjunct yoga therapy in depressive disorders: Findings from a randomized controlled study. Indian J Psychiatry 2019 Nov-Dec;61(6):592-597. doi: 10.4103/psychiatry.IndianJPsychiatry_173_19. PMID: 31896865; PMCID: PMC6862972.

Meier M, Wirz L, Dickinson P, Pruessner JC. Laughter yoga reduces the cortisol response to acute stress in healthy individuals. Stress. 2021 Jan;24(1):44-52. doi: 10.1080/10253890.2020.1766018. Epub 2020 May 26. PMID: 32393092.

Muscatell KA, Eisenberger NI. A Social Neuroscience Perspective on Stress and Health. Soc Personal Psychol Compass. 2012 Dec 1;6(12):890-904. doi: 10.1111/j.1751-9004.2012.00467.x. Epub 2012 Dec 2. PMID: 23227112; PMCID: PMC3513933.

Picardi A, Tarolla E, Tarsitani L, Biondi M. Links between immunity and conditions leading to psychotherapy. Riv Psichiatr. 2009 May-Jun;44(3):149-63. PMID: 20066801.

Powell ND, Tarr AJ, Sheridan JF. Psychosocial stress and inflammation in cancer. Brain Behav Immun. 2013 Mar;30 Suppl:S41-7. doi: 10.1016/j.bbi.2012.06.015. Epub 2012 Jul 9. PMID: 22790082.

Savage BM, Lujan HL, Thipparthi RR, DiCarlo SE. Humor, laughter, learning, and health! A brief review. Adv Physiol Educ. 2017 Sep 1;41(3):341-347. doi: 10.1152/advan.00030.2017. PMID: 28679569.

Segerstrom SC, Miller GE. Psychological stress and the human immune system: a meta-analytic study of 30 years of inquiry. Psychol Bull. 2004;130(4):601-630. doi:10.1037/0033-2909.130.4.601

Won E, Kim YK. Neuroinflammation-Associated Alterations of the Brain as Potential Neural Biomarkers in Anxiety Disorders. Int J Mol Sci. 2020;21(18):6546. Published 2020 Sep 7. doi:10.3390/ijms21186546

Yim J. Therapeutic Benefits of Laughter in Mental Health: A Theoretical Review. Tohoku J Exp Med. 2016 Jul;239(3):243-9. doi: 10.1620/tjem.239.243. PMID: 27439375.

Kapitel: Fieber, Hyperthermie und das Immunsystem

https://www.docfinder.at/ratgeber/fieber-senken-wann-und-wie-80#:~:text=Essigwickel%20und%20Essigpatschen,trockene%20Frottiert%C3%BCcher%20um%20die%20Waden.

Khandia R, Munjal AK, Iqbal HMN, Dhama K. Heat Shock Proteins: Therapeutic Perspectives in Inflammatory Disorders. Recent Pat Inflamm Allergy Drug Discov. 2017;10(2):94-104. doi: 10.2174/1872213X10666161213163301. PMID: 27978789.

Nakamura K. Central circuitries for body temperature regulation and fever. Am J Physiol Regul Integr Comp Physiol. 2011 Nov;301(5):R1207-28. doi: 10.1152/ajpregu.00109.2011. Epub 2011 Sep 7. PMID: 21900642.

Prodromou C. Mechanisms of Hsp90 regulation. Biochem J. 2016 Aug 15;473(16):2439-52. doi: 10.1042/BCJ20160005. PMID: 27515256; PMCID: PMC4980810.

Schopf FH, Biebl MM, Buchner J. The HSP90 chaperone machinery. Nat Rev Mol Cell Biol. 2017 Jun;18(6):345-360. doi: 10.1038/nrm.2017.20. Epub 2017 Apr 21. PMID: 28429788.

Kapitel: Fieber, Hyperthermie und das Immunsystem/Hyperthermie/Finnische Sauna

Hasday JD, Singh IS. Fever and the heat shock response: distinct, partially overlapping processes. Cell Stress Chaperones. 2000 Nov;5(5):471-80. doi: 10.1379/1466-1268(2000)005<0471:fathsr>2.0.co;2. PMID: 11189454; PMCID: PMC312879.

Hussain J, Cohen M. Clinical Effects of Regular Dry Sauna Bathing: A Systematic Review. Evid Based Complement Alternat Med. 2018;2018:1857413. Published 2018 Apr 24. doi:10.1155/2018/1857413

Laukkanen T, Kunutsor SK, Khan H, Willeit P, Zaccardi F, Laukkanen JA. Sauna bathing is associated with reduced cardiovascular mortality and improves risk prediction in men and women: a prospective cohort study. BMC Med. 2018;16(1):219. Published 2018 Nov 29. doi:10.1186/s12916-018-1198-0

Laukkanen T, Laukkanen JA, Kunutsor SK. Sauna Bathing and Risk of Psychotic Disorders: A Prospective Cohort Study. Med Princ Pract. 2018;27(6):562-569. doi:10.1159/000493392

Pilch W, Pokora I, Szyguła Z, et al. Effect of a single finnish sauna session on white blood cell profile and cortisol levels in athletes and non-athletes. J Hum Kinet. 2013;39:127-135. Published 2013 Dec 31. doi:10.2478/hukin-2013-0075

Podstawski R, Borysławski K, Pomianowski A, Krystkiewicz W, Żurek P. Endocrine

Effects of Repeated Hot Thermal Stress and Cold Water Immersion in Young Adult Men. Am J Mens Health. 2021 Mar-Apr;15(2):15579883211008339. doi: 10.1177/15579883211008339. PMID: 33845653; PMCID: PMC8047510.

Kapitel: Fieber, Hyperthermie und das Immunsystem/Hyperthermie, die Wärmetherapie

https://www.krebs-nachrichten.de/kam-details/hyperthermie-in-japan-schluesseltherapie-bei-krebs.html#:~:text=In%20Japan%20sowie%20insgesamt%20in,medizinische%20Forschung%20fokussiert%20die%20Hyperthermie.

Datta NR, Ordóñez SG, Gaipl US, Paulides MM, Crezee H, Gellermann J, Marder D, Puric E, Bodis S. Local hyperthermia combined with radiotherapy and-/or chemotherapy: recent advances and promises for the future. Cancer Treat Rev. 2015 Nov;41(9):742-53. doi: 10.1016/j.ctrv.2015.05.009. Epub 2015 May 27. PMID: 26051911.

Fukumura H, Sato M, Kezuka K, Sato I, Feng X, Okumura S, Fujita T, Yokoyama U, Eguchi H, Ishikawa Y, Saito T. Effect of ascorbic acid on reactive oxygen species production in chemotherapy and hyperthermia in prostate cancer cells. J Physiol Sci. 2012 May;62(3):251-7. doi: 10.1007/s12576-012-0204-0. Epub 2012 Mar 6. PMID: 22392350.

Hildebrandt B, Wust P, Ahlers O, Dieing A, Sreenivasa G, Kerner T, Felix R, Riess H. The cellular and molecular basis of hyperthermia. Crit Rev Oncol Hematol. 2002 Jul;43(1):33-56. doi: 10.1016/s1040-8428(01)00179-2. PMID: 12098606.

Hurwitz MD. Hyperthermia and immunotherapy: clinical opportunities. Int J Hyperthermia. 2019 Nov;36(sup1):4-9. doi: 10.1080/02656736.2019.1653499. PMID: 31795827.

Mahmood J, Shukla HD, Soman S, Samanta S, Singh P, Kamlapurkar S, Saeed A, Amin NP, Vujaskovic Z. Immunotherapy, Radiotherapy, and Hyperthermia: A Combined Therapeutic Approach in Pancreatic Cancer Treatment. Cancers (Basel). 2018 Nov 28;10(12):469. doi: 10.3390/cancers10120469. PMID: 30486519; PMCID: PMC6316720.

Rao W, Deng ZS, Liu J. A review of hyperthermia combined with radiotherapy/chemotherapy on malignant tumors. Crit Rev Biomed Eng. 2010;38(1):101-16. doi: 10.1615/critrevbiomedeng.v38.i1.80. PMID: 21175406.

Sahinbas H, Rosch M, Demiray M. Temperature measurements in a capacitive system of deep loco-regional hyperthermia. Electromagn Biol Med. 2017;36(3):248-258. doi: 10.1080/15368378.2017.1307221. Epub 2017 Apr 27. PMID: 28448752.

Schildkopf P, Ott OJ, Frey B, Wadepohl M, Sauer R, Fietkau R, Gaipl US. Biological rationales and clinical applications of temperature controlled hyperthermia--implications for multimodal cancer treatments. Curr Med Chem. 2010;17(27):3045-57. doi: 10.2174/092986710791959774. PMID: 20629627.

Kapitel: Kälte und das Immunsystem

Lange, U., Uhlemann, C. & Müller-Ladner, U. Serielle Ganzkörperkältetherapie im Criostream bei entzündlich-rheumatischen Erkrankungen. Med Klin 103, 383–388 (2008). https://doi.org/10.1007/s00063-008-1056-5

Leppäluoto J, Westerlund T, Huttunen P, Oksa J, Smolander J, Dugué B, Mikkelsson M. Effects of long-term whole-body cold exposures on plasma concentrations of ACTH, beta-endorphin, cortisol, catecholamines and cytokines in healthy females. Scand J Clin Lab Invest. 2008;68(2):145-53. doi: 10.1080/00365510701516350. PMID: 18382932.

Kapitel: Altern und das Immunsystem

Jergović M, Contreras NA, Nikolich-Žugich J. Impact of CMV upon immune aging: facts and fiction. Med Microbiol Immunol. 2019 Aug;208(3-4):263-269. doi: 10.1007/s00430-019-00605-w. Epub 2019 Apr 19. PMID: 31004198; PMCID: PMC6635032.

Kapitel: Fasten und das Immunsystem

https://www.ernaehrungsmedizin.blog/2019/04/12/fasten-vor-der-chemotherapie/#:~:text=Die%20Fastenperiode%20wurde%20sehr%20gut,2018).

https://www.karger.com/Article/Pdf/443025

https://www.onkopedia.com/de/onkopedia/guidelines/breuss-diaet/@@guideline/html/index.html

https://www.staerkergegenkrebs.de/ernaehrung/krebsdiaeten/krebskur-total-nach-breuss/

Alam I, Gul R, Chong J, et al. Recurrent circadian fasting (RCF) improves blood pressure, biomarkers of cardiometabolic risk and regulates inflammation in men. J Transl Med. 2019;17(1):272. Published 2019 Aug 19. doi:10.1186/s12967-019-2007-z

Faris MAE, Salem ML, Jahrami HA, Madkour MI, BaHammam AS. Ramadan intermittent fasting and immunity: An important topic in the era of COVID-19. Ann Thorac Med. 2020;15(3):125-133. doi:10.4103/atm.ATM_151_20

Longo VD, Mattson MP. Fasting: molecular mechanisms and clinical applications. Cell Metab. 2014;19(2):181-192. doi:10.1016/j.cmet.2013.12.008

Ma Q, Yang C, Wu R, et al. How Experiences Affect Psychological Responses During Supervised Fasting: A Preliminary Study. Front Psychol. 2021;12:651760. Published 2021 May 19. doi:10.3389/fpsyg.2021.651760

Kapitel: Meditation und das Immunsystem

https://de.wikipedia.org/wiki/Jon_Kabat-Zinn

Black DS, Slavich GM. Mindfulness meditation and the immune system: a systematic review of randomized controlled trials. Ann N Y Acad Sci. 2016;1373(1):13-24. doi:10.1111/nyas.12998

Jia W, Zhen J, Liu A, et al. Long-Term Vegan Meditation Improved Human Gut Microbiota. Evid Based Complement Alternat Med. 2020;2020:9517897. Published 2020 Jul 5. doi:10.1155/2020/9517897

Kaushik M, Jain A, Agarwal P, Joshi SD, Parvez S. Role of Yoga and Meditation as Complimentary Therapeutic Regime for Stress-Related Neuropsychiatric Disorders: Utilization of Brain Waves Activity as Novel Tool. J Evid Based Integr Med. 2020;25:2515690X20949451. doi:10.1177/2515690X20949451

Marciniak R, Sheardova K, Cermáková P, Hudeček D, Sumec R, Hort J. Effect of meditation on cognitive functions in context of aging and neurodegenerative diseases. Front Behav Neurosci. 2014;8:17. Published 2014 Jan 27. doi:10.3389/fnbeh.2014.00017

Marciniak R, Šumec R, Vyhnálek M, et al. The Effect of Mindfulness-Based Stress Reduction (MBSR) on Depression, Cognition, and Immunity in Mild Cognitive Impairment: A Pilot Feasibility Study. Clin Interv Aging. 2020;15:1365-1381. Published 2020 Aug 12. doi:10.2147/CIA.S249196

Shen H, Chen M, Cui D. Biological mechanism study of meditation and its application in mental disorders. Gen Psychiatr. 2020;33(4):e100214. Published 2020 Jul 13. doi:10.1136/gpsych-2020-100214

Weidinger Georg, „Welt-Yoga. Der Weg des wahren Selbst", 2020, OGTCM-Verlag, Forchtenstein

Kapitel: Akupunktur und das Immunsystem

https://www.hindawi.com/journals/ecam/2015/260620/

Chen L, Xu A, Yin N, Zhao M, Wang Z, Chen T, Gao Y, Chen Z. Enhancement of immune cytokines and splenic CD4+ T cells by electroacupuncture at ST36 acupoint of SD rats. PLoS One. 2017 Apr 13;12(4):e0175568. doi: 10.1371/journal.pone.0175568. PMID: 28406959; PMCID: PMC5391063.

Du Y, Meng S, Lei Y, Zhu Y. [Regulative action of acupuncture and moxibustion on mucosal immunity]. Zhongguo Zhen Jiu. 2005 Aug;25(8):594-6. Chinese. PMID: 16309063.

Fengxia Liang (2015) Acupuncture and immunity. Evidence-Based Complementary and Alternative Medicine

Geng G, Yin Z, Sun M, Xu G, Chen J, Liang F, Zhao L. Acupuncture for the treatment of marrow suppression after chemotherapy: A protocol for systematic review and meta-analysis. Medicine (Baltimore). 2020 Aug 21;99(34):e21876. doi: 10.1097/MD.0000000000021876. PMID: 32846844; PMCID: PMC7447328.

Gong CZ, Liu W. Two Evidence-Based Acupuncture Models. Chin J Integr Med. 2020 Jan;26(1):3-7. doi: 10.1007/s11655-019-3177-5. Epub 2019 Nov 9. PMID: 31705449.

Hong SH, Ding SS, Zhang K, Xu Y, Zhao X, Xuan LH, Guo Y. [Development of Researches on Cytokine Mechanisms in Analgesia and Anti-inflammation in Acupuncture Therapy for Rheumatoid Arthritis]. Zhen Ci Yan Jiu. 2016 Oct 25;41(5):469-73. Chinese. PMID: 29071952.

Li YM. The Neuroimmune Basis of Acupuncture: Correlation of Cutaneous Mast Cell Distribution with Acupuncture Systems in Human. Am J Chin Med. 2019;47(8):1781-1793. doi: 10.1142/S0192415X19500903. Epub 2019 Dec 5. PMID: 31805770.

Liang F, Cooper EL, Wang H, Jing X, Quispe-Cabanillas JG, Kondo T. Acupuncture and Immunity. Evid Based Complement Alternat Med. 2015;2015:260620. doi:10.1155/2015/260620

Quiroz-González S, Torres Castillo S, López-Gómez RE, Jiménez Estrada I. Acupuncture Points and Their Relationship with Multireceptive Fields of Neurons. J Acupunct Meridian Stud. 2017 Apr;10(2):81-89. doi: 10.1016/j.jams.2017.01.006. Epub 2017

Feb 21. PMID: 28483189.
S.S. Ding, S.H. Hong, C. Wang, Y. Guo, Z.K. Wang, Y. Xu, Acupuncture modulates the neuro-endocrine-immune network, QJM: An International Journal of Medicine, Volume 107, Issue 5, May 2014, Pages 341–345, https://doi.org/10.1093/qjmed/hct196
Xiao QS, Ma MY, Zhang XS, Deng MH, Yang Yan Z. [Effect of Acupuncture on Prognosis and Immune Function of Sepsis Patients]. Zhongguo Zhong Xi Yi Jie He Za Zhi. 2015 Jul;35(7):783-6. Chinese. PMID: 26380438.
Yu SG, Jing XH, Tang Y, Wu QF, Yin HY, Xie LS, Zhao N, Lin SR, Chai XN. [Acupuncture and Moxibustion and Immunity: the Actuality and Future]. Zhen Ci Yan Jiu. 2018 Dec 25;43(12):747-53. Chinese. doi: 10.13702/j.1000-0607.180623. PMID: 30585450.
Zhou D, Pan P, Guo Y, Guo YM, Wu LP. [Inflammatory reaction caused by acupuncture is one of the initial factors of acupuncture effect]. Zhongguo Zhen Jiu. 2009 Jan;29(1):32-4. Chinese. PMID: 19186719.
Zhou WY, Zhao JG, Han YY, Hong Z, Gao Y. [Clinical study of acupuncture and moxibustion for preventing nosocomial infection in the patient with acute cerebrovascular disease]. Zhongguo Zhen Jiu. 2008 Feb;28(2):91-4. Chinese. PMID: 18405149.

Kapitel: Medikamente, Pflanzen und das Immunsystem

https://de.wikipedia.org/wiki/Interleukin-2#:~:text=Interleukin%2D2%20(IL%2D2,zur%20Behandlung%20des%20Nierenzellkarzinoms%20eingesetzt.
https://de.wikipedia.org/wiki/Pr%C3%A4biotika
https://de.wikipedia.org/wiki/Cortison
https://www.netdoktor.at/therapie/kortison-8657
https://www.netdoktor.de/therapien/immunsuppression/#:~:text=Calcineurinhemmer%20verhindern%20diese%20Signal%C3%BCbertragung%20und,geh%C3%B6ren%20beide%20zu%20den%20Calcineurinhemmern.

Dean JH, Thurmond LM. Immunotoxicology: an overview. Toxicol Pathol. 1987;15(3):265-71. doi: 10.1177/019262338701500302. PMID: 3317766.
Kidd BA, Wroblewska A, Boland MR, et al. Mapping the effects of drugs on the immune system. Nat Biotechnol. 2016;34(1):47-54. doi:10.1038/nbt.3367

Kapitel: Immunsystem stärken mit Medikamenten und Pflanzen/Immunstimulanzien/Bakterienlysate

https://medikamio.com/de-ch/medikamente/broncho-vaxom-erwachsene/pil
https://medikamio.com/de-ch/medikamente/luivac/pil
https://www.arznei-telegramm.de/html/2003_01/0301013_02.html#:~:text=FAZIT%3A%20Ver%C3%B6ffentlichte%20Studien%20liefern%20keinen,in%20der%20Produktinformation%20nicht%20genannt.
https://www.ema.europa.eu/en/documents/referral/bacterial-lysate-medicines-article-31-referral-annex-ii_de.pdf
https://www.viforpharma.at/~/media/Files/V/Vifor-Pharma-Austria/documents/products/Gebrauchsinformation-Uro-Vaxom.pdf

Kapitel: Immunsystem stärken mit Medikamenten und Pflanzen/Immunstimulanzien/Pflanzliche Immunbooster

https://www.spiegel.de/gesundheit/diagnose/immunsystem-welche-medikamente-staerken-die-abwehrkraefte-a-996525.html

Kapitel: Immunsystem stärken mit Medikamenten und Pflanzen/Immunstimulanzien/Pflanzliche Immunbooster/Ginseng

https://www.ahajournals.org/doi/full/10.1161/01.HYP.0000173424.77483.1e#:~:text=An%20early%20observational%20study%20suggested,choice%20being%20North%20American%20ginseng.

Kang S, Min H. Ginseng, the ‚Immunity Boost': The Effects of Panax ginseng on Immune System. J Ginseng Res. 2012;36(4):354-368. doi:10.5142/jgr.2012.36.4.354

Kim JH. Cardiovascular Diseases and Panax ginseng: A Review on Molecular Mechanisms and Medical Applications. J Ginseng Res. 2012;36(1):16-26. doi:10.5142/jgr.2012.36.1.16

Komishon AM, Shishtar E, Ha V, Sievenpiper JL, de Souza RJ, Jovanovski E, Ho HV, Duvnjak LS, Vuksan V. The effect of ginseng (genus Panax) on blood pressure: a systematic review and meta-analysis of randomized controlled clinical trials. J Hum Hypertens. 2016 Oct;30(10):619-26. doi: 10.1038/jhh.2016.18. Epub 2016 Apr 14. PMID: 27074879.

Kapitel: Immunsystem stärken mit Medikamenten und Pflanzen/Immunstimulanzien/Pflanzliche Immunbooster/Astragalus

Qi Y, Gao F, Hou L, Wan C. Anti-Inflammatory and Immunostimulatory Activities of Astragalosides. Am J Chin Med. 2017;45(6):1157-1167. doi: 10.1142/S0192415X1750063X. Epub 2017 Aug 22. PMID: 28830214.

Wan CP, Gao LX, Hou LF, Yang XQ, He PL, Yang YF, Tang W, Yue JM, Li J, Zuo JP. Astragaloside II triggers T cell activation through regulation of CD45 protein tyrosine phosphatase activity. Acta Pharmacol Sin. 2013 Apr;34(4):522-30. doi: 10.1038/aps.2012.208. Epub 2013 Mar 25. PMID: 23524573; PMCID: PMC4002795.

Kapitel: Immunsystem stärken mit Medikamenten und Pflanzen/Immunstimulantien/Pflanzliche Immunbooster/Gynostemma pentaphyllum (JIAOGULAN)

https://www.hindawi.com/journals/ecam/2019/5893017/

Büssing A. Immune modulation using mistletoe (Viscum album L.) extracts Iscador. Arzneimittelforschung. 2006 Jun;56(6A):508-15. doi: 10.1055/s-0031-1296818. PMID: 16927532.

Fischer S, Scheffler A, Kabelitz D. Stimulation of the specific immune system by mistletoe extracts. Anticancer Drugs. 1997 Apr;8 Suppl 1:S33-7. doi: 10.1097/00001813-199704001-00008. PMID: 9179365.

Joshi S.S , Komanduri K.C., Gabius S., Gabius HJ. (1991) Immunotherapeutic effects of purified mistletoe lectin (ML-1) on murine large cell lymphoma. In: Gabius H.J., Gabius S. (eds) Lectins and Cancer. Springer, Berlin, Heidelberg. https://doi.

org/10.1007/978-3-642-76739-5_14
Kapitel: Immunsystem stärken mit Medikamenten und Pflanzen/Immunstimulantien/ Pflanzliche Immunbooster/Mistel und Misteltherapie
Li Y, Lin W, Huang J, Xie Y, Ma W. Anti-cancer effects of Gynostemma pentaphyllum (Thunb.) Makino (Jiaogulan). Chin Med. 2016;11:43. Published 2016 Sep 27. doi:10.1186/s13020-016-0114-9
Mishra, Ram & Joshi, Dharnidhar. (2021). Jiao Gu Lan (Gynostemma pentaphyllum): The Chinese Rasayan-Current Research Scenario.
Sriwanthana, Busarawan & Threesangsri, Weena & Wanavichet, Walailuk & Chavalittumrong, Pranee & Bansiddhi, Jaree & Techadamrongsin, Yenjit. (2005). Immunomodulatory Effects of Gynostemma pentaphyllum Makino on Human Immune Cells. Acta Horticulturae. 680. 10.17660/ActaHortic.2005.680.25.

Kapitel: Immunsystem stärken mit Medikamenten und Pflanzen/Immunstimulanzien/Pflanzliche Immunbooster/Ling Zhi (Reishi)

Bhardwaj N, Katyal P, Sharma AK. Suppression of inflammatory and allergic responses by pharmacologically potent fungus Ganoderma lucidum. Recent Pat Inflamm Allergy Drug Discov. 2014;8(2):104-17. doi: 10.2174/1872213x08666140619110657. PMID: 24948193.
Chen L, Abulizi A, Li M. Protective Effect of Ganoderma (Lingzhi) on Radiation and Chemotherapy. Adv Exp Med Biol. 2019;1182:119-142. doi: 10.1007/978-981-32-9421-9_4. PMID: 31777016.

Kapitel: Chinesische Kräutermischungen und das Immunsystem

Lin ZB. Cellular and molecular mechanisms of immuno-modulation by Ganoderma lucidum. J Pharmacol Sci. 2005 Oct;99(2):144-53. doi: 10.1254/jphs.crj05008x. PMID: 16230843.
Liu C, Dunkin D, Lai J, Song Y, Ceballos C, Benkov K, Li XM. Anti-inflammatory Effects of Ganoderma lucidum Triterpenoid in Human Crohn‘s Disease Associated with Downregulation of NF-κB Signaling. Inflamm Bowel Dis. 2015 Aug;21(8):1918-25. doi: 10.1097/MIB.0000000000000439. PMID: 25993687; PMCID: PMC4509964.
Liu C, Yang N, Song Y, Wang L, Zi J, Zhang S, Dunkin D, Busse P, Weir D, Tversky J, Miller RL, Goldfarb J, Zhan J, Li XM. Ganoderic acid C1 isolated from the anti-asthma formula, ASHMI™ suppresses TNF-α production by mouse macrophages and peripheral blood mononuclear cells from asthma patients. Int Immunopharmacol. 2015 Aug;27(2):224-31. doi: 10.1016/j.intimp.2015.05.018. Epub 2015 May 21. PMID: 26004313; PMCID: PMC4635663.
Wang X, Lin Z. Immunomodulating Effect of Ganoderma (Lingzhi) and Possible Mechanism. Adv Exp Med Biol. 2019;1182:1-37. doi: 10.1007/978-981-32-9421-9_1. PMID: 31777013.
Weidinger Georg, „Die chinesische Hausapotheke“, 2015, Goldmann-Verlag
Yin Z, Yang B, Ren H. Preventive and Therapeutic Effect of Ganoderma (Lingzhi) on Skin Diseases and Care. Adv Exp Med Biol. 2019;1182:311-321. doi: 10.1007/978-981-32-9421-9_14. PMID: 31777026.

Xiao Chai Hu Tang

Chang JS, Wang KC, Liu HW, Chen MC, Chiang LC, Lin CC. Sho-saiko-to (Xiao-Chai-Hu-Tang) and crude saikosaponins inhibit hepatitis B virus in a stable HBV-producing cell line. Am J Chin Med. 2007;35(2):341-51. doi: 10.1142/S0192415X07004862. PMID: 17436373.

Cheng PW, Ng LT, Lin CC. Xiao chai hu tang inhibits CVB1 virus infection of CCFS-1 cells through the induction of Type I interferon expression. Int Immunopharmacol. 2006 Jun;6(6):1003-12. doi: 10.1016/j.intimp.2006.01.011. Epub 2006 Feb 21. PMID: 16644487.

Deng G, Kurtz RC, Vickers A, Lau N, Yeung KS, Shia J, Cassileth B. A single arm phase II study of a Far-Eastern traditional herbal formulation (sho-sai-ko-to or xiao-chai-hu-tang) in chronic hepatitis C patients. J Ethnopharmacol. 2011 Jun 14;136(1):83-7. doi: 10.1016/j.jep.2011.04.008. Epub 2011 Apr 17. PMID: 21527335.

Huang Y, Marumo K, Murai M. Antitumor effects and pharmacological interaction of xiao-chai-hu-tang (sho-saiko-to) and interleukin 2 in murine renal cell carcinoma. Keio J Med. 1997 Sep;46(3):132-7. doi: 10.2302/kjm.46.132. PMID: 9339641.

Kong Z, Liang N, Yang GL, Zhang Z, Liu Y, Li J, Liu X, Liang S, Nikolova D, Jakobsen JC, Gluud C, Liu JP. Xiao Chai Hu Tang, a herbal medicine, for chronic hepatitis B. Cochrane Database Syst Rev. 2019 Nov 7;2019(11):CD013090. doi: 10.1002/14651858.CD013090.pub2. PMID: 31697415; PMCID: PMC6953322.

Li M, Dan W, Zhang H, Yun Y, He Q. Xiao Chai Hu Tang for Peptic Ulcers: A Systematic Review and Meta-Analysis of Randomized Controlled Trials. Evid Based Complement Alternat Med. 2021 Apr 29;2021:6693677. doi: 10.1155/2021/6693677. PMID: 34012475; PMCID: PMC8105105.

Sun R, Basu S, Zeng M, Sunsong R, Li L, Ghose R, Wang W, Liu Z, Hu M, Gao S. Xiao-Chai-Hu-Tang (XCHT) Intervening Irinotecan's Disposition: The Potential of XCHT in Alleviating Irinotecan-Induced Diarrhea. Curr Cancer Drug Targets. 2019;19(7):551-560. doi: 10.2174/1568009618666181029153255. PMID: 31509102.

Zhao J, Liu L, Zhang Y, Wan Y, Hong Z. THE HERBAL MIXTURE XIAO-CHAI-HU TANG (XCHT) INDUCES APOPTOSIS OF HUMAN HEPATOCELLULAR CARCINOMA HUH7 CELLS IN VITRO AND IN VIVO. Afr J Tradit Complement Altern Med. 2017 Mar 1;14(3):231-241. doi: 10.21010/ajtcam.v14i3.25. PMID: 28480435; PMCID: PMC5412230.

Zheng CS, Wu YS, Bao HJ, Xu XJ, Chen XQ, Ye HZ, Wu GW, Xu HF, Li XH, Chen JS, Liu XX. Understanding the polypharmacological anticancer effects of Xiao Chai Hu Tang via a computational pharmacological model. Exp Ther Med. 2014 Jun;7(6):1777-1783. doi: 10.3892/etm.2014.1660. Epub 2014 Apr 2. PMID: 24926384; PMCID: PMC4043560.

Zheng N, Dai J, Cao H, Sun S, Fang J, Li Q, Su S, Zhang Y, Qiu M, Huang S. Current understanding on antihepatocarcinoma effects of xiao chai hu tang and its constituents. Evid Based Complement Alternat Med. 2013;2013:529458. doi: 10.1155/2013/529458. Epub 2013 Jun 18. PMID: 23853661; PMCID: PMC3703324.

Yu Ping Feng San

Bao K, Yuan W, Zhou Y, Chen Y, Yu X, Wang X, Jia Z, Yu X, Wang X, Yao L, Wang S, Xu Y, Zhang Y, Zheng J, Hong M. A Chinese Prescription Yu-Ping-Feng-San Administered in Remission Restores Bronchial Epithelial Barrier to Inhibit House Dust Mite-Induced Asthma Recurrence. Front Pharmacol. 2020 Jan 31;10:1698. doi: 10.3389/fphar.2019.01698. PMID: 32076408; PMCID: PMC7006455.

Du CY, Choi RC, Zheng KY, Dong TT, Lau DT, Tsim KW. Yu Ping Feng San, an ancient Chinese herbal decoction containing Astragali Radix, Atractylodis Macrocephalae Rhizoma and Saposhnikoviae Radix, regulates the release of cytokines in murine macrophages. PLoS One. 2013 Nov 11;8(11):e78622. doi: 10.1371/journal.pone.0078622. PMID: 24244327; PMCID: PMC3823765.

Du CY, Zheng KY, Bi CW, Dong TT, Lin H, Tsim KW. Yu Ping Feng San, an Ancient Chinese Herbal Decoction, Induces Gene Expression of Anti-viral Proteins and Inhibits Neuraminidase Activity. Phytother Res. 2015 May;29(5):656-61. doi: 10.1002/ptr.5290. Epub 2015 Jan 14. PMID: 25586308.

Fan W, Zheng P, Wang Y, Hao P, Liu J, Zhao X. Analysis of immunostimulatory activity of polysaccharide extracted from Yu-Ping-Feng in vitro and in vivo. Biomed Pharmacother. 2017 Sep;93:146-155. doi: 10.1016/j.biopha.2017.05.138. Epub 2017 Jun 17. PMID: 28628831.

Liao Y, Zhong J, Liu S, Dai M, Liu Y, Li X, Yang Y, Zhang D, Lai D, Lu T, Zhang Q, Zhao Y. Yu ping feng san for pediatric allergic rhinitis: A systematic review and meta-analysis of randomized controlled trials. Medicine (Baltimore). 2021 Apr 2;100(13):e24534. doi: 10.1097/MD.0000000000024534. PMID: 33787571; PMCID: PMC8021384.

Lou JS, Xia YT, Wang HY, Kong XP, Yao P, Dong TTX, Zhou ZY, Tsim KWK. The WT1/MVP-Mediated Stabilization on mTOR/AKT Axis Enhances the Effects of Cisplatin in Non-small Cell Lung Cancer by a Reformulated Yu Ping Feng San Herbal Preparation. Front Pharmacol. 2018 Aug 7;9:853. doi: 10.3389/fphar.2018.00853. PMID: 30131696; PMCID: PMC6090061.

Luo Q, Zhang CS, Yang L, Zhang AL, Guo X, Xue CC, Lu C. Potential effectiveness of Chinese herbal medicine Yu ping feng san for adult allergic rhinitis: a systematic review and meta-analysis of randomized controlled trials. BMC Complement Altern Med. 2017 Nov 6;17(1):485. doi: 10.1186/s12906-017-1988-5. PMID: 29110710; PMCID: PMC5674829.

Wang XT, Liu HL, Yu X, Wang C, Gui LL, Wang XY, Hua YQ, Zheng J, Hong M. Chinese medicine Yu-Ping-Feng-San attenuates allergic inflammation by regulating epithelial derived pro-allergic cytokines. Chin J Nat Med. 2019 Jul;17(7):525-534. doi: 10.1016/S1875-5364(19)30074-3. PMID: 31514984.

Yang ZS, Yan JY, Han NP, Zhou W, Cheng Y, Zhang XM, Li N, Yuan JL. Anti-inflammatory effect of Yu-Ping-Feng-San via TGF-β1 signaling suppression in rat model of COPD. Iran J Basic Med Sci. 2016 Sep;19(9):993-1002. PMID: 27803787; PMCID: PMC5080430.

Zheng J, Wang X, Tao Y, Wang Y, Yu X, Liu H, Ji L, Bao K, Wang C, Jia Z, Hong M. Yu-Ping-Feng-San ameliorates recurrent allergic inflammation of atopic dermatitis by repairing tight junction defects of the epithelial barrier. Phytomedicine. 2019 Feb 15;54:214-223. doi: 10.1016/j.phymed.2018.09.190. Epub 2018 Sep 19. PMID: 30668371.

Bu Zhong Yi Qi Tang

Akita S, Namiki T, Kawasaki Y, Rikihisa N, Ogata H, Tokumoto H, Tezuka T, Kubota

Y, Kuriyama M, Nakamura M, Mitsukawa N. The beneficial effect of traditional Japanese herbal (Kampo) medicine, Hochu-ekki-to (Bu-Zhong-Yi-Qi-Tang), for patients with chronic wounds refractory to conventional therapies: A prospective, randomized trial. Wound Repair Regen. 2019 Nov;27(6):672-679. doi: 10.1111/wrr.12753. Epub 2019 Aug 9. PMID: 31350938.

Jeong MK, Kim YE, Kim A, Jung J, Son MJ. The herbal drug, Bu-Zhong-Yi-Qi-Tang, for the treatment of atopic dermatitis: Protocol for a systematic review. Medicine (Baltimore). 2019 Jan;98(1):e13938. doi: 10.1097/MD.0000000000013938. PMID: 30608425; PMCID: PMC6344144.

Kim J, Kim H, Kim KH. Effects of Bu-Zhong-Yi-Qi-Tang for the treatment of functional dyspepsia: a feasibility study protocol. Integr Med Res. 2017 Sep;6(3):317-324. doi: 10.1016/j.imr.2017.07.003. Epub 2017 Jul 13. PMID: 28951846; PMCID: PMC5605384.

Kim J, Kim H, Kim KH. Effects of Bu-Zhong-Yi-Qi-Tang for the treatment of functional dyspepsia: a feasibility study protocol. Integr Med Res. 2017 Sep;6(3):317-324. doi: 10.1016/j.imr.2017.07.003. Epub 2017 Jul 13. PMID: 28951846; PMCID: PMC5605384.

Kim SH, Lee SE, Oh H, Kim SR, Yee ST, Yu YB, Byun MW, Jo SK. The radioprotective effects of bu-zhong-yi-qi-tang: a prescription of traditional Chinese medicine. Am J Chin Med. 2002;30(1):127-37. doi: 10.1142/S0192415X02000144. PMID: 12067087.

Liu L, Hu L, Yao Z, Qin Z, Idehara M, Dai Y, Kiyohara H, Yamada H, Yao X. Mucosal immunomodulatory evaluation and chemical profile elucidation of a classical traditional Chinese formula, Bu-Zhong-Yi-Qi-Tang. J Ethnopharmacol. 2019 Jan 10;228:188-199. doi: 10.1016/j.jep.2018.08.003. Epub 2018 Sep 6. PMID: 30195569.

Ouyang M, Liu Y, Tan W, Xiao Y, Yu K, Sun X, Huang Y, Cheng J, Luo R, Zhao X. Bu-zhong-yi-qi pill alleviate the chemotherapy-related fatigue in 4 T1 murine breast cancer model. BMC Complement Altern Med. 2014 Dec 15;14:497. doi: 10.1186/1472-6882-14-497. PMID: 25511260; PMCID: PMC4300826.

Xu R, Wu J, Zhang X, Zou X, Li C, Wang H, Yuan M, Chen M, Sun Q, Liu S. Modified Bu-zhong-yi-qi decoction synergies with 5 fluorouracile to inhibits gastric cancer progress via PD-1/PD- L1-dependent T cell immunization. Pharmacol Res. 2020 Feb;152:104623. doi: 10.1016/j.phrs.2019.104623. Epub 2019 Dec 30. PMID: 31899315.

Yang SH, Kao TI, Chiang BL, Chen HY, Chen KH, Chen JL. Immune-modulatory effects of bu-zhong-yi-qi-tang in ovalbumin-induced murine model of allergic asthma. PLoS One. 2015 Jun 2;10(6):e0127636. doi: 10.1371/journal.pone.0127636. PMID: 26035827; PMCID: PMC4452780.

Yang SH, Yu CL. Antiinflammatory effects of Bu-zhong-yi-qi-tang in patients with perennial allergic rhinitis. J Ethnopharmacol. 2008 Jan 4;115(1):104-9. doi: 10.1016/j.jep.2007.09.011. Epub 2007 Sep 19. PMID: 17980528.

Yu N, Xiong Y, Wang C. Bu-Zhong-Yi-Qi Decoction, the Water Extract of Chinese Traditional Herbal Medicine, Enhances Cisplatin Cytotoxicity in A549/DDP Cells through Induction of Apoptosis and Autophagy. Biomed Res Int. 2017;2017:3692797. doi: 10.1155/2017/3692797. Epub 2017 Jan 5. PMID: 28154825; PMCID: PMC5244006.

Register

B

C

D

E

F

G

H

I

J

K

L

M

N

O

P

Q

R

S

T

U

V

W

X

Y

Z

Curriculum Vitae

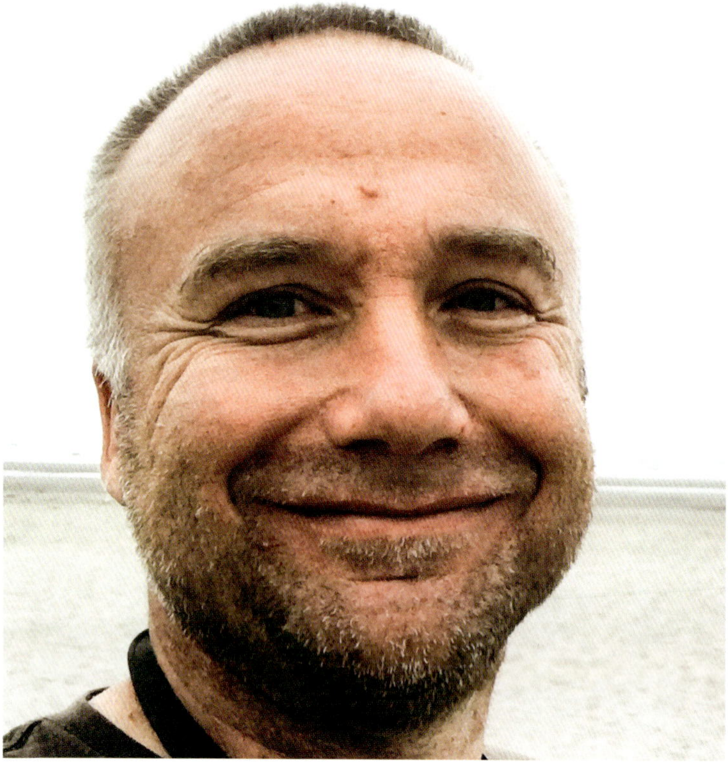

Georg Weidinger, geboren im Dezember 1968 in Wien, studierte Medizin und Psychologie an der Universität Wien, Doktorat 1995, Konzertfach Klavier, Komposition und Elektroakustik am Konservatorium Privatuniversität Wien sowie an der Musikuniversität Wien, Diplom mit Auszeichnung 1996, Traditionelle Chinesische Medizin (TCM) an der Medchin bei François Ramakers und Gertrude Kubiena, Diplome der Österreichischen Ärztekammer 2001 und 2005, Yoga und Sanskrit bei Dagmar Shorny und Ria Hodges, Diplom bei Yogapushpa 2014. Georg Weidinger ist Präsident der Österreichischen Gesellschaft für TCM und Lehrgangsleiter für TCM. Er lebt als Arzt mit eigener Praxis, Autor, Yoga-Lehrer und Musiker mit seiner Frau, den drei Kindern und vielen Tieren in Forchtenstein im österreichischen Burgenland.

Weitere Informationen über Georg Weidinger finden Sie unter:

www.georgweidinger.com

Weitere Bücher von Georg Weidinger erschienen im OGTCM Verlag (Auswahl):

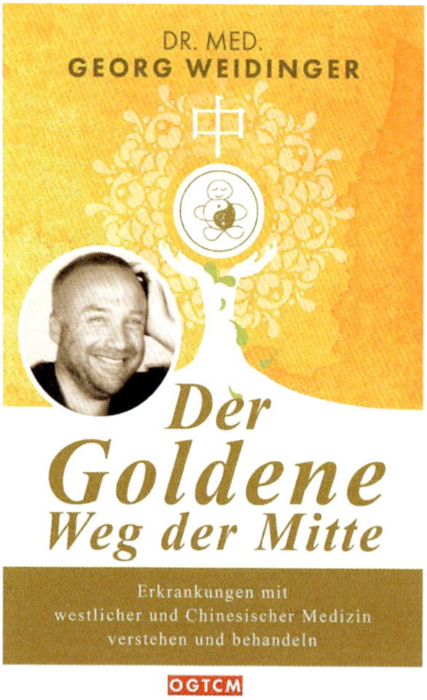

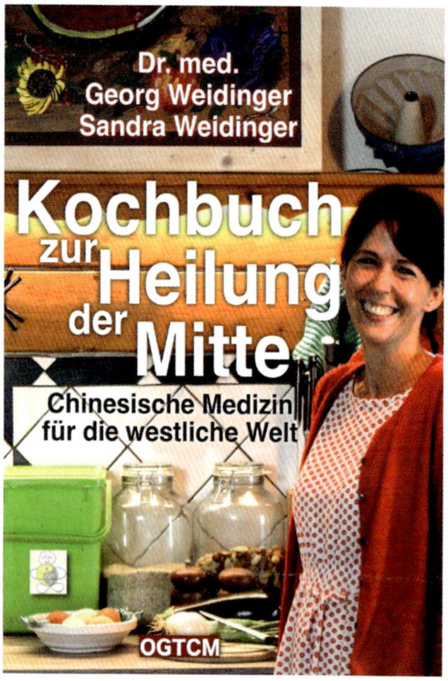

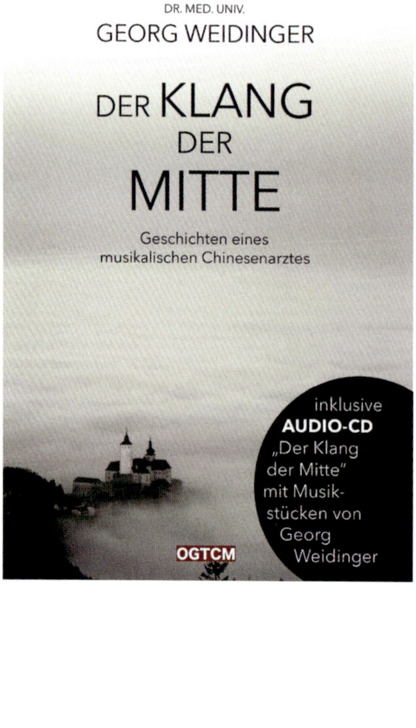

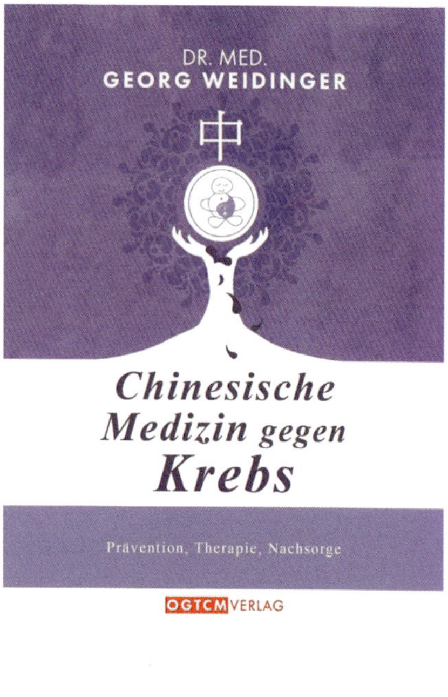

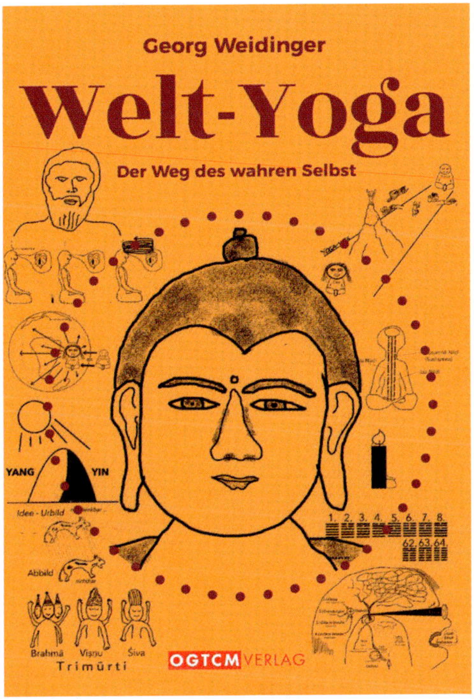

Weitere Informationen über den Verlag finden Sie unter:

www.ogtcm.at